周雪林 周明

周雪林临床经验系列丛书

周雪林

女科治要

郑州大学出版社

图书在版编目（CIP）数据

周雪林女科治要／周雪林，周明主编. -- 郑州 ：
郑州大学出版社，2024. 11. -- ISBN 978-7-5773-0698
-8

Ⅰ. R271.1

中国国家版本馆 CIP 数据核字第 2024S41C43 号

周雪林女科治要
ZHOU XUELIN NÜKE ZHIYAO

策划编辑	张　霞	封面设计	苏永生
责任编辑	张　霞	版式设计	苏永生
责任校对	薛　晗	责任监制	朱亚君

出版发行	郑州大学出版社	地　　址	郑州市大学路 40 号（450052）
出 版 人	卢纪富	网　　址	http://www.zzup.cn
经　　销	全国新华书店	发行电话	0371-66966070
印　　刷	河南龙华印务有限公司		
开　　本	710 mm×1 010 mm　1 / 16		
印　　张	32.25	字　　数	599 千字
版　　次	2024 年 11 月第 1 版	印　　次	2024 年 11 月第 1 次印刷

书　　号	ISBN 978-7-5773-0698-8	定　　价	138.00 元

本书如有印装质量问题,请与本社联系调换。

作者名单

主　编　周雪林　周　明

副主编　宋丽杰　王森雨　庞梦丽

编　委　（按姓氏笔画排序）

习　建　王迪玄　王迪君　王艳辉

孙　婷　李文胜　李　伦　李　音

李巧云　张　超　张　斌　夏光群

郭　丛　郭常印　常　柯　常　棣

寇化佗　彭庆峰　曾　斌

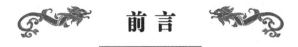

前　言

　　中医妇科学是中医学的组成部分,有着悠久的历史,数千年来为我国妇女的健康事业做出了巨大贡献。

　　我从事中医临床工作已40载,每天门诊患者达60人次以上,诊治了大量的妇科病患。由于女性解剖、生理的特殊性,加之时代的变迁、环境因素、心理状态、人际关系、职场竞争、家庭矛盾等不断影响着女性群体,使得多数妇科病症既有脏腑、气血、冲任功能失调,又有不同程度的心理疾患,增加了妇科疾病的复杂性,其诊治有一定的难度。故有俗语:"能治十男子,莫治一妇人。"

　　面对日益增多的妇科患者,我在繁忙的工作之余,几十年如一日,刻苦学习妇科新知识、新技术,废寝忘食,手不释卷,博采各家之长,不断探索,勇于创新,对妇科常见病及疑难病的诊治积累了丰富的临床经验。在实践中,运用解郁八法治疗中青年女性月经病、情志行为异常病、乳腺病、甲状腺病、多囊卵巢综合征;健脾补肾法治疗妊娠胎动不安、胎漏、滑胎、胎萎不长等;温养益肾法治疗不孕症;通利补虚法治疗子宫肌瘤、子宫腺肌病等,临床疗效甚好。同时,总结整理了大量有价值的医案,书写了十多万字的临证心得,对妇科疾病有了更深入的认识,也有了自己的独特见解。为此整理编撰了这本《周雪林女科治要》。

　　全书包括理论篇、临床篇和附录三部分。理论篇介绍了女性生殖脏器解剖与生理;妇科疾病的病因病机、诊断概要及治法概要;妇科常用中药及方剂。临床篇以月经病、带下病、妊娠病、临产病、产后病、妇科杂病、前阴病七大章为纲目,分别阐述了妇科疾病的病因病机、诊断要点、辨证论治、其他疗法、预防调护、要点、医案等。附录部分介绍了妇科常用特殊检查。

本书在编写过程中参考了全国高等医学院校第九版、第十版、第十一版教材,及众多现代妇科名家的著作,阅读了大量的文献资料,结合临床经验,加以分析整理,力求突出重点,内容全面。本书具有科学性、系统性、实用性,可作为中医妇科临床工作者的工具书。

　　由于编者水平有限,本书难免有不足之处,恳切希望各位前辈及同仁批评指正。

周雪林

2024 年 8 月 30 日

目录

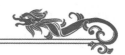

理论篇

临床篇

附　录

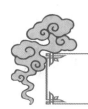

理论篇

第一章　女性生殖脏器解剖与生理

第一节　女性生殖脏器解剖结构与功能

中医学重视人体内形于外的动态观察,但非无人体解剖实践。

早在两千年前的《黄帝内经》中便有解剖的记载,如《灵枢·经水》说:"若夫八尺之士,皮肉在此,外可度量切循而得之,其死可解剖而视之",《灵枢·骨度》详述了人的头围、胸围、腰围的尺寸,以及头面、颈项、胸腹、四肢等各部位长短、大小和宽窄。可知当时对人体器官已有大体剖析。汉代《养生方》载有"女阴图",是现存最早的女性外生殖图,对女性生殖脏器名称、位置、形态及功能记载在册,表明前人对女性生殖生理有一定的认识。

一、胞宫

胞宫,又称子宫、女子胞、胞脏、子脏、子处、血室等。"胞宫"一词,始见于北宋《类证活人书》卷十九,"热入胞宫,寒热如疟"。

"子宫"一词,首见于《神农本草经·紫石英》"女子风寒在子宫,绝孕十年无子"。其后,《诸病源候论·无子候》《备急千金要方·妇人方》"朴硝荡胞汤"、《妇人大全良方·求嗣门》,以及《格致余论·受胎论》《景岳全书·妇人规》《类经》等,亦广泛使用子宫之名。

"女子胞"一词,最早见于《素问·五脏别论》"脑、髓、骨、脉、胆、女子胞,此六者,地气之所生也,皆藏于阴而象于地,故藏而不泻,名曰奇恒之腑"。这是对女子生殖脏器的最早记载。《灵枢·五色》则有"子处"之称。

胞宫有胞脉、胞络与其他脏腑相联系。《素问·评热病论》指出:"胞脉者,属心而络于胞中。月事不来者,胞脉闭也。"胞脉是隶属于胞宫之血脉,能将脏腑汇聚于冲任二脉的阴血下注于胞宫,以维持其生理功能。《素问·奇病论》提出:"胞络者,系于肾。"《诸病源候论·阴挺出下脱候》谓:"胞络伤损,子脏虚冷气下冲,则令阴挺出,谓之下脱。"胞络是络属于胞宫的脉络,维系子宫位置和功能并使子宫经胞络联系足少阴肾经。

《沈氏女科辑要笺正》首先论及"子管"与"子核"。"子宫之底,左右各出子管一支,与小孔通,长二寸半,垂于子核之侧,不即不离。子核者,在子宫左右离一寸,向内有蒂,与子宫相连;向外有筋带,与子管相系。形如雀卵,内有精珠十五粒至十八粒不等,内贮清液,是为阴精。女子入月之年,精珠始生,至月信绝,其珠化为乌有"。"男精入子宫,透子管,子管罩子核,子核感动,精珠迸裂,阴阳交会"。这两段论述形象地描述了类似现代医学中女性的输卵管与卵巢。

(一)胞宫的位置和形态

胞宫位于小腹正中,带脉之下,前为膀胱,后为直肠,下接阴道《类经·藏象类》曰:"子宫……居直肠之前,膀胱之后。"《血证论》亦曰:"带脉下系胞宫。"朱丹溪在《格致余论·受胎论》中最早加以描述,"阴阳交媾,胎孕乃凝。所藏之处,名曰子宫。一系在下,上有两歧,一达于左,一达于右"。而张景岳在《景岳全书·妇人规》中引丹溪之言时补充了"中分为二,形如合钵"的描述。《类经·疾病类》曰:"子门,即子宫之门也。"中医古籍中子宫的形态与现代解剖学所描述的子宫基本一致,其主体部分为子宫体,底部两侧为宫角,下部为子宫颈,子门相当于子宫颈口。根据《中医内科妇科儿科名词》(全国科学技术名词审定委员会发布)的审定,两歧乃产生和输送卵子的内生殖脏器,位于左右少腹,即子管和子核。

(二)胞宫的功能

胞宫是奇恒之腑,具有亦藏亦泻、定期藏泻的特点。胞宫的主要功用是行月经和孕育胎儿,月经一月一行时是泻的特点,而在其平时表现藏的特点,这种藏与泻是有一定的规律性和时间性。《类经·藏象类》指出:"女子之胞,子宫是也。亦以出纳精气而成胎孕者为奇。"妊娠为十月之藏,一朝分娩时表现为泻的功能。月经周期的藏泻,均有周期性、节律性,是其功能的特殊之处。此外,胞宫还有泌带液、排恶露的功能。

近来,有医家提出:子宫"形体似脏,作用似腑""非脏非腑,亦脏亦腑",以其中空而能排出月经,娩出胎儿,似腑之"泻而不藏"的功用;月经间隙期以及妊娠期又似脏之"藏而不泻"的功用,故认为子宫具有脏腑的双重功能,所以是一个特殊器官。

二、阴道

阴道又称产道、子肠,是连接胞宫与阴户的通道,是一前后略扁的管道,伸缩性很大,平时前后壁相贴,上接子宫(颈)之下,向下开口于会阴之上,尿道口之下。阴道开口处称阴户,又称"玉门"。《诸病源候论》列有"产后阴道肿痛候"及"产后阴道开候";《妇人大全良方》有"子肠先出"的病名;《胎产心法》有"产后子肠不收"的病名和治法。

阴道的功能首先是保护胞宫免受外邪的侵犯;其次是排出月经、带下和恶露的通道,也是阴阳交媾和娩出胎儿的通道。

三、阴户、玉门、子门

阴户系指女性外阴,包括阴道前庭及其两侧的大阴唇和小阴唇、前面的阴蒂和后面的阴唇系带、会阴,即阴道口的前后左右部位,故有"四边""产户"之称。《诸病源候论·八瘕候》首载"四边"之名;《校注妇人良方》则载"阴户"之名。阴户是抵御外邪的第一道关口,具有保护女性生殖脏器的作用。

玉门是阴道口的总称,包括处女膜的部位,系指尚未经历性生活女性的阴道口。《备急千金要方》谓其"在玉泉下,女人入阴内外之际",即位于尿道口后面,是阴道的入口。《诸病源候论·带下三十六候》说:"已产属胞门,未产属龙门,未嫁属玉门。"玉门是排出月经、分泌带下,也是娩出胎儿、排出恶露的关口。

子门即子宫颈口,是子宫下部与暴露于阴道的部分。"子门"一词,出自《灵枢·水胀》:"石瘕生于胞中,寒气客于子门,子门闭塞。"《类经》注释说:"子门,即子宫之门也。"子门是预防外邪入侵的第二道关口,是排月经、泌带液、娩出胎儿的通道。

四、毛际、交骨

毛际主要指前阴隆起的脂肪垫,即阴阜。青春期开始生长阴毛,与月经初潮时间大致同步。《灵枢·经脉》云:"胆足少阴之脉……绕毛际。"出现了毛际的解剖名称。成熟女性的阴毛呈尖端向下的倒三角形。阴毛的异常也能反映部分疾病的特征。

交骨系指耻骨联合。临产有"交骨不开"之病证名。

第二节　女性一生各期的生理特点

女性的生长发育早在《素问·上古天真论》中明确指出："女子七岁，肾气盛，齿更发长；二七而天癸至，任脉通，太冲脉盛，月事以时下，故有子；三七，肾气平均，故真牙生而长极；四七，筋骨坚，发长极，身体盛壮；五七，阳明脉衰，面始焦，发始堕；六七，三阳脉衰于上，面皆焦，发始白；七七，任脉虚，太冲脉衰少，天癸竭，地道不通，故形坏而无子也。"这段论述按照 7 岁为一个基数律，划分女性各年龄阶段的生长发育状态，是描述女性生理特征的最早记载。文中肾气的盛与虚，天癸的至与竭，主宰着女子的生长、发育、生殖与衰老的过程。由于古今生活条件不同，本书结合现代认识，将女性一生分为 7 个时期。

一、胎儿期

胎儿期指从卵子受精到出生，共计 266 天。平时我们从末次月经周期的第一天算起，有 280 天。

二、新生儿期

婴儿出生后的 4 周内，称为新生儿期。女婴在母体内受性腺和胎盘所产生的性激素影响，有的女婴出生时乳房可略呈隆起或有少许泌乳，外阴较丰满；出生后脱离胎盘，血中女性激素水平迅速下降，极少数女婴可出现少量阴道出血，属生理范畴，一般很快会自然消失。

三、儿童期

从出生 4 周至 12 岁左右，称为儿童期。儿童期又可分为儿童前期和儿童后期，8 岁之前为儿童前期，此期肾气初盛，是身体的发育初期，生殖器官为幼稚型；约从 8 岁始进入儿童后期，此期第二性征开始发育，初显女性特征。

四、青春期

从月经初潮至生殖器官逐渐发育成熟的时期，称为青春期。世界卫生组织（WHO）规定青春期为 10 ~ 19 岁，即"二七"至"三七"之年，此期显著的生理特性表现如下。

（1）全身发育，身高、体形逐渐发育为女性特有的体形。

（2）内外生殖器官发育渐趋成熟，第二性征发育，呈现女性特有的体态。

（3）月经来潮是青春期开始的一个重要标志。初潮 1 年内，月经可能或迟或早，或多或少，或停闭几个月等。据报道，初潮后的 2 年内，55% ~95% 的女子为无排卵性月经，待发育成熟后渐趋正常排卵。

（4）具有生育能力。在青春期，整个生殖系统的功能虽尚未完善，但已有生育能力。

五、性成熟期

性成熟期又称生育期。一般自 18 岁左右开始，即"三七"至"七七"之年，历时 30 年左右。此期生殖功能由成熟、旺盛至后期逐渐走向衰退。在性成熟期，女性乳房亦发育成熟。中医认为"乳头属肝""乳房属胃"，足少阴肾经行乳内。孕期乳房可充分发育，以适应产后哺乳。

六、绝经过渡期

绝经过渡期即"七七"之年。此期肾气渐虚，冲任二脉虚衰，天癸渐竭，生殖器官及乳房也逐渐萎缩，中医称为"经断前后"或"绝经前后"。1994 年，WHO 召开有关绝经研究进展工作会议，推荐采用"围绝经期"，即包括绝经前期、绝经、绝经后期 3 个阶段。绝经前期有的妇女会出现月经失调，如周期缩短或推后，经量或多或少，甚者可患崩漏。有些妇女也可同时出现腰膝酸软、夜尿频多、烘热汗出、烦躁易怒、失眠健忘、发枯易脱、牙齿松动等。绝经期年龄 80% 在 44 ~54 岁。自然绝经通常是指女性停经达到 1 年以上。据现代调查，中国女性平均绝经年龄为 49.5 岁，与两千多年前《黄帝内经》提出的"七七"（49 岁）绝经年龄是一致的。此期大多妇女能自我调节，平稳渡过。但由于体质、社会、家庭、心理、工作环境等复杂因素的影响，一部分妇女会出现"绝经前后诸证"，即现在所称"绝经期综合征"。绝经后期，是指绝经后至生殖功能完全消失，逐渐步入老年期。

七、老年期

老年期一般指 60 岁以后的妇女。此期肾气虚，天癸已衰竭，生殖器官萎缩，骨质疏松而易发生骨折，心、脑功能亦随之减退，全身功能处于衰退期。

第三节 女性的特殊生理

由于女性的特殊解剖结构，产生了以月经、带下、妊娠、产育和哺乳为代表的生殖生理特征，深入了解这些特征才能诊治妇科经、带、胎、产、杂病。

一、月经生理与调节

月经，是胞宫定期排泄的血性物质，是性成熟女性的生理现象。一般以1个阴历月为1个周期，如同月相之盈亏，潮汐之涨落，故有"月事""月汛""月水"之称。李时珍在《本草纲目·妇人月水》指出："女子，阴类也，以血为主。其血上应太阴，下应海潮。月有盈亏，潮有朝夕，月事一月一行，与之相符。故谓之月信、月水、月经。"

（一）月经的生理现象

1. 初经　第1次月经的来潮，亦称为"初潮"。月经来潮是女子发育趋于成熟并具备生育能力的标志。一般初经年龄在13～15岁，可因地域、气候、营养等因素的影响而有差异，可以早至11～12岁或迟至15～16岁，近年有提前趋势。

2. 周期　月经有明显的节律。出血的第1天为月经周期的开始，两次月经第1天的间隔时间为1个月经周期，一般为21～35天，平均28天。周期的长短因人而异，但应有规律性。

3. 经期　每次月经的持续时间称为经期，正常为2～8天，多数在4～6天。

4. 经量、经色、经质　一般在经期第2～3天经量较多。月经量为1次月经的失血量，常难以准确测量，一般为20～60 mL，因个人体质的不同而有一定差异。多于80 mL为月经过多。经色呈暗红，量多时经色加深，行经开始和将净时渐暗淡。经质稀稠适中，不凝固，无血块，无臭气。

5. 绝经　妇女到49岁左右月经自然停止12个月称为绝经。绝经后一般不具备生育能力，绝经年龄一般在45～55岁，受体质、营养等因素的影响，也可早至40岁或晚至57岁。女性在月经初潮后1～2年内，月经或提前，或推后，甚或停闭数月，这是身体发育尚未完善之故，一般可逐渐形成正常的周期。育龄期妇女在妊娠期间月经停闭，哺乳期妇女亦多数无月经来潮，这些均属于生理性停经。在绝经前，也会出现月经周期的紊乱，一般历时1～3年月经才逐渐停闭。

月经期间一般无特殊症状,有些女性可出现下腹部和腰骶部不适,乳胀,或情绪不稳定,经后自然缓解。

关于特殊月经的认识,前提是身体无病。如定期两月一至者,称为"并月";三月一至者,称为"居经"或"季经";一年一至者称为"避年";终身不行经而能受孕者,称为"暗经"。妊娠初期,有的妇女仍然会在以往月经周期时出现少量阴道流血,不伴有腹痛和腰酸,亦无损于胎儿者,称为"激经",又称"盛胎""垢胎"。

(二)月经产生机制与调节

月经的产生,是女子发育到成熟的年龄阶段后,脏腑、天癸、气血、经络协调作用于胞宫的生理现象。《素问·上古天真论》曰:"女七岁,肾气盛,齿更发长;二七而天癸至,任脉通,太冲脉盛,月事以时下,故有子。"《妇人大全良方》指出:"妇人以血为基本。"《女科撮要》也指出:"夫经水阴血也,属冲任二脉主,上为乳汁,下为月水。"这是对月经产生机理的基本阐释。因此,认识月经产生的机理,须从脏腑、天癸、气血、经络、子宫与月经的关系进行阐述。

1. 脏腑与月经　五脏之中,肾藏精,心主血,肝藏血,脾摄血,肺主气,气帅血,在月经产生中各司其职。如肾气旺盛,使天癸泌至;心主血,肝藏充足,气机条达,则经候如期;脾胃健运,生化无穷则血海充盈,血循常道。故月经产生的机理与肾、心、肝、脾关系尤为密切。

(1)肾:月经的产生以肾为主导。

肾藏精,主生殖:精是由禀受于父母的生命物质与后天水谷精微相融合而形成的一种精微物质。《素问·金匮真言论》曰:"精者,身之本也。"《素问·上古天真论》曰:"肾者,主水,受五脏六腑之精而藏之。"《素问·六节藏象论》又曰:"肾者主蛰,封藏之本,精之处也。"肾藏精,是指肾具有生成、贮藏和施泄精气的功能,而以贮藏为主,使精不无故流失。精藏于肾,依赖于肾气的开阖作用发挥其主生殖的生理功能。

肾为天癸之源:天癸至,则月事以时下;天癸竭,则月经断绝。在特定的年龄阶段内,肾气初盛,天癸尚微;肾气既盛,天癸泌至,月事以时下;随肾气的充盛,呈现气血阴阳消长的月节律变化,经调而有子嗣;其后又随肾气的虚衰,天癸渐竭,经断无子。

肾为冲任之本:冲脉为血海,汇聚脏腑之血,使子宫满盈;任脉为阴脉之海,使所司精血、津液充沛。任通冲盛,月事以时下,若冲任虚衰,则经断而无子,故冲任二脉直接关系月经的潮止。然而冲任的通盛以肾气盛为前提,故冲任之本在肾。

肾为气血之根:血是月经的物质基础,气为血之帅,血为气之母。气血和调,经候如常。然而"血之源头在于肾"(李士材《病机沙篆》),气血久虚,常须补肾益精以生血。《冯氏锦囊秘录》说:"气之根,肾中之真阳也;血之根,肾中之真阴也。"阐明了肾有阴阳二气,为气血之根。

肾与胞宫相系:胞宫司月经。《素问·奇病论》云:"胞络者,系于肾。"《难经》曰:"命门者……女子以系胞。"又肾经与冲脉下行支相并,与任脉交会于关元,与督脉同贯脊,故肾与冲、任、督脉相关,肾与胞宫相系,而冲、任、督同起于胞中。

(2)心:心主血液,总统于血。心血、心气下通,参与化生月经,心与胞宫在经络上又有联属关系,血脉充盈则胞宫气血畅旺而经潮有时。

(3)肝:肝藏血,主疏泄。肝具有储藏血液、调节血量和疏泄气机的作用,脏腑所化生之血,除营养周身外,均储藏于肝。在月经的产生中,肝血下注冲脉,司血海之定期蓄溢,参与月经周期、经期及经量的调节。肝经与冲脉交会于三阴交,与任脉交会于曲骨,与督脉交会于百会,肝通过冲、任、督与胞宫相通,而使子宫行使其藏泻有序的功能。肝肾同居下焦,乙癸同源,为子母之脏。肾藏精,肝藏血,精血互生,同为月经提供物质基础;心主神明,肝主疏泄,肾主闭藏,开合闭藏,心神主导,共同调节子宫,使藏泻有序,经候如常。

(4)脾(胃):脾为后天之本,气血生化之源。又脾主运化,其气主升,具有统摄血液,固摄子宫之权。脾气健运,血循常道而经调。胃主受纳,为水谷之海,乃多气多血之腑,足阳明胃经与冲脉会于气街,故有"冲脉隶于阳明"之说。胃中水谷盛,则冲脉之血盛,月事以时下。《女科经纶》引程若水之言:"妇人经水与乳,俱由脾胃所生。"指出了脾胃在月经产生中的重要作用。

(5)肺:肺主气,朝百脉而输精微,与心同居上焦,下达精微于胞宫,参与月经的产生与调节。

又肾主作强、出巧,肝主谋虑,脾主思虑,心主神明,肺主治节,脑为元神之府。在脑的主宰下,五脏所主的精神活动,对月经的产生具有调节作用。

(6)三焦:三焦为六腑之一。实际上,三焦并无形迹器官所指,它既以此勾划体腔为上、中下三个部位,因而总称三焦;又是体现人体脏腑、气血、经络间内外和调的动态联系,所以它又具有生理作用。这也可说是中医学理论的特点之一。由于下焦部位包括了女性的特有器官,涉及妇科的病变部位,故须认识其作用。

《难经·三十八难》说:"所以腑有六者,谓三焦也……主持诸气,有名而无形。"认为三焦能主气化。三焦气机和调,下焦无病,则冲任无受累之虑。

脏腑在女性生理中虽各司其能以完成其功用,但它们之间又是相互依存、相互为用的。脏腑之间的生克制化,维系着阴平阳秘,使精气、血、津、液不断资生,以促进人体生长、发育及成熟,并为经、带、胎、产、乳等提供物质基础。

2.天癸与月经　天癸,男女皆有,是肾精肾气充盛到一定程度时体内出现的具有促进人体生长、发育和生殖的一种精微物质。天癸来源于先天肾气,靠后天水谷精气的滋养而逐渐趋于成熟,此后又随肾气的虚衰而竭止。如马玄台注释《素问》时说:"天癸者,阴精也。盖肾属水,癸亦属水,由先天之气蓄极而生,故谓阴精为天癸也。"《景岳全书·阴阳篇》说:"元阴者,即无形之水,以长以立,天癸是也,强弱系之。"《类经》中指出:"天癸者,言天一之阴气耳,气化为水,名曰天癸……其在人身,是为元阴,亦曰元气。第气之初生,真阴甚微,及其既盛,精血乃旺,故女必二七,男必二八而后天癸至。天癸既至,在女子则月事以时下,在男子则精气溢泻,盖必阴气足而精血化耳。"说明天癸源于先天,藏之于肾,在肾气旺盛时期,肾中真阴不断充实,在后天水谷之精的滋养下化生并成熟泌至。对妇女来说,"天癸至,则月事以时下,故有子;天癸竭,地道不通,故形坏而无子也"。说明天癸使任脉所司的精、血、津液旺盛、充沛、通达,并使冲脉在其作用下,广聚脏腑之血,冲任二脉相资,血海满溢,月经来潮。因此,天癸主宰月经的潮与止。天癸是影响人体生长、发育与生殖的一种阴精,是"肾主生殖"的精微物质。

3.气血与月经　妇人以血为基本,月经的主要成分是血。然而气为血之帅,血为气之母,血赖气的升降出入运动而周流。气血均来源于脏腑。在月经产生的机理中,血是月经的物质基础,气能生血,又能行血、摄血。气血和调,经候如常。《景岳全书·妇人规》云:"经血为水谷之精气,和调于五脏,洒陈于六腑乃能入于脉也。凡其源源而来,生化于脾,总统于心,藏受于肝,宣布于肺,施泄于肾,以灌溉一身……妇人则上为乳汁,下归血海而为经脉。"说明了脏腑、气血与月经和乳汁化生的关系。

4.经络与月经　经络是经脉和络脉的总称,是运行全身气血、联络脏腑形体官窍、沟通上下内外、传导信息的通路系统。与妇女的生理、病理关系最大的是奇经八脉中的冲、任、督、带。其生理功能主要是通过起源、循行路线和各自的功能对十二经脉气血运行起到蓄溢和调节作用,并联系子宫、脑、髓等奇恒之腑。

循行路线冲、任、督三脉同起于胞中,一源而三歧。带脉环腰一周,络胞而过。冲、任、督在下腹部所经路线正是女性生殖器官所在部位,冲、任、督、带经气又参与月经产生的活动,故关系密切。

（1）冲脉

1）循行部位：冲脉起于胞中，并任脉出会阴，上行与胃经交会于气街穴，并肾经行脐旁五分，与肾经的横骨、大赫、气穴、四满、中注交会，折至任脉的阴交穴，再折循肾经的盲俞而上行，并肾经的商曲、石关、阴部、通谷、幽门至咽喉部，以渗灌头面诸经，别出绕唇口而终。故冲脉"上渗诸阳"。

其下行分支向后贯脊里与督脉相通，称"伏冲之脉"。下行分支从气街浅出体表，沿腿内侧至踝后分二支，一支进足底，一支斜入足背入足大趾趾缝与足厥阴脉相通。故冲脉"下灌诸三阴"。

冲脉与它经的交会：冲脉与任脉同出胞中，与任脉交会于会阴、阴交，与胃经交会于气冲，与肾经并交会于横骨、大赫、气穴、四满、中注、盲俞、幽门、商曲、石关、阴都、通谷。

2）生理功能：冲脉上渗诸阳，下灌三阴，与十二经相通，与胃经穴交会以得后天精气滋养，与肾经交会以得先天精气煦濡，于会阴及足趾与肝经相络，肝血之余纳入冲脉，故冲脉又受肝血调养。冲脉与任脉同源相资，由是冲脉大盛，故冲脉又称"五脏六腑之海"（《灵枢逆顺肥瘦》）"十二经之海"（《灵枢·动输》）"血海"（《素问》）。

冲脉在女性生理中的重要作用乃是"冲为血海"。脏腑之血皆归于冲脉，冲脉得肾气煦濡、脾胃长养、肝血调节、任脉资助而发挥作用。血海气血的调匀与蓄溢，直接关系着乳汁与月经的生化，所以《景岳全书·妇人规》说："经本阴血也，何脏无之，唯脏腑之血皆归冲脉，而冲为五脏六腑之血海，故经言太冲脉盛则月事以时下，此可见冲脉为月经之本也。"《临证指南》亦说："血海者，即冲脉也，男子藏精，女子系胞，不孕、经不调，冲脉病也。"

（2）任脉

1）循行部位：任脉起于胞中，出于会阴，经曲骨以上毛际沿腹部正中线上行，至中极、关元，行腹里，过石门、气海至阴交，经脐中神阙穴而止，过水分、下脘、建里、中脘、上脘、巨阙、鸠尾、中庭而入膻中，上行经玉堂、紫宫、华盖、璇玑、天突、廉泉而至咽喉，再上颏部，过承浆，环绕口唇，上至督脉经龈交穴而分行，止连两目下中央，交足阳明、阳跷脉于承泣穴。其分支，出胞中，向后与督脉、足少阴之脉相并入脊里。

任脉与它经的交会：任脉于中极、关元穴与足三阴交会，于天突、廉泉穴与阴维脉交会，于阴交穴与冲脉交会，手三阴经脉通过足三阴经与任脉相通，如足厥阴肝经与手太阴肺经相交；手少阴心经与足少阴肾经相交；手厥阴心包经与足少阴肾经相交，而任脉与足三阴直接相会，因此任脉联系了所有阴经，故任脉为"阴脉之总纲"。

2）生理功能：凡人体的阴液（精、津、液、血）皆归任脉所主，故任脉又称

"阴脉之海"。有总调人身阴气的功能。

任脉在女性生理中的重要作用乃是"任主胞胎"。任脉受脏腑之精血，与冲脉相资，得督阳相配，乃能通盛。任承阴血、津液以养胞胎，泌带液。

冲脉、任脉，男女皆有之。但女子冲任二脉皆源出于胞中，其循经最主要之处在女性特有器官部位，它们的作用又与经、带、胎、产、乳有密切关系。脏腑生理功能正常，肾气充盛，肝气冲和，脾胃健壮，则二脉盛通，月事依时而下，带下津津常润，胎孕得固，乳汁充盛。所以妇科无不言冲任二脉。中医医籍论冲任，有时指实质经络，有时又指所属生理范围，有时又代表妇科病变部位。习惯上言冲任似已成为女性生殖生理的概称。如王冰注《黄帝内经·素问》曰："冲为血海，任主胞胎，二者相资，故能有子。"我们认为妇科强调冲任，其意义在突出妇科生理病理部位。如徐灵胎《医学源流论》说："冲任二脉皆起于胞中，上循脊里，为经脉之海，此皆血之所以生，而胎之所由系，明于冲任之敌，则本源洞悉，而后其所生之病，千条万绪，以可知其所从起。"强调了冲任二脉在女性生理病理中的特殊作用。由于冲任的生理直接受脏腑的生理支配，其中又以脾胃、肝、肾与冲任的生理联系更紧密，故前人有"冲脉隶于阳明，八脉隶于肝肾""病在冲任二脉，责之肾、肝、脾三经"之说。

（3）督脉

1）循行部位：起于胞中出会阴，沿脊柱里面上行于背部正中线，经尾骨端的长强穴，沿腰俞、阳关、命门、悬枢、脊中、中枢、筋缩、至阳、灵台、身柱，而分行至足太阳经的风府穴，再复会于陶道，上经大椎，过哑门，至风府入脑，循脑户、强间、后项、上巅而到百会，过前项、囟会、上星至神庭，沿额下至鼻柱，经素髎到水沟，过兑端，与任脉相接于承浆。其分支，一在尾骨端与足少阴从大腿内侧的主干以及和足太阳的脉气会合，一起贯穿脊柱里面，出归属于肾脏。其二，从小腹内直上贯串肚脐，向上连贯心脏，到咽喉部与任脉和冲脉会合，向上到下颌部，环绕口唇，联系两眼下部的中央。

另一分支与足太阳同起于目内眦，并上行至前额，在头顶左右相交，入络于脑，再回出，沿肩胛骨内，脊柱两旁，达腰部，入络于肾。

督脉与它经的交会：督脉与冲、任脉同出胞宫循会阴，于长强穴与足少阳、足太阳相会，于陶道、脑户、百会与足太阳交会，于大椎与诸阳脉相会，于哑门与阳维相会，于神庭与足太阳、足阳明相会，于水沟与足阳明交会，于龈交与任脉，足阳明相会。

2）生理功能：督脉的脉气和全身的阳经均有联系，是阳经经脉的总纲，故称"阳脉之海"。其与任脉一前一后，一主阴一主阳，循环往复，沟通阴阳，调摄气血，共同维持经、孕、产乳的正常。

(4)带脉

1)循行部位:带脉出自十四椎,起于季肋之端的足厥阴肝经的期门穴,环绕腰部一周,如带束腰,故称带脉。

带脉与它经的交会:带脉过期门与肝经相通,于五枢、维道与足少阳经相会。

2)生理功能:带脉的作用是约束全身上走下行的经脉,加强经脉间的联系。其络胞而过,与冲、任、督三脉联系更为密切,如《儒门事亲》说:"冲任督三脉,同起而异行,一源而三歧,皆络带脉。"带脉还参与维持子宫的正常位置和调摄带液。

5.子宫与月经　子宫是化生月经和受孕育胎的内生殖器官。其生理由肾、天癸、气血、冲任调节。胞宫的周期性变化主要表现为子宫的周期性出血。综上所述,脏腑、天癸、气血、冲、任、督、带与子宫,是月经产生的生理基础。其中,肾、天癸、冲任、子宫是产生月经的中心环节,各环节之间互相联系,不可分割。

(三)月经周期的调节

1.月经周期节律　月经具有周期性、节律性,是女性生殖生理过程中肾阴阳消长、转化,气血盈亏的规律性演变的体现。月经按照阶段的不同分为行经期、经后期、经间期、经前期4个不同时期的生理节律变化,形成月经周期。现以(28±7)天为1个月经周期,具体如下。

行经期:行经第1~5天,此期子宫泻而不藏,排出经血。既是本次月经的结束,又是新周期开始的标志,呈现"重阳转阴"的特征。

经后期:指月经干净后至经间期前,为周期的第6~13天,此期血海空虚渐复,子宫藏而不泻,呈现阴长的动态变化。阴长,是指肾水、天癸、阴精、血气等渐复至盛,呈重阴状态。重阴,是指月经周期阴阳消长节律中的阴长高峰时期。

经间期:周期第14~15天,也称氤氲之时,或称"的候""真机"时期(即"排卵期")。在正常月经周期中,此期正值两次月经中间,故称之为经间期。经间期是重阴转阳、重阴必阳之际,必阳的结果正是排卵的时候。

经前期:由经间期之后,为月经周期的第16~30天。此期阳长阴消,重阳必阴,重阳,是指月经周期阴阳消长节律中阳生的高峰时期,此时阴阳俱盛,以备种子育胎。若已受孕,精血下聚以养胎元,月经停闭;如未受孕,则去旧生新,血海由满而溢泻成为一次月经。

月经周期中4个不同时期的连续与再现,形成了月经周期的节律。

2.月经周期的调节机理　《素问·上古天真论》中从肾气、天癸、冲任、胞宫之间的关系及其调节进行了论述,表明"肾-天癸-冲任-胞宫"对女性生长阶段的生理变化起到关键的促进作用,根据脏腑的功能活动,阴阳气血的变化,通过胞脉、胞络引发冲、任、督、带脉的气血变化,调控月经周期的节律有序变化。

在周期变化过程中,阴阳气血的变化是周期活动的表现形式,五脏共同起到相互协调的作用。前所云及心为五脏六腑之大主,肾主生殖,为元阴元阳,心、肾之间在燮理阴阳方面关系默契,而子宫通过胞脉、胞络与心、肾有着直接的关联。《素问·评热病论》曰:"胞脉者属心,而络于胞中。"《素问·奇病论》亦云:"胞络者,系于肾。"《傅青主女科》说:"盖胞胎……居于心肾之间,上系于心,而下系于肾。"亦说:"盖胞胎为五脏外之一脏耳。以其不阴不阳,所以不列于五脏之中,所谓不阴不阳者,以胞胎上系心包下系命门。系心包者,通于心,心者阳也,系命门者,通于肾,肾者阴也。"可见,《傅青主女科》在论述不孕不育病证进行种子治疗中,非常强调子宫与心肾的关系,并多处指出这方面的重要性。因此,心肾与子宫在对女性周期调整过程中,具有积极的作用。

"冲为血海",特别是在子宫内的胞脉、胞络与冲任血海有着密切的关联。张景岳在注释胞络时说:"脉中之络,冲任之络也。"高世栻亦注释说:"胞脉注冲任止血。"由此可见,胞脉、胞络者,实际上是冲任脉在子宫内者,故有主月经、主胎孕的作用。且血海者,阴血之海,与天癸阴水有关,属肝肾范围,但受心肾所主宰。

心-肾-子宫轴在生殖生理活动中,有着极为重要的作用。近几年来从事月经周期及生殖节律的研究,观察天癸阴阳运动所形成的周期性、节律性变化,其中天癸阴阳的物质来源于肾,其活动是受心脑神明所控制,而这种活动反应的场所是在子宫,包括冲任血海在内,是以排卵、排经这种规律的活动,是在心-肾-子宫轴的阴阳消长的机制中形成的。肾者,静也,静则藏。有藏,才能产生天癸水样物质,这是生新的作用。心者动也,动则运行。有动,才能促进节律性运动。子宫者,是奇恒之腑,动静相兼,有动有静,故有非脏非腑、亦脏亦腑之说,既有类似脏的生新作用,产生一定量的天癸样物质,实即藏的作用,又有类似腑的除旧功能,实即泻的作用,泻除陈旧性物质,或排出新生物质。当其类似脏行藏作用时,受肾所主宰;当其类似腑行泻作用时,受心所主宰。此为心-肾-子宫轴的主要调节作用。在心、肾、子宫调节的前提下,依赖其自身的互根统一关系进行转化活动,使"重阴转阳""重阳转阴",达到新的相对的阴阳平衡,从而又开始新的消长运动。任督循环者,乃协助心、肾、子宫对阴阳运动的调节,但重点在于调复子宫"血海"盈亏。肝脾协调者,是指通过肝脾的疏泄升降,达到交济心肾,从而调复阴阳运动的节律变化。

在月经周期的调节中,肾为元阴元阳,心为五脏六腑之大主,主神明是脑的功能,具有主宰之功,三者共同作用产生天癸、气血,输注冲任,任通冲盛,气血和调,作用于胞宫,依时行经,发生周期性的变化。根据中医学理论认识月经的产生及其调节机理具有重要临床意义,也是调经、调周治法的理论依据。

(四)绝经机理

关于绝经机理,《素问·上古天真论》提出:"七七,任脉虚,太冲脉衰少,天癸竭,地道不通,故形坏而无子也。""七七"之年,肾气虚,任虚冲衰,天癸竭,最终导致自然绝经。

二、带下生理

女性阴道排出的一种阴液,色白或无色透明,其性黏而不稠,其量适中,无特殊臭气,津津常润,是正常生理现象,称为带下,俗称白带。《沈氏女科辑要》引王孟英说:"带下,女子生而即有,津津常润,本非病也。"虽然带下生而即有,但要在发育成熟后才有明显的分泌。

(一)带下的生理现象及作用

1.带下属津液　　津液是机体一切正常水液的总称。津液广泛地存在于脏腑、形体、官窍等器官的组织之内和组织之间,起着滋润、濡养作用,也是维持人体生命活动的基本物质之一。津和液虽不尽相同,但津和液同源而互生,故常津液并称。就生理性带下的性状和作用而言,属液为多,故又称"阴液"或"带液"以区别病理性带下。

2.带下有周期性　　月节律随肾气和天癸的调节,带下呈现周期性的变化并与生殖有关。在月经前后、经间期,带下的量稍有增多。经间期带下质清,晶莹而透明,具韧性,可拉长;其余时间略少。《血证论·崩带》云:"胞中之水清和……乃种子之的候,无病之月信也。"已观察出生理带下与生殖有关和有"月信"的周期性月节律现象。

3.带下量随妊娠而增多　　妊娠后阴血下聚,使冲任、胞宫气血旺盛,故带液较未孕时略多。

4.带下润泽胞宫、阴道　　带下生而即有,发育成熟后与月经同步有周期性月节律,经断后肾气渐虚,天癸将竭,带下亦明显减少,但不能断绝。若带下减少不能濡润阴道,则阴中干涩,发为带下过少病证。故带下伴随女性一生,发挥着滋润胞宫、阴道的作用。

（二）带下产生与调节的机理

带下的产生是脏腑、津液、经络协调作用于胞宫的结果。

1.脏腑与带下　带下属阴液，五脏之中肾、脾与阴液关系最大。《素问·逆调论》曰："肾者水脏，主津液。"《灵枢·五癃津液别》云："五谷之津液，和合而为膏者，内渗入于骨空，补益脑髓而下流于阴股。"带下又随肾气的充盛、天癸的分泌而产生，呈周期变化。《景岳全书·妇人规》："盖白带……精余也。"指出生理性带下，由精所化，精又有滋润、濡养补益之功，故可以认为，生理性带下的产生由肾精所化，禀肾气藏泻，布露于子宫，润泽于阴道；脾为气血津液生化之源，主运化，赖脾气之升清，将胃肠吸收的谷气和津液上输于肺，后由肺宣发和肃降，使津液输布全身而灌溉脏腑、形体和诸窍，其下泌胞宫、阴道，为生理性带下的组成部分

2.津液与带下　《灵枢·五癃津液别》中说："津液各走其道……其流而不行者为液。"《灵枢·口问》又说："液者，所以灌精濡空窍者也。"说明带下源于津液。

3.经络与带下　带下为阴液，任脉为阴脉之海，主一身之阴液，任脉出胞中循阴器，任脉与带下的生理、病理直接相关。如《素问·骨空论》曰："任脉为病……女子带下瘕聚。"《素问·玄机原病式》曰："故下部任脉湿热甚者，津液溢，而为带下。"这两段所言"带下"虽然是指病理性带下，但是均说明了任脉与带下的关系。带脉环腰一周，约束诸经，与冲、任、督三脉纵横交错，络胞而过。《傅青主女科》云："盖带脉通于任督……带脉者，所以约束胞胎之系也。"可知任、督、带三脉互相联系，任脉所司之阴液，若失去督脉的温化，则化为湿浊之邪，伤于带脉则为带下病。带脉约束带液，使带下分泌有常。

4.胞宫与带下　《景岳全书》曰："盖白带出自胞宫。"《血证论》又说："带脉下系胞宫。"认为带下由胞宫渗润阴道，并能防御外邪入侵。因此，生理性带下的产生与调节，是以脏腑功能正常为基础的，是脏腑、津液、经络协调作用于胞宫的生理现象。

三、妊娠生理

妊娠是胚胎和胎儿在母体内生长发育成长的过程，是从受孕至分娩的过程。"两精相搏，合而成形"，是妊娠的开始；"十月怀胎，一朝分娩"，是妊娠的结束。

(一)妊娠机理

"天地氤氲,万物化醇,男女媾精,万物化生"(《周易》)。前贤已认识到"男女媾精"创造人的生命。女子发育成熟后,月经按期来潮,具备受孕的功能。受孕的机理在于肾气充盛,天癸成熟,冲任脉通盛,男女之精适时相合,便可构成胎孕。《灵枢·决气》曰:"两神相搏,合而成形。"对于受孕的条件,《女科正宗·广嗣总论》中云:"男精壮而女经调,有子之道也。"男精壮应包括精液及性功能正常;女经调应包括正常的月经及排卵。一般21~35岁生育能力旺盛,注意把握受孕佳期,适当的性生活,就容易受孕。《女科证治准绳·胎前门》引袁了凡曰:"凡妇人一月经行一度,必有一日氤氲之候,于一时辰间……此的候也……顺而施之,则成胎也。"男女之精相合,成为胚胎,并种植子宫,在肾气、天癸、冲任、胞宫各个环节的协调和滋养下,逐渐发育成长。马王堆帛书《胎产书》比较详细地描述了胎儿在母体中的发育变化和产妇的调摄,其后《备急千金要方》也描述了胚胎发育的过程。妊娠后经十月怀胎,则"瓜熟蒂落",足月分娩。

(二)妊娠期生理现象

预产期的计算,据史料记载,甲骨文载有预测产期之法;隋唐时期又有《推产妇何时产法》一卷,可惜已失散。明代李梴《医学入门》指出:"气血充实,可保十月分娩……凡二十七日即成一月之数。"十月为270天,与现代预产期计算已相当接近。现代推算的公式是:从末次月经的第1天算起,月数加9(或减3)日数加7(阴历则加14)。妊娠全程40周,即280天。

1. 分娩 是指成熟胎儿和胎衣从母体全部娩出的过程。必须对临产、正产及影响正产的因素有所了解。

2. 临产现象 在分娩发动前数周,孕妇可有一些临产征象出现。

(1)释重感:妊娠末期胎头入盆后,孕妇骤然释重,呼吸变得轻松,但可能感到行走不便和尿频。《胎产心法》载"临产自有先兆,须知凡孕妇临产,或半月数日前,胎胚必下垂,小便多频数",很符合临床实际。

(2)弄胎(假宫缩):《医宗金鉴·妇科心法要诀》云:"若数月已足,腹痛或作或止,腰不痛者,此名弄胎。"即在产程正式发动的前一段时间内,可出现间隔与持续时间不恒定、强度不增加的"假阵缩",有的产妇感到痛苦不适,影响休息和饮食,有时与真阵缩不易鉴别,临床上应仔细观察,以区分真假。

(3)正产现象:①见红:接近分娩发动或分娩已发动时,阴道有少量血性分泌物和黏液。如果血量多则应考虑是否有异常情况。②离经脉:临产时可扪得产妇中指本节有脉搏跳动，称为离经脉。《产孕集》则认为："尺脉转急，如切绳转珠者，欲产也。"说明尺脉转急是临产的征兆之一。《脉经》指出："妇人欲生，其脉离经。夜半觉，日中则生也。"但是现在已经不再用它来预测产程。

（4）阵痛：从有规律的宫缩开始至子宫颈口开全的腹部阵发性疼痛，称为阵痛。开始时阵痛间隔时间约 15 分钟，逐渐缩短为 5～6 分钟，最后为 2～3 分钟，这一现象称为开口期，分娩正式发动。《十产论》云："正产者，盖妇人怀胎十月满足，阴阳气足，忽腰腹阵阵疼痛，相次胎气顿陷，至于腰腹痛极甚，乃至腰间重痛，谷道挺进，继之浆破血出，儿遂自生。"指明了此阶段的表现。

（5）分娩过程即产程，划分为 4 期，是产科助产的重要时期，临床由产科处理。

3. 影响分娩的因素　分娩能否顺利，取决于产力、产道、胎儿、精神因素四者的相互协调。若产力异常，如宫缩过频、过强、过短、过弱或失去节律；或胎儿发育异常、胎位异常；或产道异常，均可影响分娩的进程，造成难产。除此以外，还有一些因素也能直接或间接影响分娩顺利进行，如产妇的精神状态对正常分娩的进展有着直接影响；产妇的素体状态及产妇的年龄、产次、分娩间隔、胎盘的大小、破膜过早均在一定程度上影响分娩及易发生并发症。清代《达生篇》主张临产妇女要做到"睡、忍痛、慢临盆"，对顺利分娩有一定的帮助。

四、产褥生理

分娩结束后，产妇逐渐恢复到孕前状态，需要 6～8 周，此期称为"产褥期"，又称"产后"。产后 1 周称为"新产后"，产后 1 个月称为"小满月"，产后百日称为"大满月"，即所谓"弥月为期""百日为度"。由于分娩时的产创与出血和产程中用力耗气，产妇气血骤虚。因此，新产后可出现畏寒怕冷、微热多汗等"虚"象；又分娩后子宫缩复而有腹痛及排出余血浊液等"瘀"候，故产褥期的生理特点是"多虚多瘀"。相关研究基本证实了分娩后产妇存在"虚、瘀"状态，服用"补虚化瘀"的中药复方，"虚、瘀"状态明显改善，能提高产褥生理恢复功能。恶露是产后自子宫排出的余血浊液，先是暗红色的血性恶露，也称为红恶露，持续 3～4 天干净；后渐变淡红，量由多渐少，称为浆液性恶露，7～10 天干净；继后渐为不含血色的白恶露，2～3 周干净，总量约 500 mL。如果血性恶露 10 天以上仍未干净，应考虑子宫复旧不良或感染，当予以治疗。

五、哺乳生理

顺产者,产后 30 分钟即可开始哺乳,让新生儿吮吸乳头,以刺激乳头尽早泌乳,促进母体宫缩,减少产后出血,建立母子感情。婴儿吸吮初乳,可增强抗病能力,促进胎粪排出。乳汁由精血、津液所化,赖气以行。《景岳全书·妇人规》说:"妇人乳汁,乃冲任气血所化。"精血津液充足,能化生足够的乳汁哺养婴儿,哺乳次数按需供给。哺乳时间一般以 8 个月为宜。3 个月后婴儿适当增加辅食。哺乳期大多月经停闭,少数也可有排卵,月经可来潮,故要注意采取避孕措施。必须指出的是,在停止哺乳后,务必用药物回乳,以免长期溢乳发生经、乳疾病。

月经、带下、妊娠、产育和哺乳是妇女的生理特点,更是女性一生中阴阳气血自我调节不可缺少的健康环节。其产生与调节的机理都与脏腑、天癸、气血、经络、胞宫有密切关系,而且各生理特点之间也存在着一定的内在联系,构成女性特有的生理特征。

第二章 妇科疾病的病因病机与辨证

第一节 妇科疾病常见病因

引起妇科疾病的病因有淫邪因素、情志因素、生活因素和环境因素等，痰饮、瘀血等病理产物亦可影响冲任而导致妇科疾病。此外，禀赋不足也是导致某些妇科疾病的重要体质因素。

一、淫邪因素

风、寒、暑、湿、燥、火是自然界的气候变化，正常情况下为"六气"。若非其时有其气，则成为致病因素，称为"六淫邪气"。因其从外而侵，又称外邪。明代《三因极一病证方论》认为火邪即热邪，"夫六淫者，寒暑燥湿风热是也。"另一方面，由于体内阴阳之偏胜、偏衰，脏腑、气血调节之失常，亦可产生风、寒、湿、燥、热等内生之邪。

各种淫邪因素皆可导致妇科疾病的发生。但由于妇女的经、孕、胎、产均以血为用，而寒、热、湿邪尤易与血相搏而致病，故妇科疾病中以寒、热、湿邪较为常见。

（一）寒邪

1. 外寒　寒邪由外及里，伤于肌表、经络、血脉，或由阴户而入，直中胞中，影响冲任。寒为阴邪，易伤阳气；其性收引、凝滞，易使气血运行不畅。《素问·举痛论》说："寒气入经而稽迟……泣而不行；客于脉中则气不通。"若素体虚弱，腠理疏松，天气寒冷，当风受凉，以致感受寒邪，或适值经期、产后，血室正开，衣着不足，或冒雨涉水，以致寒邪由阴户上客，与血相搏结，使胞脉阻滞，而发生月经后期、月经过少、闭经、痛经、经行身痛、产后身痛、产后发热等。

2. 内寒　多因脏腑阳气虚衰，寒从内生，或过服寒凉泻火之品，抑遏阳气，使阴寒内盛，血脉凝涩，冲任虚寒。内寒的产生，与脾肾阳虚相关。由于命门火衰，脾阳失于温煦，运化失职，开合失司，则阳不化阴，水湿、痰饮、瘀血内停,导致月经后期、闭经、崩漏、痛经、带下病、经行泄泻、经行浮肿、不孕症等。

(二)热邪

1.外热　多为外感火热之邪。热为阳邪,其性炎上,善行数变,易动血、伤阴、生风。热邪为患,易耗气伤津,导致壮热,汗出,口渴;热扰神明则神昏谵语;热极生风,则抽搐昏迷,热迫血行,则血不循经而发生各种出血证。在经期、孕期或产后,正气偏虚,热邪易乘虚而入,直中胞宫,损伤冲任,发生月经先期、月经过多、崩漏、经行发热、妊娠小便淋痛、产后发热等;若热邪结聚冲任、胞中,使气血壅滞,热盛则肿、热盛肉腐,则导致盆腔炎或阴疮等。

2.内热　多因脏腑阴血津液不足,阴不维阳;或素体阳盛,或过食辛热温补之品,或七情过激,五志化火,以致火热炽盛,热伤冲任,迫血妄行,导致月经先期、月经过多、经行吐衄、经行头痛、经行情志异常、胎漏、子痫、产后发热、阴疮等。

从热邪致病的证候而言,还有虚热、实热、热毒之分。临床上阴虚所致的内热称为虚热,症见月经淋沥不尽、产后发热等;若情志化火、饮食不当及外感之热等称为实热,可见月经过多、带下色黄、盆腔炎等;热毒乃邪热炽盛,蕴积成毒,如感染邪毒之产后发热、癥瘕恶证复感染热毒之带下病等。

(三)湿邪

1.外湿　多是感受外在的湿邪,如气候潮湿、淋雨涉水、久居湿地而致。湿属于阴邪,其性重浊黏滞,易困阻气机,损伤阳气,病情缠绵;湿性趋下,易袭阴部。《素问·太阴阳明论》指出:"伤于湿者,下先受之。"湿与寒并,则成寒湿;湿郁日久,转化为热,则为湿热;湿聚成痰,则成痰湿;湿热蕴积日久,或感受湿毒之邪,浸淫机体,以致溃腐成脓,则为湿毒。湿邪易下客阴户,直中胞宫,下注冲任,引起带下病、阴痒或盆腔炎等。

2.内湿　《素问·至真要大论》指出:"诸湿肿满,皆属于脾。"内湿多归咎于脾,素体脾虚,或饮食不节、劳倦过度,脾阳不足,不能运化水湿,或肾阳虚衰,不能温煦脾土,化气行水,遂致湿从内生,久而酿成痰饮,痰湿停滞,流注冲任,伤及带脉。

湿为有形之邪,湿邪为患,因其留滞的部位、时间不同,可导致经行浮肿、经行泄泻、闭经、带下病、子肿、胎水肿满、产后身痛、不孕症等。

内湿与外湿又可相互影响,如湿邪外袭,每易伤脾;脾阳不足,则湿气不化。而脾虚之人,亦每易被湿邪入侵。

二、情志因素

喜、怒、忧、思、悲、恐、惊统称"七情",是人类对外界刺激的情绪反应,也是脏腑功能活动的表现形式之一。若受到突然、强烈或持久的精神刺激,可导致七情太过,脏腑功能紊乱,气血失常,影响冲任,则发生妇科疾病。《素问·阴阳别论》曰:"二阳之病发心脾,有不得隐曲,女子不月。"《素问·痿论》说:"悲哀太甚,则胞络绝,胞络绝,则阳气内动,发为心下崩。"指出七情内伤可导致闭经和血崩。张仲景在《金匮要略·妇人杂病脉证并治》指出:"妇人之病,因虚、积冷、结气……"把"结气"列为妇科疾病的重要病因。《傅青主女科》有"郁结血崩""多怒堕胎""大怒小产""气逆难产""郁结乳汁不通""嫉妒不孕"等记载。

情志致病主要影响脏腑之气机,使气机升降失常,气血紊乱。《灵枢·寿夭刚柔》认为:"忧恐忿怒伤气,气伤脏,乃病脏。"《素问·举痛论》说:"百病生于气也。"情志因素之中,以怒、思、恐对冲任之影响较明显。

(一)怒

肝藏血,主疏泄。《万氏妇人科·一月而经再行》说:"如性急多怒者,责其伤肝以动冲任之脉。"抑郁忿怒,则肝气郁结,疏泄失常,可致月经不调、闭经、崩漏、痛经、经行吐衄、胎动不安、堕胎、缺乳、癥瘕等。肝气横逆,则伤脾气,使胃失和降,导致妊娠恶阻。

(二)思

脾主运化,统血,为气血生化之源。忧思不解,则气结。《妇科玉尺·崩漏》说:"思虑伤脾,不能摄血,致令妄行。"脾虚血失统摄,则可引起月经过多、月经先期、崩漏、胎漏、胎动不安、产后恶露不绝等。脾失运化,气血生化乏源,可致月经过少、闭经、缺乳等。脾虚不能运化水湿,则水湿内停,流注冲任,可致经行泄泻、经行浮肿、子肿、胎水肿满、带下病等。

(三)恐

肾主封藏,藏精气;主水,司开合。惊恐过度,则气下、气乱,肾封藏失职,冲任不固,可导致崩漏、闭经、经行泄泻、经行浮肿、带下病、胎动不安、滑胎、子肿、不孕症等。

七情内伤可导致妇科疾病,而妇科疾病也可引起情志变化。如闭经、崩漏、滑胎、不孕症等,患者常有情绪低落、抑郁、悲伤等反应,使病情倍加难治。故《景岳全书·妇人规》说:"妇人之病不易治也……此其情之使然也。"

三、生活因素

生活失于常度或生活环境突然改变,在一定条件下也可使脏腑、气血、冲任的功能失调而导致妇科疾病。常见的有房劳多产、饮食不节、劳逸失常、跌仆损伤等。

(一)房劳多产

1. 性生活不节制　适时、适度的性生活是健康成年人的需要。而性生活过早、过频,则耗损肾精,损伤冲任。《褚氏遗书·本气》说:"合男子多则沥枯虚人,产乳众则血枯杀人。"《景岳全书·妇人规》曰:"妇人因情欲房事,以致经脉不调者,其病皆在肾经。"在经期、产后血室正开之时房事,邪毒易乘虚而入,邪气蕴留阴户、阴道、子门,或直入胞宫,流注于冲任,导致妇科疾病。《陈素庵妇科补解·经行入房方论》指出:"经正行而男女交合,败血不出,精射胞门,精与血搏,入于任脉,留于胞中,轻则血沥不止,阴络伤则血内溢,重则瘀血积聚,少腹硬起作痛。"孕期不节房事,易伤动胎气,发生胎漏、胎动不安,甚或堕胎、小产。

2. 孕产频多　《经效产宝》指出:"若产育过多,复自乳子,血气已伤。"生育过多或堕胎、小产过频,均可影响脏腑气血,导致月经不调、阴挺等。

(二)饮食不节

1. 饥饱失常　饮食均衡是人的生命活动的基本保证。若饮食不足,或偏食、厌食,气血生化之源匮乏,后天不能充养先天,肾精不足,天癸、冲任失养,导致月经过少、闭经、胎萎不长等。若饮食过度,暴饮暴食,膏脂厚味损伤脾胃,脾失运化,中焦积滞乃生。《素问·痹论》说:"饮食自倍,肠胃乃伤。"脾虚痰饮内蕴,引起月经后期、闭经、不孕症等。

2. 饮食偏嗜　若过食辛辣燥热之品,则热从内生,迫血妄行,引起月经先期、月经过多、崩漏、经行吐衄、胎漏、产后恶露不绝等。若过食生冷之品,可致血脉凝滞,血行受阻,气血运行不畅,发生痛经、月经过少、闭经。《景岳全书·妇人规》谓:"凡经行之际,大忌辛凉等药,饮食亦然。"妊娠期饮食过度偏嗜或烟酒过量,或药食不慎,可影响胎元,甚或引起堕胎、小产。

(三)劳逸失常

劳逸适度有助于气血的运行;正常的休息可以舒缓疲劳,调节身体。但过劳过逸,皆可致病。妇女在月经期、妊娠期和产褥期更应注意劳逸结合。《素问·举痛论》说:"劳则气耗。"经期过度劳累或剧烈运动、如参赛角逐、负重行走等,易导致气虚冲任不固,引起月经过多、经期延长、崩漏。妊娠期劳倦过度或负重劳累,气虚系胞无力,可致胎漏、胎动不安、堕胎、小产。产后过早过劳,可导致恶露不绝、阴挺等。生活过于安逸,也可导致气血运行不畅。《素问·宣明五气》谓:"久卧伤气、久坐伤肉。"《格致余论·难产论》认为"久坐,胞胎因母气不能自运"可致难产。

(四)跌仆损伤

跌仆及手术创伤可直接损伤冲任,引起妇科疾病。若妊娠期起居不慎,跌仆闪挫,或挫伤腰,可致堕胎、小产;若遇意外撞伤,损伤下焦,可引起痛经、闭经或崩漏;若跌仆损伤阴户,可致外阴血肿;手术、金刃所伤,亦可引起妇科疾病。

四、环境因素

随着城市化和工业化对自然环境造成影响,化学排放物对空气、水源和土壤的污染,带来了危及人类健康的环境问题。环境污染已成为现代致病因素。环境中的某些化学物质,如农药、染料、洗涤剂、塑料制品、食品添加剂及包装材料等,这类物质可以通过食物或生物链进入动物和人体内,干扰内分泌系统功能,对生殖产生影响。被称为"环境内分泌干扰物"。可引起月经不调、堕胎、小产和不孕症等。重金属污染可能对胎儿与儿童的神经系统发育产生不良影响。

噪声、放射线及辐射等物理因素对生殖的影响亦不容忽视。严重或长期的噪声污染使孕妇焦虑、惊恐,易引起各种并发症,影响胎儿发育。接触大剂量放射线可导致胎儿畸形、流产。环境因素还可能引起一些"胎源性疾病"。《素问·奇病论》指出:"病名为胎病,此得之在母腹中时,其母有所大惊,气上而不下,精气并居,故令子发为癫疾也。"出生缺陷的原因复杂,包括遗传、环境因素等。

环境因素有时潜伏在体内,待机而发,并与体质因素、生活因素、情志因素等相互影响,必须注重综合预防。

五、病理产物因素

疾病演变过程中可产生瘀血、痰饮等病理产物,而病理产物稽留体内,又可以直接或间接影响冲任,阻滞胞宫、胞脉、胞络而导致妇科疾病。

(一)瘀血

《黄帝内经》有"恶血""血实""留血"等论述。并提出了"疏其血气,令其调达""血实宜决之"等治则。《金匮要略·惊悸吐衄下血胸满瘀血病脉证治》首先提出了"瘀血"之词,并详述了瘀血产生的原因、主要症状和治法。

瘀血可因外感邪气、内伤七情、生活所伤、跌仆损伤而形成。具有"浓、黏、凝、聚"的特点。邪气与血相搏结,寒凝、热灼、湿阻均可致瘀;七情所伤,气机郁滞,血脉不畅,亦可成瘀;脏腑之气虚弱,血脉滞碍,也可致瘀;跌仆创伤,血溢脉外,遂成瘀血。瘀血阻滞冲任,血不归经,则引起月经过多、经期延长、崩漏、产后恶露不绝等;若冲任不畅,气血壅滞,则导致痛经、闭经、癥瘕等;若阻滞胞脉、胞络,冲任不能相资,两精不能相合,或胎无所居,则可致不孕症、异位妊娠等。

(二)痰饮

张仲景《伤寒杂病论》首先提出"痰饮"之名。痰饮是由于肺、脾、肾的气化功能失常,津液敷布失常,以致水湿停聚而成。痰饮其性黏腻,可阻遏气机。痰饮又可随脏腑、经络流动,变化多端。若痰饮下注,影响任带,使任脉不固,带脉失约,则发生带下病;痰饮壅阻冲任,使胞宫藏泻失常,则致月经后期、闭经、不孕症等;痰饮积聚日久,或与瘀血互结,则成癥瘕。

六、体质因素

体质,中医称为"禀赋"。清代《通俗伤寒论》始有"体质"之词。体质禀受于父母,并受到后天环境、生活条件等因素的影响而逐渐形成。在疾病的发生、发展、转归及辨证论治过程中,体质因素均不可忽视。体质的差异,往往影响对某种致病因素的易感性,亦可影响发病后的证候表现及疾病的传变。

妇科疾病与体质关系密切。如先天禀赋不足,可发生月经不调、闭经、崩漏、胎动不安、滑胎、不孕症等;素性抑郁者,易受七情内伤,发生肝郁、脾虚,引起月经先后无定期、痛经、月经前后诸证、不孕症、绝经前后诸证等。由于阴阳偏盛偏衰而导致的体质偏寒或偏热,亦可影响发病后的寒化或热化。

然而,体质并不等同于中医证候。某些体质到绝经前后期,体内气血阴阳发生变化时而引发出来,如绝经前后诸证、绝经前后骨质疏松症。某些平素阴虚阳亢体质者,如遇妊娠气血下聚以养胎则阳亢更加严重,故容易发生子晕、子痫。某些体质类型容易发生痛经、月经前后诸证,但在非行经期可如常人。只是在月经期或月经前后阴阳气血变化较剧烈之时,又受到情志因素、生活因素等致病因素的影响,体质因素就会成为发病条件之一而引发疾病。

第二节　妇科疾病的主要病机

病机，即疾病发生、发展与变化的机理。妇科疾病的发生，是致病因素在一定的条件下，导致脏腑、气血功能失常，直接或间接损伤冲任的结果。

一、脏腑功能失调

脏腑功能失调，以肾、心、肝、脾的病机与妇科疾病的关系尤为密切。

（一）肾的病机

若先天禀赋不足，或房劳多产，或久病大病，均可致肾虚而影响冲任。主要有肾精亏虚、肾气虚、肾阴虚、肾阳虚和肾阴阳俱虚等病机。

1. 肾精亏虚　肾精不足，天癸不能按期而至，冲任不盛，血海不充，胞宫失于濡养，可发生月经过少、闭经、痛经、不孕症、胎萎不长等。

2. 肾气虚　肾气概指肾的功能活动。肾气的盛衰亦直接影响天癸的至与竭，从而影响月经与妊娠。肾气虚，则封藏失职，冲任不固，胞宫藏泻失常，可致月经先期、月经过多、崩漏、闭经、产后恶露不绝等；冲任不固，胎失所系，可致胎漏、胎动不安、滑胎；任脉不固，带脉失约，导致带下过多；冲任不固，系胞无力，则致阴挺；冲任不能相资，不能摄精成孕，可致不孕症。

3. 肾阴虚　肾阴亏损，冲任亏虚，胞宫、胞脉失养，可发生月经后期、月经过少、闭经、胎萎不长、绝经前后诸证等；若阴虚带脉失约，则可致带下病、阴痒等；若阴虚生内热，热伏冲任，迫血妄行，则可致月经先期、经间期出血、崩漏、经行吐衄、胎漏、胎动不安等；若素体肾阴不足，孕后阴血下聚冲任以养胎元，则阴虚益甚，阳气偏亢，可发为子晕、子痫。若肾阴虚不能上制心火，亦可致心肾不交，出现绝经前后诸证。

4. 肾阳虚　肾阳不足，则冲任虚寒，胞宫失于温养，可发生月经后期、闭经、妊娠腹痛、胎萎不长、不孕症等；阳气虚微，封藏失职，以致冲任不固，则发为崩漏、带下病等；肾阳虚气化失司，湿聚成痰，痰浊阻滞冲任、胞宫，可致闭经、不孕症；若肾阳不足，不能温煦脾阳，致脾肾阳虚，可发生经行浮肿、经行泄泻、子肿等；肾阳虚，血脉失于温运，则发生肾虚血瘀，导致更为错综复杂的妇科病证。

5. 肾阴阳俱虚　阴损可以及阳，阳损可以及阴，病程日久可导致肾阴阳两虚。当年届七七，肾气渐衰，阴损及阳，阳病及阴，均可出现肾阴阳两虚，导致冲任气血不调，可发生崩漏、绝经前后诸证、带下病等。

(二)心的病机

心藏神、主血脉。胞脉者属心而络于胞中。心与妇科疾病有着极大的关系。

1.心气虚　积想在心,忧思不解,心气不得下通,导致胞脉不通,冲任失常,可发生月经后期、月经过少、闭经、不孕症等。

2.心阴虚　心阴不足,心火偏亢,心火与肾水不能相济,心肾不交,可发生经行口糜、绝经前后诸证、产后郁证等。若心阴虚,虚热外迫,导致月经先期、经间期出血、崩漏;津随热泄,可发生产后盗汗等。

(三)肝的病机

肝藏血,主疏泄。肝体阴而用阳。妇人以血为本,经、孕、产、乳均以血为用。肝的病机主要有肝气郁结、肝火上炎、肝血不足、肝阳上亢等。

1.肝气郁结　肝气失于疏泄,冲任气机不畅,可发生月经先后无定期、痛经、闭经、经行乳房胀痛、经行情志异常、缺乳、产后郁证、不孕症等。若肝气横逆犯脾,致肝郁脾虚,可发生月经过多或过少等。肝气上逆,经期、孕期冲脉之气较盛,夹胃气上逆,可发生经行呕吐、妊娠恶阻。

2.肝火上炎　肝郁化热,冲任伏热,扰动血海,可出现月经先期、月经过多、崩漏、胎漏、产后恶露不绝。若肝火随冲气上逆,可发生经行头痛、经行吐衄、经行情志异常、子晕、乳汁自出等。若肝郁脾虚,湿热内生,肝经湿热下注,使任脉不固,带脉失约,可发生带下病、阴痒。湿热蕴结胞中,或湿热瘀结,阻滞冲任,冲任不畅,可发生不孕症、盆腔炎性疾病、癥瘕等。

3.肝血不足　肝血耗损,久则肝阴不足,冲任失养,可致月经过少、闭经、不孕症等。肝血不足,经期、孕期阴血不足下注冲任血海,以致妊娠腹痛、产后腹痛。阴血益虚,血虚化燥生风,则发生经行风疹块、妊娠身痒等。

4.肝阳上亢　肝阴不足,阴不维阳,则肝阳上亢,可发生经行头痛、经行眩晕、经行吐衄、子晕、乳汁自出等。肝阴不足,肝风内动,则发为子痫。

(四)脾的病机

脾主运化,为气血生化之源,后天之本。脾主升,有统摄之功。若素体虚弱,或饮食不节,或劳倦、思虑过度,则可导致脾虚而产生妇科疾病。

1.脾气虚弱　脾虚化源不足,冲任失养,血海不能按时满盈,可出现月经后期、月经过少、闭经、缺乳等。脾虚血少,胎失所养,则胎萎不长。脾虚统摄无权,冲任不固,可出现月经过多、经期延长、崩漏、胎漏、产后恶露不绝、乳汁自出等。脾虚中气下陷,则可见带下病、阴挺等。

2.脾阳不振　脾阳虚,不能升清降浊和运化水湿,导致水湿下注冲任,可致经行泄泻、经行浮肿、带下病、子肿、胎水肿满等。若湿聚成痰,痰饮壅滞冲任,可导致月经过少、闭经、不孕症、癥瘕等。若脾阳不足,损及肾阳,亦可致脾肾阳虚而发生妇科疾病。

(五)肺的病机

肺主气、主肃降,朝百脉,通调水道。若肺阴不足,阴虚火旺,经行阴血下注冲任,肺阴益虚、虚火灼伤肺络,则出现经行吐衄。若肺气虚,失于肃降,导致冲任气血升降失调,可发生子肿、妊娠咳嗽、妊娠小便不通、产后小便不通等。

人体是一个整体,脏腑之间具有相生、相克的关系,其发病亦可相互影响而出现复杂的病机。临床上常出现肾虚肝郁、肝郁脾虚、脾肾阳虚、肝肾阴虚、肾虚血瘀等,当情况错综复杂时,应找出主要的病机,并动态观察其变化。

二、气血失常

经、孕、产、乳均以血为用,易耗伤阴血,导致气血相对不平衡的状态。《灵枢·五音五味》云:"妇人之生,有余于气,不足于血,以其数脱血也。"气血失调是导致妇科疾病的重要病机。

导致气血失常的原因很多。淫邪因素往往影响血分;而情志因素则主要影响气分;跌仆损伤则常常导致气血紊乱而形成瘀血。这些都是常见的病机。

(一)气分病机

1.气虚　素体羸弱,或久病重病,忧思劳倦等,均可导致气虚。气虚冲任不固,则月经先期,月经过多、崩漏、带下病、胎漏、产后恶露不绝、乳汁自出、阴挺等。气虚卫外不固,易致产后发热、产后自汗等。若气虚血行不畅,则血脉涩滞,而产生血瘀诸疾。

2.气滞　情志抑郁,则肝气不舒,气机郁滞,冲任不畅,则月经先后无定期、痛经、闭经、不孕症等。气机不畅,津液、水湿不化则痰湿内生,可发生经行浮肿、子肿等。若气郁化火,火热上扰神明,可发生经行情志异常、产后郁证等。火热下迫冲任、血海,则可致月经先期、月经过多、崩漏、胎漏等。气滞血行不畅,瘀血壅滞胞宫,可发生癥瘕、不孕症等。

3.气逆　情志所伤,肝气疏泄过度,则肝气横逆,上扰肺胃。肺失肃降,则气上逆,可出现妊娠咳嗽。胃失和降,胃气上逆,可致妊娠恶阻。怒则气上,肝气上逆,可致经行吐衄、经行头痛等。

4.气陷　在气虚的基础上发展为中气下陷,冲任失于固摄,可发生阴挺。

(二)血分病机

1.血虚　素体虚弱,久病失血,或饮食偏嗜,化源不足,或虫积为患,精血暗耗,则冲任失养,血海不盈,胞宫失于濡养,可发生月经后期、月经过少、闭经、痛经、妊娠腹痛、胎动不安、胎萎不长、产后血晕、产后发热、产后身痛、缺乳、不孕症、阴痒等。

2.血瘀　经期、产后余血未尽,离经之血留滞冲任、胞宫;或外感邪气,邪气与血相搏结,瘀阻胞中;或情志所伤,气机郁结,气滞血瘀;或气虚运血无力而成瘀,或手术留瘀。瘀血阻滞冲任,留滞于胞宫或蓄积于胞中,使气血运行不畅,甚或阻塞不通,则可致痛经、闭经、异位妊娠、胎死不下、产后腹痛、产后发热、不孕症等。若瘀阻胞脉,新血不得归经,则月经过多、经期延长、崩漏、胎动不安、产后恶露不绝等。若瘀积日久,可结成癥瘕。

3.血热　素体阳盛或阴虚,或过食辛辣,或误服温补之品,或肝郁化火,则热伏冲任,迫血妄行,可致月经先期、月经过多、崩漏、经行吐衄、胎漏、胎动不安、产后发热、产后恶露不绝。火性炎上,热扰清阳,可致经行头痛、经行情志异常等。

4.血寒　经期、产后感受寒邪,或素体阳虚,寒从内生,寒邪客于冲任、胞宫,血为寒凝,冲任不畅,则发生月经后期、月经过少、闭经、痛经、妊娠腹痛、产后腹痛、产后身痛、不孕症等。

气血相互资生、相互依存。往往气病及血,血病及气,或气血同病,虚实错杂。临床常见气血俱虚、气滞血瘀、气虚血瘀等病机导致妇科病证。故《素问·调经论》指出:"血气不和,百病乃变化而生。"

三、冲任损伤

冲任损伤是妇科疾病最重要的病机。《医学源流论》指出:"冲任二脉皆起于胞中,为经络之海,此皆血之所从生。而胎之所由系,明于冲任之故,则本源洞悉,而后所生之病,千条万绪,以可知其所从起。"凡脏腑功能失常、气血失调,均可间接损伤冲任,导致冲任、胞宫、胞脉、胞络损伤,肾-天癸-冲任-胞宫间功能失调;而先天禀赋不足、痰饮、瘀血、金刃、手术等,亦可直接影响冲任、胞宫,从而发生妇科疾病。

冲任损伤的主要病机有冲任虚衰、冲任不固、冲任失调、冲任阻滞、热蕴冲任、寒凝冲任和冲气上逆等。

胞宫、胞脉、胞络的病机主要有胞宫藏泻失司和胞宫闭阻。

总而言之,妇科的病机是复杂的。脏腑、气血、经络之间具有密切的关系。气血来源于脏腑,经络是气血运行的通道,脏腑又需要气血的濡养。因此,脏腑功能失调、气血失常、冲任及胞官的损伤亦可相互影响,出现气血同病、多脏受累、诸经受损的病机。临证需根据妇女经、孕、产、乳等不同阶段的生理变化与病机特点,把握主要的病因病机,全面辨析,才能做出正确的判断。

第三节　妇科疾病的诊法

妇科疾病的诊法主要是望、闻、问、切四诊。医生通过四诊收集患者就诊时的病历资料,结合相关的实验室检查和器械检查等,全面了解患者带、经、胎、产、杂病的疾病特点和全身表现,并进行综合分析,从而诊断疾病。由于望、闻、问、切四种诊法各有侧重和特点,具体运用时应四诊合参。《素问·阴阳应象大论》说:"视喘息,听音声,而知所苦;观权衡规矩,而知病所主;按尺寸,观浮沉滑涩,而知病所生。以治无过,以诊则不失矣。"

一、问诊

问诊是诊断妇科疾病的重要方法之一。通过详细问诊,可以洞察病情,为诊断提供重要依据。《景岳全书·传忠录》"十问篇"言问诊是"诊治之要领,临证之首务"。

(一)问年龄

妇科疾病与年龄密切相关。不同年龄的妇女,由于生理上的差异,表现在病理上各有特点。一般来说,青春期常因肾气未充,易导致月经疾患。中年妇女经、孕、产、乳数伤于血,易致脏腑功能损伤、冲任气血失调,而出现经、带、胎、产诸病。老年妇女脾肾虚衰,易发生绝经前后诸证、癥瘕等。因此,问年龄在妇科诊断上具有较大的参考价值。

(二)问主诉

主诉包括主要症状、严重程度和病程,书写要简练、精确。通过询问主诉即可初步估计疾病的大致范围。如有两项以上主诉,可按先后顺序列出。如"停经多少天后,阴道流血多少天、腹痛多少天"。如患者本人无自觉不适,因体检时发现右侧附件肿块而就诊,主诉可写为"普查发现右少腹包块多少天"。

(三)问现病史

现病史包括发病原因或诱因、起病缓急，从发病至就诊时疾病发生、发展、诊疗经过与效果，以及现在有何症状等。此外，对患者的一般情况，如饮食、二便、体重变化及有无形寒发热等，均应问明。

(四)问月经史

详细询问月经情况，包括初潮年龄，月经周期、经期、经量、经色、经质及气味，经期前后的症状，末次月经情况。绝经后妇女，应了解绝经年龄及绝经前后有无不适，绝经后有无阴道流血和阴道分泌物增多及下腹肿块等情况。

(五)问带下

问带下包括问带下的量、色、质、气味及伴随症状，如阴痒、阴肿、阴疮、阴痛等。

(六)问婚产史

对已婚妇女，应问结婚（再婚）年龄，配偶健康状况及性生活情况，孕产次数，有无堕胎、小产、难产、死胎、葡萄胎、胎前产后诸病，以及避孕措施等。

(七)问既往史

既往史包括以往健康情况、曾患何种疾病（尤其是与现病史有关的病史）、手术史、外伤史、预防接种史、输血史、药物过敏史等。

(八)问家族史

了解家族中有无遗传性疾病及可能与遗传有关的疾病（糖尿病、高血压病、肿瘤等）、传染病（如结核）等。

(九)问个人史

个人史包括生活和居住（包括曾居住）情况，出生地及从事职业和工种，烟、酒嗜好等。

二、望诊

根据妇科特点，望诊时除观察患者的神志、形态、面色、唇色、舌质、舌苔外，尚需观察乳房、阴户形态，以及月经、带下、恶露及乳汁的量、色、质的变化。因此,《灵枢·本脏》云:"视其外应,以知其内脏,测知所病矣。"

(一)望形神

望形可以了解发育是否正常及脏腑的虚实,望神可以了解精气的盛衰。形神合参,对明确妇科疾病的性质和病情的轻重有重要参考价值。如神志清楚,面色青白,表情痛苦,弯腰抱腹,多为妇科痛证;若头晕眼花,甚至昏不知人,面色苍白,多为妇科血证;若面赤唇红,高热烦躁或谵语,多为妇科热证;若神情淡漠,向阳而卧,欲得衣被,面色白或青白,多为妇科寒证;孕晚期、产时或产后突然四肢抽搐、角弓反张、神昏口噤,多见于子痫、产后痉证;形体肥胖、虚浮,多有月经不调、闭经、不孕症等。望形体还要注意体格发育及第二性征发育情况。

(二)望面色

表面部颜色和光泽的变化,可反映脏腑气血盛衰和邪气消长情况。面色萎黄,为营血不足,面色潮红颧赤,多为阴虚火旺;面色青紫,多为瘀血内停;面色晦暗或有暗斑,或兼眼眶黧黑者,多为肾气虚衰等。

(三)望唇舌

望唇舌包括望口唇、望舌质、望舌苔。

1. 望口唇　口唇的颜色、润燥等变化主要反映脾胃的情况。唇色淡白,多是急性大失血,或气血两亏;唇色淡红,多为血虚、脾虚或阳虚内寒;唇色深红,多属血热;兼见口唇干裂,甚或肿胀生疮,多属热毒或肝火;口唇紫暗,多属血瘀;唇色青紫者,多属血寒。

2. 望舌质　舌质的颜色、形态、荣枯对判断正气盛衰、病邪性质和进退有重要价值。舌质深红多为血热;舌边尖赤多为肝火或心火;舌质红绛为热入营血;舌色淡多属血虚、气虚;舌质淡暗多为阳虚内寒;舌质暗红多属气血郁滞;舌有瘀斑瘀点多属血瘀。舌形胖大边有齿痕多属脾虚湿盛;舌形瘦小多属津亏血少;舌面裂纹多是热邪伤阴,或血虚不荣。

3. 望舌苔　舌苔的颜色、厚薄和润燥,可反映邪气的性质、深浅及津液之盛衰。苔白多为寒证;苔腻多为痰湿;苔黄为热证,黄腻为湿热;苔黑而润为阳虚有寒,苔黑而燥为火炽伤津;舌绛红而干,无苔或花剥苔,多属热入营血,阴虚火炽。

(四)望毛发

毛发可反映肾精营血的盛亏。毛发脱落、发色枯槁者,多为精血亏虚,可见于产后血晕；体毛增多、阴毛浓密，甚如男性化分布者，多为痰湿壅盛，可见于月经后期、闭经等。

（五）望月经

望月经包括望月经量、色、质的变化。月经量增多或减少是月经病的诊断依据，经色和经质是辨证的重要依据。经量过多，多属血热或气虚；经量过少，多属血虚、肾虚或血寒；经量时多时少，多属气郁。经色红多属血热；经色淡多属气虚、血虚；经色紫暗多属瘀滞。经质稠黏多属瘀、热；经质稀薄多属虚、寒；经血有块多属血瘀。

（六）望带下

带下量的改变是带下病的诊断依据，色、质变化是辨证依据。带下量过多、过少，皆为病态。带下色白，多属脾虚、肾虚；带下色黄，多属湿热或湿毒；带下色赤或赤白相兼，多属血热或邪毒。带质清稀，多属脾虚、肾虚；带质稠黏，多属湿热蕴结。

（七）望恶露

恶露量的增多、减少，或恶露不下、过期不止，往往是产后病的诊断依据，恶露色、质的变化是辨证依据。恶露量多、色淡、质稀者，多为气虚；色鲜红或紫红、稠黏者，多属血热；色紫黑有块者，多为血瘀。

（八）望乳房和乳汁

女性在月经初潮前开始乳房发育，出现第二性征。妊娠期乳房增大、乳晕着色。若经潮后仍乳房平坦，乳头细小，多为肝肾不足，精亏血少；妊娠期乳房松弛缩小，可能是胎死不下；哺乳期以乳房胀、软及乳汁清稀或稠浓辨虚实；产后乳房红肿，应警惕乳腺炎症；乳头挤出血性物或溢液，要注意乳房恶性肿瘤。

（九）望阴户、阴道

望阴户、阴道包括望阴户、阴道的形态、色泽及带下。阴户、阴道如螺、纹、鼓、角，属先天解剖异常；阴户皮肤变白，干萎枯槁，粗糙皲裂者，多为肾精亏虚、肝血不足所致；阴户、阴道潮红，甚或红肿，带下量多、色黄，多为湿热或湿毒所致；阴户生疮，甚则溃疡，脓水淋沥，此属阴疮；阴户一侧或两侧肿大，痛或不痛者，为阴肿；阴道有物脱出，多为阴挺。

三、闻诊

闻诊包括耳听声音、鼻嗅气味两个方面。

(一)听声音

听声音包括听语音、呼吸、嗳气、叹息、痰喘、咳嗽等声音。如语音低微者，多属中气不足；寡欢少语，时欲太息，多属肝气郁结；声高气粗，甚或语无伦次者，多属实证、热证；嗳气频作，或恶心呕吐，多属胃气上逆、脾胃不和；喘咳气急者，多属饮停心下或肺气失宣；对于孕妇还要听胎心音，包括频率、节律、音量的大小等。妊娠 20 周用听诊器经腹壁、孕 12 周使用多普勒胎心仪可听到胎心音，每分钟 110 ~ 160 次。

(二)嗅气味

正常月经、带下、恶露无特殊气味。若气味腥臭，多属寒湿；气味臭秽，多属血热或湿热蕴结；气味恶臭难闻，多属邪毒壅盛，或瘀浊败脓等病变，为临床险症。

四、切诊

切诊包括切脉、按诊(按胸腹、肌肤、四肢)及盆腔检查 3 个方面，以下主要叙述前两种。

(一)切脉

妇人之脉较男子柔弱，但至数均匀，尺脉较盛。

1. 月经脉　正常情况下，月经将至，或正值经期，脉多滑利。若脉缓弱者，多属气虚；脉细而无力者，多属血虚；脉沉细者，多属肾气虚；脉细数者，多属肾阴虚或虚热；脉沉细而迟或沉弱者，多属肾阳虚或虚寒。脉弦者，多属气滞肝郁；脉涩者，多属血瘀；脉滑者，多属痰湿；脉沉紧者，多属血寒；脉沉濡者，多属寒湿；脉滑数、洪数者，多属血热；脉弦数有力者，多属肝郁化热。

2. 带下脉　带下常脉与一般常脉同。带下量多，脉缓滑者，多属脾虚湿盛；脉沉弱多属肾气虚损；脉滑数或弦数者，多见湿热；脉濡缓者，多见寒湿。

3. 妊娠脉　孕后六脉平和而滑利，按之不绝，尺脉尤甚，此属妊娠常脉。若妊娠脉现沉细而涩或尺弱，多属肾气虚衰；若妊娠晚期脉弦劲急，或弦细而数，多属肝阴不足，肝阳偏亢。

4. 临产脉　又称离经脉，指临产时六脉浮大而滑，即产时则尺脉转急，如切绳转珠，同时可扪及中指本节、中节甚至末节两侧的动脉搏动。

5. 产后脉　产后常脉多见虚缓平和。若脉浮滑而数,多属阴血未复,虚阳上泛,或外感实邪;脉沉细涩弱,多夹瘀证;脉浮大虚数,多属气虚血脱。

(二)按诊

1. 按肌肤　主要是触按肌肤的温凉、燥润、弹性、肿胀等。如四肢不温,多属气虚阳衰;手足俱热,多属阳盛热炽;手足心热,多属阴虚内热。妇科病证汗、下、利、高热或失血后,如肌肤尚润者,多属阴津未伤或伤之不甚;肌肤枯燥者,主津液耗伤;肌肤粗糙或甲错者,多主瘀血。头面四肢浮肿,按之凹陷不起者为水肿,按之没指但随按随起者属气胀。

2. 按胸部　主要是了解乳房形态、大小、质地软硬、有无结节、肿块及其大小、性质、活动度、有无触痛、表面是否光滑等,并挤压乳房,观察有无溢乳、溢血。

3. 按腹部　包括了解腹部的软硬、温凉、压痛、有无包块及其大小、部位、性质、活动度、有无疼痛、与周围脏器的关系等。腹部扪之不温或冷者,多为阳气不足或寒邪内客;扪之灼热而痛,则为热盛;小腹疼痛拒按,多属实证;隐痛喜按,多属虚证;小腹结块坚硬,推之不移,多属血瘀;如结块不硬,推之可移,多属气滞、痰湿。

妊娠腹部切诊,包括子宫大小与孕期是否相符,以及胎位是否正常。如孕后腹形明显大于孕月,可能是双胎、多胎、巨大胎儿或葡萄胎、胎水肿满;腹形明显小于孕月,多为胎萎不长,或胎死腹中。

附:病历采集与分析

病历是记录疾病的发生、发展、治疗经过与疾病转归的医疗文件,包括病史、体格检查、实验室检查、诊断与处理。

(一)病历采集

完整、准确地采集病史有助于了解疾病的发生及发展过程,做出准确的诊断,从而及时、正确地治疗疾病。同时,采集病历还是医患沟通、建立良好医患关系的重要时机。正确的采集方法和良好的问诊技巧,使患者对医生产生信任,依从性好,从而配合医生诊治。

病历采集一般是直接询问患者。对危重患者,初步了解病情后可一边抢救,一边向最了解病情的家属、陪伴或目击者询问病史,以免贻误治疗,待病情稳定后再向患者询问补充,以保证病史记录的完整性和可靠性。对于外院转诊者,应索取病情介绍资料作为重要参考。对于未婚患者,若诊治需要,可先行肛腹诊和实验室检查,明确病情后再补充询问与性生活有关的问题。

体格检查通常在采集病史后进行,包括全身检查、腹部检查及盆腔检查(妇科检查)。全身检查及腹部检查与其他科基本相同。妇科检查是了解和诊断妇科疾病的主要方法及重要依据,检查范围包括外阴、阴道、子宫颈、子宫体及两侧附件。

(二)病历采集的基本内容

1. 一般项目　包括患者姓名、年龄、籍贯和出生地、职业、民族、婚否、住址、通信地址及联络方式、入院日期、病史记录日期。病史陈述者非患者本人时,应注明陈述者与患者的关系。

2. 主诉　包括主要症状、严重程度和病程,通常不超过 20 字。要求通过主诉即可初步估计疾病的大致范围。如有两项主诉,可按先后顺序列出。如患者在就诊时无任何自觉不适,仅在妇科普查体检时发现某些病证,可直接记载,如"普查发现盆腔包块多少天"。

3. 现病史　包括从开始发病至此次就诊或入院时疾病发生、发展和诊疗经过及病情变化的全过程,应紧紧围绕主诉,按照时间顺序描述。包括起病诱因、发病时间、主要症状的部位和性质,持续时间及严重程度,伴随症状,重要的阴性症状或有鉴别意义的症状及诊治经过、疗效和疾病演变过程等。还应询问患者的一般情况,如情绪、精神、饮食、二便、体重变化及有无形寒发热等。

4. 月经史　包括初潮年龄、周期天数、经期持续时间、经量、经色、经质及经期伴随症状等。如 13 岁初潮,周期 28～30 天,经期 5 天,可简写为 $13\dfrac{5}{28\sim30}$。经量可用使用卫生巾数估计,经色深浅,有无血块。经期前后有无腹痛及其他不适(如乳房胀痛、头痛、浮肿、精神抑郁或烦躁不安等)。应常规询问末次月经情况(LMP),如有异常者还应询问前次月经(PMP)情况。绝经后妇女,应询问绝经年龄、围绝经期有无不适、绝经后有无阴道流血和阴道分泌物增多、有无下腹肿块等。

5. 婚育史　包括结婚年龄及配偶情况,是否近亲结婚,配偶健康及性生活情况,夫妇同居情况,足月产、早产、流产及现存子女数。如足月产 1 次,无早产,流产 2 次,现存子女 1 人,可简写为 1-0-2-1,或"孕$_3$产$_1$流$_2$"($G_3P_1A_2$)。记录分娩方式,有无难产史,新生儿出生情况,产后或流产后出血及恶露情况,有无感染,末次分娩或流产时间,避孕情况。

6. 既往史　以往健康情况、曾患何种疾病、手术史、外伤史、预防接种史、输血史、药物过敏史、过去药物治疗史、近期药物治疗情况等。

7. 个人史　包括出生地、居住地、生活习惯、特殊嗜好、职业工种等。

8. 家族史　了解父母、兄弟、姊妹及子女健康情况,家庭成员中有无遗传性疾病(白化病、血友病等),或可能与遗传有关的疾病(糖尿病、高血压、肿瘤等)、传染病(如结核、肝炎)等。

（三）病历资料分析

根据上述病历资料,结合体格检查、实验室检查与其他检查进行归纳和综合分析,拟出四诊摘要、辨证分析,从而得出诊断或初步诊断。①疾病诊断,有 2 个或以上疾病者,应按主次列出,如闭经;不孕症。并分别列出其诊断依据。②证候诊断,即辨证。可以是单一证候,如气虚、血热等;也可以是相兼证候,如肾虚肝郁、脾虚肝旺等。按照疾病诊断与证候诊断,提出具体的处理意见,包括治法、方药、调护等。

第四节　妇科疾病的辨证方法

妇科疾病的辨证主要是以八纲辨证为纲领,以脏腑辨证和气血辨证为主要辨证方法,个别疾病如产后发热的感染邪毒证采用卫气营血辨证。临床上应根据月经、带下、恶露等期、量、色、质、气味异常的特点,生殖系统局部临床表现的特征,结合全身证候表现和舌脉征象进行综合分析,以辨明疾病的病性、病势、病位、病因和病机,为正确论治、选方用药提供可靠依据。

一、脏腑辨证

脏腑辨证是以脏腑的生理、病理为基础进行辨证分析。

（一）肾病辨证

肾病主要表现为虚证,包括肾气虚、肾阴虚、肾阳虚、肾阴阳两虚,可导致多种妇科疾病,如月经先期、月经后期、月经先后无定期、崩漏、闭经、绝经前后诸证、带下病、胎漏、胎动不安、堕胎、小产、滑胎、子肿、阴挺、不孕症等。肾虚证必有"头晕耳鸣,腰酸腿软"。肾气虚常兼小便频数,精神不振,舌淡苔薄,脉沉细弱;肾阴虚常兼口燥咽干,手足心热,舌红苔少,脉细数;肾阳虚常兼畏寒肢冷,小便清长,夜尿多,舌淡苔白,脉沉细而迟或沉弱。

（二）心病辨证

心病在现代妇科疾病谱也多见,如心神不宁,可见烦躁失眠、多梦、月经过少、闭经、胎动不安;心血瘀阻可见月经量少、闭经、痛经、产后腹痛、癥瘕等。心火上炎又可见烦躁易怒、口舌生疮、崩漏、月经延长、经间期出血、胎漏等。

(三)肝病辨证

肝病主要表现为实证和虚中夹实证,包括肝气郁结、肝郁化火、肝经湿热、肝阳上亢、肝风内动等,可引起月经先期、月经先后无定期、痛经、闭经、崩漏、带下病、阴痒、妊娠恶阻、子晕、子痫、缺乳、不孕症等疾病。肝实证多有"胸胁、乳房、少腹胀痛,烦躁易怒"。肝气郁结者常兼时欲太息,食欲不振,脉弦;肝郁化火(热)者常兼头晕胀痛,目赤肿痛,或头晕目眩,口苦咽干,舌红苔薄黄腻,脉弦数;肝经湿热者常兼口苦咽干,便秘溲赤,带下色黄、臭秽,舌红苔黄,脉弦滑而数。肝阳上亢为虚中夹实证,可见头晕头痛,目眩心烦,舌红苔少,脉弦细或弦而有力;肝风内动是肝阳上亢进一步发展,常兼四肢抽搐,角弓反张,甚至昏厥,舌红或绛,无苔或苔花剥,脉弦细而数。

(四)脾病辨证

脾病主要表现为虚证或虚中夹实证,包括脾气虚(胃虚)、脾阳虚(痰湿)等,可导致月经先期、月经后期、月经过多、崩漏、闭经、经行泄泻、带下病、妊娠恶阻、胎动不安、子肿、阴挺、不孕症等。脾虚证多有"脘腹胀满,不思饮食,四肢无力"。脾气虚常兼口淡乏味,面色淡黄,舌淡,脉缓弱;脾阳虚常兼寒肢冷,大便溏泻,甚则浮肿,舌淡,苔白腻,脉缓滑无力;脾虚湿盛者常兼头晕头重,形体肥胖,舌淡胖嫩,苔腻,脉滑。

(五)肺病辨证

肺病在妇科也较少见,可见于经行吐衄、妊娠咳嗽、妊娠小便不通、产后小便不通等。肺病多有"咳嗽喘满"。阴虚肺燥、肺失宣降等各有相应兼症。

二、气血辨证

气血辨证是以气、血的生理、病理为基础进行辨证分析。气血由脏腑所化生并使之运行,又是脏腑功能活动的物质基础,故脏腑、气血的病变可相互影响。气和血关系密切,两者的病变也互相影响,气病及血,或血病及气。

1.气虚证　以全身功能活动低下为主要特征。气虚可导致月经先期、月经过多、崩漏、胎动不安、产后恶露不绝、阴挺等。气虚证常见"气短懒言,神疲乏力,舌淡苔薄,脉缓弱"。气虚证与脾虚证有一定联系,但在证候上有所区别。

2.气滞证　是以全身或局部的气机不畅与阻滞为主要特征。气滞可引起月经后期、痛经、经行乳房胀痛、子肿、难产、缺乳、癥瘕等。气滞证常见"胸闷不舒,小腹胀痛,脉弦"。气滞证与肝郁证有一定联系,但在证候上有所区别。

3.气逆证　气滞证进一步发展可出现气逆证，引起妊娠恶阻等。在气滞证的基础上，兼见咳逆喘息，或恶心呕吐，或头晕胀痛等症。

4.气陷证　气虚证进一步发展可引起气陷证，导致崩漏、阴挺等。在气虚证的基础上，兼有头晕目眩、小腹空坠等症。

三、血病辨证

1.血虚证　以血虚不荣、全身虚弱为主要特征。血虚可导致月经后期、月经过少、闭经、胎动不安、胎萎不长、产后腹痛、不孕症等。血虚证常见"头晕眼花，心悸少寐，皮肤不润，面色萎黄或苍白，舌淡苔少，脉细无力"。

2.血瘀证　血瘀可引起崩漏、闭经、痛经、产后腹痛、产后恶露不绝、胞衣不下、癥瘕等。血瘀证常见"刺痛拒按，痛有定处，腹内积块，舌紫暗或有瘀斑、瘀点，脉沉涩或弦涩"。

3.血热证　血热可导致月经先期、月经过多、崩漏、胎动不安、产后恶露不绝等。血热证常见"心胸烦闷，渴喜冷饮，小便黄赤，大便秘结，舌红苔黄，脉滑数"。

4.血寒证　血寒可引起月经后期、月经过少、痛经、闭经、胞衣不下、不孕症、癥瘕等。血寒证常见"小腹绞痛或冷痛，得温痛减，畏寒肢冷，面色青白，舌暗苔白，脉沉紧"。

四、月经病、带下病、妊娠病、产后病的辨证要点

（一）月经病的辨证要点

月经病的辨证，主要依据月经的期、量、色、质、气味及伴随月经周期性出现的突出症状特点，结合全身证候与舌脉征象进行分析。一般来讲，周期提前，多为血热或气虚；周期推后，多为血虚、肾虚或血寒、气滞、痰湿；周期先后无定期，多为肝郁或肾虚；经期延长，多为气虚、血热和血瘀。月经量多者，多见血热、气虚和血瘀；量少者，多见血虚、肾虚、血寒、血瘀；量或多或少者，多见肝郁、肾虚；经色鲜红或紫红者属热，暗红者属寒，淡红者为虚，暗淡者为虚寒。质地黏稠者多属热属实，清稀者多属寒属虚，有血块者为血瘀。气味臭秽者多属热（毒），气味血腥者多属寒，恶臭难闻者多属瘀血败浊成毒为患，病多险恶。伴随月经周期的症状在经前或行经之初出现者，多属实证；在经后或行经末期出现者，多属虚证；平时持续存在，经期加重者，多属湿热蕴结或气滞血瘀。

(二)带下病的辨证要点

带下病的辨证,主要是根据带下的量、色、质气味的变化,结合阴户、阴道的局部症状和全身脉象进行分析。一般带下量多,色白质稠,如唾如涕,绵绵不断,多属脾虚;量多质薄,清稀如水,兼腰膝酸软,多属肾虚;量多质稠,色黄,有臭味,多属湿热;兼阴中瘙痒,属湿热蕴结酿虫生风;带下量多,色黄如脓,臭秽难闻,多为湿毒重症;赤白相兼者,多属湿热或虚热为患;带下五色杂见,如脓如酱,秽液下注者,应警惕恶性癌瘤晚期;带下量明显减少,甚至阴道干涩,多责之于肾精亏虚,天癸早竭,任带虚损。

(三)妊娠病的辨证要点

妊娠病的辨证,首先要分辨是胎病及母还是母病动胎;其次要辨明胎儿情况,以明确可安胎还是下胎益母;再者根据妊娠病不同临床主症的特点,结合全身兼症、舌脉征象和体质等因素进行辨证。例如,妊娠恶阻应根据主症呕吐的特点,即呕吐物的颜色、气味、性状进行分析,一般呕吐清涎,色浅味淡,多属脾虚;呕吐物夹有痰涎,伴中脘痞满,舌苔厚腻,多为脾虚夹痰;呕吐物酸苦,伴口干,舌苔黄腻,多属肝胃郁热。又如,子肿应根据肿胀发生的部位、范围、程度等特点辨证,一般肿胀延及大腿、外阴和胸腹部,程度较重,皮薄而光亮,按之凹陷,即时难起,为水肿,属脾虚、肾虚或脾肾阳虚;肿胀部位不定,程度不重,皮厚而色不变,按之无明显凹陷,随按随起,为气肿,属气滞湿阻。

(四)产后病的辨证要点

产后病的辨证,应注重"产后三审",即一审小腹痛与不痛,以辨恶露有无停滞;二审大便通与不通,以验津液之盛衰;三审乳汁与饮食多少,以察胃气的强弱。此外,亦应根据产后病不同临床主症的特点,结合全身脉症进行综合分析。即以恶露的量、色、质和气味,乳汁的量、色、质及饮食、二便、腹痛状况等为辨证依据。如恶露量多或少,色紫暗,有血块,腹痛拒按,多属血瘀;恶露量多,色红,有臭气,多属血热;恶露量多,色淡质稀,神疲乏力,多属气虚。产后大便干涩难下,多属津血不足。产后小便不利,多为气虚或肾虚。产后乳汁甚少、称薄、乳房柔软,多属气血虚弱。乳汁少、质稠,乳房长硬,多属肝郁气滞。

附:妇科临证思维

临证思维形式,主要有分析、综合、推理与判断。对妇科疾病的临床诊治,应以主要症状为思维线索、了解发病经过,分析病因病机,进行辨病与辨证,尤其要注意疑似病证的辨析。同时强调对妇科特有疾病的特殊思维的建立,如血证、痛证、热证、带下异常、小腹或少腹结块等。

一、妇科血证

妇科血证以阴道流血为主,临证时首先应分辨出血的部位。一般通过阴户、阴道的望诊,结合妇科检查,可明确出血来自子宫腔、子宫颈或阴道。通过问诊,了解发病的经过,分析出血的原因,进行鉴别诊断。尤其需要区分月经与非月经之阴道流血。

(一)月经病血证

月经过多、崩漏均可表现为大量阴道流血,临床较常见。月经过多者,经量增多,但月经周期正常,流血数天可以自止。可通过宫腔镜、诊断性刮宫以排查子宫内膜炎、子宫内膜息肉、子宫内膜异常增生等。此外,子宫腺肌病、盆腔炎、放置宫内节育器等均可引起月经过多。崩漏之出血表现为暴下不止或淋沥不断,长达半月以上,甚至数十日不能自止,月经周期,经期、经量均紊乱。大量出血可致亡血暴脱。多发生于青春期或绝经过渡期。应行超声检查排除占位病变,注意子宫内膜厚度,结合性激素水平变化进行诊治。

(二)妊娠病血证

妊娠病血证的特征是停经后阴道流血。胎漏、胎动不安、堕胎、小产、葡萄胎、异位妊娠等均可出现或多或少的阴道流血。凡育龄期女性,有性生活,月经过期而有阴道流血者,首先应考虑妊娠病。胎漏、胎动不安之阴道流血量少,后者伴有小腹隐痛,腰痛或下坠感,子宫增大与停经时间相符,胚胎或胎儿存活。堕胎、小产多由胎漏、胎动不安发展而来,阴道流血明显增加,可超过平时月经量,伴有小腹阵痛,腰痛,如无胎块排出,为胎动欲堕;如有胎块排出,阴道流血不止,腹痛持续者,多为堕胎或小产不全。应做妇科检查及超声检查,及时清除宫腔组织物。葡萄胎属妊娠滋养细胞疾病,多在停经后出现不规则阴道流血,可有水泡状胎块排出,也可突然大量阴道流血。子宫增大超过孕周,超声检查可见子宫腔内落雪状回声,未见胚胎或胎儿,或见部分胚胎组织。异位妊娠以输卵管妊娠最常见,多有停经史和不规则阴道流血,或有管状蜕膜排出,若发生破裂,可突然出现一侧少腹撕裂样剧痛,伴急性贫血体征,甚至休克,贫血程度与阴道流血量不成正比。阴道后穹窿穿刺或腹腔穿刺可抽出不凝血。前置胎盘或胎盘早剥均可在妊娠中晚期发生阴道流血。

（三）产后病血证

产后血崩以新产后大量阴道流血为主症,可引起产后血晕;产后恶露不绝以血性恶露持续时间延长为特征,亦可同时出现恶露量多。

（四）癥瘕之血证

癥瘕可引起相应部位的出血、疼痛、胀满等症状。诊断的关键在于辨析癥瘕之良恶。子宫肌瘤是引起子宫出血的良性肿瘤,常表现为月经过多、经期延长。引起阴道流血的恶性肿瘤包括阴道癌、宫颈癌、子宫内膜癌、子宫肉瘤、卵巢癌等。绝经后阴道流血尤须警惕恶性肿瘤。

（五）阴户、阴道创伤所致之血证

外阴及阴道骑跨伤、性交所致处女膜或外阴、阴道损伤,均可发生出血。

（六）全身性疾病所致之妇科血证

白血病、再生障碍性贫血、血小板减少性紫癜及严重肝功能损害等,均可导致子宫异常出血。

二、妇科痛证

妇科痛证以小腹痛为主,有急性痛证和慢性痛证两种类型。妇科急性痛证的主要特点为起病急,疼痛剧烈,常伴有发热、恶心、呕吐、出汗等症状。若有停经史,应首先考虑与妊娠有关的疾病,最常见的是异位妊娠破裂或流产、孕痈等。若发生在妊娠晚期,有外伤史或妊娠期高血压疾病史者,应警惕胎盘早剥。有子宫肌瘤病史者,应考虑肌瘤红色变性。非妊娠期的妇科急性痛证,主要有卵巢肿瘤或卵巢囊肿蒂扭转、破裂,黄体囊肿破裂等。如伴有发热或寒战,应考虑急性盆腔炎、子宫内膜炎或输卵管卵巢脓肿等。临证时还应注意与外科和内科急腹症相鉴别。对于急性痛证,在采取缓解疼痛法之前,必须做好诊断与鉴别诊断,切不可随意使用镇痛剂,以免掩盖病情,造成误诊。

妇科慢性痛证又有周期性和非周期性两种。周期性慢性痛证与月经关系密切,疼痛多发生在月经期或经期前后。如原发性痛经、子宫内膜异位症、子宫腺肌病、宫颈狭窄或盆腔炎。人工流产术后也可出现周期性下腹痛,多因术后宫颈管或部分宫腔粘连。先天性生殖道畸形,如处女膜闭锁、阴道横膈等也常引起周期性下腹痛。非周期性慢性痛证可见于盆腔炎性疾病后遗症、子宫内膜异位症、盆腔静脉瘀血综合征、下腹部手术后组织粘连及晚期妇科肿瘤等。

三、妇科热证

妇科疾病中的热证,多因经期或产后感受风热、暑热、湿热、湿毒、邪毒之邪所致。对热证的诊治,首应明确诊断,辨证求因,尽快查出病原体或做出病原学诊断。"退热"是当务之急。如高热持续,体温达40 ℃左右,宜中西医结合治疗。产后或流产后发热,可见于产褥感染、乳腺炎或感染性流产。

四、带下异常

带下异常包括带下量、色、质及气味的异常。带下量的多少与体内雌激素水平高低有关。生殖道发生急、慢性炎症如阴道炎、宫颈炎或发生癌变时,带下量会明显增多,其色、质、气味等也会发生改变。无色透明黏性带下本为正常带下特点,但若其量明显增多,常见于慢性子宫颈管炎、卵巢功能失调致高雌激素水平,或为阴道腺病或子宫颈高分化腺癌所致。白色凝乳块状带下,常伴有外阴阴道瘙痒或灼热疼痛,为假丝酵母菌性阴道病的特征。灰黄色泡沫状带下,常伴有外阴、阴道瘙痒或灼热疼痛,为滴虫阴道炎。灰白色匀质稀薄带下,常伴有鱼腥气味或轻度瘙痒,为细菌性阴道病。脓性带下,色黄或黄绿,黏稠,多有臭气,可见于淋病奈瑟菌或滴虫合并杂菌感染所致的阴道炎、急性子宫颈炎及宫颈管炎等,也可见于宫腔积脓、子宫颈癌、阴道癌,或阴道内异物等。血性带下即带下中混有血液,可能是放置宫内节育器引起,或为子宫颈息肉、子宫黏膜下肌瘤、子宫颈癌或子宫内膜癌所致。若阴道持续流出淘米水样带下,恶臭,多为晚期子宫颈癌、阴道癌,或子宫黏膜下肌瘤伴感染。如为阵发性排出黄色或红色水样带下,应考虑输卵管癌的可能。带下量过少,甚至阴道干涩,多为体内雌激素水平低下所致,可见于卵巢早衰等。

五、小腹或少腹结块

小腹或少腹结块可来自生殖系统、肠道、泌尿道、腹腔或腹壁。一旦发现妇女下腹部肿块,首先要明确肿块的部位、性质、质地,是良性还是恶性。少腹肿块可见于卵巢肿瘤、输卵管积水或积脓、卵巢或子宫内膜异位囊肿等。小腹肿块见于子宫肌瘤、子宫肉瘤、宫腔积血等。肿块质地为囊性者,多属良性病变;质地为实性者,多见于子宫肌瘤、卵巢纤维瘤、附件炎性包块,恶性肿瘤也多表现为实性肿块。

第三章　妇科疾病的治法

第一节　常用内治法

妇科内治法是根据妇科疾病的病机,通过调补脏腑、调理气血、调固冲任、祛邪泻实等治则以调整恢复经、带、胎、产、乳生理功能的一类治法。它是妇科临床的主要治法。

一、调理脏腑

脏腑的功能活动是人体生命的根本。五脏之中,尤其重视肾、心、肝、脾在妇科的生理、病理中的重要地位和作用。肾藏精,主生殖,为冲任之本而系胞;心主神明,为五脏六腑之大主,主血脉;肝藏血,主疏泄,司血海;脾主中气统血、摄血,又为气血生化之源而主司带脉,故和调肾、心、肝、脾是治疗妇科疾病的重要法则。具体治法要根据各脏功能特性的失常与导致妇科疾病的关系而和调之。

(一)滋肾补肾

肾为先天之本,为人体生长发育和生殖之根本,肾又通过经络与胞宫相连。肾为水火之宅,肾中阴阳既要充盛,又要相对的平衡协调,以维持肾气的旺盛和机体功能的正常。因此,滋肾补肾是治疗妇科疾病最重要的治法。具体应用时,要辨明肾阴虚、肾阳虚、肾气虚,并据此选择滋养肾阴、温补肾阳和补益肾气等不同治法。

1.滋养肾阴　肾阴不足或肾精亏损者,治宜滋养肾阴,填精益髓,补益冲任。常用药有熟地黄、枸杞子、制何首乌、肉苁蓉、女贞子、旱莲草、龟甲、桑椹等。常用方如六味地黄丸、左归丸(饮)、养精种玉汤等。

若肾阴虚,阴不潜阳,阴虚阳亢,可佐以珍珠母、龙骨、牡蛎、龟甲、鳖甲之类重镇潜阳之品;若阴虚生内热,治宜滋阴清热,可佐以地骨皮、麦冬、生地黄、玄参、龟甲、知母养阴清热之品,所谓"壮水之主,以制阳光"。若肾水虚不能上济心火,则心火亢盛,治宜滋阴清热,交通心肾,佐以百合、莲子心、

2.温补肾阳 肾阳虚,命门火衰,上不能温暖脾土,下不能暖宫,治宜温补肾阳,补益冲任,所谓"益火之源,以消阴翳"。常用药有菟丝子、肉苁蓉、熟附子、肉桂、淫羊藿、仙茅、杜仲、巴戟天、鹿茸、紫石英、蛇床子、补骨脂、锁阳、鹿角霜、益智仁等。常用方如肾气丸、右归丸(饮)、内补丸、艾附暖宫丸、真武汤、温胞饮等。

3.补益肾气 肾精所化之气为肾气,若肾阳虚不能温煦肾精化生肾气,则导致肾-天癸-冲任-子宫的功能失调,治宜平调肾阴阳为主,选用能阴阳并补的药物,如菟丝子、肉苁蓉、巴戟天、枸杞子,并加入人参、黄芪、白术等益气之品,使阳生阴长,以后天养先天,则肾气自旺。常用方如肾气丸、寿胎丸、补肾固冲丸、归肾丸、大补元煎、毓麟珠、二仙汤等。滋肾补肾是妇科主要治法,临证时要注意调补肾的阴阳平衡。正如《景岳全书·新方八阵》指出:"善补阳者,必于阴中求阳,则阳得阴助,而生化无穷;善补阴者,必于阳中求阴,则阴得阳升,而泉源不竭。"同时,因肾与肝精血相生,乙癸同源;肾与脾为先天、后天,互相滋生,故要注意肾与肝、脾、气血、冲任的相互关系。

(二)养心安神

心主神明,为君主之官,五脏六腑之大主,又主血脉,而胞脉者属心而络于胞中,故心在妇女生理活动中具有重要作用。因此,补益心血、宁心安神对女性月经周期调摄、胎元安固、妊育等起统摄作用。

1.养血安神 素体阴血不足,心神失养不宁者,治宜养血安神。常用药有当归、丹参、枸杞子、女贞子、桑椹、茯神、酸枣仁、红花等。常用方包括四物汤、酸枣仁汤、归脾汤等。

2.清心安神 若心火上炎,内扰神明,可出现心失所养,心神不宁,治拟清心、降火、安神。常用药有钩藤、莲子心、炒黄连、煅龙齿、茯神、生地黄。常用方包括二齿安神汤、天王补心丹等。

(三)疏肝养肝

肝藏血,主疏泄,喜条达,恶抑郁。肝司冲脉,冲为血海,为十二经之海。肝经绕阴器,抵小腹,过乳头,上颠顶。肝在妇女的生理活动中起到重要作用。肝气平和,妇女经、孕、产、乳正常;反之则肝失条达,肝血不足,诸病丛生。因此,疏肝养肝是治疗妇科病的重要法则。在临床具体应用时,主要有疏肝解郁、养血柔肝、扶脾抑肝、疏肝清热利湿等。

1.疏肝解郁 素性忧郁或七情内伤,使肝气郁结,治宜疏肝解郁,常用药有柴胡、郁金、川楝子、合欢皮、八月札、素馨花、玫瑰花、香附、青皮、佛手、枳壳等。常用方如四逆散、柴胡疏肝散、逍遥散等。若郁久不解化火,出现肝郁化火证候,治宜疏肝解郁泻火。常用药有牡丹皮、栀子、黄芩、桑叶、夏枯草、菊花等。常用方如丹栀逍遥散。

2.养血柔肝　肝体阴而用阳,经、孕、产、乳均以血为用,营阴不足,肝血衰少,治宜养血柔肝。常用药有白芍、枸杞子、桑椹、女贞子、何首乌、当归、地黄、桑寄生、山茱萸。常用方如杞菊地黄丸、调肝汤、一贯煎、四物汤。若阴虚阳亢,则宜育阴潜阳,可加入石决明、羚羊角、钩藤、天麻、珍珠母等潜阳之品。常用方如羚角钩藤汤、镇肝熄风汤、三甲复脉汤等。

3.扶脾抑肝　《难经·七十七难》指出:"见肝之病,则知肝当传之于脾,故先实其脾气。"肝强脾弱,治宜扶脾抑肝。常用药有白术、茯苓、山药、陈皮等。常用方如痛泻要方。

4.疏肝清热利湿　肝郁乘脾,脾虚湿盛,湿热互结;或肝经湿热下注冲任或任带二脉,治宜疏肝清热利湿。常用药有龙胆草、车前子、黄芩、黄柏、栀子、泽泻、茵陈等。常用方如龙胆泻肝汤、清肝止淋汤、四妙散。

临床在运用疏肝养肝时,尤应注意疏肝不能过于香燥动阴,而调肝以柔养为本,以柔制刚。

(四)健脾和胃

脾为后天之本,气血生化之源。脾主运化、升清,主统血。脾与胃互为表里,胃主受纳水谷,冲脉又隶于阳明。若脾胃功能失常,则易导致妇科疾病。因此,健脾和胃也是治疗妇科疾病的重要法则。在具体应用时,主要有健脾养血、健脾除湿、补气摄血、和胃降逆等。

1.健脾养血　凡脾虚化源匮乏,气血虚弱,冲任血海空虚,治宜健脾以益气血生化之源。常用药有党参、白术、茯苓、大枣、炙甘草、黄芪等健脾益气,辅以熟地黄、白芍、当归、制何首乌,共奏气血双补之效。常用方如八珍汤、人参养荣丸等。

2.健脾除湿　脾主运化,若脾阳不振,水湿内停,下注损伤任、带,或泛溢肌肤或湿渗胞中,可发生带下病、胎水肿满、子肿;若湿聚成痰,壅滞冲任,闭塞子宫,可发生月经后期、闭经、不孕症等。治宜健脾除湿。常用药有苍术、白术、茯苓、大腹皮、陈皮、扁豆、法半夏、白芥子、石菖蒲、胆南星、海藻、浙贝母等。常用方如完带汤、白术散、苍附导痰丸、二陈汤等。

3.补气摄血　脾主中气,其气宜升。若脾虚气弱,统摄无权,则气不摄血,冲任不固,发生月经过多、崩漏、胎漏、产后血晕、产后恶露不绝等。治宜补气摄血。临床上需注意分清阴阳,若阴虚,治宜益气养阴止血。常用药有太子参、麦冬、五味子、山药、白芍、龟甲、知母、山茱萸等。常用方如生脉散、上下相资汤等。若脾阳虚、下焦虚寒,摄纳无权,治宜温阳益气摄血。常用药有高丽参、党参、黄芪、白术、炙甘草、补骨脂、炮姜、艾叶、肉桂、熟附子、鹿角霜。常用方如举元煎、六味回阳饮、固本止崩汤、独参汤、参附汤等。

4.和胃降逆　胃主受纳水谷,胃气主降,以和为贵。胃寒、胃热或热邪耗伤胃阴,均可导致胃失和降而呕逆。治宜和胃降逆。常用药有温胃的砂仁、豆蔻、藿香、吴茱萸、丁香、苏叶、炮姜;清胃的竹茹、黄连、黄芩及养胃阴的石斛、麦冬、天花粉、枇杷叶、芦根。常用方如香砂六君子汤、陈夏六君汤、理中汤、小半夏茯苓汤、橘皮竹茹汤等。

二、调理气血

妇人以血为本,经、孕、产、乳以血为用。气为血之帅,血为气之母,两者相互协调,相互为用。妇女若气血和调,则五脏安和,冲任通盛,经、孕、产、乳正常。若血气失调,影响冲任,则导致妇科疾病。气血失调既是妇科疾病的病因病机,又常是妇科疾病的结果。因此调理气血是治疗妇科疾病的重要法则。调理血气首先要分辨病在血还是在气,辨其虚、实、寒、热,然后确定补、消、温、清等具体治法。一般来说,寒、热、湿邪主要引起血分病,七情内伤多引起气分病。

(一)补益气血

经、孕、产、乳以血为用,又易耗血,加之病因病机影响冲任,导致血海空虚,胞宫、胞脉、胞络失养或冲任匮乏;气随血泄,或脾气亏虚,冲任不固。治宜补益气血。

偏血虚者,治宜补血养血为主,佐以补气常用补血药有当归、白芍、熟地黄、黄精、阿胶、枸杞子、何首乌、乌豆衣、龙眼肉、鸡血藤。常用方如四物汤、胶艾四物汤。但妇女体质阴柔,补血药又多滋腻,若脾胃功能欠佳,往往难以消化吸收,此时则应用健脾益气以生化气血的间接补血法。常用方如当归补血汤、人参养荣汤、滋血汤等。又因精血同源而互生,对于精亏血少所致的生殖功能衰退性疾病,可补肾益精以生血。常用方如归肾丸、大营煎、小营煎、调肝汤、养精种玉汤及刘奉五"四二五合方"(四物汤、二仙、五子衍宗丸合方)等。

偏气虚者,治宜健脾补气,或补益肾气,佐以养血。常用药有人参、黄芪、党参、白术、茯苓、山药。常用方如四君子汤。若中气下陷,治宜补中益气,升提固脱,常用方如补中益气汤、举元煎等。

（二）理气行滞

七情内伤易伤气，使气机不畅，郁滞不行，治宜行气（或疏肝）解郁，常用药有柴胡、枳壳、香附、合欢皮、青皮、佛手、木香、台乌、川楝子等。常用方如逍遥散、四逆散、柴胡疏肝散等。若出现气机逆乱，多涉及肝、胃及冲脉，治宜行气降逆。常用药如沉香、降香、枳壳、厚朴、法半夏、苏子、枇杷叶、代赭石、柿蒂。常用方如顺经汤、香砂六君子汤。

（三）活血化瘀

血液浓度有所改变，呈现浓、黏、凝、聚状态，以致流行迟滞或渗出脉道之外而成离经之血，皆属于瘀。血瘀者治以活血化瘀。常用药有丹参、赤芍、桃仁、红花、牡丹皮、茺蔚子、益母草、当归、川芎、川牛膝、王不留行、三棱、莪术、血竭、泽兰、刘寄奴、苏木、五灵脂、蒲黄、田七、延胡索、水蛭、大黄、虻虫、䗪虫、茜草、紫草等。寒凝、热灼、气滞、气虚或外伤均能引起血瘀，故临证时仍须细辨致瘀之因而调治，方能提高活血化瘀之功。若寒凝血瘀，则脉道收引，血行不畅，以致胞脉阻滞，治宜温经活血，常用方如桂枝茯苓丸、少腹逐瘀汤、生化汤。若热灼成瘀，治宜清热凉血化瘀，常用方如下瘀血汤、抵当汤、逐瘀止血汤、血府逐瘀汤、解毒活血汤等。若气虚血瘀，治宜益气化瘀，常用方如补阳还五汤、举元煎合失笑散等。若气滞血瘀，治宜行气活血化瘀，常用方如膈下逐瘀汤、金铃子散、通瘀煎等。

应用活血化瘀药物时，还应综合瘀血病变程度与患者体质情况进行筛选。活血化瘀药常根据其药物作用程度有和血、活血、破血之分。和血者系指有养血活血作用的药物，如当归、赤芍、三七、鸡血藤等；活血者包括川芎、红花、蒲黄、五灵脂、益母草、泽兰、乳香、没药、王不留行、姜黄等活血、行血、通瘀之品；破血者为有破血消癥攻坚作用之品，如水蛭、虻虫、桃仁、血竭、三棱、莪术、䗪虫之类。体虚或需长期服用活血、破血药时需注意攻补兼施。

《妇人大全良方》指出："妇人腹中瘀血者……久则不消，则为积聚癥瘕矣。"指出了瘀血久积为癥瘕之机理。临床上可出现子宫内膜异位症、子宫肌瘤、盆腔炎性包块、陈旧性异位妊娠包块等。可在活血化瘀药中加入软坚散结消癥之品，如虫类化瘀药及三棱、莪术、昆布、猫爪草、浙贝母、海藻、荔枝核、鳖甲等。

对于妊娠期使用活血化瘀药，《黄帝内经》虽然提出"有故无殒，亦无殒也……衰其大半而止"的妊娠期用药原则，但大多认为凡祛瘀、破血药妊娠期应禁用或慎用。中药药理也证明孕期使用某些活血化瘀药可致堕胎和致畸，故在孕期应慎用或禁用药性峻猛的化瘀药。但当在妊娠期出现血瘀表现时,则要在辨证准确的基础上适当选用药性平和的活血化瘀药,如三七末、生蒲黄、五灵脂、地榆、丹参、茜草等。

(四)温经散寒

寒邪客于冲任、胞宫、胞脉、胞络,引起经脉出现拘挛、蜷缩类病理改变,影响气血运行、形成瘀血。治宜温经散寒。常用药物有桂枝、吴茱萸、艾叶、附子、肉桂、干姜、小茴香、花椒。然而寒亦有内外、虚实之分,外寒、实寒从肌肤入侵或从阴部上客,使脉道收引,血为寒凝,以致胞脉阻滞。治宜温经散寒,活血化瘀。常用方如《妇人大全良方》温经汤、《证治准绳》吴茱萸汤。若脏腑功能不足,生化失期,致阳虚阴寒内盛,冲任虚寒,治宜温肾扶阳或温补命门。又寒易与血结,影响气血运行及生化,可配伍补血活血稍加益气和温养冲任之品。常用方如《金匮要略》温经汤、艾附暖宫丸。

若寒邪与风、湿之邪合并则风寒、寒湿为患,治当温经散寒与祛风、除湿法合用。

(五)清热凉血

素体阳盛血热或感受热邪,或热邪入血,以致血中蕴热,热伤冲任,迫血妄行者,治宜清热凉血。常用药有金银花、连翘、夏枯草、黄芩、黄连、栀子、黄柏、蒲公英、败酱草、鱼腥草、白薇、紫花地丁、生地黄、牡丹皮、赤芍。常用方如清经散、清热固经汤、保阴煎、黄芩四物汤、清热调血汤、龙胆泻肝汤。若热邪炽盛,可蕴积成毒,热毒与血结,治宜清热解毒,活血化瘀。常用药有虎杖、败酱草、白花蛇舌草、野菊花、青天葵、半枝莲、土茯苓、紫花地丁、牡丹皮、桃仁、赤芍、毛冬青、益母草、大黄、炮山甲、蚤休。常用方如解毒活血汤、五味消毒饮、托里消毒散、大黄牡丹汤等。

(六)祛湿化痰

湿性重浊、黏滞,易阻遏气机,聚而成痰,病程缠绵经久难愈。治宜祛湿化痰。湿邪亦有内、外之分,生于内者,多与机体水液代谢活动相关的脏腑功能失常有关,或因气滞而津液环流受阻所致,故祛湿常与健脾、补肾、理气行滞法合用。湿又易于合邪和转化,如与寒并,则成寒湿;与毒邪相合,则为湿毒;湿郁日久化热,则为湿热;湿聚成痰,则属痰湿,当分别予以利水渗湿、清热利湿、化湿除痰之法。常用药有苍术、白术、茯苓、大腹皮、陈皮、扁豆、法半夏、白芥子、石菖蒲、胆南星、海藻、浙贝母、竹茹、莱菔子等。代表方如止带方、萆薢渗湿汤、龙胆泻肝汤、苍附导痰丸、启宫丸等。

三、调理奇经

妇科疾病的发生,都因间接或直接损伤冲、任、督、带,尤其是冲任二脉。因此,调治冲、任、督、带应为妇科疾病的重要治法之一。徐灵胎《医学源流论》将其总结升华到"凡治妇人……必先明冲任之脉……此皆血之所从生,而胎之所由系,明于冲任之故,则本源洞悉,而候所生之病,则千条万绪,以可知其所从起"的高度。

然而,中药学归经理论及方剂学的功效作用均极少涉足冲、任、督、带经脉作用部位,而妇科疾病是以脏腑、气血辨证为主,对于通过脏腑功能失常、气血失调间接影响冲任为病者,的确可以通过调理脏腑、气血,达到调冲任的目的,故对冲、任、督、带病位的治疗,多数仍依附于肝、脾、肾施治。叶天士曾指出:"奇经之结实者,古人用苦辛芳香以通脉络,其虚者辛甘温补,佐以疏行脉络,务在气血调和,病必痊愈。"明确指出了治疗奇经结实者通经脉,虚者辛甘温补,佐以疏行脉络的通与补两大治法,其目的在于气血调和。因此,归纳调理奇经的治法,有补益奇经、固摄奇经、通利奇经、镇安奇经4个方面。

(一)补益奇经

补益奇经治疗冲、任、督虚弱之证。冲为血海,为十二经之海。任主胞胎,为阴脉之海。督为阳脉之海。任通冲盛,月事以时下,故有子。若冲任亏虚,或督脉虚寒,胞脉失煦,均可导致月经后期、月经过少、闭经、胎动不安、滑胎、不孕症。常用药有吴茱萸、紫石英、川花椒、巴戟天、淫羊藿、枸杞子、鹿茸、鹿角霜(胶)、紫河车、杜仲、肉苁蓉、蛇床子、山药、鹿衔草、龟甲、熟地黄、覆盆子、阿胶。常用方如四乌鲗骨一蘆茹丸(称为通补奇经的祖方)、《金匮要略》温经汤、加味吴茱萸汤、胶艾汤、乌鸡白凤丸、二仙汤、四二五汤、大补阴丸、左(右)归丸、苁蓉菟丝子丸等。

(二)固摄奇经

若冲任不固,可致月经过多、崩漏、胎动不安、滑胎、产后恶露不绝等。治宜补肾固冲,健脾固冲。常用药有鹿角霜、续断、杜仲、黄芪、党参、龙骨、牡蛎、海螵蛸等。常用方如安冲汤、固冲汤、补肾固冲丸等。带脉失约或纵弛,不能约束诸经,可致带下病、阴挺。带脉属脾,故束摄带脉多以健脾益气或健脾运湿法治之。常用药有党参、白术、苍术、升麻、茯苓、白果、芡实、莲子、五倍子等。常用方如完带汤、健固汤、补中益气汤等。

(三)通利奇经

冲任以通调为顺,寒、热、痰、湿、瘀、郁气犯及冲任,致冲任阻滞,可诱发月经过少、月经后期、闭经、痛经、难产、产后恶露不绝、癥瘕等;或热扰冲任、迫血妄行,可致经、孕、产各生理时期中的异常出血。治宜通利奇经。常用药有香附、木香、槟榔、通草、王不留行、三棱、莪术、小茴香、丹参、益母草、贯众、蚤休、炮山甲、地龙、穿破石、路路通、牡丹皮、黄柏、黄芩、桑叶、生地黄、知母、地骨皮、马齿苋等。常用方如少腹逐瘀汤、苍附导痰丸、桃红四物汤、柴胡疏肝散、清经散、清热固经汤等。

(四)镇安奇经

若冲气上逆,既可犯胃导致胃失和降,也可与血热相引为乱,引起倒经。治宜镇安奇经,以抑降上逆之冲气。常用药有紫石英、紫苏、法半夏、代赭石、陈皮、竹茹、伏龙肝等。常用方如小半夏加茯苓汤、紫苏饮。

四、调整月经周期法

采用中医药调整月经周期法(简称"调周法"),是根据月经周期中脏腑阴阳气血的生理性变化,按照月经周期不同时段采用相应的治法,因势而治,以达到调整月经周期节律和恢复排卵的目的。

女性月经周期的循环,不是简单的重复,每一次循环都是受阴阳消长规律的支配。女性月经周期一般分为 4 期,详细可分为 7 期,即经后期分为初、中、末 3 期,经前期分为前半期和后半期,加上行经和经间共 7 期。行经期月经来潮关键在于重阳必阴的转化,通过转化纠正重阳的生理极限,基础体温从高温迅速下降,气血活动表现为排出月经,行经期经血以下行为顺为畅,故其气血运行以"通调"为要,排出应泄之经血,通过排泄经血,使重阳的极限状态随经血下泄,达到新的相对性平衡。经后初期阴血不足,血海空虚,癸水之阴处于低水平,阴长运动相对静止,治疗以滋阴养血,补虚固本,养血以养阴,养阴而养精(卵)。经后中期介于经后初期与经后末期之间,阴长运动进展达到中等度,最主要的目的是滋养卵子,促进卵子发育、涵养血海,促进血海充盈,即子宫内膜增长,促进水湿津液的增加,润泽生殖道、营养生殖器官,维护其功能。经后末期近高水平的阴需要充足的阳,升降运动较经后中期明显快速、静中有动、动静结合,予以滋阴助阳,阴阳并重。经间期重阴必阳,通过氤氲状的气血活动排出卵子。经前前半期阳长阴消,温煦子宫,溶解子宫内膜,为受孕或排泄月经做准备。经前前半期补肾助阳,包括阴中求阳,血中补阳,气中扶阳。经前后半期重阳延续,升降运动趋缓,以冲任气血偏盛、心肝气火偏旺为特点。治疗上标本需兼治,在助阳的前提下兼用理气。理气一是为行经期做准备,在于调畅血行,使月经来潮顺畅,二是缓解经前期心肝气郁的反应。而助阳可以保证重阳,以帮助顺利转化,排出经血。

"调周法"各阶段用药的原则为,行经期着重活血调经,有利于经血排出;方药选用五味调经散(丹参、赤芍、乌药、五灵脂、益母草)。经后期着重补益肝肾,固护阴血,促进卵泡发育成熟和子宫内膜修复;方药选用归芍地黄汤(当归、白芍、熟地黄、山茱萸、山药、泽泻、牡丹皮、茯苓)。经间期着重重阴转阳,促进排卵;方药选用促排卵汤(川芎、当归、红花、赤芍、茺蔚子、五灵脂)。经前期着重补肾助阳,维持黄体功能;方药选用补肾助孕汤(党参、山药、山茱萸、巴戟天、续断、杜仲、紫石英、菟丝子、紫河车、炒柴胡)。一般连续治疗3~6个周期,可逐渐建立规律的月经周期,恢复排卵功能。临床运用"调周法"时,应根据患者的证候与体质特点,辨病与辨证结合,因人、因证、因时制宜,以补肾、养肝、扶脾和宁心安神为治疗大法,调周以治本。

第二节　常用外治法

妇科外治法用于临床已有悠久的历史,是妇科临床常用的一种治法,主要应用于胞中、阴户、阴道等局部病变,《金匮要略·妇人杂病脉证并治》有外洗阴户、阴中纳药等不同的外治法治疗妇科病证的记述,近代妇科临床又有所发展,如外敷、热熨、阴道冲洗、药物离子导入法、宫腔注入、肛门导入、针灸、推拿等治法,为中药治疗妇科病开辟了多方法、多途径给药的新思路,不仅可以达到杀虫、止痒、清热解毒、止血、止带、祛寒、消肿、排脓、生肌等功效,也减少了药物对胃肠和肝肾的副作用。若局部病变影响或累及全身,或局部病变为全身病变在局部的反应时,又需外治用药和内服方药合用,进行整体调治。

外治法一般在非行经期进行,凡阴道出血或患处出血、溃疡者禁用,妊娠期慎用。外阴熏洗、阴道冲洗等治疗期间应避免性生活,浴具需消毒,必要时应同时治疗性伴侣,以免交叉感染而影响疗效。肛门导入、下腹部敷熨前最好排空直肠和膀胱,以利于病位对药物的吸收及渗透。

一、外阴熏洗

外阴熏洗是以煎好的中药蒸气向阴户进行熏蒸,以及用温度适宜的药液进行淋洗和浸浴的一种外治方法。其机制主要是借助药液的热度温通经络,促使药物的渗透和吸收,达到清热解毒、止带消肿的目的。常用于阴疮、阴痒、带下病等。常以清热解毒为主,如白花蛇舌草、蒲公英、紫花地丁、虎杖、黄柏、连翘等。

使用方法:将所用药物包煎,煮沸20~30分钟后方可外用。同时将药水倾入专用盆内,趁热熏洗患部,先熏后洗,待温度适中可以洗涤外阴或坐浴,每次10分钟。

二、阴道冲洗

阴道冲洗是用阴道冲洗器将中药药液注入阴道,在清洁阴道的同时使药液直接作用于阴道而达到治疗目的。常用于盆腔或阴道手术前的准备,以及带下病、阴痒等的治疗。冲洗药液应根据冲洗目的而选用。若为了手术前的准备,可用普通的皮肤、黏膜消毒剂,如1∶1000新洁尔灭等。如用于治疗带下病、阴痒,则结合阴道分泌物检查结果选用中药。常用药有忍冬藤、苦参、白鲜皮、蛇床子、蒲公英、黄柏等清热解毒、利湿杀虫药和荆芥、薄荷、防风、白芷等祛风止痒药。

使用方法:将所用药物包煎,煮沸20~30分钟后,待药水温度适宜时(与体温基本一致),置阴道冲洗器内进行冲洗。月经期停用,妊娠期慎用。

三、阴道纳药

阴道纳药是将中药研成细末或制成栓剂、胶囊、膏剂等剂型,纳入阴道以达到治疗目的。常用于治疗带下病、阴痒等症。其主要机制是利用药物留置阴道内,使局部药物浓度较高,作用时间长且直接接触患部,药物能发挥直接的治疗作用。常用药有清热解毒药,如黄连、黄柏、虎杖等;解毒祛腐药,如百部、蛇床子、五倍子、硼砂、枯矾等;收敛生肌药,如白及、珍珠粉等;收敛止血药,如炉甘石、炒蒲黄、血竭等。临床常根据病变的部位和病因配伍组方和选用妇炎平胶囊、宫颈炎康栓等中成药。

使用方法:若为栓剂、片剂或胶囊等,可嘱患者清洗外阴后,自行放置于阴道后穹窿;膏剂可涂于无菌纱布上,粉剂及药液可蘸在带线棉球上,由医务人员按常规操作置于创面上,棉线尾露出阴道口2~3 cm,以便患者隔日取出。若带下量多,宜先行冲洗阴道,待白带清除后再行纳药为佳。

四、宫腔注入

宫腔注入是将中药制成注射液,常规消毒后注入宫腔及输卵管内,以了解输卵管的通畅情况,具有改善局部血液循环,抗菌消炎,促进粘连松解和吸收,以及加压推注的钝性分离作用等综合治疗效应。用于治疗宫腔及(或)输卵管粘连、阻塞造成的月经不调、痛经、不孕症等,常用药有复方丹参注射液、鱼腥草注射液、复方当归注射液,或以活血化瘀药如赤芍、桃仁、红花、川芎、莪术制成注射液。

使用方法:应在月经后 3～7 天内进行,隔 2～3 天 1 次,2～3 次为 1 个疗程。每次药量为 20～30 mL,注射时观察有无阻力、药液回流、患者有无腹痛等情况,术后和术前禁止性生活。忌用中药煎剂直接宫腔注入。

五、肛门导入

肛门导入是将药物制成栓剂纳入肛内,或煎煮成药液保留灌肠。药物在直肠内吸收,增加盆腔血液循环中药物的浓度,有利于慢性盆腔炎、盆腔瘀血症等病的治疗。本法常用清热解毒和活血化瘀药配伍组方,清热解毒药如红藤、毛冬青、败酱草、黄柏、金银花等,活血化瘀药如丹参、赤芍、当归、川芎、红花等。有癥块者加三棱、莪术。

使用方法:如采用栓剂可嘱患者每晚睡前自行放入肛内。若为中药保留灌肠,可用一次性灌肠袋或导尿管从肛门插入 10～14 cm,将温度适中药液 100 mL 缓慢灌入,保留 30 分钟以上;于睡前注入保留至次晨疗效更佳。给药前应尽量排空二便,给药后卧床休息 30 分钟,以利于药物的保留。每天 1 次,7～10 天为 1 个疗程。

六、外敷、热熨

1. 外敷 此法是将外治药物的水剂或制成的膏剂、散剂等,直接贴敷在患处,达到解毒消肿、止痛、利尿或托脓生肌等治疗作用的一种方法。常用于治疗妇科痛证,如痛经、盆腔炎腹痛、产后腹痛、产后外阴肿痛、妇产科手术后腹痛等,也用于产后小便不通、癥瘕和不孕症等。常用清热解毒、行气活血、温经散寒、消肿散结、通络止痛、生肌排脓类中药。

使用方法:膏剂多以温经散寒、通络止痛中药加入皮肤渗透剂制成。常用药物如痛经膏、痛经贴。用时将橡皮膏贴于气海、关元、三阴交、肾俞、膀胱俞等穴位或痛点,作用时间持久,多用于妇科痛证。散剂由行气活血、祛瘀消癥、通络止痛,佐以温经散寒或清热凉血的中药加工成粗粒,棉布袋装,封口成包。常用方如消癥散、双柏散、伤科七厘散等。用时浸湿药包,隔水蒸 15 分钟,外敷患处。糊剂是将药物加工成细末,用时加水或水与蜜糖等量,调成糊状敷于下腹部或患处。

2. 热熨 本法是将药物加工并加热敷贴患部,借助药理和热力的作用,使局部气血流畅以达到活血化瘀、消肿止痛或温经通络的目的。适用于寒凝气滞的妇科痛证,如痛经、慢性盆腔炎、妇产科术后腹痛,或癥瘕、产后小便不通等。药物选用外敷法适用于寒凝气滞型的药剂。

使用方法:将药物切碎,或为粗末,或加适当辅料如盐、葱、麦、酒、醋等,经炒、蒸、煮后熨敷,或置热水袋等热气外熨,或加用红外线治疗仪、频谱治疗仪等现代理疗仪器,药物的温度维持在 40~45 ℃,使药力和热力相结合,以达治病的功效。

近年来,国内有研究使用中草药粗末加入致热物质(如坎离砂等),袋装密封。用时抖动药袋 5 分钟,药袋开始发热即可热敷患处,3 分钟后热度可达 45 ℃左右,可持续发热 10~15 小时。

七、药物离子导入

药物离子导入是运用中草药药液,借助药物离子导入仪的直流电场作用,将药物离子经皮肤或黏膜导入盆腔,并在局部保持较高浓度和较长时间,使药效充分发挥,以治疗慢性盆腔炎和妇科手术后盆腔腹膜粘连、子宫内膜异位症、陈旧性宫外孕等。常选择 2~3 味清热解毒、活血化瘀类中药组方,也可用黄连素或复方丹参注射液等。

使用方法:用纸湿透药液放于消毒的外阴布垫上,接阳极,腰骶部接阴极,电流为 5~10 mA,每次 20 分钟,疗程根据病情拟定。

八、针灸、推拿

(一)针灸

针灸是在人体经络腧穴上施行针刺、艾灸、注药、埋线、通电及激光辐照等,取其疏通经络、调和气血、扶正祛邪、调和阴阳的作用,以达到治病目的的方法。针灸治疗妇科疾病已有悠久的历史,《针灸甲乙经》叙述了 53 种妇科疾病的针灸治疗方法,如"乳子下赤白、腰俞主之";"女子阴中寒,归来主之"。现代研究表明,针灸有多方面、多环节、多水平和多途径的调节作用,具有抗感染、抗休克、止疼、镇痛等效果。常用于治疗痛经、月经不调、闭经、崩漏、胎位不正、胎死不下、产后小便不通、产后缺乳、盆腔炎、不孕症、阴挺等妇科疾病。

使用方法:妊娠期慎用,禁针合谷、三阴交、缺盆及腹部、腰骶部腧穴。大怒、大惊、过劳、过饥、过渴、房事、醉酒时禁针。

(二)推拿

推拿作用于体表局部,通过健运脾胃、行气活血祛瘀,达到调整脏腑阴阳功能的目的。现代医学认为，推拿是机械作用、热作用、生物电作用和生物场的综合作用，可用于治疗妇科疾病，如痛经、带下病、乳痛、阴挺、绝经前后诸证、产后腹痛、产后耻骨联合分离、胎位不正等。

使用方法：在临床应用中影响疗效的因素主要是手法的熟练程度，辨证施治的准确程度。外治法种类繁多，上述常用的妇科外治法，各有特点，难以互相取代，临床上可交替应用，或2～3种一组，或外治法与内治法配合运用，对某些疾患会有相得益彰的功效。

第三节　急证治疗

妇科急证包括血崩证、急腹证、高热证。急证的治疗首先取决于快捷而正确的判断，依据患者的症状、体征，结合病史及相关检查，确定引起急证的疾病或原因，或急则治标，或标本同治，或辨病与辨证相结合。若不及时治疗或治疗不当，均可出现厥脱证。

一、血崩证

妇科血崩证以阴道急剧大量出血为主要症状，大量阴道流血可导致亡血厥脱，甚至危及生命，是妇科常见的危急重症。

血崩证应辨病与辨证相结合选用方药。血热者，可选用牛膝注射液、贯众注射液、断血流片、十灰散；血瘀者，常选用三七注射液；脾气亏虚或肾阳不足者，选用生脉注射液或参附注射液。内服中药时，常用黄芪、人参、党参以补气止血；补骨脂、艾叶炭以温经止血；煅龙骨、煅牡蛎、阿胶以固涩止血；仙鹤草、地榆、茜草以凉血止血；蒲黄、三七、血竭、云南白药等祛瘀止血。常用方如独参汤、生脉饮、举元煎、固本止崩汤、胶艾汤、清热固经汤、失笑散等。

针灸在止血方面有很好的疗效，且起效快，使用方便。体针常用穴位如断红穴、子宫、中极、关元、阴陵泉、血海、三阴交、太溪等；耳针可取穴子宫、卵巢、肾上腺、心、肝、脾，隔日1次，血止后可每周1次，双耳交替，以巩固疗效。必要时中西医结合治疗。

二、急腹证

妇科急腹证以下腹部急性疼痛为主要症状，在采取缓解疼痛的止痛法之前，必须先明确诊断并进行必要的鉴别，切忌随意使用镇痛剂，以免掩盖病情，造成误诊。

一般而言,原发性痛经,经间期腹痛,子宫内膜异位症或子宫腺肌病所致痛经,或慢性盆腔炎性疾病变化为经期腹痛者,可使用止痛法,达到缓解或消除疼痛的目的。血瘀而痛,可选用散结镇痛胶囊、田七痛经胶囊、龙血竭胶囊口服,或丹参注射液、川芎嗪注射液静脉滴注。寒凝而痛,可用当归注射液肌内注射,或参附注射液静脉滴注。湿热壅滞,可用清开灵注射液静脉滴注。气滞而痛,可用元胡止痛胶囊口服。血寒,治宜温经止痛,常用药如艾叶、小茴香、肉桂、乌药、吴茱萸、高良姜、荔枝核、细辛、白芷等;气滞,治宜行气止痛,常用药如香附、郁金、川芎、木香、青皮、沉香、九香虫、佛手等;血瘀,治宜化瘀止痛,常用药如川芎、延胡索、三七、当归、没药、乳香、五灵脂、王不留行等;血热,治以清热止痛,常用药如川楝子、牡丹皮、赤芍、红藤、败酱草等。

针灸有迅速缓急止痛之效,体针常取穴位为三阴交、关元、中极、足三里、太溪,予中等强度刺激,必要时以止痛药剂注射于上髎、次髎穴。耳针可选子宫、交感、肾,均中强刺激。外治可用膏药热熨或外敷。必要时中西医结合治疗。

三、高热证

高热,通常指体温升高达39 ℃及以上,妇科疾病中出现高热可因经期、产后房事不洁,或分娩、流产后感染邪毒,甚至热入营血。首先应明确诊断,辨证求因,并尽快查出病原体或做出病原学诊断。"退热"是当务之急。

中成药注射液、口服液起效较迅速。表热证可用感冒清热冲剂、清开灵颗粒等口服,柴胡注射液等肌内注射。热入气分,则选用清开灵注射液、穿琥宁注射液静脉滴注以清热解毒。如热入营分,烦躁口干,夜寝难安,可用清营汤、紫雪丹;神昏谵语则用犀角地黄汤;痰盛气热,昏迷者加安宫牛黄丸、至宝丹,或选用醒脑静注射液加入生理盐水静脉滴注。外用荆芥、薄荷等煎水擦浴降温,适用于风寒高热证;石膏液擦浴适用于邪热入里之高热。

针灸常用穴位为大椎、曲池、合谷,强刺激,或用推拿降温。邪毒热盛者,兼取三阴交、曲骨、太冲、中极等。必要时中西医结合治疗。

第四章　妇科常用中药及方剂

第一节　妇科临床常用中药

一、常用补血药

当归

甘、辛,温。归肝、心、脾经。补血活血,调经止痛,润肠通便。

与熟地黄相须为用,治疗妇科阴血亏虚之血枯、血燥之病。

与丹参相须为用,养血活血,治疗肝气郁滞、血虚经闭、经少、痛经、产后瘀滞腹痛等,也常用于输卵管通而欠畅之不孕症,有疏通血脉之功。

与杜仲配伍,温肾、补血、活血,用于月经后期或闭经(肾虚血虚证),对基础体温(BBT)单相的患者更为适宜。

与川芎配伍,补血活血、行气止痛,治虚实夹杂血瘀兼有气滞之痛经。

与赤芍、川芎相须为用,行气活血、化瘀止痛之力增强。治疗瘀血阻滞之经闭、痛经、癥瘕积聚、产后恶露不下腹痛等。

与白芍、熟地黄、川芎配伍,如四物汤,治疗血虚萎黄、心悸失眠。

与黄芪、人参相配伍,以补气生血,治疗气血亏虚、乏力、盗汗之证。

与桃仁、红花相配伍,活血调经,治疗血瘀之证。

与白芍、桂枝、吴茱萸等相配伍,治疗冲任虚寒、瘀血阻滞的月经不调、经闭、痛经之证。

与牡丹皮、栀子、柴胡等相配伍,治疗肝郁化火、热迫血行之证。

与柴胡、白芍、白术等相配伍,治疗肝郁气滞之痛经、闭经、月经后期。

与人参、白术、熟地黄等相配伍,治疗气血两虚、面色萎黄之证。

与桂枝、生姜、白芍等相配伍,治血虚血瘀寒凝之证。

熟地黄

甘,微温。归肝、肾经。补血滋阴,益精填髓。

与白芍相配伍,治疗肝肾阴虚之月经量少、经闭不行、血虚之崩中漏下、少腹绵绵作痛等。

与当归相配伍,治疗阴亏血虚之证。

与生地黄相配伍,治疗肝肾不足、阴血亏虚而兼虚热之月经失调、不孕症、痛经、胎动不安、更年期综合征等,凡血分有热伤阴之人,皆可使用。

与远志、酸枣仁等相配伍,治疗血虚、心悸、怔忡之证。

与阿胶、艾叶等相配伍,治疗血虚崩漏下血、养血、止血之证。

与人参、当归等相配伍,治疗气血两虚之证。

与山茱萸、山药等相配伍,治疗肝肾阴虚之腰膝酸软、遗精、耳鸣、耳聋及消渴等。

与知母、黄柏、山茱萸等相配伍,治疗肝肾阴虚、虚火上炎、骨蒸潮热、颧红盗汗、耳鸣遗精等。

与何首乌、牛膝、菟丝子等相配伍,治疗精血亏虚、须发早白。

与龟甲、锁阳、狗脊等补肾强骨之品等相配伍,治疗肝肾不足、精血亏虚所致的五迟、五软。

白芍

苦、酸,微寒。归肝、脾经,养血调经,敛阴止汗,柔肝止痛,平抑肝阳。

与当归、熟地、川芎相配伍,治疗血虚萎黄、眩晕、心悸失眠、月经不调、崩漏等。

与阿胶、艾叶等相配伍,治疗血虚崩漏下血。

与黄芩、黄柏、续断等相配伍,治疗血虚有热、月经不调之证。

与桂枝相配伍,治疗外感风寒、营卫不和之汗出恶风。

与黄芪、白术等相配伍,治疗虚劳自汗不止之证。

与龙骨、牡蛎、浮小麦等等相配伍,治疗阴虚盗汗之证。

与当归、柴胡等相配伍,治疗血虚肝郁、胁肋疼痛之证。

与白术、防风、陈皮相配伍,可调肝理脾、柔肝止痛,治疗脾虚肝旺、腹痛泄泻。

与木香、黄连等相配伍,清热燥湿,治疗腹痛。

与甘草相配伍,治疗阴血亏虚、筋脉失养之证。

与牛膝、代赭石、龙骨等相配伍,养血敛阴、平抑肝阳,治疗肝阳上亢之证。

阿胶

甘,平。归肺、肝、肾经。补血止血,滋阴润燥。

与熟地黄、当归、白芍等相配伍,治疗血虚萎黄、眩晕心悸、肌痿无力等症。

与桂枝、甘草、人参等相配伍,治疗气虚之心动悸、脉结代。

与生地黄、白茅根等相配伍,治疗阴虚血热吐衄。

与人参、天冬、白及等相配伍,治疗肺破嗽血。

与白术、灶心土、附子等相配伍,治疗脾不统血之吐血、衄血、便血、崩漏。

与黄连、白芍、鸡子黄等同用,治疗热病伤阴、肾水亏而心火亢、心烦不得眠。

二、常用益气药

黄芪

甘,微温。归脾、肺经。补气升阳,益卫固表,利水消肿,生津养血,行滞通痹,托毒排脓,敛疮生肌。

与人参、白术等相配伍,治疗脾气虚弱、倦怠乏力、食少便溏。

与人参、升麻、柴胡等相配伍,治疗脾虚中气下陷的久泻脱肛、内脏下垂。

与白术、茯苓等相配伍,治疗脾虚水湿失运、浮肿尿少。

与人参、紫菀、五味子等相配伍,治疗肺气虚弱、咳嗽无力、气短喘促、咳痰清稀、声低懒言。

与牡蛎、麻黄根等相配伍,治疗脾肺气虚所致卫气不固、表虚自汗。

与白术、防风等相配伍,治疗因卫气不固、表虚自汗而易感风邪者。

与生地黄、黄柏等相配伍,治疗阴虚盗汗。

与天花粉、葛根等相配伍,治疗气虚津亏、内热消渴。

与当归相配伍,治疗血虚或气血两虚、面色萎黄、神倦脉虚。

与当归、川芎、地龙等相配伍,治疗卒中后遗症。

与桂枝、芍药等相配伍,治疗气虚血滞不行的痹痛、肌肤麻木。

与红花、丹参、三七等相配伍,治疗气虚血滞的胸痹心痛。

与人参、当归、升麻、白芷等相配伍,治疗疮疡中期,正虚毒盛不能托毒外达,疮形平塌,根盘散漫,难溃难腐。

与人参、当归、肉桂等相配伍,治疗疮疡后期,因气血亏虚,脓水清稀,疮口难敛。

党参

甘,平。归脾、肺经。补脾益肺,养血生津。

与白术、茯苓等相配伍,治疗脾气虚弱、倦怠乏力、食少便溏等。

与黄芪、蛤蚧等相配伍,治疗肺气亏虚、咳嗽气短、声低懒言等。

与黄芪、当归、熟地黄等相配伍,治疗气虚不能生血,或血虚无以化气,而见面色苍白或萎黄、乏力、头晕、心悸等症。

与麦冬、五味子、黄芪等相配伍,治疗气津两伤、气短口渴、内热消渴。

白术

甘、苦,温。归脾、胃经。补气健脾,燥湿利水,止汗,安胎。

与人参、茯苓等相配伍,治疗脾虚有湿、食少便溏或泄泻。

与桂枝、茯苓等相配伍,治疗阳虚中阳不振、痰饮内停。

与黄芪、茯苓、猪苓等相配伍,治疗脾虚水肿。

与山药、苍术、车前子等相配伍,治疗脾虚湿浊下注、带下清稀。

与当归相配伍,治疗阴亏血虚之证。

三、常用滋阴药

麦冬

甘、微苦,微寒。归心、肺、胃经。养阴润肺,益胃生津,清心除烦。

与桑叶、杏仁、阿胶等相配伍,治疗阴虚肺燥有热之鼻燥咽干、干咳痰少、咳血、咽痛音哑等症。

与玄参、桔梗、甘草相配伍,治疗喉痹咽痛。

与天冬相配伍,治疗肺肾阴虚之劳嗽咳血。

与生地黄、玉竹、沙参等相配伍,治疗热伤胃阴、口干舌燥。

与人参、半夏等相配伍,治疗胃阴不足之气逆呕吐、纳少、口渴咽干。

与山药、天花粉、太子参相配伍,治疗内热消渴。

与生地黄、玄参等相配伍,治疗热邪伤津之肠燥便秘。

与生地黄、酸枣仁、柏子仁等相配伍,治疗心阴虚有热之心烦、失眠多梦等症。

与黄连、生地黄、玄参相配伍,治疗热伤心营、神烦少寐。

枸杞子

甘,平。归肝、肾经。滋补肝肾,益精明目。

单用熬膏服,治疗肝肾阴虚、精血不足所致的腰膝酸痛、眩晕耳鸣、阳痿遗精、内热消渴、血虚萎黄、目昏不明等症。

与怀牛膝、菟丝子、何首乌等相配伍,治疗须发早白。

与熟地黄、山茱萸、菊花等相配伍,治疗肝肾阴虚或精亏血虚之两目干涩、内障目昏。

黄精

甘,平。归脾、肺、肾经。补气养阴,健脾,润肺,益肾。

与党参、白术等相配伍,治疗脾胃气虚之体倦乏力、食欲不振、脉象虚软。

与石斛、麦冬、山药等相配伍,治疗脾胃阴虚而口干食少、舌红无苔。

与沙参、川贝母、知母等相配伍,治疗肺之气阴两伤、干咳少痰。

与熟地黄、天冬、百部等相配伍,治疗肺肾阴虚之劳嗽久咳。

与枸杞子、墨旱莲、女贞子等配伍,治疗肝肾亏虚、精血不足、头晕、腰膝酸软、须发早白等早衰症。

与生地黄、麦冬、天花粉等相配伍,治疗内热消渴。

墨旱莲

甘、酸,寒。归肾、肝经。滋补肝肾,凉血止血。

与何首乌、桑椹、枸杞子等相配伍,治疗肝肾阴虚所致牙齿松动、须发早白、眩晕耳鸣、腰膝酸软等。

与生地黄、阿胶等相配伍,治疗阴虚血热的吐血、衄血、尿血、血痢、崩漏下血。

女贞子

甘、苦,凉。归肝、肾经。滋补肝肾,明目乌发。

与墨旱莲相配伍,治疗肾阴虚所致的眩晕耳鸣、腰膝酸软、须发早白、目暗不明、内热消渴、骨蒸潮热。

与生地黄、石决明、谷精草等相配伍,治疗阴虚有热、目微红羞明、眼珠作痛。

与生地黄、天冬、山药等配伍,治疗肾阴亏虚、内热消渴。

与生地黄、知母、地骨皮等配伍,治疗阴虚内热之潮热心烦者。

四、常用补肾药

菟丝子

辛、甘,平。归肝、肾、脾经。补益肝肾,固精缩尿,安胎,明目,止泻,外用消风祛斑。

与杜仲、山药相配伍,治疗肾虚腰痛。

与枸杞子、覆盆子、车前子相配伍,治疗阳痿遗精。

与桑螵蛸、肉苁蓉、鹿茸相配伍,治疗小便过多或失禁。

与沙苑子、芡实、萆薢相配伍,治疗遗精、白浊、尿有余沥。

与续断、桑寄生、阿胶相配伍,治疗肾虚胎元不固、胎动不安、滑胎。

与熟地黄、车前子、枸杞子相配伍,滋补肝肾、益精养血而明目。

与补骨脂、白术、肉豆蔻相配伍,治疗脾肾两虚之便溏泄泻。

与当归相配伍,治疗阴亏血虚之证。

外用能消风祛斑,用治白癜风,可酒浸外涂。

杜仲

甘,温。归肝、肾经。补肝肾,强筋骨,安胎。

与胡桃肉、补骨脂相配伍,治疗肾虚腰痛。

与独活、桑寄生、细辛相配伍,治疗风湿腰痛冷重。

与川芎、桂心、丹参相配伍,治疗外伤腰痛。

与当归、川芎、芍药相配伍,治疗妇女经期腰痛。

与鹿茸、山茱萸、菟丝子相配伍,治疗肾虚阳痿、精冷不固、小便频数。

与牛膝、枸杞子、女贞子相配伍,治疗肝肾不足、头晕目眩。

与续断、桑寄生、山药相配伍,治疗肝肾亏虚、胎动不安、胎漏下血、滑胎。

淫羊藿

辛、甘,温。归肝、肾经。补肾壮阳,强筋骨,祛风湿。

与肉苁蓉、巴戟天、杜仲相配伍,治疗肾虚阳痿遗精。

与威灵仙、巴戟天、附子相配伍,治疗风寒湿痹,尤宜于久病及肝肾、筋骨不健,或素体肾阳不足,筋骨不健而患风湿痹证者。

五、常用理气药

香附

辛、微苦、微甘,平。归肝、脾、三焦经。疏肝解郁,理气宽中,调经止痛。

与柴胡、川芎、枳壳相配伍,治疗肝郁气滞之胁肋胀痛。

与高良姜相配伍,治疗寒凝气滞、肝气犯胃之胃脘疼痛。

与小茴香、乌药、吴茱萸相配伍,治疗寒疝腹痛。

与柴胡、川芎、当归相配伍,治疗肝郁气滞、月经不调、经闭痛经。

与柴胡、青皮、瓜蒌皮相配伍,治疗乳房胀痛。

与砂仁、乌药、苏梗相配伍,治疗气滞脘腹胀痛、胸膈噎塞、噫气吞酸、纳呆。

与苏叶、陈皮相配伍,治疗外感风寒兼脾胃气滞者。

与川芎、苍术、栀子相配伍,治疗气、血、痰、火、湿、食六郁所致胸膈痞满、脘腹胀痛、呕吐吞酸、饮食不化等。

木香

辛、苦,温。归脾、胃、大肠、三焦、胆经。行气止痛,健脾消食。

与砂仁、陈皮、厚朴相配伍,治疗脾胃气滞、脘腹胀痛。

与陈皮、半夏、枳实相配伍,治疗食滞中焦、脘痞腹痛。

与干姜、小茴香、枳实相配伍,治疗寒凝中焦、食积气滞。

与砂仁、枳实、白术相配伍,治疗脾虚食少,兼食积气滞。

与人参、白术、陈皮相配伍,治疗脾虚气滞、脘腹胀满、食少便溏。

与黄连相配伍,治疗湿热泻痢、里急后重。

与槟榔、青皮、大黄相配伍,治疗饮食积滞、脘腹胀满、泻而不爽。

与郁金、大黄、茵陈相配伍,治疗湿热郁蒸、肝失疏泄、气机阻滞之胸胁胀痛、黄疸口苦。

与川楝子、小茴香相配伍,治疗寒疝腹痛及睾丸偏坠疼痛。

乌药

辛,温。归肺、脾、肾、膀胱经。行气止痛,温肾散寒。

与香附、川楝子、木香相配伍,治疗三焦寒凝气滞、胸腹胁肋闷痛。

与木香、青皮、莪术相配伍,治疗气滞脘腹胀痛。

与小茴香、青皮、高良姜相配伍,治疗寒疝腹痛。

与当归、吴茱萸、香附相配伍,治疗寒凝气滞之痛经。

与麻黄、沉香、小茴香相配伍,治疗寒郁气滞、气逆喘急者。

与益智仁、山药相配伍,治疗肾阳不足,膀胱虚冷之小便频数、小儿遗尿。

六、常用活血药

川芎

辛,温。归肝、胆、心包经。活血行气,祛风止痛。

与柴胡、香附等相配伍,治疗肝郁气滞、胁肋作痛之证。

与丹参、红花、降香等相配伍,治疗心脉瘀阻、胸痹心痛之证。

与桃仁、红花等相配伍,治疗肝血瘀阻、积聚痞块、胸胁刺痛之证。

与乳香、没药、三七等相配伍,治疗跌仆损伤、瘀肿疼痛。

与赤芍、当归、延胡索等相配伍,治疗瘀滞痛经闭经、月经不调。

与当归、吴茱萸、桂心等相配伍,治疗寒凝血瘀之经行腹痛、闭经。

与当归、桃仁等相配伍,治疗产后瘀阻腹痛、恶露不行。

与白芷、细辛、羌活等相配伍,治疗外感风寒头痛。

与升麻、藁本、黄芩等相配伍,治疗风热头痛。

与赤芍、红花、麝香等相配伍,治疗血瘀头痛。

与羌活、当归、姜黄等相配伍,治疗风湿痹阻、肢节疼痛。

丹参

苦,微寒。归心、肝经。活血祛瘀,通经止痛,清心除烦,凉血消痈。

与生地黄、当归、香附等相配伍,治疗月经不调、经期错乱、经量稀少、经行腹痛、经色紫暗或伴血块、产后恶露不下、少腹作痛。

与檀香、砂仁等相配伍,治疗风湿痹阻、肢节疼痛。

与三棱、莪术、皂角刺等相配伍,治疗癥瘕积聚。

与牛膝、杜仲、桑寄生等相配伍,治疗风湿痹痛。

与乳香、没药、当归等相配伍,治疗跌打损伤。

与金银花、连翘、紫花地丁等相配伍,治疗热毒瘀阻所致的疮痈肿痛。

与生地黄、玄参等相配伍,治疗热入营血、高热神昏、烦躁不寐。

与酸枣仁、柏子仁、五味子等相配伍,治疗心血不足之心悸失眠。

桃仁

苦、甘,平。归心、肝、大肠经。活血祛瘀,润肠通便。

与红花、当归、川芎等相配伍,治疗瘀血经闭、痛经。

与炮姜、川芎等相配伍,治疗产后瘀滞腹痛。

与桂枝、牡丹皮、赤芍等相配伍,治疗瘀血蓄积之癥瘕痞块。

与大黄、芒硝、桂枝等相配伍,治疗下焦蓄血证、少腹急结、小便自利、其人如狂,甚则烦躁谵语、至夜发热者。

与当归、红花、大黄等相配伍,治疗跌打损伤、瘀肿疼痛。

与苇茎、冬瓜仁等相配伍,治疗肺痈。

与大黄、牡丹皮等相配伍,治疗肠痈。

与当归、火麻仁等相配伍,治疗肠燥便秘。

与檀香、砂仁等相配伍,治疗风湿痹阻、肢节疼痛。

红花

辛,温。归心、肝经。活血通经,散瘀止痛。

与桃仁、当归、川芎等相配伍,治疗经闭痛经。

与丹参、蒲黄、牡丹皮等相配伍,治疗产后瘀滞腹痛。

与桂枝、瓜蒌、丹参等相配伍,治疗胸痹心痛。

与桃仁、川芎、牛膝等相配伍,治疗瘀滞腹痛。

与桃仁、柴胡、大黄等相配伍,治疗胁肋刺痛。

与血竭、麝香等相配伍,治疗通利血脉、消肿止痛。

与当归、葛根、牛蒡子等相配伍,治疗瘀热郁滞之斑疹色暗。

益母草

苦、辛,微寒。归肝、心包、膀胱经。活血调经,利尿消肿,清热解毒。

与当归、川芎、乳香等相配伍,治疗产后恶露不尽、瘀滞腹痛,或难产、胎死腹中。

与白茅根、泽兰等相配伍,治疗水瘀互结的水肿。

与车前子、石韦、木通等相配伍,治疗血热及瘀滞之血淋、尿血。

与川芎、当归等相配伍,治疗跌打损伤、瘀滞肿痛。

与黄柏、蒲公英、苦参等相配伍,治疗疮痈肿毒。

乳香

辛、苦,温。归心、肝、脾经。活血定痛,消肿生肌。

与没药、血竭、红花等相配伍,治疗跌打损伤。

与没药、金银花、穿山甲等相配伍,治疗疮疡肿毒初起局部皮肤红肿热痛。

与没药、麝香、雄黄等相配伍,治疗痈疽、瘰疬、痰核、肿块坚硬不消。

与没药研末外用相配伍,治疗疮疡溃破、久不收口。

与没药、延胡索、香附等相配伍,治疗胃脘疼痛。

与丹参、川芎等相配伍,治疗胸痹心痛。

与当归、丹参、没药等相配伍,治疗痛经经闭、产后瘀阻腹痛。

与羌活、川芎、秦艽等相配伍,治疗风寒湿痹、肢体麻木疼痛。

七、常用利湿药

茯苓

甘、淡,平。归心、肺、脾、肾经。利水渗湿,健脾,宁心安神。

与泽泻、猪苓、白术等相配伍,治疗水湿内停所致之水肿、小便不利。

与附子、生姜等相配伍,治疗脾肾阳虚水肿。

与滑石、阿胶、泽泻等相配伍,治疗水热互结、阴虚小便不利、水肿。

与桂枝、白术、甘草等相配伍,治疗痰饮之目眩心悸。

与半夏、生姜等相配伍,治疗饮停于胃而呕吐者。

与山药、白术、薏苡仁等相配伍,治疗脾虚湿盛泄泻。

与人参、白术、甘草等相配伍,治疗脾胃虚弱、倦怠乏力、食少便溏。

与黄芪、当归、远志等相配伍,治疗心脾两虚、气血不足之心悸失眠、健忘。

与人参、龙齿、远志等相配伍,治疗心气虚、不能藏神、惊恐而不安卧者。

薏米

甘、淡,凉。归脾、胃、肺经。利水渗湿,健脾止泻,除痹,排脓,解毒散结。

与茯苓、白术、黄芪等相配伍,治疗脾虚湿盛之水肿腹胀、小便不利。

与防己、木瓜、苍术等相配伍,治疗脚气浮肿。

与人参、茯苓、白术等相配伍,治疗脾虚湿盛之泄泻。

与黄柏、苍术、牛膝等相配伍,治疗湿热痿证、两足麻木、痿软肿痛者。

与独活、防风、苍术等相配伍,治疗湿痹而筋脉挛急疼痛者。

与杏仁、白蔻仁、滑石等相配伍,治疗湿温初起或暑湿邪在气分、头痛恶寒、胸身重者。

与苇茎、冬瓜仁、桃仁等相配伍,治疗肺痈胸痛、咳吐脓痰。

与附子、败酱草、牡丹皮等相配伍,治疗肠痈。

车前子

甘,寒。归肝、肾、肺、小肠经。清热利尿通淋,渗湿止泻,明目,祛痰。

与木通、滑石、瞿麦等相配伍,治疗湿热下注于膀胱而致小便淋漓涩痛。

与猪苓、茯苓、泽泻等相配伍,治疗水湿停滞之水肿、小便不利。

与牛膝、熟地黄、山药等相配伍,治疗病久肾虚、腰重脚肿。

与香薷、茯苓、猪苓等相配伍,治疗暑湿泄泻。

与白术、薏苡仁等相配伍,治疗脾虚湿胜之泄泻。

与菊花、决明子等相配伍,治疗目赤涩痛。

与熟地黄、菟丝子等相配伍,治疗肝肾阴亏、目暗昏花。

与瓜蒌、浙贝母、枇杷叶等相配伍,治疗肺热咳嗽痰多。

八、常用止血药

三七

甘、微苦,温。归肝、胃经。散瘀止血,消肿定痛。

与花蕊石、血余炭等相配伍,治疗咳血、吐血、衄血、尿血、便血。

与龙骨、血竭等相配伍,治疗外伤出血。

与延胡索、川芎、郁金等相配伍,治疗血滞胸腹刺痛。

与乳香、没药、儿茶等相配伍,治疗痈疽溃烂。

艾叶

辛、苦温,有小毒。归肝、脾、肾经。温经止血,散寒止痛,调经、安胎,外用祛湿止痒。

与阿胶、芍药、干地黄等相配伍,治疗下元虚冷、冲任不固所致的崩漏下血。

与生地黄、生荷叶、侧柏叶等相配伍,治疗血热妄行之出血证。

与香附、吴茱萸、当归等相配伍,治疗下焦虚寒、月经不调、经行腹痛、宫冷不孕、带下清稀等症。

与阿胶、桑寄生等相配伍,治疗妊娠胎动不安。

艾叶局部煎汤外洗有祛湿止痒之功,可用治湿疹、阴痒、疥癣等。

九、常用安胎药

菟丝子

辛、甘、平。归肝、肾、脾经。补益肝肾,固精缩尿,安胎,明目,止泻,外用消风祛斑。用治白癜风,可酒浸外涂。

与杜仲、山药等相配伍,治疗肾虚腰痛。

与枸杞子、覆盆子、车前子等相配伍,治疗阳痿遗精。

与桑螵蛸、肉苁蓉、鹿茸等相配伍,治疗小便过多或失禁。

与续断、桑寄生、阿胶等相配伍,治疗肾虚胎元不固、胎动不安、滑胎。

与沙苑子、芡实、萆薢等相配伍,治疗遗精、白浊、尿有余沥。

与熟地黄、车前子、枸杞子等相配伍,滋补肝肾、益精养血而明目。

与补骨脂、白术、肉豆蔻等相配伍,治疗脾肾两虚之便溏泄泻。

山药

甘,平。归脾、肺、肾经。益气养阴,补脾肺肾,涩精止带。

与人参、白术等相配伍,治疗脾虚湿滞、食少、便溏或泄泻,以及脾虚湿浊下注的白带过多。

与太子参、南沙参等相配伍,治疗肺虚久咳或虚喘。

与黄芪、天花粉、知母等相配伍,治疗消渴病气阴两虚者。

与熟地黄、山茱萸等相配伍,治疗肾气虚的腰膝酸软、夜尿频多或遗尿、滑精早泄,女子带下清稀及肾阴虚的形体消瘦、腰膝酸软、遗精等症。

黄芩

苦,寒。归肺、胆、脾、大肠、小肠经。清热燥湿,泻火解毒,止血,安胎。

与滑石、白豆蔻、通草等相配伍,治疗湿温或暑湿初起、身热不扬、胸脘痞闷、舌苔黄腻等。

与黄连、半夏、干姜等相配伍,治疗湿热中阻、痞满呕吐。

与黄连、白芍等相配伍,治疗湿热泻痢。

与茵陈、栀子等相配伍,治疗湿热黄疸。

与桑白皮、知母、麦冬等相配伍,治疗肺热咳嗽。

与瓜蒌、桑白皮、苦杏仁等相配伍,治疗痰热咳喘。

与连翘、栀子、大黄等相配伍,治疗外感热病、邪郁于内之高热烦渴、尿赤便秘。

与柴胡等相配伍,和解退热。

与黄连、黄柏、栀子等相配伍,治疗痈肿疮毒。

与地榆、槐花等相配伍,治疗热盛迫血妄行之吐血、衄血。

与白术、当归等相配伍,治疗胎热之胎动不安。

与当归、白芍、白术等相配伍,治疗血虚有热之胎动不安。

十、常用外用药

白鲜皮

苦,寒。归脾、胃、膀胱经。清热燥湿,祛风解毒。

与苍术、苦参、连翘等相配伍,治疗湿热疮毒、肌肤溃烂、黄水淋漓。

与苦参、防风、地肤子等相配伍,煎汤内服、外洗,治疗湿疹风疹、疥癣疮癞。

与茵陈、栀子等相配伍,治疗湿热蕴蒸之黄疸、尿赤。

与苍术、黄柏、薏苡仁等相配伍,治疗风湿热痹、关节红肿热痛。

苦参

苦寒。归心、肝、胃、大肠、膀胱经。清热燥湿,杀虫止痒,利尿。

与木香等相配伍,治疗湿热蕴结胃肠、腹痛泄泻或下痢脓血。

与地榆、生地黄等相配伍,治疗便血、痔漏出血。

与龙胆、栀子等相配伍,治疗湿热黄疸。

与蛇床子、鹤虱等相配伍,治疗湿热带下、阴肿阴痒。

单用煎水外洗,与黄柏、蛇床子煎水外洗,治疗湿疹、湿疮。

与皂角、荆芥等相配伍,治疗皮肤瘙痒。

与防风、蝉蜕、荆芥等相配伍,治疗风疹瘙痒。

与黄柏、蛇床子、地肤子等相配伍,或与硫黄、枯矾制成软膏外涂,治疗疥癣瘙痒。

多煎水灌洗或作栓剂外用,治疗滴虫性阴道炎。

与石韦、车前子、栀子等相配伍,治疗湿热蕴结之小便不利、灼热涩痛、尿闭不通。

土茯苓

甘、淡,平。归肝、胃经。解毒,除湿,通利关节。

单用本品水煎服,或与金银花、威灵仙、甘草等相配伍,治疗梅毒或因服汞剂中毒而致肢体拘挛、筋骨疼痛者。

与薏苡仁、防风、木瓜等相配伍,治疗服汞剂中毒而致肢体拘挛者。

与萹蓄、蒲公英、车前子等相配伍,治疗热淋。

单用本品水煎服,治疗阴痒带下。

与地肤子、白鲜皮、茵陈等相配伍,治疗湿热皮肤瘙痒。

本品研为细末,醋调敷,治疗疮痈红肿溃烂。

将本品切片或为末,水煎服或入粥内食之,与苍术、黄柏、苦参相配伍,治疗瘰疬溃烂。

第二节　妇科临床常用方剂

1. 清经汤(《傅青主女科》)

【药物组成】　熟地黄、牡丹皮、青蒿、地骨皮、黄柏、白芍、茯苓。

【适应证】　适用于肝肾热盛,血不甚虚,月经先期而出血量多者。

【临床运用】　本方以清肝肾、凉血热为主,熟地黄应改为生地黄,用量24～30 g,牡丹皮须炒用,加龟板、旱莲草、黄芩,疗效更好。如平时咽干、舌红、大便秘结的,再加玄参、知母;出血量多,加地榆炭、侧柏叶炭、藕节。

2. 两地汤(《傅青主女科》)

【药物组成】　熟地黄、地骨皮、麦冬、白芍、玄参、阿胶。

【适应证】　适用于肝肾阴虚内热,阴血已耗,月经先期而出血量不多者。

【临床运用】　本方以滋肝肾、养阴血为主,一般用于清经汤证兼有阴虚内热现象,月经先期在三个月以上,每次提前而淋漓难净。如胃纳健旺,熟地黄、阿胶用量可以加重,否则须斟酌;如月经每次先期,而又淋漓日久不净,可加炒蒲黄、海螵蛸,或用茜草炭、生地榆。

3. 清热固经汤(《简明中医妇科学》)

【药物组成】　生地黄、地骨皮、龟板、牡蛎、阿胶、地榆、炒山栀、黄芩、藕节、陈棕炭、生甘草。

【适应证】　血热崩漏,脉弦数,舌质红,苔黄。

【临床运用】　本方有清热、凉血、止血之功,为两地汤、固精丸(龟板、黄柏、樗白皮、制香附、黄芩、芡实、白芍)的加减剂。如血热而气虚的,加沙参、黄芪;口渴加知母、玄参;实热而大便秘结的,去阿胶、陈棕炭,加醋炒大黄,疗效比原方更好,往往大便通畅,实热清除,而崩漏渐止。由于崩漏乃子宫出血,如大便秘结,欲便不得,势必努力挣大便,腹压增加,子宫当然也受压力,出血就不会停止。醋炒大黄在本方的使用,既能清热凉血,又能润便以减少子宫出血的可能性。

4. 固冲汤(《医学衷中参西录》)

【药物组成】 白术、生黄芪、煅龙骨、煅牡蛎、白芍、海螵蛸、茜草、棕榈炭、山茱萸、五倍子。

【适应证】 脾肾虚弱,冲脉不固证。血崩或月经过多,或漏下不止,色淡质稀,心悸气短,神疲乏力,腰膝酸软,舌淡,脉细弱。

【临床运用】 本方为治疗脾肾亏虚、冲脉不固之崩漏、月经过多之常用方。以出血量多,色淡质稀,腰膝酸软,舌淡,脉微弱为辨证要点。

5. 归脾汤(严用和《济生方》)

【药物组成】 党参、黄芪、白术、当归、炙甘草、茯神、远志、酸枣仁、广木香、龙眼肉、红枣、生姜。

【适应证】 心悸怔忡,健忘失眠,食少体倦,面色萎黄等心脾两虚证,妇女崩漏,量多色淡或淋漓不止,舌淡,脉细弱。

【临床运用】 本方为补益心脾及补血养血之专剂,熟地黄、白芍可相应加入。如因肝气郁结伤脾,致脾不统血而月经先期的,原方加柴胡、绿萼梅、炒白芍;如月经过多,淋漓不止,原方加五味子、山萸肉、莲须、牡蛎、血余炭,方中远志、当归应除去不用。(《济生方》原无远志、当归,明代薛立斋加入后,沿用至今)

6. 人参养荣汤(《太平惠民和剂局方》)

【药物组成】 党参、白术、茯苓、熟地黄、当归、白芍、肉桂、黄芪、远志、五味子、陈皮、生姜、红枣、炙甘草。

【适应证】 适用于因月经长期失调,引起五脏俱虚,特别是心、脾、肺、肝不足,神疲、少气、力弱,经量过多或过少,或淋漓日久不止,伴有低热、畏寒、心悸、失眠、食欲不振、大便溏薄等。

【临床运用】 本方有补虚弱、益气血之功,药力比归脾汤强,疗效更是多方面。既可用于月经不调所引起的慢性衰弱症,也可以用于因内脏衰弱而引起的月经不调,及各种虚性出血或产后气血两亏,或肿瘤后期所出现的各种伴发症。但肝肾阴亏,脉细舌红者,方中温燥药(如肉桂、生姜)必须除去,改用杞子、平地木,陈皮改用佛手柑,远志改用枣仁,比较稳妥。

本方是八珍汤(人参、白术、茯苓、甘草、地黄、白芍、当归、川芎)的加减,是圣愈汤(人参、黄芪、地黄、白芍、当归、川芎)的加味,更是四君汤(人参、白术、茯苓、甘草)和四物汤的发展。正因为在这些方子基础上化裁而成,所以常用于妇科病的气血虚弱证,疗效可靠。

7. 圣愈汤

【药物组成】 党参、黄芪、地黄、当归、白芍、川芎。

【适应证】 常用于气血不足的月经后期及月经量少色淡,伴见虚弱症状者。

【临床运用】 本方是四物汤加党参、黄芪,与人参养荣汤各有效用。养荣汤为养血益气的温补剂,圣愈汤为益气养血的平补剂。取用时以此为准。方中党参、黄芪是气分药,助脾胃之阳;地黄、白芍、当归、川芎是血分药,助脾胃之阴。凡妇女月经后期、量少、色淡,病从下焦冲任而影响中焦脾胃者,最为适宜;由于脾不统血而渐成漏下淋漓者,也有疗效。但前者须加川续断、杜仲、鸡血藤,后者须加阿胶、艾叶炭、鹿角霜。至于地黄之用生、用熟,川芎、当归之或加或减,则按照病症而决定。

8. 四物汤(《太平惠民和剂局方》)

【药物组成】 白芍、川当归、熟地黄、川芎。

【适应证】 营血虚滞证。头晕目眩,心悸失眠,面色无华,或妇人月经不调,量少或经闭不行,脐腹作痛,舌淡,脉细弦或细涩。

【临床运用】 本方为补血调血之基础方。以头晕,心悸,面色、唇爪无华,舌淡,脉细为辨证要点。使用本方时,欲温血则重用当归,平肝须重用白芍,升散须重用川芎,凉血须重用生地黄,滋肾养血,重用熟地黄。本方加党参、黄芪为圣愈汤治气血不足的月经病;加党参、白术、甘草、茯苓为八珍汤,能双补气血;加阿胶、艾叶、甘草,为胶艾四物汤,治崩漏腹痛及妊娠腹痛;再加黄芩为奇效四物汤,治血热崩漏;加桃仁、红花为桃红四物汤,治血虚有瘀的月经痛;再加减有血府逐瘀汤、膈下逐瘀汤、少腹逐瘀汤,其活血祛瘀、散结止痛的功用更为突出。加艾叶、香附、川断、吴茱萸、官桂为艾附暖宫丸,治子宫虚寒,经水不调,行经腹痛;加丹参、益母草、茺蔚子、香附、白术为益母胜金丹,治月经困难及痛经。其加减成方之多,占妇科诸方的第一位。

9. 温经汤(《妇人大全良方》)

【药物组成】 党参、肉桂、当归、川芎、芍药^(酒炒)、莪术、甘草、牡丹皮、牛膝^(酒炒)。

【适应证】 下焦寒气凝滞的月经后期或痛经,经来有瘀块。

【临床运用】 本方温而不燥,攻而不峻,补而不腻,是温经活血的有效方。但必须适当加减,以加强疗效。首先应除去牡丹皮,加吴茱萸或小茴香;如腰腹觉有冷感,加细辛、续断、补骨脂;腹胀痛而经滞,加香附、益母草,或桃仁、红花;经来不畅,色瘀有小块,腹痛拒按,加蒲黄、五灵脂、延胡索。其中,芍药与牛膝必须酒炒,因这两药药性阴寒,对寒证凝滞的月经后期证不适宜,酒炒可制其寒性。

10. 少腹逐瘀汤(《医林改错》)

【药物组成】 小茴香、干姜、延胡索、没药^(包煎)、川芎、当归、赤芍、肉桂、生蒲黄、五灵脂^(炒、包煎)。

【适应证】 瘀血内结的月经后期,小腹积块疼痛,或有块而不痛,或疼痛而无块,或小腹胀满,或经前腰酸腹胀,或月经淋漓难净等。

【临床运用】 本方为血分的温运剂,功能活血化瘀,治下焦少腹之瘀。应用时可酌加桃仁、红花。如伴见肝气瘀滞,加柴胡、广郁金、青皮;腰酸,加杜仲、川续断;如体质属于气血不足者,可酌加党参、黄芪、鸡血藤、枸杞子;有热象,减去肉桂、干姜、小茴香;食欲不佳,五灵脂、没药须少用,因这两味药能影响食欲。

11. 大营煎(《景岳全书》)

【药物组成】 熟地黄、当归、枸杞子、炙甘草、杜仲、肉桂、炒牛膝。

【适应证】 精血亏损,经迟血少,腰膝筋骨疼痛,或血气虚寒,下腹部隐痛而不属于瘀血者。

【临床运用】 本方为血分的温养剂,能增加血液,促进血行。除适用于上述症状外,如伴见腹痛带多,加补骨脂、菟丝子;有气虚现象,加党参、黄芪。

12. 逍遥散(《太平惠民和剂局方》)

【药物组成】 当归、白芍、白术、柴胡、茯苓、甘草、薄荷、煨姜(后两味药,调理月经可以用,治血崩用量宜少)。

【适应证】 ①肝郁血虚,头胀,两胁胀痛,月经不调,乳房作胀,脉弦而虚;②肝胆郁热,致血妄行,崩漏淋漓,或赤带。

【临床运用】　本方有疏肝和营、调经散郁之效,广泛用于妇科月经不调、崩漏、带下及肝气郁结等症。用法如下:①月经量多,头目昏眩,为血虚肝热,加牡丹皮、栀子,即丹栀逍遥散;崩漏不止,再加炒蒲黄炭、血余炭、醋炒大黄、醋炒香附;②月经先期、量多、色鲜红,为虚热伤阴,加生地黄、龟板、玄参、知母;③月经后期,量少,腹痛有块,为气血郁滞,加香附、延胡索、益母草、乳香、没药;④经期(多数在月经将行之前)乳房胀痛,为肝气郁结,加青皮、橘叶、路路通、郁金;⑤月经淋漓不净,心烦,头晕,五心烦热,加生地黄、龟板、黄柏、地骨皮;⑥带下赤白,为湿热入胞中,去生姜,加樗根皮9 g,黄柏炭4.5 g,贯众炭9 g;⑦尿急尿频,尿时尿道有痛感,为湿热下注膀胱,去生姜、薄荷,加龙胆草、泽泻、通草、萹蓄,便秘加大黄。

13. 六味地黄丸(钱仲阳方,附:杞菊地黄丸、知柏地黄丸)

【药物组成】　熟地黄、山萸肉、山药、泽泻、茯苓、牡丹皮。

【适应证】　①肝肾虚热所引起的咯血、衄血、尿血、子宫出血,或尿急尿频;②阴血不足所引起的晕眩、耳鸣、自汗、盗汗、五心烦热、腰酸腿软等慢性衰弱症。

【临床运用】　本方为平补肝肾的调理方,一般用丸药。在治疗上述疾患时,应改作汤剂,以加强药效。运用法举例:益血养阴,地黄为主(血热用生地黄,阴虚用熟地黄);滋肝养血,山萸肉为主;健脾止带,山药为主;清下焦湿热,茯苓、泽泻为主;清肝凉血,牡丹皮为主。所谓主药,是药用量按常量加五成。例如地黄用量一般为15 g,加五成可用到24 g;山萸肉用量一般为9 g,加五成可用到12~15 g。余药类推。

随证加减的成方相当多,在崩漏方中所引用的,为:①杞菊地黄丸(《医级》方),即六味地黄丸加杞子、菊花,适用于肝肾阴亏,头晕目眩,潮热盗汗,子宫出血,淋漓不净。临床运用时山药、茯苓可减去,酌加玄参、龟板、女贞子、旱莲草,并适当加重山萸肉的用量。②知柏地黄丸(《医宗金鉴》方),即六味地黄丸加知母、黄柏,功能清滋肝肾,以清肾热为主,适用于阴虚火旺的子宫出血,时多时少,或断或续,或赤白带下,腰腿酸疼,而腹部无胀痛感。③左归饮(张景岳方),即六味地黄丸去牡丹皮、泽泻,加杞子、炙甘草。滋养肝肾的作用比六味地黄丸专一,而清血热之功则偏小。如治肝肾虚热的崩漏证,牡丹皮、泽泻仍应加入,再加知母、黄柏及与地黄等量的龟板,并酌加侧柏叶、女贞子、旱莲草、莲蓬壳、地榆等清热止血药。

14. 固本止崩汤(《傅青主女科》)

【药物组成】　红参、熟地黄、白术、黄芪、当归、炮姜。

【适应证】 气虚崩漏,出血不止,头晕目暗,神倦懒言,有休克现象者。

【临床运用】 本方补气血以止崩漏,药力比较集中,用方时加阿胶、艾叶炭,疗效更可靠。必要时合人参养荣汤,去肉桂,加枸杞子、山萸肉,不但止崩效果好,且能促使气血恢复。也可酌加棕榈炭、海螵蛸、煅龙骨、煅牡蛎等止血收涩药于本方中,达到固本止崩,同时兼顾。

15. 补中益气汤(李东垣方,附:举元煎)

【药物组成】 党参、黄芪、白术、甘草、升麻、柴胡、当归、陈皮、生姜、红枣。

【适应证】 ①气虚不能摄血,而致崩漏、便血、尿血。②中气不足而下陷,致内脏下垂,胎位下垂,子宫脱垂或脱肛。③气虚血少而发热经闭,或胎前产后的疟疾、痢疾,或产后气虚下陷,小便失禁。

【临床运用】 本方是一张著名的升补方,具有补气健脾、升举清阳的效用。用于中气不足、慢性消耗性疾病、慢性出血性病变等所引起气虚下陷的疾患。经验所得,本方在临床上有三大疗效:①中气不足的崩漏或月经淋漓、精神疲倦、动则心慌气短;②气虚发热,动则自汗,渴喜热饮,气短乏力,舌淡、脉虚无力;③气虚下陷之胎气下垂、子宫脱垂或胃、肾下垂,老年妇女重症肌无力型上眼睑下垂等。治胃下垂、子宫下垂,必须配枳壳或枳实 15 ~ 24 g,效果更显著。本方如不用升麻、柴胡,作用不显著。实验证明,本方对子宫及其周围组织有选择性收缩作用,并有调整小肠蠕动及肠肌张力恢复的作用,对营养机能有直接影响,与"补中益气"的复方性能是相吻合的。方中升麻和柴胡两味药对所配伍的其他药物,有明显的协同作用,并能增强这些药物的作用程度,尤其在肠蠕动方面。与本方作用类似而药味稍精简的,为张景岳的举元煎,只用人参、黄芪、白术、甘草、升麻等五药,治气虚下陷,血崩血脱,不能服当归、熟地黄等阴药,适用升补其气者。如兼见亡阳证候,应加附子、干姜;子宫大出血不止,加山萸肉、五倍子、龙骨、牡蛎。这两张方,也有不适应的证候。如阴虚火旺、咽干少津、盗汗、失眠,或肝阳上升而头晕、头胀、目眩,以及其他上实下虚的病人,虽有崩漏疾患,都不能用这两张方。

16. 金匮肾气丸(《金匮要略》,附:济生肾气丸)

【药物组成】 熟地黄、山萸肉、山药、泽泻、茯苓、牡丹皮、附子、肉桂。

【适应证】 适应于肾阳不足的下列证候:①月经紊乱,崩中漏下,或经闭不潮,伴腰痛畏寒;②妊娠转胞,小便不利及产后尿潴留;③老年肺肾两虚的久嗽喘息;④寒湿脚气,从足到膝麻痹冷痛;⑤肾消(尿崩症)。

【临床运用】 据上海第一医学院报道,本方治无排卵性功能失调性子宫出血(简称无排卵性功血),有可靠疗效。对阴阳俱虚者,按累及的脏器及阳虚程度,酌加杜仲、续断、狗脊、仙灵脾、仙茅、菟丝子、肉苁蓉、巴戟天、鹿角胶等。他们认为:凡肾阴不足的,宜滋阴,以六味地黄汤为主;阴虚阳亢的,宜养阴清热,以知柏地黄汤为主;阴虚肝旺的,宜养阴平肝,以杞菊地黄汤为主;心火上炎的,宜滋阴清心,以六味地黄汤合泻心汤为主。对肾阳不足的,则以本方加味治疗。此外,本方加车前子、牛膝,名济生肾气丸,治肾阳不足,浮肿腰酸,小便不利,并治产后尿潴留(妊娠转胞禁用,因车前子、牛膝是滑胎药)。此外,对于老年肾阳不足、肾不纳气的喘咳,在发作期间,于本方中加五味子以收摄肾气,或再少佐麻黄以辛散痰饮,也很有疗效。治疗脚膝、腿胫麻痹冷痛者,一般用桂枝代肉桂,以温通经络。

17. 逐瘀止崩汤(《安徽中医验方选集》)

【药物组成】 当归、川芎、三七、没药、蒲黄、五灵脂、牡丹皮、阿胶、艾叶炭、丹参、海螵蛸、龙骨、牡蛎。

【适应证】 因血瘀而引起崩漏,证见漏下淋漓不止,或骤然下血甚多,色紫黑而有瘀块,小腹疼痛拒按(血块排出后,疼痛减轻)。

【临床运用】 本方为胶艾汤合失笑散的加减剂,有祛瘀、止血、镇痛之效,特别是三七、没药、海螵蛸的加入,疗效更可靠。但川芎只用2.4~3 g,约为当归的1/3;三七用1.5~2.4 g,研末,分两次于药前用温开水送服,效果比煎服好;没药、蒲黄、五灵脂三味,分别用纱布包煎,因药质本身混浊,容易碍胃,包煎则药汁较清,胃中容易接受。本方可连服3~5剂。

18. 功血方(上海第一医学院经验方)

【药物组成】 生地黄、旱莲草、大小蓟、炒槐花、炒蒲黄、乌贼骨各12 g,女贞子、白芍、茜草、刘寄奴各9 g,枳壳4.5 g。

【适应证】 积瘀生热、血热妄行而致崩漏。临床表现为月经周期短、规则,出血时间长,属有排卵性功血。

【临床运用】 月经前一星期开始服,至经净后为止。如出血量多或持续时间长者,考虑气虚不能摄血,可于方中加党参12 g,白术9 g,升麻6 g。凡属有排卵性功血,用功血方多有疗效;如属无排卵性功血,多为肾气虚亏,则月经不调,或见崩漏,治以补肾为主,在激素调整周期的同时,根据不同辨证,给以补肾中药,以促使卵巢功能恢复。辨证施治分以下3个类型。

(1)阴虚内热型:形瘦力弱,经常头晕耳鸣,腰腿酸软,午后低热口干,夜卧少寐,舌质红,少苔,脉象细数或弦细而数。治以滋阴清热,知柏地黄汤加减(生地黄、山药、山黄肉、茯苓、黄柏、知母)。

（2）阴虚肝旺型：形瘦力弱，头痛头晕，心烦易怒，夜卧多梦，手足心热，口燥咽干，舌质红，脉弦数或弦细而数。治以清肝滋肾，杞菊地黄汤加减（生地黄、山药、山萸肉、茯苓、枸杞子、菊花）。

（3）阴阳两虚型：体弱无力，怕冷，面部及下肢浮肿，食欲不振，有时低热，心烦心悸，舌质肿嫩，脉象虚弱或虚数。治以温养肾气，金匮肾气丸加减（熟地黄、山药、山萸肉、菟丝子、巴戟天、仙灵脾）。如肾阳虚严重的，则怕冷也严重，甚或出现四肢发凉，脉象虚细，须在前方内少加附子、肉桂；如脾阳虚，则出现四肢怕冷，食欲不振，大便溏泄，可加黄芪、白术、党参、炮姜。

以上3个类型无排卵性功血，一般服药2～3个周期为1个疗程。

19. 生化汤（《傅青主女科》）

【药物组成】 当归、川芎、桃仁、炮姜、炙甘草。

【适应证】 血虚寒凝，瘀血阻滞证。产后恶露不行，小腹冷痛。

【临床运用】 本方为女子产后之常用方。以产后恶露不行，小腹冷痛为辨证要点。用法如下。

（1）产后腹痛病证：产后恶露较少，小腹冷痛，或疼痛较剧，腰酸，脉象细弦，舌质边紫，苔色白腻。本方药可加入延胡索。

（2）胎盘残留证：恶露不绝，量少或多，色紫红有血块，腰酸腹胀，舌质紫黯，苔黄白根腻厚。本方药加入川牛膝、红花。

（3）血瘀型痛经：经行后期，经量少或多，色紫红有血块，腹痛剧烈，小腹有冷感，脉象细弦，舌质边紫或有紫瘀点，脉细。本方药加肉桂，延胡索。若瘀块留阻，腹痛甚者，可加蒲黄、五灵脂、延胡索等，以祛瘀止痛；如属血寒较甚，小腹冷痛者，可加肉桂以温经散寒；若产后1～3天，血块未消，或晕或厥，甚则汗出如洗，肢冷，呈气血虚脱者，加入红参或白人参等服之。

20. 膈下逐瘀汤（《医林改错》，附：血府逐瘀汤）

【药物组成】 红花、桃仁、当归、川芎、赤芍、牡丹皮、延胡索、五灵脂、乌药、香附、枳壳、甘草。

【适应证】 气滞血瘀，腹部癥块，痛处固定不移，月经后期或闭经。

【临床运用】 本方有调气活血、化瘀止痛作用，专消中焦肝脾之瘀，与少腹逐瘀汤消下焦的瘀结病位不同，药性温清也有些不同。

另有血府逐瘀汤（桃仁、红花、生地黄、当归、川芎、赤芍、柴胡、枳壳、甘草、桔梗、牛膝），能祛上焦的瘀积下行，治瘀血夹肝气郁滞，证见胸痛、胁肋痛、头痛、失眠、心悸、易怒等，并可用于心绞痛及脑震荡后遗症。

21. 安冲汤(《医学衷中参西录》)

【药物组成】 黄芪、白术、生地黄、白芍、茜草、海螵蛸、川续断、生龙骨、生牡蛎。

【适应证】 月经量多如崩,或淋漓不止,或不时漏下。

【临床运用】 茜草生用行血,炒用止血,用量在9g以上能行血,6g以下无行血作用。因此,本方的茜草应炒用,用量以4.5g为宜。如去茜草、海螵蛸,往往会影响疗效。如崩漏日久不止,可用山萸肉9g,棕榈炭6g,五倍子1.5g(研末分吞,温开水送)。方中龙骨、牡蛎俱宜煅用,止崩漏效果更好。

22. 银翘散(《温病条辨》)

【药物组成】 银花、连翘、桔梗、薄荷、竹叶、淡豆豉、牛蒡子、荆芥穗、甘草。

【适应证】 感冒、流行性感冒,发热、口渴、头痛而不恶寒,均可酌量与服。

【临床运用】 本方为清凉性之发表退热剂,除应用于普通感冒、流感、各种急性热病初起,作解热剂外,其他如眼、耳、牙龈、扁桃体、支气管之炎症,亦可加减用之,有发汗、消炎、解热、排毒之作用。唯重感冒之寒热无汗者不能用。妇女经期感冒发热而原有行经不畅或痛经者,应去连翘之苦寒,加制香附、红花之理气活血。

23. 八珍汤(《证治准》)

【药物组成】 党参、白术、茯苓、甘草、熟地黄、当归、白芍、川芎。

【适应证】 经带崩漏、胎前产后之属于气血不足者,伴见脾胃虚弱,肌肉消瘦。

【临床运用】 ①本方即四君子与四物汤的合剂,为调补气血、肝脾同治的总方。如气滞腹痛,熟地黄须与砂仁末拌捣,再加延胡索、广木香、制香附;食欲不振,大便不实,应去熟地黄,加菟丝子、山药、陈皮、焦鸡内金;腰腹痛,有畏寒感,熟地黄仍需砂仁拌捣,并去白芍,加巴戟天、补骨脂、仙灵脾、鹿角霜。②本方虽为调补气血的平剂,使用时也有侧重点。如调补脾胃,应以党参、白术、茯苓、甘草为主;疏补肝血,应以当归、白芍、熟地黄、川芎为主。在调补脾胃时,如胸脘满闷,应去甘草、白术,加木香、砂仁;夹有痰湿,应加半夏、陈皮。在疏补肝血时,清血热应用生地黄、生白芍,补阴血应用熟地黄、炒白芍,温血行则借重于川芎、当归。疏理肝气,应加香附、延胡索、枳壳、玫瑰花;活血祛瘀,应加桃仁、红花、益母草。

24. 温胆汤(《千金方》)

【药物组成】 制半夏、茯苓、陈皮、甘草、枳实、竹茹。

【适应证】 胆虚痰热,虚烦不寐,惊悸胆怯,舌苔薄腻,口淡。也可用于神经衰弱、失眠而有上述证候者。

【临床应用】 本方有化痰利气,清热除烦作用。如痰热或肝热上扰的晕眩呕吐,应加淡吴茱萸1.5 g,川黄连3 g;心气不足的心烦少寐,加党参、枣仁、茯苓用辰砂拌捣;口燥,舌干红,去半夏,加麦冬、五味子、花粉;内热心烦,加黄连、炒栀子。本方去竹茹、枳实,即二陈汤,能健胃镇吐,调气消痰,治痰湿内滞之咳嗽,胸脘胀满,恶心呕吐,头晕心悸,或由于饮食生冷过度,脾胃不和。方中甘草甜腻,不适宜于痰湿内滞的胸满恶心等证,应除去。

25. 保和丸(《丹溪心法》)

【药物组成】 山楂肉、姜半夏、茯苓、橘红、神曲、炒麦芽、莱菔子、连翘。

【适应证】 食积停滞,消化不良,脘腹胀满或痛,舌苔黄腻或黄厚,大便不畅或泄泻。

【临床运用】 本方能消食滞,化湿和胃,常用于慢性胃炎或急性胃肠炎而有上述症状者。方中连翘无治疗作用,可以删去。如因消化不良而有脘胀腹痛等自觉症,可就本方酌加枳壳、厚朴、香附或广木香,疗效更好。本方消食而不伤脾胃,若脾气虚弱,饮食易于停滞,可加党参、白术,更能收到消补兼施的效果。

26. 参苓白术散(《太平惠民和剂局方》)

【药物组成】 党参、白术、茯苓、甘草、山药、扁豆、薏苡仁、莲肉、陈皮、砂仁、桔梗。

【适应证】 脾胃虚弱,食欲减退,胸中痞满,大便不实或久泻及脾虚带下。

【临床运用】 本方疏补脾胃,不腻不燥,常用于脾胃虚,能食而不易消化,及脾虚泄泻、脾虚带下,各有一定疗效。方中扁豆与莲肉可以选用一种,桔梗非必用药,应除去。

27. 理中汤(《伤寒论方》)

【药物组成】 党参、炮干姜、甘草、白术。

【适应证】 素来脾胃阳虚,外感寒邪,胸满呕吐,脘腹痛,大便溏泄,手足不温,脉微,舌淡苔白。

【临床运用】　本方补气益脾,温中祛寒。常用于因中焦虚寒而呕吐、腹痛、胀满、下利。如腹痛较剧,可加木香、乌药以行气止痛;呕吐较甚,可减少白术和甘草的用量,加入鲜生姜汁、制半夏以止呕;兼有表证而恶寒发热的,可加桂枝或苏叶以解表;如阳虚较甚,下利不止,脉微,手足发冷者,急加附子以回阳救逆。

28. 易黄汤(《傅青主女科》)

【药物组成】　山药^(炒)、芡实^(炒)、黄柏、车前子、白果。

【适应证】　脾肾虚弱,湿热带下。带下黏稠量多,色黄如浓茶汁,其气腥秽,舌红、苔黄腻者。

【临床运用】　本方有补益脾肾,清热祛湿,收涩止带之效,治疗带下色黄、黏稠量多、其气腥秽等。注意舌红、苔黄腻也为湿热之象。如湿热严重者,还可酌加土茯苓、薏苡仁、苦参、蒲公英等药。

29. 完带汤(《傅青主女科》)

【药物组成】　白术、山药^(炒)、人参、白芍、车前子、苍术、甘草、陈皮、黑芥穗、柴胡。

【适应证】　脾虚肝郁,湿浊下注之带下证。带下色白,清稀无臭,倦怠便溏,舌淡苔白,脉缓或濡弱。

【临床运用】　本方能补脾疏肝,化湿止带,脾虚肝郁,带脉失约,湿浊下注所致带下病。带下病临床确以湿证为多见,辨证有虚实之分,实者湿热下注,虚者脾肾不固,总之是由于任带二脉失约所致。临床常根据虚则补之、实则泻之的方法用完带汤加减治疗本病。如肾阳虚者温补肾阳,常加紫石英、鹿角霜等药;肾阴虚者滋补肾阴,常加黄柏、龟甲等药;脾肾虚弱者加以水陆二仙丹;湿重于热者重在化湿,热重于湿者重在清热;如兼腰痛者,可加杜仲、续断等;腹痛者,可加艾叶、香附等;若病程日久,白带滑脱不禁者,可选加龙骨、牡蛎等。

30. 清带汤(《医学衷中参西录》)

【药物组成】　生山药、生龙骨、生牡蛎、海螵蛸、茜草。

【适应证】　妇女赤白带下,日久不愈。

【临床运用】　本方为天津张锡纯先生经验方。赤带伴见心热、头晕,加白芍、白头翁,甚则加苦参、龙胆草;白带伴见畏寒、脉微弱,加鹿角霜、炮姜、白术。

31. 龙胆泻肝汤(《太平惠民和剂局方》)

【药物组成】 龙胆草、柴胡、泽泻、车前子、木通、生地黄、当归、栀子、黄芩、生甘草。

【适应证】 治肝经湿热不清,胁痛口苦、耳聋、两少腹痛、阴肿阴痒、小便涩痛、白带白浊或尿血。

【临床运用】 本方有消炎利尿作用,常用于泌尿、生殖系炎性疾患之肿痛,如白带、白浊、尿频、尿急、尿血等,亦可用于急性肾炎、肾盂肾炎、盆腔炎、输卵管炎、阴道炎、外阴炎等。本方加土茯苓、米仁茎,治阴道炎及宫颈炎,效果颇好。加大黄、牡丹皮、赤芍、红藤,治痛经属于盆腔炎、附件炎或子宫内膜炎,也有疗效。

32. 秘元煎(《景岳全书》)

【药物组成】 党参、白术、茯苓、甘草、山药、枣仁、金樱子、五味子、远志、芡实^(水煎,食远服)。

【适应证】 心脾气虚之白带、白崩,需要补益和固摄者。

【临床运用】 白带、白崩无湿热证象者可用。首先,须舌苔不黄腻、不厚腻;其次,下腹部及阴道无痛感。如气虚不摄者,可加黄芪。

33. 小蓟饮子(《济生方》)

【药物组成】 细生地黄、蒲黄、小蓟、滑石、木通、藕节、当归、栀子、生甘草、淡竹叶。

【适应证】 下焦瘀热,小便刺痛,淋漓不畅,带下赤白或血尿。

【临床运用】 本方治湿热赤白带有可靠疗效,当归非必用之药,可以除去,加鸭跖草、白毛藤,疗效更好。本方还应用于急性尿路感染而有下焦瘀热证候者。

34. 固阴煎(《景岳全书》)

【药物组成】 熟地黄、山药、山萸肉、菟丝子、五味子、远志、党参、甘草^(水煎,食远服)。

【适应证】 肝肾阴虚之白带、白崩、淋浊,及经水因虚不固而淋漓难净等症。

【临床运用】 本方为平补肝肾兼收摄之剂,除用于白带、白浊日久不愈,还可用于月经淋漓,但远志可以除去。如虚滑甚者,加金樱子或五倍子(3 g,研末分吞,试用多效);如阴虚微热,经血淋漓不停者,加龟板、地榆;如肝肾血虚而小腹痛,血不归经者,加醋炒当归、白芍;如兼心虚不眠或多汗,加炒枣仁、淮小麦;兼脾虚有湿,加白术、薏苡仁,并除去熟地黄不用。

35. 程氏萆薢分清饮(《医学心悟》)

【药物组成】 萆薢、茯苓、白术、丹参、车前子、黄柏、石菖蒲、莲子心。

【适应证】 湿热下注膀胱,小便短赤,淋涩刺痛,白带,白浊。

【临床运用】 萆薢分清饮有两个方子,一是杨氏《仁斋直指》方,药为萆薢、乌药、益智仁、石菖蒲、茯苓、甘草梢,用于肾虚小便频数,时下白带白浊。一即程针龄《医学心悟》方,药物及适应证见上。据程氏自述,本方的主要功能是"导湿",用于湿热郁滞之黄白带及赤白浊,多效。在临床运用时,常把程氏方用于膀胱湿热证,把杨氏方用于肾气不摄证。

36. 和胃饮(《施今墨验方》)

【药物组成】 党参、扁豆、砂仁、陈皮、半夏曲、苏叶、竹茹、玫瑰花、白芍。

【适应证】 妊娠呕吐、恶心,不思食。

【临床运用】 本方药性平和,气味芳香,有和胃止呕作用,为妊娠呕吐的基本方。如患者有口干、舌红、脉数的热象,可加沙参、芦根(鲜者更佳)、黄芩或黄连少许;有口淡、不渴、舌苔薄腻等湿象,可加广藿香、茯苓、姜半夏。如呕吐剧烈,汤药不能下咽,可于服药前尝鲜酱汁一二滴于舌上,然后服药,可以不吐,因咸味有润下及止吐作用。

37. 加味六君子汤(附:香砂六君子汤、归芍六君子汤)

【药物组成】 党参、白术、茯苓、甘草、制半夏、陈皮、广藿香、旋覆花、砂仁、枳壳、枇杷叶。

【适应证】 妊娠呕吐,时日较久,胃气已虚,但仍有上逆现象。

【临床运用】 本方具有宽胸和胃、降逆镇吐作用,方中甘草味甜,多服能满中,呕吐患者应斟酌去留。本方去枳壳、枇杷叶、旋覆花,以广木香代藿香,为香砂六君子汤;适用于气虚夹痰湿的胸闷、呕吐、不思食。就香砂六君子汤去木香、砂仁,加当归、白芍,为归芍六君子汤,适用于呕吐平复后食欲不振,气血欠充,作为健脾和胃、养血益气的调经方。

38. 加味温胆汤(《医宗金鉴》)

【药物组成】 制半夏、茯苓、陈皮、甘草、竹茹、枳实、黄芩、黄连、麦冬、芦根、生姜汁。

【适应证】 痰湿内滞、胃热上扰的妊娠呕吐。

【临床运用】 本方前六味即温胆汤能和胃利胆,去痰湿;后五味,黄芩、黄连、麦冬清热,芦根、姜汁为治热呕专药。和胃饮的药效偏于疏调胃气;本方的药效,和胃去痰湿中着重清胃热,证见痞满、心烦、呕恶的,最为适合。但不宜于胃气虚寒、肢冷脉迟、舌苔白润的非热性呕吐症。

39.增损旋覆代赭汤(《时氏处方学》)

【药物组成】 旋覆花、代赭石、制半夏、陈皮、淡吴萸、黄连、茯苓、炒枳壳、竹茹、制香附、沉香、枇杷叶。

【适应证】 肝气加痰热上扰之呕吐,胸痞,胁胀。

【临床运用】 本方通过清肝、和胃、疏气而起到镇呕作用,为除噫气、消胀满之复方,常用于妊娠呕吐气逆及各种胃病呕吐剧烈时。但方中有四味耗气药(陈皮、枳壳、香附、沉香),对孕妇体弱者不宜都用上。应去枳壳、香附,酌加党参、红枣以和胃健胃;食欲不思者,并去黄连,加檀香片、炒谷芽;呕吐日久,胃中气液两伤,去枳壳、陈皮、沉香、黄连,加党参、沙参、麦冬、红枣;有虚寒现象,去枳壳、陈皮、黄连、竹茹,加干姜、益智仁。妊娠呕吐,一般属热者多,属寒者少,但不是绝对,总须辨证施治。

40.加减安胎饮(《医方简义》)

【药物组成】 生地黄、当归、川芎、炒白芍、炒白术、茯苓、杜仲、黄芪、砂仁。

【适应证】 胎动不安,伴腰腹痛,但无下血现象者。

【临床运用】 本方原用于安胎。据临床治验,用于妊娠腹痛的胞阻,颇有缓和急迫、调理气血、安养胎元之效。一般加天仙藤、桑寄生、制香附、苏梗。如胸脘满闷,去白术、黄芪;无热象,去黄芩。

41.安胎方

【药物组成】 党参、炒白术、茯苓、炙甘草、陈皮、当归、白芍、川芎、苏梗、黄芩、砂仁、制香附。

【适应证】 胎气不安,腹痛腰痛。

【临床运用】 腹痛倍白芍;腰痛加杜仲、桑寄生;内热口干,去砂仁,加麦冬;阴道有小量出血,加生地黄、地榆炭。

42.乌梅安蛔丸(《伤寒论》)

【药物组成】 乌梅、细辛、干姜、黄连、当归、附子、黄柏、党参、川椒、桂枝。

【适应证】 脾胃虚寒,蛔上入膈,脘腹痛,手足厥冷,得食则呕,甚则吐蛔,时发时止,或久痢或大便溏泄,脉虚而舌苔白滑者。

【临床运用】 本方有温中和胃、安蛔止痢之效,除用于蛔痛症外,对慢性衰弱胃肠病、反胃呕吐、慢性痢疾、肠寄生虫性腹痛,都有良好效果。据近期临床实验,乌梅丸对胆道蛔虫症以及部分过敏性结肠炎,颇有效。其用法:治胆道蛔虫症,将丸方改为汤剂,乌梅用至 30 g,每日 1 剂,分两次服,重者一日两剂。待痛止后,去党参、当归、桂枝、附子、黄柏,加苦楝皮 15 g,槟榔 9 g,续服两三剂以巩固疗效。至于治疗过敏性结肠炎,仍以丸剂为宜,每服 6 g,日两次,开水送下。

本丸中药店有成药供应,孕妇服用以丸药为宜。如肝脾湿热、蛔积腹痛,不欲饮食,食则吐蛔,甚则烦躁面赤,身热口燥,脉数,则不宜用乌梅安蛔丸之温热剂,应改用连梅安蛔汤,有清热安蛔作用。药为:胡黄连、川椒、槟榔、白雷丸、乌梅肉、川黄柏。方见何廉臣氏的《通俗伤寒论》,录出备用(孕妇应去槟榔,较稳妥)。

43. 茯苓导水汤(《医宗金鉴》)

【药物组成】 茯苓、白术、炙桑皮、苏梗、大腹皮、陈皮、泽泻、砂壳、槟榔、木瓜、猪苓、木香。

【适应证】 妊娠头面遍身浮肿,小便短少的子肿;只下肢浮肿,小便不短少的子气;遍身俱肿,腹胀而喘的子满。三个证候,都可加减应用。

【临床运用】 本方有健脾、理气、化水湿之效。在使用时,木瓜、槟榔二味必须除去。因木瓜味酸,能涩小便;槟榔下气,可损胎元。去此二味,无妨于疗效,有利于孕妇。这是运用本方的第一点。其次,本方一方治三种证候,当然证有主次,药也有出入。一般治子肿去木瓜、槟榔、木香;治子气去木瓜、槟榔、猪苓、泽泻,加防己;治子满去木瓜、槟榔、苏梗,加苏子、厚朴、枳壳。在使用时,还必须注意:如舌苔薄白,口不干燥,应加官桂、猪苓;如舌质红、口干,应加黄芩、白茅根。

44. 柏子养心汤

【药物组成】 柏子仁、党参、茯神、麦冬、当归、白芍、黄连、五味子、琥珀。

【适应证】 妊娠心阴不足,心烦,心悸,口干,舌质红,夜少寐。

【临床运用】 本方适用于子烦的虚证,黄连用量宜少,一般不超过 2.4 g;琥珀应研末吞服(温开水送服),用量也以 1.5～2.4 g 为宜。另有《体仁汇编》的柏子养心汤(丸),药为:柏子仁、杞子、麦冬、当归、茯神、熟地黄、元参、甘草、菖蒲九味,具有滋阴降火、养心安神作用。补性较大,宜于心肾并虚之内伤疾患。孕妇有上述证候者,亦可取用。

45. 甘麦大枣汤(《金匮要略》)

【药物组成】 炙甘草、小麦、红枣。

【适应证】 妇女脏躁,精神抑郁,烦闷躁急,神志不宁,或癔病而有上述证候者。

【临床运用】 本方有益胃缓中、养血安神之效。常用于神经衰弱,精神恍惚,无故悲伤,癫痫,或急迫惊狂,痉挛,筋脉拘急强直,或子宫痉挛、胃痉挛等症。一般可加生地黄、玉竹、茯神、枣仁、紫石英、合欢皮、忍冬藤。随证加药:头晕加白蒺藜、石决明、桑寄生、菊花,胸闷加玫瑰花、绿萼梅、合欢皮,失眠加辰茯神、炒枣仁、夜交藤,心悸加枣仁、珍珠母、紫石英,便秘加麻子仁、柏子仁,体弱加河车大造丸,多郁与逍遥散合用。

46. 止嗽散(《医学心悟》)

【药物组成】 荆芥、桔梗、紫菀、陈皮、百部、白前、甘草。

【适应证】 一般感冒咳嗽。

【临床运用】 本方为镇咳、祛痰、微汗剂,常用于感冒引起之急性支气管炎,多有疗效。原方的加减法为:暑气伤肺,口渴心烦尿赤者,加黄芩、黄连、花粉;湿痰,痰涎稠黏者,加半夏、茯苓、桑白皮;燥气伤肺,干咳无痰者,加瓜蒌、贝母、知母、枇杷叶;郁火上冲、咳嗽少痰者,加柴胡、山栀、贝母、制香附;阴虚内热、脉细数者,宜朝用六味地黄丸,午用止嗽散去荆芥、桔梗,加知母、贝母、沙参、玉竹。以上为程氏定方时的随证加减。后人又按照止嗽散原方加桑白皮、杏仁、象贝、蝉衣、蔻仁、莱菔子,各药一概生研勿炒,为散剂,用开水泡汁服或煎汁服。孕妇应煎服为宜。

47. 清燥救肺汤(《医门法律》)

【药物组成】 党参(或北沙参)、甜杏仁、麦冬、阿胶、桑叶、枇杷叶、石膏、麻仁、甘草。

【适应证】 肺气燥热,干咳无痰,咽喉干燥,心烦口渴。

【临床运用】 本方清热润肺,降逆止咳,为治疗肺燥干咳的常用方。一般用于干性气管炎,喉头结核初起,肺结核咳嗽,燥咳咽痛,有良好效果。如有痰,加浙贝母、瓜蒌皮;阴虚燥热,加生地黄、玉竹、天花粉。方中阿胶可以除去,酌加山海螺12 g,鲜梨(切片)半只,同样有效。如肺虚而咳,口干,烦热,自汗出,应去石膏、麻仁,加五味子9 g。

48. 加味五淋汤(《医宗金鉴》)

【药物组成】 生地黄、木通、甘草梢、淡竹叶、车前子、滑石、茯苓、泽泻、栀子、黄芩、白芍。

【适应证】 子淋。

【临床运用】 本方为清热利尿剂,稍带养血作用。用于孕妇子淋,应去木通、滑石,车前用草不用子,则清热利尿而不会渗利太过,妨碍胎气。另有五淋加药:①气滞不通,脐下闷痛为气淋,加沉香、郁金;②尿血,少腹急迫而痛为血淋,加白茅根、藕汁;③尿出如面糊为膏淋,加萆薢、石斛;④尿出如沙石而急痛为沙淋,加金钱草;⑤过劳而小便涩痛为劳淋,去栀子、竹叶,加党参、淡苁蓉。

49. 保产无忧散(《医学心悟》)

【药物组成】 黄芪、当归、川芎、白芍、菟丝子、艾叶、羌活、枳壳、荆芥、川贝、甘草、川朴、生姜。

【适应证】 妊娠气机阻滞,四肢困倦,腰酸腹痛,胎动不安;亦治胎位不正,难产滞产。

【临床运用】 本方有化湿利气、安胎催产的作用,常用于先兆流产、习惯性流产而有上述诸证者。近期报道,有用于矫正胎位者,获效多例。一般于妊娠七八月间每月服两三剂,能使胎气安和;临产胎不下者,服后亦可催产。唯方中羌活辛温香燥,阴虚内热之体,这一味不用为妥。

50. 脱花煎(《景岳全书》)

【药物组成】 当归、川芎、肉桂、牛膝、车前子、红花。

【适应证】 妊娠胎动停止,阴道流紫黑血液,胎血不下;或临产胎死腹中,腰腹胀急,小腹冷痛,舌质紫暗,脉沉涩。

【临床运用】 本方以行血祛瘀达到下死胎的目的。上海中医学院加党参、延胡索、蒲黄、鬼臼,为益气祛瘀下胎法。出血多者加三七末,如兼肝气郁滞,加柴胡、枳壳、郁金等疏肝理气药。

51. 育阴潜阳方(《王孟英医案》)

【药物组成】 龟板、鳖甲、生牡蛎、白石英、琥珀、丹参、甘草、小麦、红枣。

【适应证】 新产阴虚阳浮、晕眩、自汗、心悸、目不能开,脉虚弦浮大,舌质淡红。

【临床运用】 本方为三甲汤合甘麦大枣汤加味,常用于新产营阴下夺,阳越不潜的晕眩心悸、自汗,效果可靠。一般说来,体质较弱之妇女,初产昏眩最为常见,固不在乎恶露之通塞,也不是恶露阻瘀而上冒。本方潜降浮阳,镇摄逆气,药味简要,针对病情,确已屡用屡效。

52.失笑散(《太平惠民和剂局方》)

【药物组成】 蒲黄、五灵脂。

【适应证】 产后恶露不行,瘀血上冲胞络,下阻腹中,胀满作痛;心腹作痛,由于瘀血停滞者。

【临床运用】 本方有活血行瘀之效,对于产后寒性的血瘀腹痛、头晕,以及一般瘀滞,都有较好效果。它与金铃子散(药即延胡索、金铃子两味,研末用)之治气滞的脘腹痛,是一对气血分治的有效方。据近代文献报道,以本方为主随证加药治疗心绞痛,初步证明有一定疗效。但在用法上,必须以小量常服为好。经验证明,本方与金铃子散,俱以研末服(每服 3 g,日三次),疗效较明显。如煎汁服,药量应加重 2/3,并须配合相应方药。

53.增液汤(《温病条辨》)

【药物组成】 大生地黄、麦冬、玄参。

【适应证】 高热耗伤津液,咽干舌燥,尿短涩,大便秘结,脉沉涩无力,或弦细而数,舌质红或干绛。

【临床运用】 本方能清热、养阴、增液,常用于高热阴伤液涸,有柔养筋膜组织的作用。如高热伤津而引起肢搐,欲作者,加桑寄生或桑枝片;热结便秘,需要润下者,加鲜首乌。但用量均须 30 g 以上。如以清热为主,则沙参、知母、连翘、银花、鸭跖草,都可以相应加入;如高热而出现神昏谵语,须加入万氏牛黄清心丸或至宝丹。

54.三甲复脉汤(《温病条辨》)

【药物组成】 生牡蛎、龟板、鳖甲、炙甘草、生地黄、白芍、麦冬、阿胶。

【适应证】 热病伤阴,高热不退,抽搐痉厥,心烦躁扰,舌质红绛,脉沉数而细。

【临床运用】 本方有滋阴潜阳益血作用,系以复脉汤原方去姜、桂、参、枣、麻仁,加白芍、"三甲",治温病液耗伤,身热面赤,脉虚大,手足心热诸证。这里移治产后阴血亏损的痉病,也极合宜。

55.黄芪建中汤(《金匮要略》)

【药物组成】 黄芪、桂枝、生姜、炙甘草、白芍、红枣、饴糖。

【适应证】 虚寒里急,脘腹疼痛,脉微而弱,舌苔淡白。

【临床运用】 本方能温养气血,暖中止痛,除适用于脘腹虚寒痛以外,还可用于气虚自汗,短气懒言,或气不摄血,崩漏不止,或气血两虚,心悸怔忡,以及寒疝痛,两少腹痛引阴户。本方去黄芪加当归,名当归建中汤,补血作用较胜。治产后气血两虚,四肢倦怠,小腹绞痛,喜得热按;亦治内脏虚寒,小腹时痛,舌苔淡白,脉沉弦而涩。

56. 左归丸(《景岳全书》)

【药物组成】 熟地黄、菟丝子、鹿角胶、龟板胶、山药、枸杞子、山萸肉、牛膝。

【适应证】 肝肾阴亏,眩晕耳鸣,咽干口燥,腰膝软弱,月经过多或过少,或崩漏带下及不孕症之属于肝肾不足者。

【临床运用】 本方有补肝肾、益精髓的作用,功能育阴潜阳,为滋养性强壮剂。如阴虚内热甚,去枸杞子、鹿角胶,加女贞子、麦冬;火灼肺阴,咳嗽咽干,加百合;夜热骨蒸,加地骨皮;大便秘结,去菟丝子,加肉苁蓉;气虚,加参、黄芪;血虚微滞,加当归;腰膝酸痛,加杜仲、胡桃肉;肝肾无热象,去鹿角胶,加补骨脂、仙灵脾、巴戟天。

57. 右归丸(《景岳全书》)

【药物组成】 熟地黄、山药、山萸肉、杞子、菟丝子、当归、杜仲、肉桂、附子、鹿角胶。

【适应证】 肾阳不足,脾胃虚寒,食少神疲,怯寒畏冷,脐腹时痛,腰膝酸痛,小便频数,大便不实,亦治下焦虚寒,面目四肢浮肿及脾肾阳虚之不孕症。

【临床运用】 本方温补肾阳,功能扶阳以配阴。气虚可加党参、黄芪;腰膝酸疼,加补骨脂、胡桃肉;肾虚泄泻,加五味子、肉豆蔻;小腹痛,加吴茱萸;畏寒神怯,大便干结,去山药、菟丝子,加锁阳或肉苁蓉。

58. 活络效灵丹(《医学衷中参西录》)

【药物组成】 当归、丹参、制乳香、制没药各15 g。

【适应证】 气血凝滞经络或脏腑,疮癖癥瘕,心腹疼痛,腿疼臂疼;亦治内外疮疡。

【临床运用】 本方四味作汤服;若为散,一剂分作四次服,温酒送下。瘀血腹痛,加桃仁、五灵脂;腿疼,加川牛膝;臂疼,加连翘、桑枝。疮红肿属阳者,加银花、知母、连翘;白硬属阴者,加肉桂、鹿角霜;疮溃后生肌不快,加生黄芪、甘草。脏腑内痛,加三七、牛蒡子。本方对盆腔炎性包块、输卵管积水、积脓亦有效。

59. 身痛逐瘀汤(《医林改错》)

【药物组成】 秦艽、川芎、桃仁、红花、甘草、羌活、当归、没药、五灵脂、香附、牛膝、地龙。

【适应证】 产后血瘀经络,肩臂腰腿疼痛,甚则周身发肿。

【临床运用】 本方在《医林改错》中原为治血瘀痹痛之专方。移治瘀血化肿胀或肿胀属于血分病,伴周身经络疼痛者,往往能在7～14剂之间见效,并照原方随症加药,有湿热加苍术、黄柏,体虚的加人参、黄芪。

60. 桂枝茯苓丸(《金匮要略》)

【药物组成】 桂枝、茯苓、牡丹皮、桃仁、赤芍。

【适应证】 瘀阻胞宫证。妇人素有癥块,妊娠漏下不止,或胎动不安,血色紫黑晦暗,腹痛拒按,或经闭腹痛,或产后恶露不尽而腹痛拒按者,舌质紫暗或有瘀点,脉沉涩。

【临床运用】 本方为缓消癥块法之代表方。以少腹宿有癥块,腹痛拒按,或下血色晦暗而夹有瘀块,舌质紫暗,脉沉涩为辨证要点。妇女妊娠而有瘀血块,只能渐消缓散,不可峻攻猛破,若攻之过急,则易伤胎元。故原著十分强调其服法:"如兔屎大,每日食前服一丸,不知,加至三丸。"即应从小剂量开始,不知渐加,使消癥不伤胎;中病即止,不可久服;正常妊娠下血者慎用;若阴道下血较多,腰酸腹痛较甚者,则非本方所宜。

61. 下乳涌泉散(清太医院方)

【药物组成】 熟地黄、炒白芍、当归、川芎、柴胡、青皮、花粉、漏芦、桔梗、通草、白芷、王不留行、甘草。

【适应证】 新产乳汁不下之属于气血壅滞者。

【临床运用】 本方有养血、活血、疏肝利气作用,是一张既要乳,又养血的方子,一般服两剂观察疗效。

62. 芎归疏肝汤(《医方简义》)

【药物组成】 川芎、当归、制香附、青皮、王不留行、延胡索、蒲公英、鹿角霜、麦芽、柴胡、漏芦、夏枯草、路路通、枇杷叶。

【适应证】 乳痈已成,乳房肿痛有块,伴见恶寒发热的全身症状。

【临床运用】 本方以疏通气血为主,兼有清热消炎及散肿块的作用,水煎,加黄酒少许,冲入,分两次服。可加连翘、山海螺。

63.金黄散(《医宗金鉴》)

【药物组成】 大黄、黄柏、姜黄、白芷、南星、陈皮、苍术、川朴、甘草、天花粉。共研细末,备用。

【适应证】 一切阳证痈疡疮疖。

【临床运用】 本方有清热解毒消散的功效。凡疮痈初起,红肿热疼,未成脓者,用红茶汁加蜂蜜调敷;如疮痈红肿将作脓者,用葱汁加蜂蜜调敷,亦可用于天泡疮、丹毒等证;如皮肤破烂者,用麻油调敷。凡外敷痈肿疮疖,中间宜留一空点,使毒易于散发。

64.益气养营汤(《女科准绳》)

【药物组成】 八珍汤加柴胡、黄芪、陈皮、贝母、桔梗、香附。

【适应证】 乳部硬块日久不消,不红不痛,形瘦力弱,或午后低热,或溃后不敛。

【临床运用】 本方为乳岩证的调理剂,须连服一两个月。如胸膈气郁不舒,熟地黄用砂仁末拌捣;口干,舌质红,加麦冬、五味子;恶寒渐热,加银柴胡、地骨皮;溃后脓清,加重当归、黄芪用量;日久不能愈合,加白蔹、鹿角霜。

65.萆薢渗湿汤(《疡科心得集》)

【药物组成】 萆薢、赤茯苓、苡仁、牡丹皮、泽泻、黄柏、滑石、通草。

【适应证】 湿热蕴结,外阴部瘙痒,甚或疼痛,白带或黄带时下,心烦少寐,口苦而腻,舌苔黄腻,脉弦滑而数。

【临床运用】 本方有清热利湿作用。如湿热夹肝火,可合龙胆泻肝汤;如湿热渐清,阴虚明显,可合六味地黄丸,去山萸肉。

66.大黄牡丹皮汤(《金匮要略》)

【药物组成】 大黄、牡丹皮、桃仁、芒硝、冬瓜子。

【适应证】 肠痈初起,尚未成脓,右少腹疼痛拒按,大便秘结,及急性盆腔炎、子宫附件炎之兼有便秘者。

【临床运用】 本方有泻热化痰、散结消肿作用,除用于阑尾炎以外,还极常用于子宫及其附属器诸炎症。特别是急性盆腔炎,腹痛,发热口渴,有便秘之倾向时,用本方则由下大便而去痛苦,肿块软化缩小而病除;也可用于产后瘀血腹痛之大便秘结者,疗效可靠。

67. 桃仁承气汤(《伤寒论》)

【药物组成】 桃仁、芒硝、大黄、桂枝、炙甘草。

【适应证】 妇女气滞血瘀,经闭不行,小腹急痛;或产后恶露不下,小腹硬满疼痛;亦治跌打损伤,瘀血内留,疼痛不能转侧,小便少,大便秘结。

【临床运用】 本方有破血下瘀、通经止痛的作用。常用于妇女血瘀经闭,胎盘残留出血,子宫内膜炎、附件炎,习惯性便秘而有瘀血证候者。本方与桂枝茯苓丸作用相似,但本方下瘀作用强,有攻破性,不宜久服;桂枝茯苓丸长于化瘀,适用于体虚不任攻逐者,可以连服一两个月。

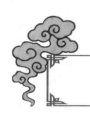

临床篇

第五章　月经病

月经的周期、经期或经量发生异常，或伴随月经期出现明显不适症状，或在经断前后出现一系列症状的疾病，中医学统称为月经病。月经病是妇科临床的常见病、多发病。

妇科学中常见的月经病包括异常子宫出血、闭经、多囊卵巢综合征、痛经、子宫内膜异位症和子宫腺肌病、经前期综合征及绝经综合征等。导致月经病的主要因素是下丘脑-垂体-卵巢轴的神经内分泌调节功能紊乱或异常，及靶器官子宫或下生殖道等生殖系统异常或其他内分泌系统腺体功能的紊乱。治疗的重点则是找出根本病因从而调节性腺轴的整体功能。

中医妇科学中常见的月经病包括月经先期、月经后期、月经先后无定期、月经过多、月经过少、经期延长、经间期出血、崩漏、痛经、闭经、经行前后诸证、经断前后诸证等。

中医学认为，月经病的主要病因病机是外感六淫、内伤七情、饮食劳倦或房劳所伤，或禀赋不足，可使脏腑功能失常，气血失调，导致冲任二脉损伤，从而发生月经病。

月经病的诊断主要根据月经的异常及主要症状并结合性激素检测、B超检查、诊断性刮宫等辅助检查。临床应注意与有关疾病的鉴别，如妊娠病、女性生殖系统炎症和肿瘤等；并注意与发生在月经期间的内、外科病证相鉴别。

月经病的辨证，要根据月经的周期、经期、经量、经色及经质的特点，以及伴随月经周期或经断前后出现的症状，同时结合全身证候、脉象，运用四诊八纲进行综合分析。

月经病的治疗原则重在治本调经。治本，即消除病因；调经，即通过治疗使月经恢复正常。具体的治本大法有补肾、扶脾、疏肝、调气血、调理冲任等。肾为先天之本，"经水出诸肾"，月经的产生和调节以肾为主导。补肾以填补精血,补益肾气为主,使阴生阳长,阴平阳秘,精血俱旺。脾为后天之本,气血生之源,有统摄之功。扶脾在于健运脾胃以化生气血,升阳止血以调经。肝主疏泄,为藏血之,易为情志所伤。疏肝在于通调气机,以理气开郁为主,佐以养血柔肝,使肝气得疏,血蓄溢有常,则经病可愈。调理气血,首先要辨气病、血病。病在气者,以治气为主,佐理血;病在血者,则治血为主,佐以理气。调理冲任,在于使冲任通盛,血海按期满盈。上述诸法,又常以补肾扶脾为要。如《景岳全书·妇人规》说:"故调经之要,贵在补脾胃资血之源,养肾气以安血之室,知斯二者,则尽善矣。"

在辨治中需要注意:①分清先病与后病。如因经不调而致他病者,当先调经,经调则他病自除;若因他病而致经不调者,当先治他病,病去则经自调。②注意标本缓急,急则治其标,缓则治其本。如痛经剧烈,应以止痛为主;若血暴下,当以止血为先。缓则审证求因治其本,使月经病得以彻底治疗。③掌握经期虚实补泻律。女子经期血室正开,以调气血为主,忌用过寒过热大辛大散之剂,以免滞血、动血;经前血海充盈,宜疏导,以助阳为主,忌滥补;经后血海空虚,以滋阴为主,宜调补勿滥攻。此外,不同年龄的妇女有不同的生理特点,治疗时也应有所兼顾。

第一节　月经不调

一、月经先期

月经先期是指月经周期每月提前1周以上而行,连续3个周期以上者,亦有称为"经早""经期超前""经水不及期""经水先期"等。历代医家对月经先期病因病机做了详尽论述,并提出了相应治法,对临床有很大的参考价值。《傅青主女科》:"夫同是先期而来,何以分虚实之异?……先期者火气之冲,多寡者水气之验。故先期而来多者,火热而水有余也;先期而来少者,火热而水不足也。倘一见先期之来,俱以为有余之热,但泄火而不补水,或水火两泄之,有不更增其病者乎!"《景岳全书·妇人规》:"凡血热者,多有先期而至,然必察其阴气之虚实。若形色多赤,或紫而浓,或去多其脉洪滑,其脏气饮食喜冷畏热,皆火之类也。"又云:"先期而至,虽日有火,若虚而挟火,则所重在虚,当以养营安血为主。矧亦有无火而先期者,则或补中气,或固命门,皆不宜过用寒凉。"《医学心悟·月经不调》:"方书以趱前为热,退后为寒,其理近似,然亦不可尽拘也。假如脏腑空虚,经水淋漓不断,频频数见,岂可便断为热?又如内热血枯,经脉迟滞不来,岂可便断为寒?必须察其兼证。如果脉数内热,唇焦口燥,畏热喜冷,斯为有热。如果脉迟腹冷,唇淡口和,喜热畏寒,斯为有寒。阳脏、阴脏,于斯而别。"《沈氏女科辑要笺正·月事不调》:"先期有火,后期火衰,是固有之,然持其一端耳。如虚不能摄,则虽无火,亦必先期。或血液渐枯,则虽有火,亦必后期。"

西医学月经频发可参照本病辨证治疗。

【病因病机】 本病的病因病机主要是气虚和血热。气虚则统摄无权,冲任不固;血热则热扰冲任,伤及胞宫,血海不宁,均可使月经先期而至。

1.气虚可分为脾气虚和肾气虚。

(1)脾气虚:体质素弱,或饮食失节,或劳倦思虑过度,损伤脾气,脾伤则中气虚弱,冲任不固、经血失统,以致月经先期来潮。脾为心之子,脾气既虚,则赖心气以自救,久则心气亦伤,致使心脾气虚,统摄无权,月经提前。

(2)肾气虚:年少肾气未充,或绝经前肾气渐虚,或多产房劳,或久病伤肾,肾气虚弱,冲任不固,不能约制经血,遂致月经提前而至。

2.血热常分为阳盛血热、阴虚血热、肝郁血热。

(1)阳盛血热:素体阳盛,或过食辛燥助阳之品,或感受热邪,热扰冲任、胞宫,迫血下行,以致月经提前。

(2)阴虚血热:素体阴虚,或失血伤阴,或久病阴亏,或多产房劳耗伤精血,以致阴液亏损,虚热内生,热伏冲任,血海不宁,则月经先期而下。

(3)肝郁血热:素性抑郁,或情志内伤,肝气郁结,郁久化热,热扰冲任,迫血下行,遂致月经提前。

【诊断要点】

1.病史 有血热病史或平素嗜食辛辣,或有情志内伤等病史。

2.临床表现 月经提前来潮,周期不足 21 天,且连续出现 3 个月经周期及以上,经期基本正常,可伴有月经过多。

3.检查

(1)妇科检查:一般无明显盆腔器质性病变。

(2)辅助检查:基础体温(BBT)监测呈双相型,但黄体期少于 11 天,或排卵后体温上升缓慢,上升幅度<0.3 ℃;月经来潮 12 小时内进行诊断性刮宫,子宫内膜呈分泌反应不良。

(3)血中测定:黄体期孕酮分泌量不足。

【辨证论治】

(一)辨证要点

月经先期的辨证重在观察月经量、色、质的变化,并结合全身证候及舌脉,辨其虚、实、热。一般而言,月经先期,伴见量多、色淡质稀者属气虚,其中兼有神疲肢倦、气短懒言等为脾气虚,兼有腰膝酸软、头晕耳鸣等为肾气虚;伴见量多或少、色红、质稠者属血热,其中兼有面红口干、尿黄便结等为阳盛血热,有两颧潮红、手足心热者为阴虚血热,兼有烦躁易怒、口苦咽干等为肝郁血热。

(二)治疗原则

本病的治疗原则重在清热调经,益气固冲。

(三)主要证型

1. 血热证

(1)阳盛血热证

临床表现:经来先期,量多,色深红或紫红,质黏稠;或伴心烦,面红口干,小便短黄,大便燥结;舌质红,苔黄,脉数或滑数。

病机:阳盛血热,冲任不固,经血妄行。

治法:清热凉血调经。

方药:清经散(《傅青主女科》)加黄芩、炒栀子。

牡丹皮、地骨皮、白芍、熟地黄、青蒿、黄柏、茯苓。

清经散主治月经先期量多者。方中牡丹皮、青蒿、黄柏清热泻火凉血;地骨皮、熟地黄清血热而滋肾水;白芍养血敛阴;茯苓行水泄热。全方清热泻火,凉血养阴,使热去而阴不伤,血安则经自调。

随症加减:若兼见倦怠乏力,气短懒言等症,为失血伤气,血热兼气虚,酌加党参、黄芪以健脾益气;若经行腹痛,经血夹瘀块者,为血热而兼有瘀滞,酌加益母草、蒲黄、三七粉以化瘀止血;经量偏多者,去茯苓之渗利,加炒地榆、炒槐花、墨旱莲凉血止血。

(2)阴虚血热证

临床表现:经来先期,量少或量多,色红质稠;或伴两颧潮红,手足心热,咽干口燥;舌质红,苔少,脉细数。

病机:阴虚内热,冲任不固,经血妄行。

治法:养阴清热调经。

方药:两地汤(《傅青主女科》)去阿胶加怀山药、墨旱莲。

地骨皮、阿胶、麦冬、玄参、白芍、生地黄。

方中生地黄、玄参、麦冬养阴滋液,壮水以制火;地骨皮清虚热,泻肾火;阿胶滋阴补血;白芍养血敛阴。全方重在滋阴壮水,水足则火自平,阴复而阳自秘,故经行如期。

随症加减:头昏头晕者,加钩藤、蒺藜以平肝潜阳;手足心热,潮热盗汗者加白薇、龟板、龙骨,牡蛎;经量少者加山药、枸杞子、何首乌;经量过多者,加地榆炭、仙鹤草凉血止血;热灼血瘀,经血有块者,加茜草化瘀止血。

（3）肝郁血热证

临床表现：月经提前，量或多或少，经色深或紫红，质稠，经行不畅，或有块；或少腹胀痛，或胸闷胁胀，或乳房胀痛，或烦躁易怒，口苦咽干；舌红，苔薄黄，脉弦数。

病机：肝郁化热，热扰冲任，经血妄行。

治法：疏肝清热，凉血调经。

方药：丹栀逍遥散（《内科摘要》）加减。

炒栀子、牡丹皮、当归、白芍、白术、茯苓、醋炒柴胡、炙甘草、墨旱莲、钩藤、莲子心。

方中牡丹皮、炒栀子、柴胡疏肝解郁，清热凉血；当归、白芍养血柔肝；白术、茯苓、炙甘草健脾补中。

随症加减：经行不畅，加丹参、泽兰、山楂；经量多，去当归、墨旱莲，加女贞子；乳房胀痛加川楝子、郁金、延胡索；经血量多加地榆炭、仙鹤草；经行不畅夹血块加泽兰、益母草；若肝火犯胃，口干舌燥者，加知母、生地黄以养阴生津；若胸胁、乳房胀痛严重者，加郁金、橘核以疏肝通络。

2. 气虚证

（1）脾气虚证

临床表现：经期提前，经量或多或少，色淡质稀，神疲肢倦，嗜睡，气短懒言，纳少便溏，小腹空坠，面色㿠白，舌淡苔薄白，脉缓弱。

病机：脾气虚弱，统血无权，冲任不固。

治法：健脾益气，固冲调经。

方药：补中益气汤（《脾胃论》）加减。

人参、甘草、黄芪、当归、白术、陈皮、升麻、柴胡。

补中益气汤主治饮食劳倦所伤，始为热中之证。方中以人参、黄芪益气为君；白术、甘草健脾补中为臣；当归补血，陈皮理气，为佐；升麻、柴胡升阳为使。全方共奏补中益气，升阳举陷，摄血归经之效，使月经自调。

随症加减：经量过多者，经期去当归之辛温行血，加煅龙骨、煅牡蛎、赤石脂以固涩止血；小腹冷痛，形体畏寒者，加炮姜、艾叶、补骨脂以温补脾肾之阳气。便溏者加山药、砂仁、薏苡仁；若心脾两虚，症见月经提前，心悸怔忡，失眠多梦，舌淡，苔白，脉细弱，治宜补益心脾，固冲调经，方选归脾汤（《济生方》）。

（2）肾气虚证

临床表现：经期提前，经量或多或少，色暗，质清稀；腰膝酸软，头晕耳鸣，面色晦暗或有暗斑；舌淡暗，苔白润，脉沉细。

病机：肾气不足，封藏失司，冲任不固。

治法:补益肾气,固冲调经。

方药:固阴煎(《景岳全书》)。

菟丝子、熟地黄、山茱萸、加减人参、山药、炙甘草、五味子、远志。

固阴煎主治阴虚滑泻、带浊淋遗及经水因虚不固等证。方中菟丝子补肾益精气;熟地黄、山茱萸滋肾益精;人参、山药、炙甘草健脾益气,补后天养先天以固命门;五味子、远志交通心肾,使心气下通,以加强固摄肾气之力。全共奏补肾益气,固冲调经之效。

随症加减:若经血量多者,加仙鹤草、血余炭收涩止血,量多色淡者,加艾叶炭、杜仲温经止血;腰腹冷痛,小便频数者,加益智仁、补骨脂以温肾固涩。

【其他疗法】

(一)西医治疗

1. 促进卵泡发育　针对其发生原因,促使卵泡发育和排卵。①卵泡期使用低剂量雌激素:月经第5天起,每日口服妊马雌酮0.625 mg或戊酸雌二醇1 mg,连续5~7天。②氯米芬:月经第3~5天,每日开始口服氯米芬50 mg,连服5天。

2. 促进月经中期LH峰形成　在卵泡成熟后,给予绒促性素5000~10000 U一次或分两次肌内注射,黄体功能刺激疗法于基础体温上升后开始,隔日肌内注射绒促性素1000~2000 U,共5次注射。

3. 黄体功能补充疗法　一般选用天然黄体酮制剂,自排卵后开始每日肌内注射黄体酮10 mg,共10~14天。

4. 口服避孕药　尤其适用于有避孕需求的患者,一般周期性使用口服短效避孕药3个周期,病情反复者酌情延至6个周期,常用避孕药如:达英-35、妈富隆、优思悦、优思明等。

(二)中医疗法

1. 中成药

(1)六味地黄丸:每次4 g,每日2次。经净即服,经行停服。适用于虚热证。

(2)乌鸡白凤丸:每次4 g或1丸,每日2次。经后始服,经行停药。适用于气血两虚证。

(3)固经丸合二至丸:每次各9 g,每日3次。治阴虚血热之月经先期。

(4)归脾丸:每次9 g,每日3次。治心脾两虚之月经先期。

(5)补中益气丸:每次8粒,每日3次。治脾气亏虚之月经先期。

(6)左归丸:每次9 g,每日3次。治肾虚型之月经先期。

2. 针灸疗法　取关元、气海、血海、三阴交穴。实热证加曲池或行间，虚热证加太溪，气虚证加脾俞、足三里，月经过多加隐白，腰骶疼痛加肾俞、次髎。

【预防调护】

（一）预防

1. 饮食得当，注意营养调节，经期忌食生冷饮食及辛燥之品。

2. 加强摄生养护，注意劳逸结合，保持脾肾强健，冲任调和。

3. 注意经期、流产后、产后等的卫生预防工作，防止生殖道上行感染。

（二）调护

1. 注意劳逸结合，勿过度疲劳及思虑劳心。

2. 注意经期卫生，出血期间勿食生冷及有刺激性的食物。

3. 随时注意月经的色泽、质、量、日期，严格按照医嘱服药，特别是甾体类药物及促排卵等药物。

【临证经验探讨】　月经先期表现为月经周期提前，经期基本正常，并连续出现 3 个周期以上。朱丹溪谓："经水先期而来者，血热也。"血热又有虚实之分，虚热者自是阴血亏虚使然。实热者，一方面热邪耗血灼阴；另一方面，经水频下，终使阴血流失。尚有肝经郁热证，痰热蕴结证等，虚证又多见脾气亏虚证、肾气亏虚证、脾肾两虚证等，若伴经血量多，气随血耗，阴随血伤，可变生气阴两虚或气虚血热等诸证。故月经先期既可有单一病机，又可见多脏同病或气血同病之病机。在治疗中，实证者用药不可过于苦寒辛燥，以免耗血损阴；虚证用药则重在"壮水之主，以制阳光"，不以苦寒直折，以免重竭真阴。气虚证多见脾气虚证、肾气虚证。阳盛血热证临床亦多用《济阴纲目》之先期汤，生地黄、当归、川芎、白芍、黄柏、知母、黄连、阿胶、艾叶、香附、甘草。阴虚血热证多用自拟养阴清经汤，北沙参、麦冬、地骨皮、玄参、玉竹、炒生地黄、炒白芍、女贞子、旱莲草、炒山药。痰热蕴结证多用黄连温胆汤加紫草、地榆。肝经郁热证用滋水清肝饮加减，柴胡、黄芩、白芍、牡丹皮、当归、川芎、炒白术、茯苓、山栀子、川楝子、生甘草。脾气虚证多用补中益气汤、归脾汤、八珍汤加减治疗。肾气虚多用固阴煎、六味地黄汤加减治疗，阴虚火旺者用知柏地黄丸加味治疗。脾肾亏虚用宁坤汤，党参、山药、茯苓、莲子肉、芡实、杜仲、续断、桑寄生、山萸肉、五味子、菟丝子、巴戟天。

月经先期常常虚实兼夹，治疗当分清主次、虚实兼顾。治疗上一定要抓住疾病的主要矛盾，重点突出，且应分步进行调理。如因实致虚者，初治多以泻实为主，佐以补虚，待邪实除尽，转以补虚为主，如此方无闭门留寇之虞。如因虚致实者，初治多以补虚为主，佐以泻实，待正气得复，转予泻实为主，最后据病情补泻结合，如此方无"虚虚实实"之患。

周期提前、经量过多、经期延长三者并见,有发展为崩漏之虞。月经周期屡提前,肾虚者,不加调治也有肾精渐衰而致天癸早竭之嫌。

 医案

李某,女,30岁,已婚。

初诊:2018年4月14日。

主诉:月经频发半年。

病史:既往月经规律,周期28~30天,经量色正常,经期4~5天。末次月经2018年4月9日,半年前足月分娩3个月后,月经频发,一个月二至,量不多,色鲜红,有血块,持续4~5天,在本地诊所口服"宫血宁""断血流"等药物,效果不佳,平素喜吃辛辣,口干喜冷饮,心烦梦多,手足心热,经前常乳房胀痛,饮食正常,小便黄,易便秘。孕$_1$产$_1$。

查体:舌红苔少,脉细数。

妇科检查:外阴、阴道正常,少量暗褐色分泌物,宫颈光滑,子宫、附件未触及明显异常。

辅助检查:①超声检查示子宫大小为58 mm×41 mm×35 mm,内膜回声可,厚7 mm,左侧卵巢大小为34 mm×28 mm,右侧卵巢大小为32 mm×24 mm。②血常规示血红蛋白100 g/L。③凝血五项未见明显异常。④尿妊娠试验阴性。

中医诊断:月经先期。

西医诊断:月经失调。

中医辨证:阴虚血热,热扰冲任,经血妄行。

治法:养阴清热,调理冲任。

处方:生地黄15 g,地骨皮15 g,麦冬9 g,玄参9 g,白芍9 g,阿胶$^{(烊化)}$9 g,川楝子6 g,山萸肉9 g,牡丹皮9 g,旱莲草9 g,女贞子9 g,甘草6 g。10剂,水煎服。嘱其少食辛辣之品。

二诊:2018年5月10日。

服药后月经于5月3日来潮,周期24天,色鲜红,经量中等,有血块,持续5天,现经后第2天,口干心烦症状减轻明显,大便畅通。

查体:舌质红,苔薄黄,脉弦。

方药:生地黄15 g,地骨皮15 g,麦冬9 g,玄参9 g,白芍9 g,阿胶$^{(烊化)}$9 g,川楝子6 g,山萸肉9 g,牡丹皮9 g,旱莲草9 g,女贞子9 g,香附6 g,甘草6 g。7剂,水煎服。

三诊:2018年6月1日。

5月28日月经来潮,周期25天,量中等,4天干净,其余症状改善明显。

查体:舌质淡红,苔薄,脉弦滑细。

复查血常规:血红蛋白 120 g/L。

上方去牡丹皮、香附,加川断 12 g、桑寄生 12 g,滋阴凉血,补肾固经。

方药:生地黄 15 g,地骨皮 12 g,麦冬 9 g,玄参 9 g,白芍 9 g,阿胶^(烊化) 9 g,川楝子 9 g,山萸肉 9 g,川断 12 g,桑寄生 12 g,旱莲草 9 g,女贞子 9 g,甘草 6 g。7 剂,水煎服。巩固治疗。

后随访月经周期正常。

二、月经后期

月经周期延长 7 天以上,甚至 3～5 个月一行,连续出现 3 个周期以上,称为"月经后期",亦称"经行后期""月经延后""经迟"等。如偶尔延后 1 次,或每月仅延后 3～5 天,且无不适者,属正常。在青春期初潮后 1～2 年内或进入更年期者,月经时有延后,且无其他证候者,也不作病论。本病以虚证、寒证为多,如《景岳全书·妇人规》云:"凡血寒者,经必后期而至。然血何以寒?亦惟阳气不足,则寒从中生而生化失期,是即所谓寒也。""凡阳气不足,血寒经迟者,色多不鲜,或色见沉黑,或涩滞而少;其脉或微或细,或沉迟弦涩;其藏气形气必恶寒喜暖。凡此者皆无火之证。治宜温养血气,以大营煎、理阴煎之类加减主之。"《圣济总录·妇人血气门》云:"凡月水不利,有因风冷伤于经络,血气得冷则涩而不利者;有因心气抑滞,血气郁结,不能宣流者。二者当审订而疗之。"

本病相当于西医学的月经稀发,有排卵或无排卵性月经;多数伴不孕。如多囊卵巢综合征、高催乳素血症、甲状腺功能减退、卵巢功能低下、脑垂体腺瘤、压力及精神等因素导致下丘脑及垂体分泌激素异常引起,本病常为闭经的前驱,故预后虽良好,但不及时治疗,可进一步发展为闭经。

【病因病机】 本病主要发病机理是精血不足,或邪气阻滞,致冲任不充,血海不能按时满溢,遂致月经后期。

1.肾虚 先天肾气不足,或房劳多产,损肾气,肾虚精亏血少,冲任不充,血海不能按时满溢,遂致月经后期而至。

2.血虚 体质素弱,营血不足,或久病失血,或产育过多,耗伤阴血,或脾气虚弱,化源不足,均可致营血亏虚,冲任不充,血海不能按时满溢,遂使月经周期延后。

3.血寒

(1)虚寒:素体阳虚,或久病伤阳,阳虚内寒,脏腑失于温养,气血化生不足,血海充盈延迟,遂致经行后期。

(2)实寒:经期产后,外感寒邪,或过食寒凉,寒搏于血,血为寒凝,冲任阻滞,血海不能如期满溢,遂使月经后期而来。

4.气滞 素多忧郁,气机不宣,血为气滞,运行不畅,冲任阻滞,血海不能如期满溢,因而月经延后。

5.痰湿 素体肥胖,痰湿内盛,或劳逸过度,饮食不节,损伤脾气,脾失健运,痰湿内生,痰湿下注冲任,壅滞胞脉,气血运行缓慢,血海不能按时满溢,遂致经行错后。

【诊断要点】

1.病史 可有久病失血、多产久乳史,先天禀赋不足史,或经期冒雨涉水、感受寒邪史,精神抑郁、环境改变史,形体肥胖史,不孕史等。

2.临床表现 月经周期延后7天以上,甚至3~5个月一行,可伴有经量及经期的异常,连续出现3个月经周期以上,而行经持续时间和经量均属正常范围。

3.检查

(1)妇科检查:子宫大小正常或略小。

(2)辅助检查:①尿妊娠试验阴性。②B超查子宫及卵巢的情况。③BBT低温相超过21天。④生殖激素六项测定提示卵泡发育不良或高催乳素、高雄激素、了解性腺功能是否异常或低下等。

【辨证论治】

(一)辨证要点

辨证重在观察月经量、色、质变化,并结合全身证候及舌脉,辨其虚、实、寒、热。一般而言,月经后期,伴见量少、色暗淡、质清稀,或兼有腰膝酸软、头晕耳鸣等属肾虚;伴见量少、色淡红、质清稀,或兼有头晕眼花、心悸少寐等属血虚;伴见量少、色淡红、质清稀,或兼有小腹隐痛、喜暖喜按等虚寒;伴见量少、色暗有块,或兼有小腹冷痛拒按、得热痛减等属实寒;伴见量少、色暗红有血块,或兼有小腹胀痛、精神抑郁等属气滞;伴见量少,经血夹杂黏液,或兼有形体肥胖、腹满便溏等属痰湿。

(二)治疗原则

本病的治疗原则重在调理冲任、疏通胞脉以调经,虚者补之,实者泻之,寒者温之,滞者行之,痰者化之。

(三)分型论治

1.肾虚证

临床表现:周期延后,量少,色暗淡,质清稀;腰膝酸软,头晕耳鸣,面色晦暗,或面部暗斑;舌淡,苔薄白,脉沉细。

病机:肾虚精亏,冲任亏虚。

治法:补肾助阳,养血调经。

方药:当归地黄饮(《景岳全书》)加减。

熟地黄、当归、山药、杜仲、山茱萸、怀牛膝、甘草。

当归地黄饮主治肾虚腰膝疼痛等证。方中以当归、熟地黄、山茱萸养血益精;山药、杜仲补肾气以固命门;怀牛膝强腰膝,通经血,使补中有行;甘草调和诸药。全方重在补益肾气,益精养血。

随症加减:头晕耳鸣,失眠加远志、莲子心、生龙齿、菟丝子、覆盆子、枸杞子,若肾气不足,日久伤阳,症见腰膝酸冷者,酌加菟丝子、巴戟天、淫羊藿等以温肾阳,强腰膝;带下量多清稀者,酌加鹿角霜、金樱子、芡实温肾固涩止带。

2. 血虚证

临床表现:周期延长,量少,色淡红,质稀,或小腹绵绵作痛;或头晕眼花,心悸少寐,面色苍白或萎黄;舌质淡红,苔薄,脉细弱。

病机:营血亏虚,冲任不充。

治法:补血填精,益气调经。

方药:人参养荣汤加减。

人参、炙甘草、茯苓、熟地黄、白术、五味子、远志、陈皮、当归、黄芪、白芍、肉桂、生姜、大枣。

随症加减:头晕目花加何首乌、枸杞子、鸡血藤、丹参;心悸少寐加柏子仁、酸枣仁;小腹空痛重用芍药,加阿胶、香附。

3. 血寒证

临床表现:月经后期,量少,色黯或淡,质清稀,小腹冷痛,腰膝酸冷,神疲乏力,小便清长,大便溏薄,面色青白,舌淡胖嫩,脉弱无力。

病机:阳气不足,阴寒内盛,冲任不充。

治法:温阳散寒,养血调经。

方药:温经汤(《妇人大全良方》)加味。

当归、赤白芍、制香附、川牛膝、莪术、炙甘草、党参、川续断、川芎、肉桂^(后下)。

方中肉桂温经散寒,当归、川芎、香附行气活血调经,四药配伍有温经散寒调经的作用;党参、甘草甘温补气,助肉桂通阳散寒;白芍、川续断滋阴补肾养血;莪术、牛膝、赤芍活血祛瘀。全方共奏温经散寒,活血祛瘀,益气通阳调经之效。

随症加减:肾阳亏虚,虚寒所致者去莪术,加杜仲、炒狗脊、鹿角片^(先煎)、仙灵脾;大便溏泄,日行2~3次者,去当归、川牛膝,加炒白术、建曲、炮姜。

4.气滞证

临床表现:月经周期延后,量少,色暗红或有血块,小腹胀痛;精神抑郁,经前胸胁、乳房胀痛;舌质稍黯,脉弦或涩。

病机:气机郁结,冲任不畅。

治法:理气行滞,和血调经。

方药:乌药汤《兰室秘藏》加减。

乌药、甘草、木香、当归、香附。

方中乌药理气行滞为君;香附疏肝理气,木香行脾胃滞气为臣;当归养血活血调经为佐;甘草调和诸药为使。全方共奏行气活血调经之效。

随症加减:月经量少加红花、鸡血藤、丹参;小腹胀痛加延胡索、莪术、白芍;乳胀胁痛加柴胡、川楝子、枳壳。

5.血瘀证

临床表现:月经周期延后,月经量少或多,色紫有块,块下痛减,小腹刺痛伴胸胁、乳房胀痛。舌紫暗,或有瘀点,脉弦涩。

病机:寒客胞宫,血为寒凝,瘀滞冲任。

治法:活血化瘀,理气调经。

方药:桃红四物汤(《医宗金鉴》)加减。

炒桃仁、红花、当归、川芎、白芍、丹参、益母草、香附。

方中炒桃仁、红花、丹参、益母草活血调经;当归、川芎、白芍养营活血;香附理气止痛;全方共奏活血化瘀,理气调经之效。

随症加减:月经量多者,加蒲黄炭、赤石脂化瘀止血;小腹痛甚者,加制乳香、制没药。

6.痰湿证

临床表现:月经后期,量少,经血夹杂黏液;形体肥胖,脘闷呕恶,腹满便溏,带下量多;舌淡胖,苔白腻,脉滑。

病机:痰湿内盛,滞于冲任。

治法:燥湿化痰,理气调经。

方药:苍附导痰汤(《叶天士女科诊治秘方》)加减。

制苍术、当归、茯苓、制香附、制半夏、广郁金、山楂、炒枳壳、陈皮、川续断。

方中二陈汤化痰燥湿,和胃健脾;苍术、茯苓燥湿健脾;香附、枳壳理气行滞;当归、川断养血益肾;广郁金疏肝解郁,理气调经;山楂化痰消滞。全方有燥湿化痰,理气调经之功。

随症加减:经期加入泽兰、丹参、茺蔚子调经;如烦躁口苦,苔黄腻,加黄连、钩藤^(后下)、炒牡丹皮;如大便偏溏,形体畏寒,苔白腻,去炒枳壳,加炮姜、制附片、焦建曲。

【其他疗法】

（一）西医治疗

1.病因治疗　如宫腔粘连，予扩张宫腔；子宫内膜结核，应行抗结核治疗。

2.性激素治疗

（1）雌、孕激素人工周期疗法：雌激素连服21天，最后10天同时给予地屈孕酮10~20 mg/天或醋酸甲羟孕酮6~10 mg/天；或直接服用芬吗通（雌二醇/雌二醇地屈孕酮片），适用于体内雌激素水平缺乏者，黄体酮实验阴性。

（2）促排卵：氯米芬，于出血第5天开始服，每晚服50 mg，连续5天。

（3）孕激素疗法：体内有一定内源性雌激素水平，补充适量的孕激素可达到来月经的目的，如黄体酮胶囊400 mg/天，服用7~10天；或地屈孕酮20 mg/天，服用7~10天；或黄体酮注射液20 mg，肌内注射3~5天，调理周期可于月经周期后半期（即月经周期第11~15天）地屈孕酮10~20 mg/天或黄体酮胶囊400 mg/天连续服用10天，连续调理3个月。

（二）中医疗法

1.中成药

（1）妇科调经片：每次10片，每日4次。治血虚型月经后期。

（2）归脾丸：每次8粒，每日3次。治心脾两虚型月经后期。

（3）大补阴丸：每次9 g，每日2次。治肝肾阴虚型月经后期。

（4）左归丸：每次9 g，每日2次。治肾虚型月经后期。

（5）逍遥丸：每次8粒，每日2次。治肝郁气滞型月经后期。

（6）苍附导痰丸：每次9 g，每日2次。治痰湿阻滞型月经后期。

（7）大黄䗪虫丸：每次6 g，每日2次。治气滞血瘀型月经后期。

2.针灸疗法　取三阴交、关元、中极、子宫穴。肝肾不足加肝俞、肾俞；气血两虚加足三里、血海；气滞血瘀加气冲、地机、太冲；痰湿阻滞加阴陵泉、丰隆。

【预防调护】

（一）预防

1.调适寒温，勿过热，勿贪凉。虚邪贼风，避之有时。

2.饮食有节，起居有常，心平气和，劳逸结合。勿暴饮暴食，恣食肥甘、生冷、辛辣；亦勿饥饿节食，致营养失常；勿忧思暴怒，抑郁伤肝；勿过度疲劳，形神俱惫；亦勿好逸恶劳，致过度肥胖。要适度参加体育锻炼，保持心胸宽阔，气血调和。

3.注意节育避孕，减少不必要的小产、流产，注意经期、产后、小产后的卫生工作。预防生殖道感染,并及时修复调理损伤的冲任。

(二)调护

1.陶冶情操,保持心情舒畅,改善环境,减少精神刺激。

2.若因营养缺乏,应补充足够的营养,保持标准体重;而肥胖病人,则应控制饮食。

3.加强体育锻炼,增强体质。

4.若由于潜在疾病所致,应积极治疗全身性疾病;若因长期服药所致,则应停服或减少剂量。

【临证经验探讨】 月经后期表现为月经周期延后,经期基本正常或伴量少,并连续出现3个周期以上,诊治时须与早孕及异常妊娠相鉴别。

月经后期病机不外虚实两端,虚与实又常相互兼夹,或虚中兼实,或实中夹虚。本病从血热、血寒、气血两虚、气滞、血瘀及痰湿六型论治。傅青主认为,"盖后期之多少,实有不同,后期而来少,血寒而不足,后期而来多,血寒而有余",故血寒一证又有实寒、虚寒之异。虚寒非必阳虚生内寒,实际上有气虚、血虚、阳虚、阴虚兼寒之别,并有在脏、在腑之不同,可见临证有纯实纯虚者,有虚实寒热错杂者,亦有在气、在血、在阳、在阴、在脏腑之不同,论治必须据诸证候的轻重、多少、缓急而分别主次以施治,并从整体出发,或治他病而调经,或调经而愈他病,不可主次不明,轻重不分,否则抓不住事物内部的主要矛盾,则疗效差矣。血寒者,症必见经迟,喜热恶寒,不喜冷性饮食,下腹发凉,量多或少,色淡或暗,舌淡,苔薄白,脉沉迟。其中,虚寒者,方用双和饮或金匮温经汤,双和饮药物组成有四物加黄芪、肉桂、甘草;属肝、脾、肾虚寒者,方用温经摄血汤,药物有熟地黄、白芍、川芎、白术、五味子、柴胡、肉桂、续断;实寒者,用吴茱萸汤或桂枝汤。气滞证方用七制香附丸,药物组成:香附、当归、白芍、熟地黄、砂仁、陈皮、白术、黄芩、川芎。血瘀证方用过期饮,药物组成:当归、白芍、川芎、生地黄、红花、桃仁、香附、肉桂、莪术、丹参、益母草。气血两虚者,经迟色淡,无下腹胀痛,喜按,头晕神疲,面色苍白或萎黄,脉细弱。治宜补益气血,方用人参养荣汤。痰湿证方用苍附六君汤加味,药物组成:川芎、当归、炒苍术、香附、党参、白术、茯苓、制半夏、陈皮、甘草。《景岳全书》曰"血热者经期常早,其营血流利及未甚亏者多有之,进有阳火内灼,血本热而亦每过期者,此水亏血少,燥涩而然"之论,认为热之初,热迫血行,经来失期,热之进,血为热结,气血运行迟缓,血海满溢先期,故经来后期,由此热亦为本病之机。血热者,喜冷恶热,喜冷性饮食,经来后期,血色紫黑有块,下腹或痛,舌红苔黄,脉虚数。方用加减一阴煎,药物有生地黄、芍药、麦冬、熟地黄、知母、地骨皮、炙甘草等。另外还有肝经郁热,肝郁化火证,症见月经后期,经量或多或少,色鲜红,经前胸胁、乳房胀痛,口苦咽干,心烦易怒,大便秘结,小便黄,带下量多,外阴时痒;舌红,苔黄厚,脉沉弦或弦数。治以疏肝理气,泻火调经。方用丹栀逍遥散。方药组成:黑山栀、牡丹皮、当归、白芍、白术、茯苓、醋柴胡、甘草、墨旱莲、钩藤^(后下)、莲子心。

总之,月经后期的治疗,临证需"谨守病机",掌握因果之转化,病证之演变,灵活遣方用药,方能收到较好疗效。本病若治疗不及时或失治,日久病深,常可发展为闭经、不孕等,故当积极治疗。

 医案

李某,女,24 岁,未婚,职工。

初诊:2019 年 7 月 10 日。

主诉:月经稀发 10 个月,停经 2 个月余。

病史:既往月经正常,周期 25 ~ 28 天,量中等,持续 4 ~ 5 天。1 年前开始限制饮食,并以素食为主,减肥效果不佳,2 个月后,开始服减肥药,服药后每日稀便 3 ~ 4 次,渐感疲乏无力,头昏心悸,失眠多梦。服减肥药 2 个月后月经开始推后,周期 40 多天,经量渐减少,就诊时停经 2 个月余,自述现体重 44 kg,服减肥药前 75 kg,身高 160 cm。见其身体瘦弱,唇色苍白,颜面虚浮,少气懒言,自觉头昏眼花,并有心悸气短,动则汗出,纳少便结,夜寐多梦。

查体:舌淡胖,苔薄白,脉沉细无力。

妇科检查:外阴正常,有少量分泌物,余未见明显异常。

辅助检查:①超声检查示子宫大小为 58 mm×41 mm×35 mm,内膜回声可,厚 7 mm,左侧卵巢大小为 32 mm×26 mm,右侧卵巢大小为 33 mm×28 mm。②血常规示查血红蛋白 80 g/L。③性激素六项示 FSH 1.2 mIU/mL,PRL 15.5 ng/mL,E_2 8 pg/mL,LH 0.8 mIU/mL,P 0.6 ng/mL,T 0.10 ng/mL。④甲状腺功能正常。⑤尿妊娠试验阴性。

中医诊断:月经后期。

西医诊断:月经不调。

中医辨证:气血亏损,冲任不足。

治法:益气养血,宁心安神,调补冲任。

处方:人参9 g,茯苓、熟地黄、当归、黄芪、白芍、白术、何首乌、枸杞子各12 g,川芎、五味子、远志、酸枣仁、陈皮各9 g,炙甘草6 g。10 剂,水煎服,每日 1 剂。嘱其停止服用减肥药,增加饮食摄入量,增加体重。

二诊:2019 年 7 月 25 日。

服药后精神疲乏、心悸出汗、夜寐多梦等症状有减轻,饮食不佳,上方加山楂、炒麦芽各 15 g,服至经来。

三诊:2019 年 8 月 28 日。

服药 33 天月经来潮,即昨日月经来潮,色红,经量尚可,5 天干净,头晕眼花、疲乏无力、失眠多梦有明显减轻。上方去川芎,加阿胶 10 g,桑葚 15 g,炒麦芽 15 g,山楂 15 g,服至经来。

四诊:2019 年 9 月 30 日。

月经 2 天前来潮,周期 32 天,5 天干净,精神饮食好转,体重增加 5 kg。上方略出入续调两个月经周期后复查。

服完两个月经周期后复查,血红蛋白 120 g/L,体重增至 55 kg。经来周期正常,色红量中等。

三、月经先后无定期

月经周期时或提前、时或延后 7 天以上,交替不定且连续 3 个周期以上者,称为"月经先后无定期",又称"经水先后无定期""月经愆期""经乱"等。《傅青主女科》提出肝肾之郁致病:"妇人有经来断续,或前或后无定期,人以为气血之虚也,谁知是肝气之郁结乎! 夫经水出诸肾,而肝为肾之子,肝郁则肾亦郁矣。肾郁而气必不宣,前后之或断或续,正肾气之或通或闭耳。或曰肝气郁而肾气不应,未必至于如此。殊不知子母关切,子病而母必有顾复之情,肝郁而肾不无缠绵之谊。肝气之或开或闭,即肾气之或去或留,相因而致,又何疑焉。治法宜舒肝之郁,即开肾之郁也。肝肾之郁既开,而经水自有一定之期矣。方用定经汤。"《叶天士女科》认为脾胃气血不足:"经来或先或后,名曰愆期,此由脾胃衰弱,冲任损伤,气血不足。"《景岳全书·妇人规》认为肝气郁结,心脾不调,肾气亏虚而致月经先后无定期,其治应疏肝解郁,健脾养心,补肾调经:"凡欲念不遂,沉思积郁,心脾气结致伤冲任之源,而肾气日消,轻则或早或迟,重则渐成枯闭,此宜兼治心脾肾。"

西医学排卵障碍性异常子宫出血出现月经先后无定期征象者可参照本病辨证治疗。

【病因病机】 本病的发病机理主要是肝肾功能失常,冲任失调,血海蓄溢无常。

1.肝郁 肝藏血,司血海,主疏泄。肝气条达,疏泄正常,血海按时满盈,则月经周期正常。若情志抑郁,或忿怒伤肝,则致肝气逆乱,疏泄失司,冲任失调,血海蓄溢失常;若疏泄太过,则月经先期而至,若疏泄不及,则月经后期而来。

2.肾虚 肾为先天之本,主封藏,若素体肾气不足或多产房劳、大病久病,损伤肾气,肾气不充,开阖不利,冲任失调,血海蓄溢失常,遂致月经先后无定期。

【诊断要点】

1.病史　有七情内伤或慢性疾病等病史。

2.临床表现　月经不按周期来潮,提前或延后 7 天以上,并连续出现 3 个周期以上。

3.检查

(1)妇科检查:排除先天性子宫发育不良。

(2)辅助检查

测量基础体温:了解患者排卵及黄体功能。

宫颈黏液检查:了解患者体内激素水平变化。

激素 E_2、P、LH、FSH 测定:了解患者内分泌状态。

【辨证论治】

(一)辨证要点

月经先后无定期的辨证需着重观察月经量、色、质的变化,并结合全身证候及舌脉,辨其虚、实及脏腑。一般而言,月经先后无定期,伴见经量或多或少、色暗红、有血块,或经行不畅,或兼有胸胁、乳房、少腹胀痛,精神郁闷等属肝郁;伴见量少、色淡暗、质稀,或兼有头晕耳鸣、腰酸腿软等属肾虚。

(二)治疗原则

本病的治疗原则重在疏肝补肾,调和冲任。

(三)分型论治

1.肝郁证

临床表现:经行或先或后,经量或多或少,色暗红,有血块;或经行不畅,胸胁、乳房、少腹胀痛,精神郁闷,时欲太息,嗳气食少;舌苔薄白或薄黄,脉弦。

病机:肝郁气结,冲任失司。

治法:疏肝解郁,和血调经。

方药:逍遥散(《太平惠民和剂局方》)合四物汤加减。

柴胡、当归、白芍、白术、茯苓、熟地黄、川芎、甘草、薄荷、炮姜。

逍遥散主治血虚劳倦,五心烦热,肢体疼痛,头目昏重,心烦颊赤,口燥咽干,发热盗汗,减食嗜卧,及血热相搏,月水不调,脐腹胀痛,寒热如疟。方中柴胡疏肝解郁,薄荷助柴胡疏肝;当归、白芍养血柔肝;白术、茯苓、甘草健脾和中;炮姜温胃行气。全方重在疏肝理脾,肝气得舒,脾气健运,则经自调。四物汤养血活血,理冲调经。

随症加减:经行不畅,经常腹痛,夹血块加泽兰、益母草、丹参、鸡血藤、川楝子、延胡索;经来量多,色红质稠,口苦咽干,脉弦数者属肝郁日久化热者,去炮姜,加牡丹皮、栀子;脘闷纳少者加青陈皮、枳壳、厚朴;兼腰酸加菟丝子、续断、桑寄生。

2. 脾虚证

临床表现:经来或先或后,经量或多或少,色淡质稀,神疲气短,倦怠嗜卧,四肢不温,纳少便溏,舌淡胖苔白,脉濡缓。

病机:脾失统摄,冲任不固。

治法:健脾益气,养血调经。

方药:归脾汤加减。

党参、黄芪、白术、当归、茯苓、龙眼肉、远志、酸枣仁、木香、炙甘草、生姜、大枣。

方中黄芪甘温,补脾益气;龙眼肉甘平,既补脾气,又养心血,共为君药。人参、白术皆为补脾益气之要药,与黄芪相伍,补脾益气之功益著;当归补血养心,酸枣仁宁心安神,二药与龙眼肉相伍,补心血、安神志之力更强,均为臣药。佐以茯神养心安神,远志宁神益智;更佐理气醒脾之木香,与诸补气养血药相伍,可使其补而不滞。炙甘草补益心脾之气,并调和诸药,用为佐使。引用生姜、大枣,调和脾胃,以资化源。诸药配伍,心脾得补,气血得养,冲任调畅,则经期复常。

随症加减:食少腹胀加麦芽、砂仁、陈皮,便稀去生姜加炮姜、肉豆蔻、仙灵脾;经水量多去当归,加乌贼骨、棕榈炭。

3. 肾虚证

临床表现:经行或先或后,量少,色淡暗,质稀;头晕耳鸣,腰酸腿软,小便频数;舌淡,苔薄,脉沉细。

病机:肾气虚弱,冲任失调。

治法:补肾益气,养血调经。

方药:固阴煎(《景岳全书》)加减。

菟丝子、人参、五味子、远志、熟地黄、山药、山茱萸、炙甘草。

随症加减:腰酸痛者,酌加杜仲、巴戟天;带下量多者,加鹿角霜、沙苑子、金樱子;若肝郁肾虚者,症见月经先后无定期,经量或多或少,平时腰膝酸软,经前乳房胀痛,心烦易怒,舌暗红,苔白,脉弦细,治宜补肾疏肝,方用定经汤(《傅青主女科》)。

【其他疗法】

(一)西医治疗

首先要排除器质性病变,器质性病变要对因治疗。

1. 若月经出血量大,血红蛋白<90 g/L,首先应止血。

（1）氨甲苯酸、6-氨基己酸、氨甲环酸、酚磺乙胺等注射液静脉滴注。

（2）复方口服避孕药：需排除复方口服避孕药的使用禁忌证。推荐新型复方短效口服避孕药，如屈螺酮炔雌醇片（Ⅱ）（优思悦）、屈螺酮炔雌醇片（优思明）、炔雌醇环丙孕酮片（达英-35）、去氧孕烯炔雌醇片（妈富隆）等，用于青春期与生育期患者，围绝经期不推荐使用大剂量复方口服避孕药止血。用法如下：每次 1 片，每 8～12 小时一次，直至血止 3 天后，仍无出血可开始减量，每次减少 1 片，减量到 1 片/天，维持至血红蛋白含量正常、希望月经来潮，停药即可。复方短效口服避孕药如包含有安慰片，应去除安慰片而连续应用活性药片。

（3）高效合成孕激素：人工合成的高效孕激素转化子宫内膜的效能高，尤其适用于年龄大、血红蛋白<90 g/L 的患者。止血 3 天后可以逐步减量，一般每 3 天减量一次，减量不应超过 1/3，直至维持剂量，维持至血红蛋白含量正常、希望月经来潮，停药即可，适合生育期女性或围绝经期女性，建议用法如下。①炔诺酮：口服每次 5～7.5 mg，每 8～12 小时 1 次，直到血止，血止 3 天后开始减量，方法同上，维持量为 5 mg/天。②甲羟孕酮：口服每次 10～20 mg，可每 8 小时 1 次，血止 3 天后开始减量，方法同上，维持量为 6～8 mg/天。③左炔诺孕酮：口服每日 1.5～2.25 mg，血止 3 天后渐减量，方法同上，维持量为 0.75 mg/天。

（4）纠正贫血，如硫酸亚铁片、琥珀酸亚铁片、蔗糖铁注射液等。

2. 孕激素撤退性出血治疗　适用于阴道出血量不多，生命体征平稳、血红蛋白≥90 g/L 的患者。使用口服孕激素 7～10 天后，出现撤退性出血来达到止血目的，注意的是使用孕激素期间不止血。用法如下。①地屈孕酮：10～20 mg/天，共 7～10 天。②微粒化黄体酮：200～300 mg/天，共 7～10 天。③醋酸甲羟孕酮：4～10 mg，每日 1～2 次，共 7～10 天。

3. 调整月经周期

（1）孕激素后半周期治疗：于月经周期或撤退性出血第 11～15 天起，使用口服孕激素 10～14 天，根据患者情况使用 3～6 个周期，适合任何年龄段的女性。

（2）口服避孕药：如屈螺酮炔雌醇片（Ⅱ）（优思悦）、屈螺酮炔雌醇片（优思明）、炔雌醇环丙孕酮片（达英-35）、去氧孕烯炔雌醇片（妈富隆）等，于出血第 5 天开始，每晚 1 片，连用 3 个周期，适合生育期女性。

4. 促排卵

（1）氯米芬：于出血第 5 天起，每晚服 50 mg，连续 5 天；若排卵失败，下个周期可重复用药，剂量逐步增至每日 100～150 mg，但不宜长期使用。

（2）人绒毛膜促性腺激素（HCG）：监测卵泡发育接近成熟时，连续 3 天肌内注射 HCG,剂量依次为 1000 U、2000 U 及 5000 U。

（二）中医疗法

1. 中成药

（1）逍遥丸:每次 9 g,每日 3 次。治肝郁气滞型之月经先后无定期。

（2）左归丸:每次 9 g,每日 2 次。治肾虚型之月经先后无定期。

（3）归脾丸:每次 9 g,每日 2 次。治脾虚型之月经先后无定期。

2. 针灸疗法　①脾虚型之月经先后无定期取太白、三阴交、足三里、脾俞、胃俞穴。②肝肾亏损之月经先后无定期取水泉、蠡沟、气海、中极穴。③肝郁气滞之月经先后无定期取内关、行间、中脘、期门穴。

【预防调护】

（一）预防

1. 注意气候环境变化,适时增减衣服,不使过热过凉,以免招致外邪,损伤气血,引起月经疾病。

2. 不宜暴饮暴食,或过食肥甘滋腻、生冷寒凉、辛燥之品,以免损伤脾胃,导致化源不足,或聚湿生痰,或凉血、灼血,引起月经不调。

3. 避免思虑过度或暴怒忧郁,而损伤肝脾,或五志化火,扰及冲任而月经失调。

4. 加强体育锻炼,增强体质,但须根据个人的实际体质条件选择运动量。

5. 做好计划生育,避免多产、小产过频,减少不必要的人流手术,避免房事过度,禁经期、产后交合,以免伤及冲任、肾气、精血而产生月经疾病。

（二）调护

1. 保持心情舒畅,改善环境,减少精神刺激。

2. 出血期间,勿食生冷寒凉、肥甘滋腻、辛燥香烈之食品,注意保护脾胃及适当的营养。

3. 出血期间避免剧烈运动及过度劳累。

4. 注意出血情况,配合医生及时治疗,以使病情及早痊愈。

【临证经验探讨】　月经先后无定期以月经周期紊乱为主症,或一月两至,或逾月不潮,经期尚正常,经量不太多,为气血失调,血海蓄溢失常之故。肝藏血,主疏泄,司血海,有储蓄和调节血量的作用,肝气条达,疏泄正常则血行不息,血海如期满溢则经候如常,疏泄过度则先期,疏泄不足则后期,疏泄失常,太过或不及,气机紊乱则血行亦乱。肾主封藏,又主疏泄经血,肾气充盛,冲任二脉流通,经血渐盈则应时而下,肾虚封藏失司,应藏不藏则先期,当泻不泻则后期而来,藏泻紊乱则时先时后。脾为气血生化之源,脾气健运,气血旺盛,冲任气血调和,脾虚则失于输布,气血生成不足,失于统摄,或血海过期不能满溢而经来先后不定期。故本病在肝、脾、肾三脏,变化在气血。然五行生克、乘侮,气血相互为根,肝病犯脾及肾,肾病失于养肝煦土,气滞血瘀而成多脏受累、气血同病之候,故辨证当详辨在肝、在脾、在肾,审其气血虚盛,庶不致误。治之疏肝、补肾、健脾,调理冲任气血,使气血调顺,冲任安和,则经来如期,否则迁延难愈,渐成闭经或崩漏之证,则为棘手。

月经先后无定期主要是以肝气郁结型多见,有肾虚的兼夹病症,即肝郁为主,兼有肾虚,或肾虚为主,兼有肝郁。肝郁化火,肝肾相火月经则提前,火热随经血而排泄后,又将使月经后期。此忽先忽后的周期病变实际上是肾与肝内在的失调所致。结合病史、体质等,得出肾虚肝郁的偏性及偏阴偏阳虚的辨证。凡经血色紫红有块者,多以肝郁为主,或偏于肝郁;凡经血色红或淡红,无块,质地较清稀者,以肾虚为主,或偏于肾虚;经前期见胸闷烦躁,乳胀,乳头痛者,以肝郁为主;头晕腰酸,心慌寐差者,以肾虚为主。治疗上,疏肝解郁常用香附、郁金、合欢皮,切忌香燥;滋阴补肾常用白芍、山萸肉、女贞子等。另外肝郁常兼血瘀,即气滞血瘀,常用二丹四物汤(徐志华),方药组成:丹参、牡丹皮、当归、白芍、川芎、生地黄、玫瑰花、月季花、茺蔚子、元胡、怀牛膝、郁金、香附。

本病治疗可分为两步。第一步,即经前和经期着重疏理肝经,用逍遥散加补肾调经之品。第二步,即经后期和经间期。经间期需着重治肾,按照调理月经周期的方法进行调治,但是亦要考虑到本病的特点,加入适量的疏肝解郁、宁心和胃之品,如荆芥、醋柴胡、合欢皮、绿萼梅、玫瑰花、炙远志等中的1~2味即可。切忌香燥,当守轻清。《傅青主科》为治疗月经先后无定期所创制的定经汤,以大补肝肾为先,佐以疏肝,且疏肝的柴胡、荆芥用量甚轻,与补肝肾药物的用量相比,差距在十倍百倍以上,值得临证时参考。

月经先后无定期病机与肝肾功能失常,冲任失调,血海蓄溢无常有关。本病如伴有月经量少,则可能形成闭经;如伴有月经过多,经期延长,则可能发展为崩漏,应及时治疗。

本病如及时治疗,再加调护,预后较好。如治疗不及时,可向崩漏或闭经转化,病程日久则成不孕症,或孕后发生胎漏、胎动不安、堕胎、小产等。

医案

李某,女,35岁。

初诊:2015年10月16日。

主诉:经水先后无定期3年。

病史:既往月经规律,16岁月经初潮,周期25~28天,量中等,持续4~5天。3年前,月经量时多时少,血色暗,有血块,每于经前出现经前胸胁、乳房胀痛,伴有精神抑郁,善太息,嗳气食少,眠差。

查体:舌质红,苔微黄,脉弦而有力。现经期已近,以上症状加重,故来就诊。孕$_1$产$_1$。

妇科检查:外阴正常,阴道少量白色分泌物,余未触及异常。

辅助检查:①超声检查示子宫大小为 54 mm×47 mm×36 mm,内膜回声可,厚 7 mm;左侧卵巢大小为 35 mm×29 mm,右侧卵巢大小为 35 mm×28 mm。②血常规示查血红蛋白 77 g/L。

中医诊断:月经先后不定期。

西医诊断:排卵障碍性异常子宫出血。

中医辨证:肝郁气滞,冲任失司。

治法:疏肝理气,和血调经。

处方:当归 12 g,白芍 12 g,柴胡 6 g,茯苓 12 g,枳壳 9 g,川楝子 9 g,王不留行 9 g,通草 6 g,牡丹皮 12 g,川芎 6 g,熟地黄 12 g,皂角刺 9 g,甘草 9 g。7 剂,水煎服,日 1 剂。同时给予硫酸亚铁片及维生素 C 片各 1 粒,每日 3 次。

二诊:2015 年 10 月 25 日。

自述首天服药后,次日胸胁、乳房及少腹胀痛减轻。至第四天,诸胀痛基本消除,月经来潮。嘱患者下次月经来前 1 周按上方加减,再服数剂,调治月余后,诸症尽除。

四、月经过多

月经量较正常明显增多,或每次经行总量超过 80 mL,而周期、经期基本正常者,称为"月经过多",亦称为"经水过多"或"月水过多"。

最早在《金匮要略·妇人杂病脉证并治》温经汤方下即有"月水来过多"的记载。汉以后至金元以前的医籍,多将经量的乍多乍少,周期的或先或后,统称为"月水不调"。刘河间在《素问病机气宜保命集·妇人胎产论》中首先提出"经水过多"的病名,并对本病病机以阳盛实热立论,治法重在清热凉血,并辅以养血调经,其曰:"治妇人经水过多,别无余证,四物内加黄芩、白术各一两。"《丹溪心法·妇人》将本病的病机分为血热、痰多、血虚,并列有相应的治疗药物,还有治妇人气弱不足摄血,月经来时多的验案。《女科证治准绳》认为"经水过多,为虚热,为气虚不能摄血"。《医宗金鉴·妇科心法要诀》依据经血的色、质、气、味以及带下的特点,以辨虚实寒热:"经水过多,清稀浅红,乃气虚不能摄血也。若稠黏深红,则为热盛有余。或经之前后兼赤白带,而时下臭秽,乃湿热腐化也。若形清腥秽,乃湿瘀寒虚所化也。"清代《傅青主女科·调经》认为本病是血虚而不归经所致:"妇人有经水过多,行后复行,面色萎黄,身体倦息,而困乏愈甚者,人以为血热有余之故,谁知是血虚而不归经乎"。《妇科玉尺·月经》提出"热血凝结"及"离经蓄血"可致经量过多,其特征是经血有块而腹痛,并认为体质不同,经水过多的病机不同,肥人多虚寒,而瘦人多火旺,治法一是温经固涩,一为滋阴清热。

西医学排卵障碍性异常子宫出血所引起的月经过多,可参照本病辨证治疗。

【病因病机】 月经过多的主要病机是冲任不固,经血失于制约。

1. 气虚 素体虚弱,或饮食失节,或过劳久思,或大病久病,损伤脾气,使中气不足,冲任不固,血失统摄,以致经行量多。久之可使气血俱虚,又可导致心脾两虚,或脾损及肾,致脾肾两虚。

2. 血热 素体阳盛,或肝郁化火,或过食辛燥动血之品,或外感热邪,热扰冲任,迫血妄行,因而经量增多。

3. 血瘀 素多抑郁,气滞而致血瘀,或经期产后余血未尽,感受外邪或不禁房事,瘀血内停,瘀阻冲任,血不归经,以致经行量多。

【诊断要点】

1. 病史 可有大病久病、精神刺激、饮食失宜、经期、产后感邪或房事不禁史。

2. 临床表现 月经量较平时明显增多,或超过 80 mL,月经周期、经期一般正常,也可伴见月经提前或延后,或行经时间延长。

3. 检查

(1)妇科检查:盆腔器官无明显器质性病变。

(2)辅助检查:卵巢功能测定及子宫内膜活检,有助于诊断;超声了解子宫附件情况;宫腔镜排除子宫内膜息肉、子宫肌瘤等相应器质性病变;血液学检查有助于排除血小板减少症、再生障碍性贫血等血液疾病。

【辨证论治】

(一)辨证要点

月经过多的辨证重在月经色、质的变化,并结合全身证候及舌脉,辨其虚、热、瘀。一般而言,月经过多,伴色淡红、质清稀,或兼有神疲体倦、气短懒言等属气虚;伴见色鲜红或深红质黏稠,或兼有口渴心烦、尿黄便结等属血热;伴见色紫暗、有血块,或兼有经行腹痛、舌紫暗或有瘀点等属血瘀。

(二)治疗原则

本病的治疗原则经期重在固冲调经,平时重在调理气血,气虚者宜益气摄血,血热者宜清热凉血,血瘀者宜化瘀止血。

(三)分型论治

1.气虚证

主要证候:经行量多,色淡红,质清稀;神疲体倦,气短懒言,小腹空坠,面色㿠白;舌淡,苔薄,脉细弱。

病机:冲任不固,血失统摄。

治法:补气摄血固冲。

方药:安冲汤加减。

黄芪、海螵蛸、续断、生龙骨^(先煎)、生牡蛎^(先煎)、生地黄、白芍、茜草。

随症加减:若经行有瘀块,或伴腹痛者,加失笑散、三七粉、益母草;兼头晕心悸者,将熟地黄易为生地黄,并加五味子、何首乌,兼见腰骶冷痛,大便溏薄者,为脾肾双亏,酌加鹿角霜、补骨脂、续断、杜仲炭以温补脾肾,固冲止血。

2.血热证

主要证候:经行量多,色鲜红或深红,质黏稠,或有小血块;伴口渴心烦,尿黄便结;舌红,苔黄,脉滑数。

病机:阳热内盛,扰动冲任,迫血妄行。

治法:清热凉血,固冲止血。

方药:保阴煎(《景岳全书》)加地榆、茜草、马齿苋。

生地黄、熟地黄、白芍、黄芩、黄柏、山药、续断、地榆、茜草、马齿苋、甘草。

方中生地黄清热凉血;熟地黄、白芍养血敛阴;黄芩、黄柏清热泻火,直折热邪;山药、续断补肝肾、固冲任;甘草调和诸药;加地榆、茜草、马齿苋清热凉血,化瘀止血。全方共奏清热凉血、固冲止血之效。

随症加减:若热盛津伤,口干而渴者,加天冬、麦冬、南沙参、北沙参等以生津止渴;若兼气短懒言,倦怠乏力,或心悸少寐者,乃失血伤气,气虚血热之象,酌加黄芪、党参、白术以健脾益气;经行有块者,加蒲黄、五灵脂、三七粉^(吞服)祛瘀止血。

3.血瘀证

主要证候:经行量多,色紫暗,有血块;经行腹痛,或平时小腹胀痛;舌紫暗或有瘀点,脉涩。

病机:瘀阻冲任,血不归经。

治法:活血化瘀止血。

方药:失笑散(《太平惠民和剂局方》)。

蒲黄、五灵脂、茜草、益母草、三七粉^(吞服)、益母草、三七、茜草。

方中蒲黄活血止血,五灵脂散瘀止痛,二药合用,有活血散瘀、止痛止血之效。加益母草、三七、茜草加强活血祛瘀止血之功。

随症加减:若经行腹痛甚者,酌加制没药、延胡索、香附以理气止痛;血瘀夹热,经色鲜红或深红者,加藕节、仙鹤草凉血止血。

【其他疗法】

(一)西医治疗

器质性病变引起的月经过多,要针对病因治疗,如子宫内膜息肉、子宫肌瘤、子宫腺肌症、子宫内膜增生病、血液病,宫内节育环异位等,无器质性病变,单纯性月经量大,可采用以下治疗方法。

1.急性出血止血 常用治疗月经过多的药物包括避孕药、抗纤溶药物、非甾体抗炎药、高效孕激素等。研究证实,在月经过多女性的月经期内存在纤溶系统的激活,这一过程可加速纤维蛋白凝块的降解,从而造成止血障碍,在子宫内膜脱落时诱发出血。氨甲环酸、氨基己酸、酚磺乙胺等是目前常用的抗纤溶药物,可有效减少近50%的月经量。

2.长期调控月经周期 左炔诺孕酮缓释系统(LNG-IUS):商品名曼月乐,尤其适用于长期(超过1年)无生育要求者及绝经过渡期的异常子宫出血患者,尤其是内膜增生高风险者,建议放置曼月乐环。曼月乐环内含52 mg左炔诺孕酮,宫腔局部释放量为20 μg/天,可在长达5年的时间内,每天定量释放左炔诺孕酮到宫腔局部,抑制子宫内膜生长,从而减少出血,能够充分有效地保护内膜。因是子宫内局部释放药物,极少进入全身,也不抑制卵巢功能,所以长期应用安全性好。

(二)中医疗法

1.中成药

(1)三七总苷片:每片25 mg,每次3片,每日3次。治气虚挟瘀之月经过多。

(2)桂枝茯苓胶囊:每粒0.3 g,每次3粒,每日3次。治阳虚血瘀型之月经过多。

(3)云南白药:每次0.2~0.3 g,隔4小时服1次。治血瘀型之月经过多。

(4)葆宫止血颗粒:每包15 g,每次1包,每日2次。治阴虚血热月经过多。

【预防调护】

(一)预防

1.注意摄生,经期不宜受寒淋雨,忌吃生冷饮食及有刺激性食物,并注意劳逸结合,勿过度疲劳。

2. 保养脾胃,注意营养调节。

3. 做好计划生育,避免房劳多产及不必要的人工流产。

(二)调护

1. 注意休息,出血期间避免剧烈运动和过度疲劳。

2. 观察记录出血情况及病情变化,配合医生诊治疾病。

3. 调畅情志。

4. 注意营养,劳逸结合,增强体质。

【临证经验探讨】 月经过多的病机总由冲任不固,血海失藏所致,与月经先期、崩漏等有相近之处,且本病常与月经先期同时出现,若经量特多或持续时间过久而周期紊乱者,则又发展为崩漏。月经过多产生的原因以血热、气虚、痰湿为多,虚寒者较少。如《证治准绳·女科》说:"经水过多为虚热,为气虚不能摄血。"又《丹溪心法·妇人》谓:"痰多占住血海地位,因而多下者,目必渐昏。"虚寒者虽少,亦可见到。如《妇科玉尺·月经》指出:"经水过多不止,平日肥壮,不发热者,体虚寒也。"但临床又有虚实兼夹及其孰多孰少的不同,所以要根据月经的色质情况及兼见症状来详细辨证。

一般月经色鲜红或深红或紫而黏稠,伴有心烦口渴,尿黄便干,舌红苔黄,脉滑数者,多为血热之实证;若伴见五心烦热,盗汗口干,舌红少苔,脉细数者,多为血热之虚证;经色淡,质稀薄,伴见气短心悸,倦怠无力,食欲不振,舌淡苔白,脉弱者,多属气虚;若伴见头昏气短,四肢厥冷,体倦便溏,舌淡苔薄,脉沉无力者,多属虚寒;经色淡或红或内混黏液,伴见肥胖或素多带下,胸闷,身重,头沉目昏,舌苔腻,脉弦滑者,多属痰湿。

本病的治疗,血热实证则清热凉血止血,药如黄芩、麦冬、黄柏、龟甲、生地黄、牡丹皮、赤芍等;血热虚证则清热固冲,药如女贞子、旱莲草、鳖甲、白芍、生地黄、青蒿、地骨皮等;气虚则健脾益气摄血,药如党参、黄芪、白术、茯苓等;痰湿则祛湿化痰安冲,药如半夏、陈皮、茯苓、泽泻、藿香、佩兰等。

由于月经周期不同阶段的生理特点也各有不同,所以在随证而治的基础上,又要"因时制宜"。月经前期的生理特点是在肾阴充盛的基础上,阳气渐盛,通过阳气的气化鼓舞,使阴精不断化生阴血,下注血海。此期冲脉血气充实,所以在临近经期时应适当配伍疏肝理气药,使气行血通,月经按期畅利来潮。月经期则是血海盈满后,在阳气的推动下而下泄,冲脉血气渐亏。故此期应注意养血固经。同时,本病既然为月经过多之病,经期自宜酌情稍佐止血药,如阿胶、棕榈炭、山萸肉、五倍子、煅牡蛎、海螵蛸等。但注意不宜过度涩敛,以免留瘀。同时,为促进经血畅行及避免止血留瘀之弊,又每酌加理气行血之品,如柴胡、香附、青皮、当归、丹参、益母草等。经后期,月经已净,血海空虚,胞宫在肾气的作用下行使着"藏精气而不泻"的功能,此期应注意使用补肾养精血的药物,使精足血生,冲任得养,血海得藏。此外,本病因于冲任不固,而冲脉隶于阳明附于肝,肾为冲任之本,所以在本病的治疗中亦应重视肝、脾、肾的作用。补肝肾、理脾胃的药物对提高疗效有一定裨益。

月经过多,血瘀亦占有重要地位。辨证方面,除了着重对月经的期、量、色、质进行分析外,临床通过结合腹痛、阵发性出血、色紫黑、有较大血块等、基本上可以判定血瘀证型。有条件的地方,可以通过诊断性刮宫进行子宫内膜病理检查,以明确血瘀的性质、程度、范围等,应用化瘀止血药,如益母草、三七、蒲黄炭、赤芍、茜草等。

本病常因失血过多引起气血俱虚,严重影响身体健康,故应针对病因,积极治疗。如病程过长,可发展为崩漏,反复难愈。平时调理辨证求因,增加机体的正气,正所谓"正气存内,邪不可干",方可达到治疗目的。

医案

李某,女,42 岁,高中教师。

初诊:2019 年 7 月 7 日。

主诉:月经量多 5 月余。

病史:既往月经规律,初潮 14 岁,7/28 ~ 30 天,量中等、色质基本正常,无痛经史,末次月经 2019 年 7 月 7 日。23 岁结婚,孕$_3$ 产$_2$,流产 1 次。平时工作繁忙,易怒烦躁。近 5 个月来,月经量明显增多,第 2 ~ 3 天尤为明显,色红,有血块,经行 7 天净。经前乳房胀痛,行经期无小腹坠痛,有口苦咽干,内热口干,喜饮,大便偏干,小便偏黄、量少,2 个月前曾行诊刮,病检提示"子宫内膜分泌期"。西医建议其长期服用避孕药控制出血量。患者排斥避孕药未能接受,遂来就诊。

查体:舌质红,苔薄黄,脉弦。

妇科检查:子宫略大,余无异常。

中医诊断:月经过多。

西医诊断:异常子宫出血。

中医辨证:肝郁血热,热瘀交阻,迫血妄行。

治法:清肝凉血,化瘀止血。

处方:栀子炭 9 g,当归炭 9 g,赤白芍、炒牡丹皮、醋柴胡各 9 g,炒蒲黄$^{(包煎)}$6 g,大小蓟各 15 g,茯苓 9 g,荆芥炭 9 g,生地黄炭 12 g,藕节 20 g。

服药 7 剂后复诊,患者告知药服 3 剂后出血量明显减少,7 天经净。经水乍净,出现心烦失眠,口干喜饮,神疲乏力,腰酸,舌质红,苔黄腻,脉弦细。

转拟调理肝脾,方取丹栀逍遥散合归脾汤加减。

处方:钩藤^(后下)15 g,白芍、牡丹皮各9 g,太子参、黄芪各15 g,白术、茯苓各12 g,青皮、陈皮各6 g,广木香、炒酸枣仁各6 g,焦山楂6 g。7剂,水煎服。

此后随症加减,经过3月的调治,月经过多之疾告愈。

五、月经过少

　　月经过少即月经周期基本正常,经血量排出明显减少,甚至点滴即净;或行经时间过短,不足2天,经量也因而减少。本病又称为"经量过少""经水涩少""经行微少""月水愆滞",病变部位在冲任二脉,常见证型有阴血亏虚、肝郁、血寒、痰湿等。临床虽有虚实之分,但以虚证或虚中夹实居多。历代医家对本病的病因病机及治法论述较为详尽,《女科证治准绳·调经门》:"经水涩少,为虚为涩,虚则补之,涩则濡之。"《万氏妇人科·调经章》:"瘦人经水来少者,责其血虚少也,四物加人参汤主之……肥人经水来少者,责其痰碍经隧也,用二陈加芎归汤主之。"《邯郸遗稿·经候》:"经水涩少不快,宜四物加红花、葵花;如经水行微少,或胀或疼,宜四物加延胡索、白芷,醋煎……经水涩少,渐渐不通,潮热瘦弱者,宜四物汤倍加泽兰治之。"

　　西医学中子宫发育不良、子宫内膜结核、刮宫术过深或次数过多等子宫原因;卵巢功能早衰、单纯性性腺发育不全等卵巢原因;下丘脑促性腺释放激素或垂体促性腺激素分泌下降或失调;长期服用某些药物,如避孕药等。现代女性生活和工作节奏加快,心理持续紧张及迟睡、失眠等不良生活习惯均可干扰月经,因而这一病症亦渐渐增多,在不孕、先兆流产等病症中也常见此类疾患,故应引起重视,尽早给予诊治。

　　【病因病机】　本病发病机理有实有虚,虚者精亏血少,冲任气血不足,经血乏源;实者寒凝痰瘀阻滞,冲任气血不畅。

　　1.肾虚　禀赋不足,或房劳过度,或产多乳众,肾气受损,精血不充,冲任血海亏虚,经血化源不足,以致经行量少。

　　2.血虚　素体血虚,或久病伤血、营血亏虚,或饮食劳倦、思虑过度伤脾,脾虚化源不足,冲任血海不充,遂月经量少。

　　3.血瘀　感受邪气,邪与血结成瘀;或素多忧郁,气滞血瘀,瘀阻冲任,血行不畅,致经行量少。

　　4.痰湿　素多痰湿,或脾虚湿聚成痰,冲任受阻,血不畅行而经行量少。

　　【诊断要点】

　　1.病史　有失血史、长期口服避孕药史、反复流产或刮宫等病史。

　　2.临床表现　经量明显减少,甚或点滴即净,或月经期少于2天,月经周期正常,也可伴月经期异常。如月经先期、月经后期、月经先后无定期,常与月经后期并见。

3. 检查

（1）妇科检查：盆腔器官基本正常或子宫体偏小。

（2）辅助检查：妇科内分泌激素测定对高催乳素血症、高雄激素血症、卵巢功能衰退等引起的排卵障碍有诊断意义；超声检查、宫腔镜检查可了解子宫大小、内膜厚度、形态有无异常，有无成熟卵泡即排卵，重点排除宫腔粘连、宫颈粘连、子宫内膜结核等器质性病变；宫腔镜对子宫内膜结核、子宫内膜炎或宫腔粘连等有诊断意义。

【辨证论治】

（一）辨证要点

月经过少的辨证重在月经色、质的变化，并结合全身证候及舌脉，辨其虚、实、瘀、痰。一般而言，月经过少，伴色暗淡、质稀，或兼有腰膝酸软、头晕耳鸣等属肾虚；伴见色淡、质稀，或兼有头晕眼花、心悸怔忡等属血虚；伴见色紫暗、有血块，或兼有经行腹痛、舌紫暗或有瘀点等属血瘀；伴见色淡红、质黏腻如痰，或兼有形体肥胖、胸闷呕恶等属痰湿。

（二）治疗原则

本病的治疗原则重在补肾养血，活血调经，虚者补之，实者泻之。

（三）分型论治

1. 肾虚证

主要证候：经量素少或渐少，色暗淡，质稀；腰膝酸软，头晕耳鸣，足跟痛，或小腹冷，或夜尿多；舌淡，脉沉弱或沉迟。

病机：肾气亏虚，精血不足。

治法：补肾益精，养血调经。

方药：归肾丸（《景岳全书》）加减。

菟丝子、杜仲、枸杞子、山茱萸、当归、熟地黄、山药、茯苓。

方中菟丝子、杜仲补益肾气；熟地黄、山茱萸、枸杞子滋肾养肝；山药、茯苓健脾和中；当归补血调经。全方肾阴阳双补，兼顾肝脾，重在益精养血。

随症加减：如小腹凉，夜尿多，手足不温，加益智仁、巴戟天、淫羊藿温补肾阳；若五心烦热，颧红，加女贞子、白芍、龟甲等滋补阴血。

2. 血虚证

主要证候：经来血量渐少，或点滴即净，色淡，质稀；或伴小腹隐痛，头晕眼花，心悸怔忡，面色萎黄；舌淡红，脉细。

病机：气虚血少，血海不盈。

治法：益气养血，补肾调经。

方药:养血八珍汤加减。

黄芪、山药、枸杞子、何首乌、当归、白芍、川芎、熟地黄、白术、茯苓、党参、甘草。

本方以八珍汤加黄芪、山药、枸杞、何首乌而成。方中的四君子汤益气健脾和胃,增生化之功,使血随气以生;四物汤养血调血,滋阴益精,与四君子补气生血,相得益彰,达到气血双补之效;配黄芪同用则益气补虚,健脾生血;山药补而不滞,不热不燥,增补脾胃;枸杞、何首乌均入肝肾经,补肾益精养血,何首乌制用为佳。全方合用益气健脾以资生化之源,补肾益精以使精血化生。

随症加减:若面色苍白,重用黄芪,加鸡血藤益气生血;经来点滴即止,属经血亏少,乃闭经之先兆,宜加枸杞子、山茱萸、丹参、香附,以滋养肝肾,填精益血,活血调经。

3.血寒证

证候:经来量少,色黯红,经行不畅,形寒怕冷,四肢欠温,小腹冷痛,得热痛减,小便清长,舌黯淡,苔白,脉沉紧。

病机:阴寒内盛,冲任不充。

治法:温经散寒,活血通经。

方药:艾附暖宫丸加减。

制香附、白芍、熟地黄、续断、艾叶、吴茱萸、当归、黄芪、川芎、肉桂^(后下)。

随症加减:畏寒剧,加附子、川桂枝;苔白腻,寒湿重,加苍术、茯苓;腹痛泛恶,加姜半夏、生姜;经行不畅,加鸡血藤、丹参、泽兰;腹部冷痛,加艾叶、紫石英。

4.气滞血瘀证

证候:经血量少,下而不畅,色黯红,夹有血块,胸胁作痛,两乳胀痛,舌紫黯,舌边有瘀斑、瘀点,脉弦或沉涩。

病机:肝郁气滞,经脉壅阻

治法:理气化瘀,活血调经。

方药:柴胡疏肝散加减。

柴胡、枳壳、制香附、川芎、陈皮、白芍、生甘草。

随症加减:偏于血瘀加蒲黄、红花、刘寄奴;偏于气滞加川楝子、延胡索;胸胁胀痛加广郁金、青陈皮;两乳胀疼加苏鲁子、橘叶核;阴部坠胀加川楝子;口苦舌苔黄加栀子、夏枯草;经行量少加泽兰、益母草;腹痛加白芷、失笑散^(包煎)。

5.痰湿证

主要证候:经行量少,色淡红,质黏腻如痰;形体肥胖,胸闷呕恶,或带多黏腻;舌淡,苔白腻;脉滑。

病机:痰湿内停,阻滞经络。

治法:化痰燥湿,理气调经。

方药:苍附导痰汤(《叶天士女科诊治秘方》)加减。

制半夏、陈皮、川芎、生姜、茯苓、当归、制苍术、制香附。

方中半夏、陈皮燥湿化痰,健脾和胃;苍术燥湿健脾;香附理气行滞;当归、川芎养血活血通络;茯苓利湿化痰;生姜健脾和胃,温中化痰。全方有燥湿健脾,化痰调经之功。

随症加减:眩晕加天麻;胸闷呕恶加砂仁、蔻仁;若带下量多,加车前子、虎杖利湿止带;痰多黏腻,加胆南星、竹茹清热化痰;腰膝酸软者,加桑寄生、续断补肾调经。

【其他疗法】

(一)西医治疗

1. 内分泌激素治疗　幼稚型子宫,子宫发育过小所致月经量少,可用性激素治疗。服用少量雌激素,每日 1 次,连用 3~6 个周期,促进子宫发育。

2. 子宫内膜结核　常用药物有利福平、异烟肼、乙胺丁醇、链霉素等。

3. 甲状腺功能亢进　抗甲状腺药物治疗,常用药有甲硫氧嘧啶、甲巯咪唑、甲亢平等。

4. 纠正贫血　缺铁性贫血患者可以服硫酸亚铁、枸橼酸铁铵、琥珀酸亚铁等,与维生素 C 同时服用,以增加胃肠道吸收;贫血较重者可用右旋糖酐铁肌内注射。

5. 手术治疗　宫颈-宫腔粘连综合征,可用探针扩张宫颈口、宫腔,宫腔粘连的,可行宫腔镜检查治分离粘连,术后给予芬吗通促进子宫内膜增生,从而防止子宫内膜变薄引起的月经过少。

(二)中医疗法

1. 中成药

(1)艾附暖宫丸:每次 6 g,每日 2 次。治血寒经少证。

(2)血府逐瘀口服液:每次 2 支,每日 2 次。治气滞血瘀经少证。

(3)当归龙荟丸:每次 6 g,每日 2 次。治肝胆湿热经少证。

(4)滋肾育胎丸:每次 6 g,每日 2 次。治肾虚经少证。

(5)逍遥丸:每次 6 g,每日 2 次。治肝郁气滞经少证。

(6)当归浸膏片:每次 4 片,每日 2 次。治脾血两虚经少证。

(7)乌鸡白凤丸:每次 6 g,每日 2 次。治脾肾两虚经少证。

(8)八珍冲剂:每次 1 包,每日 2 次。治气虚血亏经少证。

(9)益母草冲剂:每次 1 包,每日 2 次。治血瘀经少证。

2.针灸疗法 ①肾虚经少证取肾俞、气海、三阴交、太溪穴。②气虚血亏经少证取足三里、三阴交、气海、归来、脾俞、肾俞穴。③痰湿阻滞经少证取脾、三焦、中极、中院、三明交、丰隆穴。④寒凝胞宫经少证取关元、天枢、归来、三阴交、腰阳关、关元俞穴。

3.推拿疗法 取关元、天枢、血海、归来、三阴交、气冲、地机穴,用按、压、拿等手法进行强刺激。治各种原因所致经少证。

【预防调护】

(一)预防

1.经期尽量避免过食生冷、涉水、感受寒邪,以免血遇寒凝;产后注意卫生,防止感染。

2.加强避孕措施,避免多次人工流产、刮宫损伤子宫内膜。

3.注意及时治疗某些可以导致经少证的疾病,如结核、糖尿病、甲状腺等疾病。

(二)调护

1.精神调护,调整情绪,不急不躁,保持精神轻松,心情愉快。

2.生活上劳逸结合,加强营养及锻炼,增强体质。

3.饮食调护,应针对自己的症状,选用饮食疗法,并配合药物治疗。

【临证经验探讨】 月经过少病的特点是月经周期基本正常,而经量明显减少,或经行时间缩短,甚或点滴即净。诊断时需与经间期出血、激经、胎漏、异位妊娠等相鉴别,尤其妊娠疾病,需仔细甄别,以防误治或因活血通经药伤胎。本病如伴月经后期,往往为闭经的先兆。

其发病机理有虚有实,虚者多为营阴不足,血海空虚;实者多为冲任受阻,血行不畅所致。月经过少病机虽有虚实之分,但临床以虚证或虚中夹实者为多,应掌握其病机转化,如肾阳不足,不能温煦脾阳,脾失健运,常可发展为肾脾两虚夹痰湿。本病的辨证应辨虚证和实证。虚证的共同特点是月经量少色淡,质清稀。实证的共同特点是月经量少色紫黯,而挟瘀块。血虚证兼小腹空痛,头昏眼花,心悸怔忡,面色萎黄,舌淡苔薄,脉细弱。肾气亏虚证伴见腰膝酸软,足跟痛,或头晕耳鸣,舌淡少津,脉沉细。肾阳虚证伴见形寒肢冷,小腹冷痛,泄泻溲清,舌淡胖,脉沉弱。实者多为气滞血瘀证,月经前或月经期两肋乳房胀满疼痛,小腹胀痛,血块排出后疼痛减轻,平素性情急躁或抑郁,舌质紫黯或有瘀点,脉弦或涩。

本病的治疗,当遵"虚则补之养之,实则攻之泻之"的原则,但应注意"补而不腻""温而不燥""攻不伤正"的原则,以免犯"虚虚实实"之戒。血虚证宜补气养血,兼补脾肾,以滋生化之源。在补血药的基础上可加人参、山药、白术、茯苓、枸杞、山茱萸。补血当补气,气生则血长;补血应健脾,脾健气血生;补血应补肾,精充血乃生。肾气虚证治宜滋补肝肾,养血调经。若有肾阳虚证可加巴戟天、肉桂、菟丝子、覆盆子以温肾助阳。无论血虚证与肾虚证,临床上皆可少佐川芎、鸡血藤、益母草等养血通经之品,用量宜轻。实证的治疗宜活血化瘀,行气止痛。在活血化瘀的基础上,加行气止痛的药物,如香附、乌药、延胡索。虚实夹杂者,当分清主次,虚实兼顾。

月经过少伴见月经后期者,常可发展为闭经、不孕症,尤其要警惕卵巢早衰,临证应予以重视,及早诊治。

医案

田某,女,34 岁,已婚,农民。

初诊:2018 年 3 月 2 日。

主诉:月经量少 1 年余。

病史:患者平素月经规律,15 岁初潮,5 ~ 7/28 ~ 30 天,量中色红,无痛经。1 年前第二次人流术后出现月经量少,点滴,一日用一片卫生巾,持续二天,经色黯淡,偶有小血块,时有痛经。平时经前乳房胀痛,心烦易怒,口干渴,夜寐盗汗,小腹隐痛,腰酸腰痛,经间期锦丝状带下明显转少。现适逢月经第 3 天,月经量少故来就诊。

查体:舌质偏红,苔薄腻,脉细弦。既往孕$_4$ 产$_2$,流产 2 次。

辅助检查:①妊娠试验阴性。②超声检查示子宫前位,大小为 65 mm×45 mm×35 mm,子宫内膜厚 5 mm,双侧附件(−)。③性激素六项示 FSH 6.6 mIU/mL,LH 5.3 mIU/mL,E_2 30 pg/mL,P 0.3 ng/mL,T 0.20 ng/mL,PRL 13.5 ng/mL。

中医诊断:月经过少。

西医诊断:①月经失调;②宫腔粘连?

中医辨证:精亏血少,气滞血瘀。

治法:滋阴养血、滋补肝肾。

处方:菟丝子、山茱萸、当归、熟地黄、山药各 9 g,炙龟板、白芍各 10 g,香附 9 g,醋柴胡、白术、茯苓各 10 g,合欢皮 9 g,炒荆芥、甘草各 6 g。6 剂,水煎服。

二诊:2018 年 3 月 10 日。

自诉口渴、心烦易怒明显减轻,盗汗减轻。

查体:舌质红,苔薄,脉细弦。偶有乳房胀痛,上方减炙龟板、白芍,加王不留行、路路通各 10 g,6 剂,水煎服。

三诊:2018 年 3 月 21 日。

自诉服药后,诸症改善,期间白带呈拉丝状,两乳微胀,略有腰酸,按经前期,取温补肾阳,佐以疏肝理气的方法,方用毓麟珠加减。

处方:炒当归、赤芍、白芍、山药、山萸肉、牡丹皮、茯苓、川断、菟丝子、紫石英各10 g,炒荆芥6 g,绿萼梅5 g。6剂,水煎服。

四诊:2018年3月31日。

现月经第二天,月经量比既往略多,行经期重在疏肝理气,排浊调经。

处方:柴胡5 g,枳壳10 g,制香附12 g,川芎6 g,白芍12 g,陈皮6 g,生甘草3 g,失笑散^(包煎)10 g,益母草9 g,泽兰9 g,茯苓10 g,5剂,水煎服。

五诊:2018年4月7日。

现经净4天,患者告知经量增多,经色转红,偶夹小血块,无腹痛,经行5天净。嘱经后给予六味地黄丸,经前给予逍遥丸继续巩固治疗3个月。

- ❀ ❀ ❀ ❀ ❀

六、经期延长

月经周期基本正常,经期超过7天以上,甚或淋沥半月方净者,称为"经期延长",亦称"月水不断""经事延长"等。

经期延长是妇科中的常见病与多发病,其产生的原因有虚实之分。虚证多由脾气虚弱或阴虚血热而致冲任不固,不能制约经血;实证多因湿热蕴结,气滞血瘀,胞脉阻滞,新血不得归经所致。临床虽有虚实之分,但以虚实兼夹证居多,如及时治疗,一般能获愈。《普济方·妇人诸疾门》云:"夫妇人月水不断者,由损伤经血,冲脉任脉虚损故也。冲任之脉为经脉之海。手太阳小肠之经也,手少阴心之经也,此二经为表里,主下为月水。若劳伤经脉,冲任之气虚损,故不能制经血,令月水不断也。凡月水不止,而合阴阳,则冷气上入于脏,令人身体面目萎黄,亦令绝子不产也。"《校注妇人大全良方》云:"妇人月水不断,淋漓腹痛,或因劳损气血,而伤冲任,或因经行而和阴阳,以致外邪客于胞内,滞于血海故也。但调养元气,而病邪自愈,若攻其邪则元气反伤矣。"

本病在西医学中相当于排卵型功能失调性子宫出血的黄体萎缩不全者、盆腔炎症、子宫内膜炎、宫内节育器、子宫内膜增生、剖宫产术后瘢痕处憩室等引起的经期延长。均可按此病辨证。

【病因病机】 本病的发病机理多由气虚冲任不固;或热扰冲任,血海不宁;或湿热蕴结冲任,扰动血海;或瘀阻冲任,血不循经所致。

1. 气虚 素体虚弱,或饮食劳倦、思虑过度伤脾,中气不足,冲任不固,不能制约经血,以致经期延长。

2. 阴虚内热 素体阴虚,或久病伤阴,或多产房劳致阴血亏耗,阴虚内热,热扰冲任,血海不宁,经血妄行,致经期延长。或因阳盛血热,经量多且持续时间长,热随血泄,阴随血伤而渐致虚热者。

3.湿热蕴结　经期产后,血室正开,失于调摄,或不禁房事,或湿热之邪乘虚而入,湿热蕴结冲任,扰动血海,致经行时间延长。

4.血瘀　素性抑郁,或患怒伤肝,气郁血滞;或外邪客于子宫,邪与血相搏成,阻冲任胞宫,血不循经,致经期延长。

【诊断要点】

1.病史　可有平时及经期、产后饮食不节、劳倦过度、不禁房事及情志失调等病史。

2.临床表现　月经周期基本正常而经期超过 7 天以上,甚或半月方净,或伴有经量增多。

3.检查

(1)妇科检查:多无明显器质性病变。应注意排除因宫颈赘生物或其他宫颈占位等引起的经期延长。

(2)辅助检查:BBT、妇科内分泌激素、超声排除子宫内膜息肉、黏膜下肌瘤、宫内节育器下移等器质性病变、子宫内膜病理检查、宫腔镜等有助于诊断。

【辨证论治】

(一)辨证要点

经期延长的辨证重在月经期、量、色、质的变化,并结合全身证候及舌脉,辨其虚、热。一般而言,经期延长,伴量多、色淡、质稀,或兼有倦怠乏力、气短懒言等属气虚;伴见量少、色鲜红、质稠,或兼有潮热额红、手足心热等属阴虚血热伴见量不多,或色暗、质黏稠,或兼有带下量多、色赤白或黄等属湿热蕴结,伴见量或多或少,经色紫暗,有块,或兼有经行下腹疼痛、拒按等属血瘀。

(二)治疗原则

本病的治疗原则重在调经止血,缩短经期。

(三)主要证型

1.气虚证

临床表现:经血过期不净,量多,色淡,质稀;倦怠乏力,气短懒言,小腹空坠,面色白;舌淡,苔薄,脉缓弱。

病机:冲任不固,失于制约。

治法:补气摄血,固冲调经。

方药:举元煎加减。

人参、阿胶、黄芪、白术、乌贼骨、升麻、炙甘草。

方中举元补气升提摄血;阿胶养血止血;艾叶暖宫止血;乌贼骨固冲止血。全方共奏补气升提、固冲止血之效。

随症加减:若脾肾同病,兼见腰膝酸痛,头晕耳鸣者,酌加桑寄生、续断、补骨脂、覆盆子以补肾益精,固肾止血;兼见食少纳呆,加砂仁、陈皮以醒脾和胃。

2. 阴虚血热证

临床表现:经期时间延长,量少,色鲜红,质稠;咽干口燥,或见潮热红,或手足心热舌红,苔少,脉细数。

病机:阴虚内热,热扰冲任。

治法:养阴清热,凉血调经。

方药:两地汤合二至丸(《医方集解》)加减。

地骨皮、牡丹皮、玄参、白芍、生地黄、怀山药、麦冬、墨旱莲、女贞子。

方中两地汤滋阴壮水以平抑虚火;二至丸滋养肝肾止血。全方共奏滋阴清热、止血调经之效。

随症加减:若伴见倦怠乏力,气短懒言者,乃气阴两虚,酌加党参、黄芪、山茱萸气阴双补以止血;咽干口渴,加麦冬、石斛养阴生津。

3. 湿热蕴结证

临床表现:经行时间延长,量不多,或色暗,质黏稠,或带下量多,色赤白或黄;或下腹热痛;舌红,苔黄腻,脉滑数。

病机:蕴结冲任,血海不宁。

治法:清热祛湿,止血调经。

方药:固经丸(《医学入门》)加减。

龟甲、白芍、败酱草、鱼腥草、黄芩、椿根皮、黄柏、香附。

方中黄芩、黄柏、椿根皮清热燥湿,固经;龟甲滋阴清热,以防苦寒伤阴化燥;白芍养阴血;香附行气和血化瘀;加败酱草、鱼腥草加强清热祛湿之功。诸药相合,共奏清热利湿、止血调经之效。

随症加减:如带下量多,加车前子、薏苡仁清热利湿;如下腹热痛,加忍冬藤、红藤、蒲黄、五灵脂清热活血止痛。

4. 血瘀证

临床表现:经行时间延长,量或多或少,经色紫暗,有块;经行下腹疼痛,拒按;舌质紫暗或有瘀点,脉弦涩。

病机:阻于冲任,不得归经。

治法:活血祛瘀,理冲止血。

方药:桃红四物汤合失笑散。

桃仁、红花、当归、熟地黄、白芍、川芎、蒲黄、五灵脂。

随症加减:若兼见口渴心烦,大便干结,舌暗红,苔薄黄者,为瘀热之征,酌加生地黄、黄芩、益母草以清热化瘀止血;小腹冷痛,加炮姜、小茴香温经化瘀。

【其他疗法】

（一）西医治疗

针对不同病因,采用不同治疗。

1. 排卵型功能失调性子宫出血的黄体萎缩不全者,如阴道出血量不多,生命体征平稳、血红蛋白≥90 g/L 的患者,使用孕激素撤退性出血来达到止血目的。

2. 盆腔炎症、子宫内膜炎等炎症引起的,给予抗生素治疗。

3. 宫内节育器不良反应或环位置改变引起的,给予取环。

4. 子宫内膜增生可以刮宫,通过病检结果明确病因,如:子宫内膜增生不伴不典型增生,子宫内膜不典型增生,子宫内膜息肉,子宫内膜癌等,根据不同的结果进行不同的治疗方案。

5. 剖宫产切口处憩室引起的,可药物治疗,也可宫腔镜手术,具体治疗要根据憩室的大小及距离子宫浆膜层的距离。药物治疗:常口服避孕药治疗 3~6 个月,或止血药氨甲环酸,酚磺乙胺等。手术是宫腔镜下止血或开渠术或宫腹腔镜联合下修补憩室。

（二）中医疗法

1. 中成药

（1）归脾丸:每次 8 粒,每日 3 次。治心脾两虚之经期延长。

（2）补中益气丸:每次 8 粒,每日 2 次。治脾虚不摄之经期延长。

（3）二至丸合固经丸:每次各 9 g,每日 2 次。治阴虚血热之经期延长。

（4）乌鸡丸:每次 5.5 g,每日 2 次。治气血虚弱之经期延长。

（5）云南白药胶囊:每次 1~2 粒,每日 3 次。治疗血瘀症之经期延长。

2. 针灸疗法　取关元、三阴交穴。血热,加血海、行间(泻法);气虚,加足三里、地机(补法);血瘀,加中极、血海、漏谷(泻法)。

【预防调护】

（一）预防

1. 经期勿受凉饮冷,勿食辛烈刺激饮食。

2. 调畅情志,减少烦恼,怡情悦性,使中枢对性腺轴的调控正常,肝气条达,疏泄正常,月经方能调和。

3. 做好节育工作,避免和减少人工流产,以免损伤冲任和肾气。

（二）调护

1. 经期注意调摄,经行之际勿过度劳累、持重,以免耗气伤血。

2. 注意激素类药物、促排卵药物的正确应用,以及部分中药在月经期的副作用,以免影响正常的月经周期。

3. 测量基础体温,注意月经的期、量、色、质,积极配合治疗。

第五章　月经病

【临证经验探讨】　本病以表现为月经周期正常而经期超过7天,甚或半月方净,常可伴月经过多。临床需与崩漏、癥瘕鉴别。如诊为宫颈息肉或其他宫颈占位、子宫内膜息肉、黏膜下肌瘤或宫内节育器位置下移等,需结合西医治疗者,则应对上述各病进行针对性治疗。

经期延长多属血瘀为患,其变化机制多为肾虚→肝郁→血瘀。

辨证上,妇科特异性症状占有重要地位。凡经期延长,经血紫红,有血块者,属血瘀;经量偏多,经色红,有血块者,乃血瘀兼血热;经期延长,色紫红,质黏腻,有血块者,乃血瘀夹湿热也;仅见经色红,质稀无血块者,乃阴虚血热也。

治疗上,固经止血有一定的重要性,但排除子宫残存的血瘀尤为重要。只有血瘀排除,子宫才能固藏,因而控制出血在于化瘀,杜绝血瘀的产生又在于补肾调肝。故经期治标,化瘀为主,佐以补肾理气;行经初期,用加味失笑散加减;经行末期,阴精已开始滋长,常与补肾养阴药相结合,加川续断、桑寄生、补骨脂、女贞子、墨旱莲等通补兼施,既控制了经期,又为经后期阴长奠定了基础。

本病宜平时治本。经后期重在滋肾养血,佐以疏肝理气;经间期补肾调气血,促使重阴转阳;经前期养血补肾助阳与疏肝理气并重,稍化其瘀,乃本中顾标,能迅速获效。此外,临床上还常见到偏于血热引起的经期延长。血热有两种情况,一偏虚一偏实。偏虚者,阴虚火旺也,两地汤加二至丸加减最合适,偏实者,湿热蕴结,常夹血瘀,在清利法中加入化瘀止血之品,以四草汤或固经丸加减清热利湿,药用马鞭草、鹿衔草、茜草、益母草、龟甲、白芍各10 g,黄芩15 g,椿根皮、黄柏、败酱草、薏苡仁、茯苓、川断各10 g等。同时酌加失笑散、茜草、山楂、益母草等一二味即可,不宜过用止血药,若脾胃不和者,可加入炒白术、砂仁、党参、陈皮之类。血止后宜整体调理,恢复正常经期。

医案

姚某,女,40岁,农民。

初诊:2018年9月10日。

主诉:月经淋漓不净5月余。

病史:既往月经规律,14岁初潮,经期持续5～7天,月经周期28～30天,量一般,色质正常,无痛经。末次月经:2018年9月1日,近5个月来行经期明显延长,10～13天方净。第1～2天量多色红,有较多血块,小腹坠痛,继则量少淋漓不净,持续10～13天。曾服用止血药,效果欠佳。现月经第10天,阴道少量出血,色红,伴有胸闷烦躁,口渴咽干,头昏腰酸。

查体:舌质偏红,苔黄腻,脉细弦。

妇科检查:阴道少量暗红色血液夹杂大量分泌物,宫颈未见异常赘生物,宫颈管粘膜轻度外翻,余未见异常。

辅助检查:①血常规未见明显异常。②超声检查示子宫前位,大小为55 mm×46 mm×37 mm,子宫内膜厚8 mm,双侧附件无异常,盆腔少量积液。

中医诊断:经期延长。

西医诊断:异常子宫出血。

中医辨证:肾阴不足,冲任失调。

治法:清肝利湿,化瘀止血。

处方:龟甲、白芍各9 g,黄芩9 g,椿根皮、黄柏、大蓟、小蓟各9 g,山楂炭、炒五灵脂、血余炭各9 g,炒川断9 g,三七粉(冲服)3 g,蒲黄炭(包煎)6 g。7 剂,水煎服。

二诊:2018 年 9 月 18 日。

自诉服药 3 剂后经水即净。现症见口干,胸闷烦躁,乳房胀痛,夜寐多梦,腰酸楚,舌质偏红,苔薄黄,脉细弦,乃肾虚火郁之象,考虑经后,给予滋肾清肝治疗。

处方:熟地黄、山药、山茱萸各9 g,枸杞、菟丝子各9 g,龟甲胶(烊化)9 g,桑寄生、续断各9 g,牡丹皮6 g,炒栀子6 g,醋柴胡、当归、白芍、制香附各9 g,砂仁(后下)6 g。5 剂,水煎服。

三诊:2018 年 9 月 25 日。

服药后,胸闷烦躁、乳房胀痛、夜寐多梦、腰酸楚好转,月经即将来潮,仍服固经丸合失笑散加减。6 剂,水煎服。

四诊:2018 年 10 月 10 日。

自诉此次行经 5 天即净。继续巩固治疗 3 天。

第二节 经间期出血

两次月经中间,即氤氲之时,出现周期性少量阴道出血者,称为"经间期出血",经间期出血大多出现在月经周期的第 10～16 天,即排卵期,一般出血量很少,仅仅 2～3 天,或偶尔一次者,不作病论。反复经间期出血,持续时间较长,连续 3 个月经周期者,当及时治疗。《女科证治准绳·胎前门》:"天地生物,必有氤氲之时,万物化生,必有乐育之时……此天然之节候,生化之真机也……凡妇人一月经行一度,必有一日氤氲之候,于一时辰间,气蒸而热,昏而闷,有欲交接不可忍之状,此的候也。于此时逆而取之则成丹,顺而施之则成胎矣。"

本病在西医学中相当于排卵期出血,由于排卵后雌激素骤降而引起子宫内膜突破性出血,若出血期长,血量增多,不及时治疗,可进一步发展成为崩漏。本病预后良好。

【病因病机】 本病的发生与月经周期中的气血阴阳消长转化密切相关。经间期是继经后期由阴转阳、由虚至盛之期。月经的来潮,标志着前一周期的结束,新周期的开始;排泄月经后,血海空虚,阴精不足,随着月经周期演变,阴血渐增;至经间期精血充盛,阴长至重,此时精化为气,阴转为阳,氤氲之状萌发,"的候"到来,这是月经周期中一次重要的转化。若体内阴阳调节功能正常,自可适应此种变化,无特殊证候。若肾阴虚,癸水不足,或湿热内蕴,或瘀阻胞络,当阴阳转化之际,阳气内动,阴络易伤,损及冲任,血海固藏失职,血溢于外,酿成经间期出血。

1. 肾阴虚 肾阴偏虚,虚火耗精,精亏血损,于氤氲之时,阳气内动,虚火与阳气相搏,损伤阴络,冲任不固,因而子宫出血。若阴虚日久耗损阳气,阳气不足,统摄无权,血海不固,以致出血反复发作。

2. 湿热 湿邪乘虚而入,蕴阻于胞络、冲任之间,蕴而生热;或情志不畅,心肝气郁,克伐脾胃,不能化水谷之精微以生精血,反聚而生湿;下趋任带二脉,蕴而生热,湿热得氤氲之时阳气内动之机,损伤子宫、冲任,故见出血。

3. 血瘀 素体不足,经产留瘀,瘀阻胞络,或七情内伤,气滞冲任,久而成瘀。适值氤氲之时,阳气内动,血瘀与之相搏,损伤血络,故致子宫出血。

【诊断要点】

1. 病史 多见于青春期及育龄期女性,月经周期及经期正常。

2. 临床表现 两次月经中间出现周期性的少量阴道出血,常出现在月经周期的第 10～16 天,出血一般多在第 2～7 天。可伴有腰酸、少腹一侧或两侧胀痛,乳胀,白带增多,如蛋清样,或赤白带下。

3. 检查

(1)妇科检查:宫颈黏液透明呈拉丝状,夹有血丝。宫颈无异常。

(2)辅助检查:基础体温多低、高温相交替时出血;超声监测可见成熟卵泡或接近成熟的优势卵泡;出血时测定血清雌激素水平偏低,或孕激素水平稍有升高。若怀疑有其他病证,可行诊断性刮宫,本病病理结果可表现为子宫内膜呈早期分泌期改变,可能有部分晚期增生。

【辨证论治】

（一）辨证要点

经间期出血的辨证,主要根据出血的量、色、质及全身症状进行。若出血量少或稍多,色鲜红,质黏稠属肾阴虚;若出血量稍多或少,赤白相兼,质黏稠属湿热;若出血量少,血色暗红或夹小血块属血瘀。

（二）主要证型

1. 肾阴虚证

临床表现:经间期出血,量少或稍多,色鲜红,质黏稠;头晕耳鸣,腰膝酸软,五心烦热,便坚尿黄;舌红,苔少,脉细数。

病机:阴虚阳动,冲任不固。

治法:滋肾养阴,固冲止血。

方药:两地汤合二至丸加减。

地骨皮、牡丹皮、玄参、白芍、生地黄、怀山药、麦冬、墨旱莲、女贞子。

随症加减:若阴虚及阳或阴阳两虚,症见经间期出血量稍多,色淡红,质稀,无血块,头晕腰酸,神疲乏力,大便溏薄,尿频,舌质淡红,苔白,脉沉细;治宜益肾助阳,固摄止血;方用大补元煎(《景岳全书》)加减。

2. 肾阳虚证

临床表现:经间中期或者经间后期出血,量少,色淡红,无血块,头昏腰酸,神疲乏力,尿频,大便或溏,脉细软,舌质淡红,苔薄白腻。

病机:脾肾两虚,冲任不固。

治法:滋阴助阳,益气摄血。

方药:毓麟珠加减。

党参、白术、茯苓、炙甘草、黑当归、白芍、干熟地黄、杜仲、菟丝子、鹿角霜。

方中人参与熟地黄为君药,人参甘温,大补五脏元气,补气生血,熟地黄补血滋阴。臣以白术补气健脾,黑当归补血和血。佐用茯苓健脾养心,芍药养血敛阴;杜仲、菟丝子、鹿角霜补肾助阳,益血填精;炙甘草益气和中。诸药相合,共成益气补血、温阳补肾之效。

随症加减:若大便溏,次数较多者,上方去干熟地黄、黑当归,加砂仁^(后下)、炮姜5 g;伴有胸闷烦热口渴的,上方去党参,加栀子炭、炒柴胡、牡丹皮炭。

3. 湿热证

临床表现:经间期出血,量少或稍多,色深红,质黏稠,可见白带中夹血,或赤白带下腰骶酸楚;或下腹时痛,神疲乏力,胸胁满闷,口苦纳呆,小便短赤;舌红,苔黄腻,脉濡或滑数。

病机:湿热蕴结,扰动冲任。

治法:清利湿热,固冲止血。

方药:清肝止淋汤(《傅青主女科》)去阿胶、红枣,加小蓟、茯苓。

白芍、当归、生地黄、牛膝、香附、小黑豆、阿胶、牡丹皮、黄柏、红枣。

方中白芍、当归、小黑豆养血补肝;生地黄、牡丹皮凉血清肝;黄柏、牛膝清利湿热;香附理气调血;加小蓟清热止血,茯苓利水渗湿。配合同用,使血旺而火自抑,火退则赤带自愈。

随症加减:若出血多,去牛膝,加侧柏叶、荆芥炭凉血止血;湿盛者,加薏苡仁、苍术健脾燥湿。

4. 肝经郁热证

临床表现:经间期出血,经量或多或少,色暗红,有血块;或经行不畅,胸胁、乳房、少腹胀痛,心烦易怒,口苦咽干,便秘溲赤;舌质红,苔黄,脉弦数。

病机:肝郁化火,冲任不固。

治法:清肝泻火,固冲止血。

方药:丹栀逍遥散(《太平惠民和剂局方》)加减。

牡丹皮、栀子、柴胡、当归、白芍、白术、茯苓、甘草、薄荷、炮姜。

方中牡丹皮、栀子清肝泻火、清热凉血;柴胡疏肝解郁,薄荷助柴胡疏肝;当归、白芍养血柔肝;白术、茯苓、甘草健脾和中;炮姜温胃行气。全方共奏疏肝清热、养血健脾之效。

随症加减:若经来腹痛者,加香附、延胡索理气止痛;夹有血块者,加鸡血藤、益母草活血化瘀;脘闷纳呆者,加枳壳、陈皮理气健脾;兼肾虚者,加桑寄生、熟地黄、续断补肾养血。

5. 血瘀证

临床表现:经间期出血量少或稍多,色暗红,或紫黑或有血块,少腹一侧或两侧胀痛或刺痛,拒按,胸闷烦躁;舌质紫或有瘀斑,脉细弦。

病机:瘀血阻滞,阳气内动。

治法:化瘀止血。

方药:逐瘀止血汤(《傅青主女科》)加减。

生地黄、大黄,赤芍、牡丹皮、当归尾、枳壳、龟甲、桃仁。

方中生地黄、牡丹皮、龟甲养阴化瘀止血;当归尾、赤芍、桃仁、大黄活血祛瘀止血;枳壳行气散结。全方有活血祛瘀、养阴止血之效。

随症加减:若出血偏多时,宜去赤芍、当归,加失笑散化瘀止血;若带下黄稠,夹有湿热者,上方加红藤、败酱草、薏苡仁以清热利湿;若大便溏者,去生地黄、大黄,加煨木香、炒白术、焦神曲以健脾和胃。

【其他疗法】

（一）西医治疗

1.本节经间期出血在西医学中相当于排卵期出血,可能与排卵前后雌激素水平波动有关,子宫内膜对此时血中 E_2 的波动过度敏感,此时不属于无排卵子宫出血。但月经中期出血不一定均有排卵,对于无排卵的患者,参照无排卵子宫出血相关处理。与排卵有关的出血,可考虑下列治疗方法：

（1）出血量少,不影响生活,可观察。

（2）对症止血,口服止血药,如氨甲环酸;在围排卵期口服小剂量雌激素,如戊酸雌二醇 1~2 mg/天,共 3~7 天。

（3）如无生育要求,复方短效口服避孕药,用法同前。

2.另外西医学中的经间期出血除了排卵期出血,还包括卵泡期出血,黄体期出血,无规律出血。

（1）卵泡期出血:也称月经期延长,BBT 高温相结束后开始出血如月经量,约 7 天后持续少量出血。

主要考虑因卵泡发育不佳、子宫内膜修复不良所致,可在少量出血期间使用雌激素,如戊酸雌二醇 1~2 mg/天,连续 3~5 天,帮助修复子宫内膜,血止后停药。

如有生育要求:促排卵治疗,改善卵泡发育,促排卵药物来曲唑、氯米芬。

如无生育要求:复方短效口服避孕药,方法同前。

（2）黄体期出血:也称经前期出血,先少量出血数天,再正常如月经量出血。基础体温双相型,升温短于 10 天,考虑黄体功能不足引起。

无生育要求:复方短效口服避孕药,用法同前。

孕激素定期撤退法:用法同孕激素后半周期治疗。

有生育要求:可在卵泡成熟后,给予肌注 HCG 5000~10000 U 1 次,改善黄体功能。

促排卵治疗:来曲唑、氯米芬,用法同前

（3）无规律出血:需排除无排卵或来自其他部位和生殖系统其他部位的出血,可通过妇科检查、辅助检查了解病因,可试用短效避孕药或氨甲环酸治疗,效果仍不好时,建议宫腔镜检查、送病理检查,寻找、分析出血原因,止血。

（二）中医疗法

1.中成药

（1）固经丸:每次 9 g,每日 2 次。治肾阴不足之经间期出血。

（2）左归丸:每次 9 g,每日 2 次。适用于阴阳两虚之经间期出血。

（3）妇科千金片：每次 6 片，每日 3 次。适用于湿热型经间期出血。

（4）桂枝茯苓胶囊：每次 3 粒，每日 3 次。适用于血瘀型经间期出血。

（5）二至丸：每次 9 g，每日 2 次。治肾阴不足之经间期出血。

（6）六味地黄丸：每次 8 粒，每日 2 次。治肾阴不足之经间期出血。

2. 针灸疗法　取关元、气海、三阴交、脾俞、命门穴。阳虚加命门、中极（补法），加温针或灸；湿热加血海、大敦（均泻）；血瘀加太冲、气冲（均泻）。

【预防调护】

（一）预防

1. 经行前后，勿受寒湿，避免涉水冒雨及暴晒过热的环境。

2. 经行期间，忌食生冷寒凉辛辣刺激之饮食。

3. 注意计划生育，避免过度房劳、多次流产。

（二）调护

1. 出血期间，避免过劳和剧烈运动，注意劳逸结合。

2. 调节饮食，注意营养，充养精、气、神，增强体质。

3. 注意出血情况，调畅情志，积极配合医生治疗。

【临证经验探讨】　本病病因病机主要为肾阴不足、湿热内蕴，或瘀血内留等因素动血，致阴道出血。另外临床亦见有阴虚及阳，阳气偏虚，难以统摄，出血反复延续；或者未婚女子，年龄偏大，积想在心，或者急躁易怒，动乎心肝，心肝气郁化火，在转化时，阳气内动，郁火更甚，内扰胞脉胞络，动乎血海，是以出血。本病的病机关键是热扰血海，冲任气盛，所以治疗应以清热固经为主，同时，随证灵活加用他法，知常达变，贵在圆通。如阴虚火伏，则当清热养阴为主，临证亦多用知柏地黄丸加减；补阳的同时补阴，以保持阴这一基础。如肝经郁热，则当清热凉血为主，常用丹栀逍遥散加减；如湿热内蕴，则当清热利湿为主，亦可用八正散化裁。同时，依据证情之兼夹，合数法于一辙，终收血止病除之效。

从西医学观点来看，经间期主要具有两大特征：其一是重阴必阳，表现出氤氲状的气血活动。其二是在这一动态过程中存在着动静升降、藏泻的变化。经间期的气血活动，是孕育所必需的，活动于下，上传及心肝以至于脑，呈兴奋性，经间期有排卵，其先决条件就在于阴分水平的具备与否。排卵必须到重阴，阴长到高峰已达生理极限的不平衡状态，必须在剧烈的气血活动促发下才能排出卵子。阴道涂片、宫颈黏液结晶、血雌二醇（E_2）呈高水平，足以证明重阴的生理特点。重阴必阳，阴阳转化顺利，才能促进排卵的顺利。故治疗经间期出血务必把滋阴养血放在第一位，重点不在于止血，而在于保障阴阳转化的顺利。

医案

齐某,女,33 岁,已婚,服务员。

初诊:2017 年 9 月 10 日。

主诉:月经间期阴道出血 6 个月。

病史:患者既往月经正常,末次月经 2017 年 8 月 26 日,6 个月前因工作压力大,熬夜,睡眠差,经净后一周又阴道少量流血,未曾治疗,阴道流血自行停止。但近 2 个月,每至两次月经中间阴道少量流血、色鲜红,持续 2 ~ 5 天不等,伴口渴,手心发热,偶有出汗,腰膝酸困,小便色黄,大便干。

查体:舌质红,苔薄微黄,脉细数。

妇科检查:外阴正常;阴道通畅,黏膜正常,少量红色分泌物;宫体未触及异常,活动可,无压痛;双侧附件未触及异常。

辅助检查:①超声检查示子宫前位,大小为 64 mm×42 mm×39 mm,子宫内膜厚 6 mm;左侧卵巢大小 33 mm×27 mm,右侧卵巢大小 35 mm×28 mm,少量盆腔积液约 17 mm。②性激素六项示 FSH 5.6 mIU/mL,LH 4.3 mIU/mL,E_2 38 pg/mL,P 1.7 ng/mL,T 0.52 ng/mL,PRL 19.5 ng/mL。

中医诊断:经间期出血。

西医诊断:月经不调。

中医辨证:阴虚血热,损及冲任,迫血妄行。

治法:滋肾养阴,固冲止血。

处方:地骨皮、牡丹皮各 9 g,麦冬 6 g,玄参、白芍、生地黄、怀山药各 9 g,墨旱莲、女贞子 9 g,地榆炭 9 g,仙鹤草 15 g,乌梅 6 g,甘草 6 g。5 剂,水煎服。

二诊:2017 年 9 月 19 日。

自诉乳房胀痛,心烦,查体:舌质淡红,薄腻微黄,脉弦滑而细。考虑经前期,处于阳长期,给予少量补肾阳药。

处方:醋柴胡 6 g,当归 9 g,白芍 9 g,茯苓、白术、甘草各 6 g,牡丹皮 9 g,炒栀子 6 g,香附 6 g,续断、桑寄生、牛膝各 12 g,醋灵脂、蒲黄各 9 g。

三诊:2017 年 10 月 2 日。

月经于 9 月 24 日来潮,量色正常,持续 5 天净。现净后 3 天。

自诉口渴减轻,出汗好转,查体见舌质红、苔薄、脉细。

处方:地骨皮 9 g,麦冬 6 g,玄参、白芍、生地黄、怀山药各 9 g,墨旱莲、女贞子 12 g,太子参 12 g,五味子 6 g,甘草 6 g,砂仁^(后下) 6 g。6 剂,水煎服。

2017 年 10 月 12 日。

电话告知排卵期未出血,后随访 2 个月经周期,经间期未再出血。

第三节　崩漏

崩漏是指妇女在非经期阴道大量出血、或持续淋沥不止。一般来势急、出血量多的称"崩";出血量少或淋沥不净的为"漏"。以青春期女子、围绝经期妇女多见。

崩漏是妇科常见的疑难重症之一。有关"崩"的记载,最早见于《素问·阴阳别论篇》:"阴虚阳搏谓之崩。"漏下首见于《金匮要略》。《诸病源候论》中又有"非时而下淋沥不断,谓之漏下""忽然暴下,谓之崩中"等阐述。

崩与漏的临床表现虽然不同,但其发病的主要机理都是冲任损伤,不能制约经血,在疾病的发生、发展过程中常可相互转化,如血崩日久,血气大衰,可变成漏;久漏不止病势日进,可发展成崩,故往往崩漏并称。《济生方》云:"崩漏之疾,本乎一症,轻者谓之漏下,甚者谓之崩中。"

崩漏与妇科血证的鉴别有时较为困难,在详细询问病史的基础上,常需借助妇科检查和临床辅助检查,并行全面分析才能最终明确诊断。

异常子宫出血(abnormal uterine bleeding,AUB)指育龄期非妊娠妇女,与正常月经的周期频率、规律性、经期长度、经期出血量任何 1 项不符的、源自子宫腔的异常出血。临床上可分为器质性异常子宫出血和非器质性异常子宫出血,这两大类共 9 个类型:子宫内膜息肉所致 AUB(AUB-P)、子宫腺肌病所致 AUB(AUB-A)、子宫平滑肌瘤所致 AUB(AUB-L)、子宫内膜恶变和不典型增生所致 AUB(AUB-M)、全身凝血相关疾病所致 AUB(AUB-C)、排卵障碍相关的 AUB(AUB-O)、子宫内膜局部异常所致 AUB(AUB-E)、医源性 AUB(AUB-I)、未分类的 AUB(AUB-N)。临床上排卵障碍性异常子宫出血最常见,可参照本病辨证治疗。多发生于青春期和围绝经期妇女。

【病因病机】　本病的病因病机较为复杂,但可概括为热、虚、瘀 3 个方面。其主要发病机理是劳伤血气,脏腑损伤,血海蓄溢失常,冲任二脉不能约制经血,以致经血非时而下。

1.血热　素体阳盛,肝火易动;或素性抑郁,郁久化火;或感受热邪,或过服辛温香燥助阳之品,热伏冲任,扰动血海,迫血妄行而成崩漏。素体阴虚,或久病失血伤阴,阴虚内热,虚火内炽,扰动血海,加之阴虚失守,冲任失约,故经血非时妄行;血崩失血则阴愈亏,冲任更伤,以致崩漏反复难愈。《傅青主女科·血崩》云:"冲脉太热而血即沸,血崩之为病,正冲脉之太热也。"

2.肾虚　禀赋不足,天癸初至,肾气稚弱,冲任未盛;育龄期因房劳多产伤肾,损伤冲任胞;绝经期天癸渐竭,肾气渐虚,封藏失司,冲任不固,不能调摄和制约经血,因而发生崩漏,若命门火衰,肾阳虚损,冲任不固,血失封藏,以致经血非时暴下或淋漓不尽。若肾阴亏损,则阴虚失守,虚火内生,扰动冲脉血海,迫血妄行而成崩。《兰室秘藏·妇人门》云:"妇人血崩,是肾水阴虚不能镇守胞络相火,故血走而崩也。"

3.脾虚 忧思过度,或饮食劳倦损伤脾气,脾气亏虚,统摄无权,冲任失固,不能制约经血而成崩漏。《妇科玉尺·崩漏》云:"思虑伤脾,不能摄血,致令妄行。"情志所伤,肝气郁结,气滞血瘀;或经期、产后余血未尽,又感受寒、热邪气,寒凝血脉,或热灼津血而致血瘀,瘀阻冲任,旧血不去,新血难安,发为崩漏。也有因元气虚弱,无力行血,血运迟缓,因虚而瘀或久漏成瘀者。

崩漏为经乱之甚,其发病常非单一原因所致。如肝郁化火之实热,既有火热扰血,迫经妄行的病机,又有肝失疏泄,血海蓄溢失常的病机。如肝气乘脾,或肝肾亏虚,可有脾失统摄、肾失封藏而致冲任不固的病机夹杂其中;又如阴虚阳搏,病起于肾,而肾阴亏虚不能济心涵木,以致心火亢盛,肝肾之相火夹心火之势亦从而相煽,而成为心、脾、肝、肾同病的崩漏证。

【诊断要点】

1.病史

(1)既往多有月经先期、月经先后无定期、经期延长、月经过多等病史。

(2)询问年龄、孕产史、目前采取的避孕措施、激素类药物的使用史。

(3)注意排除肝病、血液病、高血压、甲状腺、肾上腺、脑垂体病史。

2.临床表现 月经无规律周期而妄行,或量多如山崩之状,或量少淋漓不止。出血情况可有多种表现形式,如停经数月而后骤然暴下,继而淋漓不断;或淋漓量少累月不止,突然又暴下量多如注;或出血时断时续,血量时多时少。常常继发贫血,甚至发生失血性休克。

3.检查

(1)妇科检查:出血来自子宫腔。注意生殖器官有无器质性病变。有无妊娠因素等。

(2)辅助检查:①超声检查,了解子宫大小及内膜厚度,排除妊娠、生殖器肿瘤或赘生物等。②血液检查,如血常规、凝血功能检查等,以了解贫血程度并排除血液病。③激素测定,血清雌、孕激素、垂体激素测定及甲状腺激素等测定。④有性生活史者,应做妊娠试验以排除妊娠及其相关疾病。⑤诊断性刮宫,可止血并明确诊断。对育龄期和绝经过渡期患者可在出血前数天或出血 6 小时之内诊刮;对大出血,或淋漓不净,或不规则出血者,可随时诊刮取子宫内膜病理检查,以明确有无排卵及排除子宫内膜恶性病变。

【辨证论治】

(一)辨证要点

崩漏辨证首先要根据出血的量、色、质辨明血证的属性,分清寒、热、虚、实。一般经血非时崩下,量多势急,继而淋漓不止,色淡,质稀多属虚;经血非时暴下,血色鲜红或深红,质地黏稠多属实热;淋漓漏下,血色紫红,质稠多属虚热;经来无期,时来时止,时多时少,或久漏不止,色暗夹血块,多属瘀滞。出血急骤多属气虚或血热,淋漓不断多属虚热或血瘀。

一般而言,崩漏虚证多而实证少,热证多而寒证少。即便是热亦是虚热为多,但发病初期可为实热,失血伤阴即转为虚热。

(二)治疗原则

临证治疗崩漏,应根据其病情缓急和出血时间长短的不同,本着"急则治其标,缓则治其本"的原则,灵活掌握塞流、澄源、复旧三法。

1.塞流 即止血。暴崩之际,急当止血防脱,首选补气摄血法。如用生脉散(《内外伤辨惑论》:人参、麦冬、五味子),以人参大补元气、摄血固脱,麦冬养阴清心,五味子益气生津、补肾养心、收敛固涩。若见四肢厥逆、脉微欲绝等阳微欲脱之证,则于生脉散中加附子去麦冬,或用参附汤(《校注妇人良方》:人参、附子)加炮姜炭以回阳救逆,固脱止血。同时针刺人中、合谷、断红穴,艾灸百会、神阙、隐白穴。血势不减者,宜输血救急。血势渐缓应按不同证型塞流与澄源并进,采用健脾益气止血,或养阴清热止血,或养血化瘀止血治之。出血暂停或已止,则谨守病机,行澄源结合复旧之法。

2.澄源 即正本清源,根据不同证型辨证论治。切忌不问缘由,概投寒凉或温补之剂,一味固涩,致犯"虚虚实实"之戒。

3.复旧 即固本善后,调理恢复。但复旧并非全在补血,而应及时调补肝肾、补益心脾,以资血之源,安血之室,调周固本。视其病势,于善后方中寓治本之法。调经治本,其本在肾,故总宜填补肾精,补益肾气,固冲调经,使本固血充,则周期可望恢复正常。

(三)主要证型

本节分型论治着重在于崩漏出血阶段的中医药治疗,即塞流结合澄源的治法和方药,复旧固本、善后调理的方药应与月经不调类病、闭经等病证的辨证论治相互参照学习。

1.血热证

(1)实热证

临床表现:经血非时暴下,或淋漓不净又时而增多,色深红或鲜红,质稠,或有血块;唇红目赤,烦热口渴,或大便干结,小便黄;舌红苔黄,脉滑数。

病机:阳盛血热,热扰冲任,迫血妄行。

治法:清热凉血,止血调经。

方药:清热固经汤(《简明中医妇科学》)加减。

黄芩、栀子、生地黄、地骨皮、地榆、阿胶、藕节、棕榈炭、龟甲、牡蛎、生甘草。

方中以龟甲、阿胶为君药,滋阴潜阳,补肾养血;生地黄、黄芩、栀子清热凉血,合地骨皮以增养阴、清热、凉血之力;藕节、地榆、棕榈炭功专清热凉血,收涩化瘀;牡蛎育阴潜阳;生甘草清热解毒,调和诸药。诸药配伍,共奏清热凉血、止血调经之功。

随症加减:若症见暴崩,发热,口渴,苔黄,脉洪大有力者,加贯众炭、蒲公英、马齿苋清热解毒,凉血止血;若兼见胸胁乳房胀痛,心烦易怒,脉弦数者合用丹栀逍遥散;实热耗气伤阴,出现气阴两虚证者,合生脉散加沙参益气养阴;如实热已除,血减少而未止者,当根据证候变化塞流佐以澄源,随证遣方,酌加仙鹤草涩血止血,茜草、益母草化瘀止血。

(2)虚热证

临床表现:经血非时而下,量少淋漓,血色鲜红而质稠;心烦潮热,小便黄少,或大便干燥;舌质红,苔薄黄,脉细数。

病机:阴虚失守,冲任不固,热迫血行。

方药:上下相资汤(《石室秘录》)加减。

人参、沙参、玄参、牛膝、麦冬、玉竹、五味子、熟地黄、山茱萸、车前子。

方中熟地黄、山茱萸滋阴补肾为君;车前子强阴益精,牛膝补益肝肾,增益补肾之力;人参、沙参、玄参、麦冬、玉竹益气、滋肺、降火,金水相资;佐以五味子,仿生脉散之意,益气养阴,清心安神。诸药配伍,共奏养阴清热、止血调经之功。

随症加减:暴崩下血者,加仙鹤草、海螵蛸涩血止血;淋漓不断者,加茜草、三七化瘀止血;心烦少寐者,加炒酸枣仁、柏子仁养心安神;烘热汗出,眩晕耳鸣者,加龟甲、龙骨育阴潜阳;血久不止,面色苍白,心悸气短,血色淡而质清者,加黄芪、枸杞子、当归益气养血。

2.肾虚证

(1)肾阴虚证

临床表现:经血非时而下量多或淋漓不净,色鲜红,质稠;头晕耳鸣,腰膝酸软,或心烦;舌质偏红,苔少,脉细数。

病机:肾阴亏虚,冲任不固。

治法:滋肾益阴,止血调经。

方药:左归丸(《景岳全书》)去牛膝合二至丸加减。

熟地黄、山茱萸、川牛膝、菟丝子、鹿角胶、龟甲胶、女贞子、墨旱莲、山药、枸杞子。

方中重用熟地黄滋肾填精,大补真阴,为君药;山药补脾益阴,滋肾固精;枸杞子补肾益精,养肝明目;山茱萸养肝滋肾,涩精敛汗;龟、鹿二胶,为血肉有情之品,峻补精髓,龟甲胶偏于补阴,鹿角胶偏于补阳,在补阴之中配伍补阳药,取"阳中求阴"之义;菟丝子益肝肾、强腰膝、健筋骨,俱为佐药。二至丸补益肝肾,滋阴止血。两方合而用之,共奏滋肾益阴、止血调经之功。

随症加减:如胸胁胀痛者,加柴胡、香附、白芍疏肝解郁柔肝;咽干、眩晕者,加玄参、牡蛎、夏枯草养阴平肝清热;心烦,寐差者,加五味子、柏子仁、夜交藤养心安神;阴虚生热而热象明显者,参照崩漏虚热证治疗。

(2)肾阳虚证

临床表现:经血非时而下,出血量多或淋漓不净,色淡质清;畏寒肢冷,面色晦暗,腰腿酸软,小便清长;舌质淡,苔薄白,脉沉细。

病机:肾阳虚弱,冲任不固。

治法:温肾固冲,止血调经。

方药:右归丸(《景岳全书》)去肉桂,加补骨脂、淫羊藿。

附子、山药、山茱萸、枸杞子、菟丝子、熟地黄、鹿角胶、当归、杜仲、补骨脂、淫羊藿。

方中以附子、淫羊藿、鹿角胶为君药,温补肾阳,填精补髓;臣以熟地黄、枸杞子、山茱萸、山药、补骨脂滋阴益肾,养肝补脾;佐以菟丝子补阳益阴,固精缩尿;杜仲补益肝肾,强筋壮骨;当归养血和血,助鹿角胶以补养精血。诸药配合,共奏温肾固冲、止血调经之功。

随症加减:若腰腿酸软,周身无力,加川续断益肾强腰;久崩不止,出血色淡,量多,宜加党参、黑荆芥、炙黄芪等益气固经。

3.脾虚证

临床表现:经血非时而下,崩中暴下继而淋漓,血色淡而质薄;气短神疲,面色㿠白,或面浮肢肿,四肢不温;舌质淡,苔薄白,脉弱或沉细。

病机:脾虚气陷,统摄无权。

治法:补气升阳,止血调经。

方药:举元煎合安冲汤(《医学衷中参西录》)加减。

黄芪、白术、生地黄、白芍、续断、海螵蛸、茜草、龙骨、牡蛎。

安冲汤与举元煎合用,方中人参、黄芪、白术、炙甘草补中益气,健脾固摄,以治其本;白芍、生地黄、续断补肾固冲,敛阴止血,以治其标;佐以升麻升阳举陷,海螵蛸、茜草、龙骨、牡蛎、炮姜炭收涩止血。诸药合用,共奏补气升阳、止血调经之效。

随症加减:久崩不止,症见头昏、乏力、心悸失眠者,酌加制何首乌、炒酸枣仁、五味子养心安神;脘腹胀闷者,加黑荆芥、煨木香、枳壳宽中行气;崩中量多者,加侧柏叶、仙鹤草、血余炭敛阴涩血止血。

4.血瘀证

临床表现:经血非时而下,时下时止,或淋漓不净,色紫黑有块;或有小腹不适;舌质紫暗,苔薄白,脉涩或细弦。

病机:胞脉瘀滞,冲任瘀阻。

治法:活血化瘀,止血调经。

方药:四草汤(《实用中医妇科方剂》)加三七、蒲黄。

鹿衔草、马鞭草、茜草炭、益母草。

方中鹿衔草、马鞭草清热利湿,化瘀止血,为君药;益母草活血调经,祛瘀生新,合三七、蒲黄、茜草炭则活血化瘀、固冲止血之力增。诸药配伍,共奏活血化瘀、止血调经之功。

随症加减:若崩漏患者月经久闭不行,超声提示子宫内膜较厚者,加花蕊石、马齿苋活血化瘀通经;少腹冷痛,经色暗黑夹块,为寒凝血瘀,加艾叶炭、炮姜炭温经涩血止血;血多者,加海螵蛸、仙鹤草、血余炭收涩止血;口干苦,血色红而量多,苔薄黄者,为瘀久化热,加炒地榆、贯众炭、侧柏叶凉血止血;气血虚兼有瘀滞者,改用八珍汤加益母草、鸡血藤、香附调补气血,化瘀生新。

(四)青春期及更年期崩漏辨治特点

1.青春期 青少年的崩漏往往是肾气初盛,天癸既至而未充实,冲任虽通盛但未坚强,因此特点在于阴虚瘀热、阳虚瘀浊、脾蕴湿阻三者。

(1)阴虚证:其出血的特点是阵发性,治当滋阴清热,化瘀止血,重在止血,用固经丸(汤)合加味失笑散。二至地黄丸亦符合青春期以肝肾为主的特色。止血时不宜过用收涩性的药物,相反,要加入一定的化瘀排经药,如五灵脂、蒲黄、荆芥、益母草等。

(2)阳虚证:出血日久量多,或淋漓不止,色淡红,质稀或有血块,治当补肾助阳,化瘀固冲,可用参芪胶艾汤。同时必须加强补肾助阳、益气养血的作用,可随症加入杜仲、桑寄生、鹿角胶、补骨脂、黄芪、熟地黄等;其次亦需加强化瘀止血之力,用益母草、马齿苋、荆芥、补骨脂等。另外,可兼服三七粉,用红参汤吞之,以助阳益气,控制出血。

(3)脾虚湿浊证:出血日久量多,色淡红,有血块,或夹有黏腻如白带状物,治以益气健脾,利湿化浊,用归脾汤加减。此外,可加入炒川断、桑寄生、补骨脂等以补肾助阳,或加入炒蒲黄、大小蓟、荆芥等,在利湿化浊中贯穿化瘀调经。

青春期崩漏控制出血后,在初潮2~3年内应按补肾养血论治,不必强调调周与促排卵;在青春后期,即初潮3~4年后,务必运用补肾调周的方法以恢复排卵功能,真正达到控制出血,防止崩漏再度发生。

2.围绝经期崩漏的辨治特点　围绝经期崩漏是因卵巢退化而引起的,且围绝经期心理容易波动,体质下降,故在辨治中必须注意心肝郁火、脾胃虚弱、上热下寒及瘀结成癥。

(1)心肝郁火证:出血量多,色红,有血块,或淋漓不已,色紫红,有小血块,治当清热解郁,化瘀止血,用丹栀逍遥散合加味失笑散。同时必须注意两点:一是安定心神,于上方加钩藤(后下)、莲子心、青龙齿(先煎)、合欢皮;二是和脾胃,于上方加太子参、陈皮、广木香、即前人"见肝之病,当先实脾"之意也。

(2)脾胃虚弱证:出血日久量多,色淡红,有血块,或淋漓不已,无血块,或有紫血块,治当益气健脾,养血止血,用归脾汤加减,夹血瘀者,合加味失笑散。围绝经期亦当照顾两个方面:一是疏肝解郁,常需加入炒荆芥、白芍或炒柴胡、钩藤(后下)等,二是安定心神,常需加入合欢皮、紫贝齿及炒酸枣仁等。此外,在脾胃虚弱病症中,务必注意肝热脾寒的情况,有时需要加钩藤、牡丹皮、干姜或炮姜等。

(3)上热下寒证:出血量多,色红有块,或淋漓不已,既可见头昏头痛,烦热口渴,又可见腰酸,小腹有冷感,大便稍溏,尿频。上热者,心肝之热也,下寒者,肾阳偏虚也。治疗当分两种情况:下寒较轻者,从血热夹瘀论治,以固经丸(汤)合加味失笑散,但需加入炮姜或肉桂或艾叶;下寒较重者,必须与上热合治,可在清热化瘀的方药中加川断、炒白术、炮姜、肉桂(后下)以适应围绝经期病情错杂的要求。固经丸疗效不佳时,可转用震灵丹。震灵丹不仅化瘀止血,而且温下作用亦十分明显,其中赤石脂、白石脂、禹余粮等石类温涩之品并有调治奇经的作用,有利于排除瘀浊。崩漏中的血瘀,前人谓之"瘀结",不易排除。虽需化,还要固,且需以固为主,是治疗围绝经期崩漏的特点。

此外,由于围绝经期患者情绪不稳定,烦躁忧郁、气机不畅也可导致血瘀。就妇科特征而言,属于血瘀夹血热,就全身症状而言,属于阴虚心肝火旺的崩漏患者,还必须以滋阴养宫为主,佐以化瘀止血。一般出血期用固经丸合加味失笑散治疗。崩漏控制后,除围绝经早期患者需运用调周法,恢复月经周期和排卵功能外,围绝经中晚期已不适用调周法,故转从心肝脾胃论治,重点在于调理脾胃与心肝。脾胃为后天之本,先天已衰,全赖水谷以滋养,故其固本复旧重在调脾胃;调理心肝可以稳定心理,舒畅情怀,防止发作,巩固疗效。

在青春期或围绝经期崩漏中,的确有部分患者属于肾阴癸水过盛者,不仅要尽快控制出血,而且要防止其结为癥瘕。一般宜清热滋阴,可选用清经散、知柏地黄汤治疗,同时加入化瘀止血之品,必要时可配合其他综合措施以止血。

【其他治疗】

(一)西医治疗

AUB-O 为内分泌异常导致的出血,药物治疗为主要手段,如药物治疗失败,或不能耐受药物治疗,或怀疑子宫内有器质性疾病时应选择手术治疗。分段诊刮术可迅速止血,并具有诊断价值,可了解子宫内膜病理,除外恶性病变;对于绝经过渡期病程长、有肥胖等子宫内膜癌高危因素的患者应首先考虑使用;对于超声提示宫腔内异常者可在宫腔镜下行诊刮术,以提高诊断率。

药物治疗以激素治疗为主,包括孕激素和复方短效口服避孕药。孕激素包括地屈孕酮、炔诺酮、醋酸甲羟孕酮、左炔诺孕酮片和曼月乐环。

1. 药物治疗止血

(1)无贫血或轻度贫血时的孕激素止血:也称"子宫内膜脱落法"或"药物刮宫",因停药后短期内即有撤退性出血,适用于血红蛋白>90 g/L 且生命体征稳定的患者。用法如下:地屈孕酮 10 mg/次,每天 2 次,10 ~ 14 天;黄体酮注射液 20 ~ 40 mg/天,肌内注射 3 天;口服微粒化孕酮 200 ~ 300 mg/天,10 ~ 14 天。

(2)复方短效口服避孕药:适用于长期而严重的无排卵出血。目前应用的是第 3 代短效口服避孕药,如去氧孕烯炔雌醇、孕二烯酮炔雌醇或复方醋酸环丙孕酮,用法为 1 ~ 2 片/次,每 6 ~ 8 小时 1 次,血止后每 3 天逐渐减1/3 量至 1 片/天,维持至血止后的第 21 天停药,严重持续无规律出血建议连续用复方短效口服避孕药 3 个月等待贫血纠正。

(3)孕激素内膜萎缩法:高效合成孕激素可使内膜萎缩,达到止血目的,此法不适用于青春期患者。炔诺酮治疗出血量较多时,首剂量为 5 mg,每8 小时 1 次,血止后每隔 3 天递减1/3 量,直至维持量为 2.5 ~ 5.0 mg/天;持续用至血止后 21 天停药,停药后 3 ~ 7 天发生撤药性出血。也可用左炔诺孕酮 1.5 ~ 2.25 mg/天,血止后按同样原则减量。

2. 手术治疗止血   当药物治疗失败,或有药物治疗禁忌证(如血栓性疾病),或出血严重危急生命时,可考虑手术治疗。

(1)分段诊刮术:单纯的分段诊刮术只有止血、明确子宫内膜病理诊断的作用,后续的周期控制需要药物治疗。

(2)子宫动脉栓塞术:作为二线治疗方案,仅用于抢救生命。虽有治疗后再次妊娠的报道,但妊娠期并发症或合并症增加,且有卵巢早衰的风险。

（3）子宫腔球囊压迫术：球囊内注射 5～30 mL 生理盐水后置入并压迫子宫腔，用于急性大量出血、无明显子宫内膜器质性疾病的患者。

（4）宫腔镜检查及手术：疑有子宫内膜器质性疾病、子宫内膜息肉、子宫黏膜下肌瘤所致急性出血时，可行宫腔镜下诊刮术、息肉切除术、子宫黏膜下肌瘤切除术等。

3. 性激素调节周期　采用上述方法达到止血目的后，因病因并未去除，停药后多数患者会复发，需随后以孕激素或复方短效口服避孕药来控制周期，防止再次发生异常出血及子宫内膜病变。

（1）口服孕激素：分为后半周期疗法和全周期疗法。

孕激素后半周期疗法：对于减少月经量的作用有限，不适合月经多的患者。具体方法为：撤退性出血第 15 天起使用，连续使用 10～14 天，酌情用 3～6 个周期。

孕激素全周期疗法：在后半周期疗法控制不好时采用。自月经第 5 天起连续服用 20 天，建议剂量：地屈孕酮 10～30 mg/天；微粒化孕酮 200～300 mg/天。在长期孕激素管理时，地屈孕酮可充分转化子宫内膜，与其他合成孕激素相比不增加乳腺癌和血栓的风险。

（2）LNG-IUS：商品名曼月乐环，基于其宫腔内局部释放左炔诺孕酮，抑制子宫内膜生长，可减少出血量，预防不排卵导致的子宫内膜增生及 AUB-O 合并的子宫内膜增生。特别适合病程长、病情反复发作、肥胖和围绝经期患者。LNG-IUS 的应用过程中有一些常见的不良反应（如点滴出血等），建议放置前充分告知患者以增加放置后的依从性。

（3）低剂量复方短效口服避孕药：可很好地控制周期，尤其适用于有避孕需求的患者。一般在止血用药撤退性出血第 3～5 天开始下一周期服药，建议短效口服避孕药周期性使用 3～6 个周期，病情反复者可酌情长期使用。应注意口服避孕药的潜在风险。

（4）雌、孕激素序贯法：如孕激素治疗后不出现撤退性出血，考虑为内源性雌激素水平不足者，可采用雌、孕激素序贯法。绝经过渡期患者伴有绝经症状且单纯孕激素定期撤退不能缓解者，按《绝经期管理与激素补充治疗临床应用指南（2012 版）》处理。

（二）中医疗法

1. 中成药

（1）出血期用药

1）功血宁（《中医妇科验方选》王敏之方）

处方：黄芪 60 g，炙知母 20 g，柴胡、桔梗各 10 g，升麻炭 30 g，红参 18 g，吴茱萸 30 g，桑寄生 60 g，莲房炭 30 g，棕榈炭 60 g，杜仲炭 30 g，石榴皮炭

30 g,艾叶炭 24 g,仙鹤草 60 g,煅牡蛎 30 g,三七粉 18 g,炮姜炭 15 g,当归身 24 g,芥穗炭 24 g。

服法:上药共为细末,用伏龙肝 100 g 煎水,合山药粉 50 g,打糊为丸,每丸 6 g,早晚各服 1 丸,忌食生冷。

适应证:脾肾两虚性崩漏。

2)震灵丹:每次 9 g,每日 3 次,适用于血瘀性崩漏。

3)血安片:每次 4 片,每日 3 次,适用于血热性崩漏。

4)断血流片:每次 10 片,每日 3 次,适用于血热性崩漏。

5)益宫止血口服液:每次 20 mL,每日 3 次,适用于功血气阴两虚者。

6)清经颗粒:每次 5 g,每日 2 次,月经干净后服用,15 天为 1 个疗程,适用于功血血热证。

7)生三七胶囊:每次 3 粒,每日 1~2 次,适用于功血血瘀证。

8)血竭胶囊:每次 4~6 粒,每日 3 次,15 天为 1 个疗程。能活血化瘀,收敛止血,消炎止痛,生肌敛疮,补血益气,适用于子宫异常性出血。服药期间忌服酸性食物。

9)荷叶丸:每次 1 丸,每日 2~3 次,空腹温开水送服,适用于崩漏血热证。忌食辛辣油腻。

(2)非出血期用药

1)紫河车胶囊:每次 1~5 粒,每日 1~3 次,饭后服用,适用于功血属肾精不足者,或经后期填补肾精,促卵泡发育。

2)肉苁蓉口服液:每次 10 mL,每日 2 次,早晚空腹服用,适用于功血属肾虚者。

3)复方阿胶浆:每次 20 mL,每日 3 次,适用于功血气血两虚,头晕目眩,心悸失眠,食欲不振及白细胞减少症和贫血。

4)定坤丹大蜜丸:每次半丸至 1 丸,每日 2 次,适用于功血气血两虚兼有郁滞者。

5)春血安胶囊:每次 4 粒,每日 3 次或遵医嘱服用,适用于青春期功血。

6)杞菊地黄丸:每次 9 g,每日 2 次,适用于功血肝肾阴虚阳亢者。忌食酸性及生冷食物。

7)养血当归精:每次 10 mL,每日 2~3 次,适用于功血失血过多所致气血虚弱。忌嗔怒及辛辣、生冷食物,感冒发热者勿服。

8)生脉饮:每次 10 mL,每日 3 次,适用于功血气阴两伤型。实热之邪未尽者禁用。

9)归脾丸:水蜜丸,每次 6 g,每日 3 次。大蜜丸,每次 1 丸,每日 3 次,适用于心脾气虚型功血出血期,或用于止血后调理。

2.针灸疗法

1)取断红穴(二、三掌指关节之间凹陷处),直刺1～1.5寸,先针后灸,留针20分钟,每日2次,有减少血量的作用。

2)取冲脉、关元、中极、三阴交等穴,平补平泻法,10次为1个疗程,可调节月经周期。

【预防调护】

(一)预防

1.生活起居有度,注意气候变化,防止外邪侵袭,平时应加强身体锻炼,增强体质,提高抗病、抗邪能力,并正确对待疾病。

2.实行晚婚与计划生育,婚后性生活适度,坚持避孕,避免或减少宫腔手术次数。

(二)调护

1.饮食调护,平时注意食疗。血虚者吃猪肝、桂圆、红枣、菠菜;阴虚者吃鳖肉、百合、白木耳、黑木耳、藕、莲子;阳虚吃羊肉、狗肉;肾虚吃紫河车;血热吃生梨、西瓜汁、藕;脾虚吃扁豆、淮山药、红枣等。

2.扶护正气,一般选用十全大补膏、八珍膏、人参养容膏、归脾丸等。

3.精神调护,保持心情舒畅,积极乐观向上。

4.适当休息,避免剧烈运动。

【临证经验探讨】 崩漏是月经周期、经期、经量严重紊乱的疑难急重病症。临证中要与月经不调、生殖器肿瘤、炎症、妊娠、产后等引起的如崩似漏的疾病相鉴别。

崩漏的主要病因是虚、热、瘀,三者可单独或复合成因,又互为因果;崩漏的病机主要是冲任不固,不能制约经血。崩漏病本在肾,病位在冲任,变化在气血,表现为子宫藏泻无度。

崩漏治疗,首分出血期与血止后,按标本缓急灵活运用"塞流""澄源""复旧"三法。但重点在塞流之必期显效。盖崩证措施不力,出血多则易致虚脱。至于澄源复旧,则血止以后之审证求因与调理善后而已,与其他病证之处理原则近似。治崩之基本方常以何任教授黑蒲黄散(炒黑蒲黄、炒阿胶、当归、川芎、炒白芍、炒生地黄、牡丹皮、炒黑荆芥、炒黑地榆、醋炒香附、棕榈炭、血余炭)为主塞流,辨寒、热、虚、实时酌情加减,效果明显。徐灵胎所谓:"崩漏必用补血大剂,而兼黑色之药,大概轻剂不能中病。"此说很有见地,验之临床,实属可信。崩漏愈后复作或经人工流产后月经量多,其势如崩或淋沥不已者,常用补益奇经为法,每有显著之防治效果。月经过多,经期过长,淋沥不断,其病虽不尽同于崩漏,然其治方则多可通用。清代吴鞠通之通补奇经丸(当归、鹿茸、潼蒺藜、小茴香、党参、杜仲、茯苓、鹿角胶、龟甲、紫石英、枸杞子、补骨脂)平时据病情加减,颇有效用,此亦为止血以后之澄源复旧措施。

出血期塞流辨证论治多以清热、益气、养阴、化瘀止血;血止后复旧固本仍须辨证论治、治本调经。又须按年龄不同论治,青春期、育龄期的崩漏,调经治本多需补肾宁心,疏肝健脾,调整月经周期;绝经前后期的崩漏,注意排除恶变,重在补益心脾养血善其后。

崩漏表现为子宫出血,诊断时必须排除与妊娠和产褥有关的出血病变及全身性和器质性疾患。

由于崩漏是月经周期、经期和经量严重紊乱的病证,往往病程较长,新病常见血热证为主。无论实热或虚热,随着病情发展和迁延,出血量多或日久不净,常因伤及阴血而见气血两虚或气阴两伤。而漏下淋漓,又多合并瘀血阻滞,旧血不去,新血难安。故崩漏的病机特点是因果相干,气血同病,多脏受累,其势反复。因此,常常造成病势迁延而病情反复难愈。

本着"急则治其标,缓则治其本"的原则,在急性出血期热象不明显者,常采用塞流之法固冲止血。对绝经前后期血势汹涌者,应果断采用诊断性刮宫止血并排除子宫内膜恶性病变。血势减缓后,则辨证求因,结合澄源。如属肾气不足,肾阳虚弱者,治以补肾固冲,止血调经;如属肾阴亏虚,虚火内炽者,治以滋肾养阴,止血调经。以上两证兼有脾失统摄者,治以补肾滋肾,辅以补气摄血,养血调经;兼有肝郁血热者,治以补肾滋肾,辅以疏肝清热,调经止血;如出血淋漓,日久不净,超声提示子宫内膜仍厚达 8 mm 以上者,为瘀血不去,新血难安,治以活血祛瘀,止血调经。止血后,根据患者不同年龄运用中药调整周期,促进排卵,恢复月经周期。

医案

罗某,女,14 岁,学生。

初诊:2020 年 5 月 6 日。

主诉:阴道不规则流血22 天。

病史:患者 2 年前月经初潮,周期 15~45 天,经期 7~15 天,量时多时少,色淡红或鲜红,质清稀,无血块,曾服中药汤剂治疗,病情时有反复。22 天前阴道流血,量中等,色鲜红,无血块,小腹隐痛,腰酸痛,持续至今未净,曾自服止血药(具体药物及用量不详),服后阴道流血减少,为求中医药治疗来我院门诊就诊。现症:阴道流血,量中等,色鲜红,无血块,小腹隐痛,腰酸痛,疲乏无力,纳差,睡眠欠佳,二便正常。

查体:舌质淡白,边有齿痕,苔薄白,脉沉细无力略数。形体一般,神态正常,面色苍白。

妇科检查:患者未婚,未查。

辅助检查:①血常规:血红蛋白 67 g/L,血细胞比容 30.50%,血小板数值正常。②超声检查:子宫前位,大小为 55 mm×43 mm×36 mm,子宫内膜厚 7 mm,左侧卵巢大小 28 mm×27 mm,右侧卵巢大小 27 mm×25 mm。

中医诊断:崩漏。

西医诊断:①功能失调性子宫出血;②中度贫血。

中医辨证:脾肾气虚,冲任不固。

治法:补气摄血,固冲止崩。

处方:黄芪30 g,白术9 g,党参15 g,升麻6 g,熟地黄6 g,白芍9 g,续断9 g,海螵15 g,茜草6 g,龙骨(先煎)15 g,牡蛎(先煎)15 g,仙鹤草15 g,艾叶炭3 g,鹿角胶9 g(烊化),赤石脂15 g,补骨脂15 g,阿胶9 g(烊化),酸枣仁9 g。6剂,水煎服。

硫酸亚铁片,维生素C片各1粒,一日两次口服。

二诊:2020年5月13日。

患者服药后虽阴道流血量明显减少,但仍未止,色淡褐,无腰腹痛,疲乏无力较前明显缓解,食纳好转,睡眠较前改善。

查体:舌质淡白,边有齿痕,苔薄白,脉沉细无力。

处方:黄芪30 g,党参15 g,白术9 g,山药9 g,升麻6 g,阿胶9 g(烊化),艾叶炭3 g,鹿角胶9 g(烊化),赤石脂15 g,补骨脂15 g,甘草10 g,山楂碳10 g,三七粉6 g(冲服),女贞子9 g,墨旱莲9 g。6剂,水煎服。

硫酸亚铁片、维生素C片继续服用。

三诊:2010年5月20日。

患者自诉服药2剂后阴道流血已止,轻微乏力,饮食正常,睡眠尚可,二便正常。

查体:舌质淡,苔薄白,脉沉细。

处方:黄芪30 g,党参15 g,白术15 g,木香10 g,龙眼肉15 g,当归10 g,白芍15 g,茯苓10 g,炙远志10 g,菟丝子15 g,女贞子9 g,墨旱莲9 g,制何首乌9 g,阿胶9 g(烊化),甘草6 g。6剂,水煎服。

硫酸亚铁片、维生素C片继服。

患者经连续治疗3个月经周期后,无阴道异常流血,周期维持在30~33天,经量中等,经期6~7天。血常规恢复正常,饮食正常,睡眠尚可,二便正常。

第四节　闭经

闭经表现为无月经或月经停止。根据既往有无月经来潮,分为原发性闭经和继发性闭经两类。闭经最早记载于《素问·阴阳别论》,称为"女子不月""月事不来""血枯"。该篇还记载了治疗血枯经闭的妇科第一方——四乌鲗骨一藘茹丸。《金匮要略》称本病为"经水断绝",《诸病源候论》称其为"月水不通"。

原发性闭经是指年龄超过 14 岁,第二性征未发育;或年龄超过 16 岁,第二性征已发育,月经还未来潮。因先天性生殖器官发育异常,或后天器质性损伤而闭经者,药物治疗很难奏效,不属本节讨论范畴。

继发性闭经是指月经来潮后停止 6 个月或 3 个周期以上。

继发性闭经以下丘脑性闭经最常见,其次为垂体、卵巢及子宫性闭经。

(1)下丘脑性闭经以功能性原因为主。具体包括:①精神应激;②体重下降和神经性厌食;③运动性闭经;④药物性闭经;⑤颅咽管瘤。

(2)垂体性闭经主要病变在垂体。具体包括:①垂体梗死;②垂体肿瘤;③空蝶鞍综合征。

(3)卵巢性闭经主要是卵巢分泌的性激素水平低下,子宫内膜不发生周期性变化而导致闭经。具体包括:①卵巢早衰;②卵巢功能性肿瘤;③多囊卵巢综合征。

(4)子宫性闭经是子宫内膜受破坏或对卵巢激素不能产生正常反应,均可出现闭经。具体包括:①Asherman 综合征;②手术切除子宫或放化疗破坏子宫内膜。

(5)其他内分泌功能异常。甲状腺、肾上腺、胰腺等功能紊乱也可引起闭经、常见于甲状腺功能减退或亢进、肾上腺皮质功能亢进、肾上腺皮质肿瘤等。

本病以持续性月经停闭为特征,是临床常见病,属于疑难性月经病,病程较长,病机复杂,治愈难度较大。妊娠、哺乳和围绝经期,或月经初潮后 1 年内发生月经停闭,不伴有其他不适症状者,不作闭经论。

闭经是妇科中的常见病与多发病,其产生的原因有虚实两个方面。虚者为肝肾不足或气血虚弱,导血枯经闭;实者为寒凝、气滞、血瘀,或痰湿阻滞等使气血运行受阻,血海不能满溢而致经闭。《景岳全书·妇人规》:"血枯之与血隔,本自不同……凡妇女病损至旬月半载之后,则未有不闭经者。正因阴竭,所以血枯。枯之为义,无血而然,故或以羸弱,或以困倦,或以咳嗽，或以夜热，或以食饮减少，或以亡血失血，及一切无胀无痛，无阻无隔，而经有久不至者，即无非血枯经闭之候。欲其不枯，无如养营；欲以通之，无如充之。但使雪消而春水自来，血盈则经脉自至。源泉混混，又孰有能阻之者奈何。今之为治者，不论有滞无滞，多兼开导之药。其有甚者，则专以桃仁红花之类，通利为事。岂知血滞者可通，血枯者不可通也。血既枯矣，而复通之，则枯者愈枯，其与榨乾汁者何异，为不知枯字之义耳，为害不小，无或蹈此弊也。"

《济阴纲目》引朱丹溪云："经不通，或因堕胎及多产伤血，或因久患潮热销血，或因久发盗汗耗血，或因脾胃不和饮食少进而不生血，或因痢疾失血。治宜生血补血，除热调和之剂，随证用之。或因七情伤心，心气停结，故血闭而不行，宜调心气，通心经，使血生而经自行矣。"

《兰室秘藏》："妇人脾胃久虚，或形羸气血俱衰，而致经水断绝不行。或病中消胃热，善食渐瘦，津液不生。夫经者血脉津液所化，津液既绝，为热所灼，肌肉消瘦，时见渴燥，血海枯竭，病名曰血枯经绝。宜泻胃之燥热，补益气血，经自行矣……或因劳心，心火上行，月事不来，安心和血、泻火，经自行矣。故《黄帝内经》云：月事不来者，胞脉闭也。胞脉者，属心而络于胞中，今气上迫肺，心气不得下通，故月事不来也。"

【病因病机】　本病的病因病机分为虚实两类。虚者多因精血匮乏，冲任不充，血海空虚，无血以下；实者多为邪气阻隔，冲任阻滞，胞脉不通，经不得下。

1. 肾虚　素禀肾虚；或早婚多产，房事不节；或久病、惊恐伤肾，致肾阴精亏损而血少，冲任不充，血海不能满盈，则月经停闭；肾气虚则无力推动血行、肾阳虚血失温煦均可导致血液运行迟缓，胞宫不能按时满溢而月经停闭。

2. 脾虚　脾胃素虚；或饮食劳倦；或忧思过度，损伤脾气，脾失健运则气血生化乏源，冲任空虚，血海不能满盈，致月经停闭。

3. 血虚　素体血虚，或数伤于血，或大病久病，营血耗损，冲任血少，以致血海空虚，无血可下，遂使月经停闭。

4. 气滞血瘀　素性抑郁；或七情所伤，肝气郁结，久则气滞血瘀，冲任瘀阻，胞脉不通，经血不得下行，遂致月经停闭。

5. 寒凝血瘀　经期产后，感受寒邪；或过食生冷；或淋雨涉水，寒湿之邪客于冲任，凝涩胞脉，经血不得下行，遂致月经停闭。

6. 痰湿阻滞　素体肥胖，痰湿偏盛；或饮食劳倦，脾失健运，内生痰湿，下注冲任，壅遏闭塞胞脉，经血不得下行，遂致月经停闭。

【诊断要点】

1. 病史　详细询问有无月经初潮延迟及月经后期病史；或反复刮宫史、产后出血史、结核病史；或过度紧张劳累、过度精神刺激史；或不当节食减肥史；或环境改变、疾病影响、使用药物（避孕药、镇静药、抗抑郁药、激素类）、放化疗及妇科手术史等。

2. 临床表现　年龄超过14岁，第二性征未发育；或年龄超过16岁，第二性征已发育，月经还未来潮；或月经来潮后停止6个月或3个周期以上。应注意体格发育和营养状况，有无厌食、恶心，有无周期性下腹疼痛，有无体重改变（肥胖或消瘦），有无婚久不孕、痤疮、多毛、头痛、复视、溢乳、烘热汗出、烦躁、失眠、阴道干涩、毛发脱落、畏寒肢冷、性欲减退等症状。

3. 检查

（1）全身检查：注意观察患者精神状态、形态特征和营养状况，检查全身皮肤光泽及毛发分布，检查智力、身高、体重等情况，女性第二性征发育情况；检查甲状腺有无肿大，乳房有无溢乳。

（2）妇科检查：了解内外生殖器官发育情况，有无缺如、畸形、肿块或萎缩。先天发育不良、原发性闭经者，尤需注意外阴发育情况，有无嗅觉缺失，有无处女膜闭锁及阴道病变，有无子宫偏小、畸形甚至缺如，有无卵巢缺如等。

（3）辅助检查：①血清激素。卵巢激素（E_2、P、T）、促性腺激素（FSH、LH）、催乳素（PRL）及甲状腺、肾上腺功能测定，可协助判断闭经时内分泌原因。②基础体温（BBT）测定可一定程度上提示卵巢是否排卵。③超声及影像学检查。超声检查可了解子宫、卵巢大小及卵泡发育、内膜厚薄等情况；子宫输卵管碘油造影可了解有无宫腔病变及宫腔粘连；必要时可行CT、MRI检查，了解盆腔包块和中枢神经系统病变性质。④诊断性刮宫手术及宫腔镜、腹腔镜检查均可协助判断闭经的原因。

【辨证论治】

（一）辨证要点

本病应根据病因病机、诊断要点，结合鉴别诊断与四诊信息辨别证候虚实。一般而论，年逾16岁尚未行经，或已行经而又月经稀发、量少，渐至停闭，并伴腰膝酸软，头晕眼花，面色萎黄，五心烦热，或畏寒肢冷，舌淡脉弱等者，多属虚证；若既往月经基本正常，而骤然停闭，伴胸胁胀满，小腹疼痛，或脘闷痰多，形体肥胖，脉象有力等者，多属实证。

（二）治疗原则

闭经的治疗原则，虚者补而通之，或补肾滋肾，或补脾益气，或填精益阴，大补气血，以滋养精血之源；实证者泻而通之，或理气活血，或温经通脉，或祛痰行滞,以疏通冲任经脉;虚实夹杂者当补中有通,攻中有养;皆以恢复月经周期为要。切不可一味滥用攻破或峻补之法,以犯虚虚实实之戒。若因其他疾病而致经闭者,又当先治他病,或他病、调经并治。

(三)分型论治

1.肾虚证

(1)肾气虚证

临床表现:月经初潮来迟,或月经后期量少,渐至闭经;头晕耳鸣,腰膝酸软,小便频数,性欲降低;舌淡红,苔薄白,脉沉细。

病机:肾气不足,精血衰少,冲任不充。

治法:补肾益气,养血调经。

方药:大补元煎加丹参、牛膝。

人参、山药、熟地黄、杜仲、当归、山茱萸、枸杞子、炙甘草。

随症加减:若闭经日久,畏寒肢冷甚者,酌加菟丝子、肉桂、紫河车以温肾助阳,调冲任;夜尿多者,酌加金樱子、覆盆子以温肾缩尿。

(2)肾阴虚证

临床表现:月经初潮来迟,或月经后期量少,渐至闭经;头晕耳鸣,腰膝酸软,或足跟痛,手足心热,甚则潮热盗汗,心烦少寐,颧红唇赤;舌红,苔少或无苔,脉沉细数。

病机:肾阴不足,精血亏虚,冲任不充。

治法:滋肾益阴,养血调经。

方药:左归丸加减。

熟地黄、山茱萸、川牛膝、菟丝子、鹿角胶、龟甲胶、山药、枸杞子。

随症加减:若潮热盗汗者,酌加青蒿、鳖甲、地骨皮以滋阴清热;心烦不寐者,酌加柏子仁、丹参、珍珠母以养心安神;阴虚肺燥,咳嗽咯血者,酌加沙参、白及、仙鹤草以养阴润肺止血。

(3)肾阳虚证

临床表现:月经初潮来迟,或月经后期量少,渐至闭经;头晕耳鸣,腰痛如折,畏寒肢冷,小便清长,夜尿多,大便溏薄,面色晦暗,或目眶暗黑;舌淡,苔白,脉沉弱。

病机:肾阳虚衰,冲任不充。

治法:温肾助阳,养血调经。

方药:十补丸(《济生方》)加减。

熟地黄、山茱萸、山药、肉桂、五味子、鹿茸、茯苓、牡丹皮、泽泻、附子。

方中以六味地黄丸加附子、肉桂,温补脾肾阳气;鹿茸助元阳,填精髓,调冲任,使天癸渐至,血海渐盈;五味子敛肺生津益肾,兼收诸药温燥之性。

随症加减:若腰痛如折,畏寒肢冷,性欲淡漠者,酌加淫羊藿、菟丝子以温阳益肾;若大便溏薄,面肢浮肿者,酌加黄芪、桂枝以温阳益气利水;面色晦暗兼有色斑,少腹冷痛者,酌加蒲黄、香附以温阳活血理气。

2. 脾虚证

临床表现:月经停闭数月;神疲肢倦,食少纳呆,脘腹胀满,大便溏薄,面色淡黄;舌淡胖有齿痕,苔白腻,脉缓弱。

病机:气血乏源,冲任不足。

治法:健脾益气,养血调经。

方药:参苓白术散(《太平惠民和剂局方》)加减。

人参、白术、茯苓、白扁豆、甘草、山药、莲子肉、桔梗、薏苡仁、砂仁。

方中以四君子汤合山药健脾益气,使运化复常,气血有源;泽兰、怀牛膝活血调经;白扁豆、莲子肉、薏苡仁祛湿化浊止泻;桔梗宣肺宽胸,祛痰利咽;砂仁开胃醒脾,化湿行气,以助脾胃健运。

随症加减:若兼见腰膝酸软,五更泻,小便频数者,乃脾肾阳虚,酌加肉豆蔻、巴戟天以温阳止泻;若腹痛而泄泻,伴胸胁、乳房胀痛者,为脾虚而肝气乘之,酌加防风、白芍、柴胡以平肝止痛。若兼见头晕眼花,心悸少寐者,为脾虚运化不足,血虚所致,酌加当归、阿胶珠养血活血。

3. 气血虚弱证

临床表现:月经后期量少而渐至停闭,面色苍白或萎黄,头晕目眩,心悸怔忡,气短懒言,神倦肢软,或纳少便溏,唇舌色淡,脉细弱或细缓无力。

病机:气血虚弱,冲任不充。

治法:益气扶脾,养血调经。

方药:八珍汤(《证治准绳》)。

党参、白术、茯苓、炙甘草、当归、熟地黄、白芍、川芎。

方中四君补气,四物养血。补气可以生血,养血可以益气。待气血渐复后,再酌情加泽兰、鸡血藤、丹参、山楂、牛膝等活血通经。

随症加减:如营阴暗耗,心火偏亢,而见心悸,失眠多梦,加柏子仁、牛膝、泽兰、续断养心滋肾,以济心火;如症见低热口干,舌尖红或口舌生疮,脉细数者,加黄芩、黄连泻火。如因虫积引起的血虚经闭,临床常可伴见多食善饥,面色淡黄,皮肤不润,或喜食泥土、生米等异物,脘腹时痛,有时按之有块。在治疗上应根据"急则治标,缓则治本"的原则,或先驱虫,或先扶正,或攻补兼施。对虫证的治疗,则按内科驱虫处理。

4. 气滞血瘀证

临床表现:月经停闭数月,小腹胀痛拒按;精神抑郁,烦躁易怒,胸胁胀痛,嗳气叹息;舌紫暗或有瘀点,脉沉弦或涩而有力。

病机：气滞血瘀，冲任瘀阻。

治法：行气活血，祛瘀通经。

方药：膈下逐瘀汤(《医林改错》)加减。

当归、川芎、赤芍、红花、枳壳、延胡索、桃仁、五灵脂、乌药、香附、牡丹皮、甘草。

方中以桃红四物汤去熟地黄之滋腻，养血活血；枳壳、乌药、香附行气通络；延胡索、五灵脂疏通血脉，化瘀定痛；牡丹皮凉血活血化瘀；甘草调和诸药。全方理气活血，化瘀调经，使经血畅行。

随症加减：若烦急，胁痛或乳房胀痛，舌尖边红者，酌加柴胡、郁金、栀子以疏肝清热；口干渴，大便结，脉数者，酌加黄芩、知母、大黄以清热泻火；若肝郁气逆，水不涵木，闭经而兼见溢乳，心烦易怒，头痛，腰膝酸软，舌红苔薄，脉弦而尺弱，治宜疏肝回乳，益阴通经，方用逍遥散(《太平惠民和剂局方》)酌加川楝子、炒麦芽、川牛膝、生地黄。

5.寒凝血瘀证

临床表现：月经停闭数月，小腹冷痛拒按，得热则痛缓；形寒肢冷，面色青白；舌紫暗，苔白，脉沉紧。

病机：寒客冲任，冲任瘀阻。

治法：温经散寒，活血通经。

方药：温经汤加减。

当归、紫石英、白芍、川芎、人参、桂枝、吴茱萸、甘草、半夏、生姜。

随症加减：若小腹冷痛较剧者，加艾叶、小茴香、片姜黄；四肢不温，畏寒者，酌加制附子、吴茱萸、肉桂温经助阳通经。

6.痰湿阻滞证

临床表现：月经停闭数月，带下量多，色白质稠；形体肥胖，胸脘满闷，神疲肢倦，头晕目眩；舌淡胖，苔白腻，脉滑。

病机：阻于冲任，壅遏血海。

治法：豁痰除湿，活血通经。

方药：苍附导痰丸合佛手散。

当归、半夏、茯苓、香附、川芎、陈皮、苍术、枳壳、神曲、天南星、炙甘草。

随症加减：若胸满闷，加瓜蒌、藿香、佩兰、厚朴；肢体浮肿明显者，酌加泽泻、泽兰；形丰体肥痰多者，酌加礞石、石菖蒲；便结可加大黄；通经可加茺蔚子、马鞭草，凌霄花；腰膝酸软者，酌加川续断、菟丝子、杜仲补肾气，强腰膝。

本证经健脾除湿祛痰后，后期宜佐入温肾药以治其本。可选用仙灵脾、菟丝子、巴戟天等。健脾强肾以使恢复月经正常周期。

【其他疗法】

（一）西医治疗

1. 全身治疗　若闭经是由于潜在的疾病或营养缺乏,应积极治疗全身性疾病,提高体质,保持标准体重;若闭经受应激或精神因素影响,则进行心理治疗。

2. 性激素治疗

1）雌激素补充治疗:适用于无子宫者。戊酸雌二醇 1 mg/天,妊马雌酮 0.625 mg/天或微粒化 17-β 雌二醇 1 mg/天,连用 21 天,停药 1 周后重复给药。

2）雌、孕激素人工周期疗法:适用于有子宫者。上述雌激素连服 21 天,最后 10 天同时给予地屈孕酮 10～20 mg/天或醋酸甲羟孕酮 6～10 mg/天。

3）孕激素疗法:适用于体内有一定内源性雌激素水平的 I 度闭经患者,可于月经周期后半期(或撤药性出血第 16～25 天)口服地屈孕酮 10～20 mg/天或醋酸甲羟孕酮 6～10 mg/天。

3. 诱发排卵

1）氯米芬:是最常用的促排卵药物。适用于有一定内源性雌激素水平的无排卵者。给药方法为月经第 5 天始,每日 50～100 mg,连用 5 天,治疗剂量选择主要根据体重或 BMI、女性年龄和不孕原因,卵泡或孕酮监测不增加治疗妊娠率。不良反应主要包括黄体功能不足、对宫颈黏液的抗雌激素影响、黄素化未破裂卵泡综合征(LUFS)及卵子质量欠佳。

2）促性腺激素:适用于低促性腺激素闭经及氯米芬促排卵失败者,促卵泡发育的制剂有:①尿促性素(hMG),内含 FSH 和 LH 各 75 U;②卵泡刺激素,包括尿提取 FSH、纯化 FSH、基因重组 FSH。促成熟卵泡排卵的制剂为绒促性素(HCG)。常用 hMG 或 FSH 和 HCG 联合用药促排卵。hMG 或 FSH 一般每日剂量 75～150 U,于撤药性出血第 3～5 天开始,卵巢无反应,每隔 7～14 天增加半支(37.5 U),直至超声下见优势卵泡,最大 225 IU/天,待优势卵泡达成熟标准时,再使用 HCG 5000～10000 U 促排卵。并发症为多胎妊娠和 OHSS。

3）促性腺激素释放激素(GnRH):利用其天然制品促排卵,用脉冲皮下注射或静脉给药,适用于下丘脑性闭经。

4. 溴隐亭　为多巴胺受体激动剂。通过与垂体多巴胺受体结合,直接抑制垂体 PRL 分泌,恢复排卵;溴隐亭还可直接抑制分泌 PRL 的垂体肿瘤细胞生长。单纯高 PRL 血症患者,每日 2.5～5 mg,一般在服药的第 5～6 周能使月经恢复。垂体催乳素瘤患者,每日 5.0～7.5 mg,敏感者在服药 3 个月后肿瘤明显缩小,较少采用手术。

5.其他激素治疗

1)肾上腺皮质激素:适用于先天性肾上腺皮质增生所致的闭经,一般用泼尼松或地塞米松。

2)甲状腺素:如甲状腺片,适用于甲状腺功能减退引起的闭经。

6.辅助生殖技术　对于有生育要求,诱发排卵后未成功妊娠、合并输卵管问题的闭经患者或男方因素不孕者可采用辅助生殖技术治疗

7.手术治疗　针对各种器质性病因,采用相应的手术治疗。

(二)中医疗法

1.中成药

(1)血府逐瘀口服液:每次2支,每日2次。治气滞血瘀之经闭。

(2)妇科调经片:每次6片,每日4次,合归脾丸,每次8粒,每日3次。治脾虚血虚之经闭。

(3)左归丸:每次9g,每日2次,合大补阴丸,每次6g,每日3次。治肾虚经闭。

(4)河车大造丸:每次9g,每日1次。治肾气虚经闭。

(5)艾附暖宫丸:合右归丸,每次各9g,每日3次。治肾阳虚及寒凝血瘀经闭。

(6)礞石滚痰丸合苍附导痰丸:每次各9g,每日2次。治痰湿阻滞之经闭。

(7)大黄䗪虫丸:每次9g,每日2次。治气滞血瘀之经闭。

(8)八宝坤顺丹:每次9g,每日2次。用于气血亏虚、肝郁不舒之经闭。

(9)丹栀逍遥丸:每次9g,每日2次。治疗肝郁化热所致溢乳闭经。

2.针灸疗法　取三阴交、关元穴。虚证配足三里、血海、肾俞,采用补法;实证配太冲、中极,采用泻法;血枯经闭配脾俞、胃俞、气海、足三里,采用补法;血滞闭经配中极、归来、血海、行间,采用泻法;促排卵配中极、大赫,采用泻法。

3.推拿疗法

(1)取关元、气海、肝俞、脾俞、肾俞、膈俞、血海、三阴交、足三里穴。肝肾不足,气血虚弱加中府、云门;肝气郁结加章门、期门、太冲、行间;痰湿阻滞加委中、蠡沟;寒凝血瘀加八髎。用按、揉、摩、滚、一指禅等手法治疗。

(2)刮痧:取肝俞、脾俞、腰阳关、肾俞、次髎、中脘、下脘、关元、大赫、血海、三阴交等穴。

【预防调护】

(一)预防

1.经行前后及经期注意适寒温,不宜涉水冒雨,宜避炎暑高温及寒冷冻伤。

2. 经行之际忌食过于寒凉酸冷之物及辛烈香燥食物,注意营养调节,但避免发胖。

3. 增强体质,加强体育锻炼,注意劳逸结合。陶冶情操,避免精神紧张和焦虑。

4. 避免房劳多产伤肾,纠正哺乳过久的习惯,减少或避免不必要的流产及手术损伤,正确掌握避孕药的使用。

5. 及时治疗慢性疾病及寄生虫病,消除导致闭经的因素。积极治疗月经后期、月经过少等病证,使之向正常方向转化。

(二)调护

1. 调畅情志,减少精神刺激,改善环境,保持心情愉悦,进行耐心的心理治疗,提高对本病的认识,消除精神紧张和焦虑,积极配合治疗,促使疾病向愈。

2. 加强锻炼,增强体质,调节肥胖或羸瘦倾向,改善全身体质。

3. 若由于潜在疾病所致闭经,应积极治疗原发性疾病。若因长期服药所致,则应停服或减少剂量。

4. 若因营养缺乏所致,应补充足够的营养,保持标准体重。肥胖病人则应进行适当饮食控制。

【临证经验探讨】 闭经以持续性月经停闭为特征,诊断需考虑除外妊娠,可做妊娠试验,必要时经腹部或阴道 B 超检查加以确认。闭经涵盖了西医学排卵障碍相关的多种疾病,如多囊卵巢综合征、闭经泌乳综合征、卵巢功能早衰、希恩综合征等。临床确立闭经的中医诊断同时,尚需通过血清激素测定、B 超检查、头颅 CT、MRI 等,做出相应的西医诊断,以进一步明确病位病性和疾病特点,提高疗效。

本病月经停闭时间长,治疗有一定难度。治疗期间应注意患者证候变化,借助测量基础体温,定期复查激素,B 超监测卵泡发育及有无排卵等,观察疗效。证候无明显改善时,应嘱患者采取避孕措施,避免计划外的意外妊娠或妊娠失败。

本病的病因病理复杂。虚者多因先天不足,或后天损伤而致,实者多因邪气阻滞,气血不通所致,且经常虚实兼夹为患,故治疗原则为虚补实通。虚者当补益肾气,填精滋肝,益气养血,养阴润燥为主。肾气充盛,冲任流通,血海滋盈,月经方能应时而下。实者当根据其郁、寒、瘀、痰之不同病因及证候,分别治以行气解郁、温经散寒、活血通经、祛痰除湿等。闭经常责之于肝、脾、肾、心,最终导致肾-天癸-冲任-胞宫轴功能失调,而以肾虚为主。肾在月经产生中起主导作用,即所谓"经水出诸肾"。滋阴补肾是治疗闭经的主要方法,一般可以选用归芍地黄汤、归肾丸等,具体药物有:丹参、赤白芍、熟地黄、怀牛膝、怀山药、山萸肉、川续断、牡丹皮、茯苓等。但须结合以下几个方面。

1. 与养血相结合　主宰女子月经生殖的阴水,亦即癸水。血者,肝也,阴者,肾也。养血与滋阴实际上是肝肾合治,血中养阴。归芍地黄汤、归肾丸等,即属于血中养阴的方剂。《傅青主女科》中的两地汤、益经汤、养精种玉汤等,均属于血中补阴、肝肾两补的方剂。具体药物应以当归、白芍、熟地黄为基础,再加入山药、山萸肉、玄参、牡蛎、龟板、牛膝、女贞子等。闭经是一个病程极长的疾病,因此服药过程亦较长。血除有静的一面外,还有流动的一面,因此尚需加行血调经之品,如丹参、赤芍、川芎、鸡血藤等,可交替使用。

2. 与降火相结合　阴虚多火旺,火旺则阴更虚。在闭经病症中,阴虚癸水不足,也就容易出现火旺的证候。《景岳全书·阴阳篇》说:"火性本热,使火中无水,其热必极,热极则亡阴,而万物焦枯矣。"故阴虚出现火旺者,务必要结合降火。火不降则阴亦不能复,降火就是滋阴,滋阴必须降火。《傅青主女科》的一些滋阴方中,多用地骨皮、牡丹皮、黄柏、青蒿之类降火而清虚热。

3. 与宁心安神相结合　肾之阴阳是处在一种运动状态中,与心火有着特别重要的关联,所谓心肾相交,水火既济,才能保障肾阴阳的正常运动。肾者,水也,心者,火也。心火在与肾水相交后,有助于水的提高和发展,因此《慎斋遗书》说:"欲补肾者须宁心,使心得降,心得降则肾自升(实)。"前人所提出的"静能生水",亦提示只有在安定心神,保证静的前提下,才能较好地恢复肾阴,提高癸水水平。常用的药物有莲子心、炒酸枣仁、青龙齿、合欢皮等。

4. 与补阳相结合　水中补火,气中补阳,这是基于阴阳互根思想提出来的。《景岳全书》中写道:"无阳则阴无以生。"因此,在补阴的基础上加入补阳之品,才能更好地提高补阴的作用。张景岳创制左归丸、左归饮、归肾丸,即是在大量滋阴养血药物中加入巴戟天、菟丝子、杜仲、党参、白术等中的1~2味,甚或3味。

此外,中医学所谓痰湿闭经,大多与西医学之多囊卵巢综合征相吻合,治疗虽可按痰湿论治,但乃治标方法,非治本也,治本仍然要按补肾调周法施治。人流术后所致闭经有两种不同情况:一是内膜损伤,可按肝肾不足论治,加入龟板、鳖甲等血肉有情之品;二是子宫粘连,经血不能按时排出,在宫腔镜手术分离后,可按周期序贯疗法,加入化瘀利湿之品以巩固疗效。

闭经的预后与转归取决于病因、病位、病性、体质、环境、精神状态、饮食等诸多因素。若病因简单，病损脏腑单一，病程短者，一般预后尚好，月经可行。但恢复排卵和重建周期需要时间，有难度。若病因复杂，多脏腑受累，病程久者，则较难治愈。

闭经各证候之间有一定联系，可相兼或转化，使病情日趋复杂，治疗更加棘手。情志、环境等诸多因素均可导致疾病反复。闭经久治不愈，可导致不孕症，或引发性功能障碍、代谢障碍、心血管疾患等其他疾病。实证闭经治宜行气活血通经，药后月经来潮或有经来先兆，疗效较好；但不可久用通经之法，避免一味活血变生他证。

医案

李某，女，17岁，学生。

初诊：2019年10月5日。

主诉：闭经1年余。

病史：平素月经规律，初潮13岁，月经周期28～30天，持续4～5天，色红，经量中等，无明显痛经史。1年前因气候炎热喜食冷饮，导致月经停闭不来。平时高中学习压力大，熬夜，未有充足的睡眠，常感精力不足，偶有头晕，食后腹胀。经停后曾到西医院就诊，诊为继发性闭经。嘱其肌内注射黄体酮让月经来潮，家长不愿接受激素疗法而来求治。就诊时面色无华，手足不温，神疲乏力，时有畏寒，纳谷不香，食后腹胀，小腹冷痛，带下色白，清稀无臭。

查体：舌胖暗，苔白水滑，脉沉细涩。

妇科检查：外阴正常，大量白色分泌物，质稀，余未见异常。

辅助检查：①超声检查示子宫前位，大小60 mm×53 mm×46 mm，内膜线清晰，厚7 mm，左侧卵巢大小38 mm×40 mm，右侧卵巢大小42 mm×41 mm，余未见明显异常。②性激素六项：FSH 2.0 mIU/mL，LH 3.0 mIU/mL，E_2 31.2 pg/mL，P 0.8 ng/mL，T 0.10 ng/mL，PRL 11.2 ng/mL。③甲状腺功能正常。④尿妊娠试验：阴性。

中医诊断：闭经。

西医诊断：闭经。

中医辨证：寒凝血瘀，脾气虚弱。

治法：健脾益气，温经散寒，活血调经。

处方：黄芪20 g，党参12 g，炒白术9 g，陈皮9 g，砂仁(后下)9 g，半夏9 g，当归12 g，川芎12 g，赤芍9 g，桂枝9 g，吴茱萸6 g，阿胶9 g(烊化)，鸡血藤12 g，牛膝6 g，炙甘草6 g。7剂，水煎服。每日1剂，每日3次，每次200 mL。嘱其注意休息营养，避寒保暖，忌食生冷。

二诊:2019 年 10 月 12 日。

服药后饮食增加,疲劳减轻,月经未至。处方不变,续服 2 周。

三诊:2019 年 10 月 28 日。

月经未来潮,3 天前开始小腹有隐胀痛感,腰酸困,就诊时症状明显减轻。上方加淫羊藿 15 g,巴戟天 15 g,杜仲 15 g,服至月经来潮。

四诊:2019 年 11 月 16 日。

上药服 2 周后月经于 5 天前来潮,量不多,3 天净,色红,无血块。上方去赤芍、半夏、吴茱萸,加枸杞 9 g,熟地黄 9 g,鹿角胶（烊化）9 g。2 天 1 剂,水煎服,每日 2 次,每次 200 mL。续调理 3 个月,经期停药。后随访月经恢复正常。

附:高催乳素血症

各种原因导致的血清催乳素水平异常升高,达 1.14 nmol/L(25 μg/L)以上,称为高催乳素血症。

闭经溢乳综合征主要由于血催乳素升高引起。下丘脑-垂体功能紊乱,原发性甲状腺功能减退,肾上腺功能减退,肾功能衰竭,多囊卵巢综合征、自身免疫性疾病、创伤(垂体柄断裂或外伤)、长期服抗精神病药、抗抑郁药、抗癫痫药、避孕药、抗高血压药、抗胃溃疡药和阿片类药物(如利血平、西咪替丁、吗丁啉等)均可引起血清催乳素轻度或明显升高。胸廓创伤,垂体柄创伤与手术,垂体肿瘤,肢端肥大症,空蝶鞍,颅咽管瘤,其他脑瘤与转移性肿瘤,淋巴组织样垂体炎,结核病,类肉瘤病,组织细胞增生症,支气管癌,肾上腺样瘤等均会引起血催乳素升高。

【病因病机】 本病的主要原因在于肝郁气滞。之所以发生肝郁气滞者,有内外两个因素,其中内因更为重要。肝的体阴不足,肝之疏泄失常,气运不及可致郁;外因者,亦即情志因素不断干扰,烦躁忧郁不解,致使内在的肝郁更加明显,肝郁在阴虚的前提下化火,迫乳外溢者有之。通常经血下则注入冲任血海,为月经,上则化为乳汁。今不下而反上逆逼乳外溢,以致冲任血海不得满盈,自然影响月经的来潮,导致闭经。肝郁气滞又影响血行,久而必成瘀阻。气机不畅,上输之精血随气逆郁阻脑部,结为脑部微小癥痕,遂令心(脑)气血失畅,因此影响月经适时排泄,导致经闭难行。

此外,肝郁气滞在发生发展过程中易导致脾土薄弱或肾阴肾阳的亏虚,肾阳亏虚又可致肝疏泄不及,是以本病具有顽固性和复杂性。

1.肝郁化火 七情所伤,情怀抑郁,以致肝气郁结;体质阴虚阳旺,肝郁化火,火性炎上;冲任隶属肝肾,冲任经血随肝经郁火上逆,不得下行,化为乳汁,被肝经郁火所迫而外溢。肝经郁火的活动又与心神有关。所谓肝受气于心,肝魂与心神相一致,它们在调节生殖功能包括经血在内等方面是一致的。

2.肾虚火旺　素禀肾虚,或郁逆伤肾,或房劳耗精,以致肾虚而偏阴不足,阴不制阳,水亏火旺,肝火亦动;肾阴虚则子宫失养,子宫虚则有藏无泄,是以不得下行为经。火旺则经血上行,逆返乳房,化为乳汁而外溢。此外,阴虚既久必及其阳,阳虚为主者抑或有之。

3.脾胃虚弱　素体脾胃不强,若饮食失节,劳倦过度,思虑过多,损伤脾胃。"阳明胃经,下乳内廉",乳房属胃,胃气虚失固,脾气虚失统,不能固摄乳汁,以致乳汁外溢。此外,脾胃虚弱常夹痰湿,痰湿内阻,气机不畅,气血紊乱,经血倒行,返于乳房,化为乳汁而外溢。

【诊断要点】

1.临床表现

(1)月经紊乱及不育:85%以上患者有月经紊乱。生育期患者可不排卵或黄体期缩短,表现为月经少、稀发甚至闭经。青春期前或青春期早期妇女可出现原发性闭经,生育期后多为继发性闭经。无排卵可导致不育。

(2)溢乳:是本病的特征之一。闭经-溢乳综合征患者中约2/3存在高催乳素血症,其中有1/3为垂体微腺瘤。溢乳通常表现为双乳流出或可挤出非血性乳白色或透明液体。

(3)头痛、眼花及视觉障碍:垂体腺瘤增大明显时,由于脑脊液回流障碍及周围脑组织和视神经受压,可出现头痛、眼花、呕吐、视野缺损及动眼神经麻痹等症状。

(4)性功能改变:由于垂体 LH 与 FSH 分泌受抑制,出现低雌激素状态,表现为阴道壁变薄或萎缩,分泌物减少,性欲减退。

2.血液学检查　血清催乳素>1.14 nmol/L(25 μg/L)可确诊为高催乳素血症。检测最好在上午 9~12 时。

3.影像学检查　当血清催乳素>4.55 nmol/L(100 μg/L)时,应行垂体磁共振检查,明确是否存在垂体微腺瘤或腺瘤。

4.眼底检查　由于垂体腺瘤可侵犯和(或)压迫视交叉,引起视乳头水肿;也可因肿瘤压迫视交叉致使视野缺损,因而眼底、视野检查有助于确定垂体腺瘤的大小及部位,尤其适用于孕妇。

通过详细询问病史,排除因服用有关药物,如利血平、氯丙嗪或口服避孕药等引起者。通过有关辅助检查,如促甲状腺素释放激素(TRH)测定,排除原发性甲状腺功能减退。甲状腺和肾上腺功能检查可除外两者的功能异常。

中医无此病名,根据其症状表现,属中医"闭经""乳泣"等范畴。

中医认为本病的发生为肝郁气滞、肾虚肝旺、气血两虚、痰瘀交阻等使冲任失调,精血不能下达而上逆为乳汁溢出。

本病经病因治疗、药物治疗,临床症状多可消失或好转;肿瘤引起者,经药物治疗和手术治疗后,临床症状也能消失或好转,但易复发。

就临床资料分析,高催乳素血症有以下特点:①近年来在临床上常见,治疗较为困难。②少数脑垂体肿瘤所致的催乳素(PRL)过高极难治愈。③对一般症情及脑垂体微型肿瘤所致者,仍然可按辨证与辨病相结合的方法进行处理,配合心理疏导,可获得一定疗效。

【辨证论治】

1.肝郁化火证

临床表现:月经闭止,乳汁自溢,色黄白,质浓稠,乳房乳头刺痛,头昏头痛,精神忧郁,性情急躁,口干口苦,夜寐甚差,舌质偏红,苔黄腻,脉弦数。

病机:肝郁化火,冲任上逆。

治法:清肝解郁,抑乳调经。

方药:化肝煎(《景岳全书》)加减。

当归、赤白芍、川贝母、青皮、陈皮,钩藤(后下)、生麦芽、川牛膝、生牡蛎(先煎)、广郁金、牡丹皮、山楂、泽泻。

肝为刚脏,体阴而用阳,肝阴不足则肝气易动,故方中用青皮、牡丹皮、钩藤清肝泄肝,抑制有余之肝气;芍药酸敛,补养肝体,使肝阴充实;贝母以肺之肃降而平肝逆之气,此乃"制金平木"之法也;陈皮、泽泻和中利湿,防肝气横逆伤及胃气;生麦芽回乳调经;生牡蛎平肝潜阳;山楂活血消瘀。全方有清肝解郁,抑乳调经的功效。

随症加减:乳胀甚者,加橘叶、瓜蒌皮、娑罗子;腋下淋巴结肿大,呈周期性消长者,加白芥子、夏枯草、醋炒柴胡;大便偏溏者,去当归、加炒白术、建曲。

2.肾虚火旺证

临床表现:经闭较长,乳汁自溢,或挤之有乳,色黄质稀,腰脊酸楚,头晕目眩,面色晦暗,五心烦热,午后低热,舌红苔少,脉细数。

病机:肾阴不足,水亏火旺,经血上行,乳汁外溢。

治法:滋肾降火,养血平冲。

方药:三甲复脉汤(《温疫论补注》)合六味地黄汤(《小儿药证直诀》)加减。

炙龟板(先煎)、炙鳖甲(先煎)、枸杞子、钩藤(后下)、怀山药、干地黄、山萸肉、牡丹皮、茯苓、泽泻、怀牛膝、甘草、赤芍、白芍、川续断。

方中炙龟板、炙鳖甲大补肝肾,滋阴平冲,配合干地黄滋肾填精;山萸肉养肝肾而涩精;山药补益脾阴而固经;茯苓淡渗脾湿;泽泻清泄肾火;牡丹皮、钩藤清泄肝火;枸杞子滋补肝肾;怀牛膝导血下行,通畅血脉;赤白芍养血活血;川续断滋肾养血调经。全方有补益肝肾,滋肾降火,养血平冲的功效。

随症加减:夜寐甚差者,加炒酸枣仁、青龙齿^(先煎)、五味子;烦热口渴,大便干燥者,加炙知母、炒黄柏、全瓜蒌。

3. 脾胃虚弱证

临床表现:经闭不潮,乳汁自溢,或挤之有乳,质清稀,乳房无胀痛,头晕心慌,神疲乏力,纳谷不馨,大便偏溏,舌质淡红,苔薄白腻,脉细软。

病机:脾虚失运,乳汁外溢。

治法:益气养血,健脾固胃。

方药:十全大补汤(《太平惠民和剂局方》)加味。

黄芪、党参、白术、茯苓、补骨脂、白芍、生谷芽、生麦芽、当归、干地黄、肉桂^(后下)、炒白果^(打碎)。

十全大补汤由八珍汤加黄芪、肉桂组成。方中党参、白术、茯苓补脾益气;当归、白芍、干地黄滋养心肝;黄芪、肉桂温补气血,活血通经;补骨脂补肾温脾;生谷麦芽、白果健脾和中。诸药合用,有益气养血、健脾固胃的功效。

随症加减:兼有胸闷烦躁者,加炒柴胡、青皮、陈皮;睡眠甚差,心悸不宁者,加炒枣仁、炙远志、带心莲子肉;乳汁溢多者,加煅牡蛎^(先煎)、炒芡实、煨诃子肉。

【其他治疗】

(一)西医治疗

确诊后应明确病因,及时治疗,治疗手段有药物治疗、手术治疗及放射治疗。

1. 药物治疗

(1)甲磺酸溴隐亭:系多肽类麦角生物碱,选择性激动多巴胺受体,能有效降低催乳素。溴隐亭对功能性或肿瘤引起的催乳素水平升高均能产生抑制作用。溴隐亭治疗后能缩小肿瘤体积,使闭经-溢乳妇女月经和生育能力得以恢复。在治疗垂体微腺瘤时,常用方法为:第 1 周 1.25 mg,每晚 1 次;第 2 周 1.25 mg,每日 2 次;第 3 周 1.25 mg,每日晨服,2.5 mg,每晚服;第 4 周及以后 2.5 mg,每日 2 次,3 个月为 1 个疗程。主要副作用有恶心、头痛、眩晕、疲劳、嗜睡、便秘、直立性低血压等,用药数日后可自行消失。新型溴隐亭长效注射剂可克服口服造成的胃肠功能紊乱。用法为 50～100 mg,每 28 天注射一次,起始剂量为 50 mg。

(2)喹高利特为作用于多巴胺 D2 受体的多巴胺激动剂。多用于甲磺酸溴隐亭副作用无法耐受时。每日 25 μg,连服 3 天,随后每 3 天增加 25 μg,直至获得最佳效果。

(3)维生素 B_6 20～30 mg,每日 3 次口服。和甲磺酸溴隐亭同时使用起协同作用。

2.手术治疗 当垂体肿瘤产生明显压迫及神经系统症状或药物治疗无效时,应考虑手术切除肿瘤。手术前短期服用溴隐亭能使垂体肿瘤缩小,术中出血减少,有助于提高疗效。

3.放射治疗 用于不能坚持或耐受药物治疗者;不愿手术者;不能耐受手术者。放射治疗显效慢,可能引起垂体功能低下、视神经损伤、诱发肿瘤等并发症,不主张单纯放疗。

(二)中医疗法

1.中成药

(1)逍遥丸:每次 6 g,每日 3 次。治疗肝郁气滞型高催乳素血症。

(2)十全大补丸:每次 6 g,每日 2 次。治疗气血两虚型高催乳素血症。

(3)知柏地黄丸:每次 6 g,每日 2 次。治疗肾虚肝旺型高催乳素血症。

(4)香砂六君子丸:每次 6～9 g,每日 2～3 次。治疗脾虚痰湿阻滞型高催乳素血症。

(5)左归丸:每次 9 g,每日 2～3 次。治疗肝肾阴虚型高催乳素血症。

2.针灸疗法 取百会、气海、天枢、足三里、大赫穴,平补平泻法。不孕加子宫,平补平泻法;闭经加血海,平补平泻法;面部痤疮加行间,泻法;泌乳加期门、乳根、膻中,平补平泻法;肝肾阴虚加肾俞、志室、太溪,补法;肝郁气滞加肝俞、太冲、行间、地机、血海,泻法;脾胃虚弱加脾俞、胃俞、章门。

【预防调护】

(一)预防

1.保持乐观情绪,避免不良精神刺激。

2.注意避孕,避免人工流产,产后勿过长时期哺乳,10 个月左右即可。

3.某些药物能影响催乳素,应遵医嘱,不能擅自长期或大量服用。

4.发现月经减少,即应及早去医院诊断。

5.预防并积极治疗可以引起高催乳素血症的各种疾病,应时常检测催乳素值。

(二)调护

1.正确认识本病,切勿思想紧张、怀疑自己罹患乳腺癌。

2.停服引起溢乳的药物如吗丁啉等。

3.勿刺激与挤压乳房,以防乳汁经常分泌。

4.服生麦芽茶,用生麦芽50 g煎水代茶常服。另可用皮硝60 g纱布包裹后外敷乳房,有回乳的作用。

【临证经验探讨】 高催乳素血症表现为闭经、溢乳,因此抑乳调经是治疗本病的首要措施。根据多年来的临床观察,催乳素的升高与心肝气郁或郁火有关,而闭经又常与雌激素的水平低落有关,所以此病主要在于肝肾,即肝经气郁或郁火以及肾阴亏虚,癸水不足。抑乳者,首在于抑肝或疏肝也。以往常用逍遥散或化肝煎来治疗,症状虽有所改善,但抑乳效果不理想,遂转从涵肝敛肝论治,药用芍药甘草汤合麦芽、山甲片之类,临床上疗效有所提高。如今所使用的抑乳汤,即赤白芍各12 g,甘草5 g,炒麦芽30~60 g,山甲片6~10 g,随症加减。同时,常需结合滋养肾阴,用归芍地黄汤佐之。阳虚者,加仙灵脾、菟丝子等品;肝火过旺者,加钩藤(后下)15 g,牡丹皮10 g,白蒺藜12 g,川贝母6 g;肝郁常易戕伐脾胃,脾胃不和者,加白术、党参、陈皮、木香、砂仁(后下)等品。在治疗的同时,必须进行心理疏导,稳定情绪,谨防急躁,才能获效。如催乳素过高,超过正常的5倍以上,或伴有脑垂体腺瘤者,则非单纯中医药所能治。

本病的主要原因在于肝郁气滞,此外,在发生发展过程中亦可致脾土薄弱或肾阴肾阳的亏虚,故治疗以调肝为主,结合滋阴补肾、降火清热、健脾固胃、燥湿化痰等,抑制溢乳,通畅月经。

抑乳调经虽是治疗本病的首要措施,但辨证论治亦不容忽略,补肾调理月经周期,恢复患者的阴阳平衡是治疗的关键。

附:多囊卵巢综合征

多囊卵巢综合征(polycystic ovary syndrome,PCOS)是青春期及育龄期女性最常见的妇科内分泌疾病之一,以持续无排卵、雄激素过多和卵巢多囊改变为主要特征,常伴有胰岛素抵抗和肥胖。临床表现有月经紊乱、肥胖、多毛、痤疮、黑棘皮症、不孕等。中医学无此病名,根据其临床特征及表现,归属于"不孕""月经过少""月经后期""闭经""癥瘕"等范畴。

【病因病机】 本病主要是以脏腑功能失调为本,痰浊、瘀血阻滞为标,故临床多为虚实夹杂、本虚标实之证。其发病多与肾、脾、肝关系密切,但以肾虚、脾虚为主,加之痰湿、瘀血等病理产物作用于机体,导致"肾-天癸-冲任-胞宫"生殖轴功能紊乱而致病。

1.肾虚 禀赋不足,素体羸弱;早婚房劳,肾气受损,天癸乏源,血海空虚,而致月经稀少,甚至经闭不行而难以受孕。

2.脾虚痰湿 素体肥胖,痰湿内盛;饮食劳倦,或忧思过度,损伤脾气,脾失健运,痰湿内生,阻滞冲任胞脉,而致月经稀少或经闭不行,不能摄精成孕。

3. 气滞血瘀　精神抑郁,或暴怒伤肝,情志不畅,肝气郁结,气滞则血瘀;或经期、产后调摄不慎,余血未尽复感邪气,寒凝热灼而致血瘀,瘀阻冲任,闭阻胞脉,经血不能下达,而致闭经或不孕。

4. 肝郁化火　素性抑郁,或七情内伤,情志不遂,郁久化火,热扰冲任,冲任不调,气血失和,而致面部多毛、痤疮、月经紊乱、不孕。

【诊断要点】

1. 病史　多起病于青春期,初潮后渐现月经稀发或稀少,甚则闭经,或月经频发、淋漓不尽等,渐可转为继发性闭经、不孕、肥胖、多毛等症状。

2. 临床表现

(1)月经失调:主要表现为月经稀发与闭经;也有表现为月经频发或淋漓不尽等崩漏表现。

(2)不孕:主要与月经失调和无排卵有关,且妊娠也易出现不良妊娠结局。

3. 体征

(1)多毛:可出现毛发增粗、增多,尤以性毛为主,还可见口唇细须。亦有部分患者出现脂溢性脱发。

(2)痤疮:多见油性皮肤及痤疮,以颜面、背部较著。

(3)黑棘皮症:常在阴唇、项背部、腋下、乳房下和腹股沟等皮肤褶皱部位出现灰褐色色素沉着,呈对称性,皮肤增厚,质地柔软。

(4)肥胖:多始于青春期前后,其脂肪分布及体态并无特异性,常见腹部肥胖(腰围/臀围≥0.80),体重指数 BMI≥25 kg/m^2。

4. 检查

(1)体格检查:常有肥胖、多毛、痤疮及黑棘皮症等。

(2)妇科检查:外阴阴毛较长而浓密,甚或可布及肛周、腹股沟及腹中线;阴道通畅;子宫体大小正常或略小;双侧或单侧卵巢增大,较正常卵巢大 2～5 倍,呈圆形或椭圆形,质坚韧。也有少数患者卵巢并不增大。

(3)辅助检查:根据病史及临床表现疑似 PCOS 者,可行下列检查。

1)基础体温(BBT):不排卵患者表现为单相型。

2)超声检查:见双侧卵巢均匀性增大,包膜回声增强,轮廓较光滑,间质内部回声增强。一侧或双侧卵巢各可见 12 个以上直径为 2～9 mm 无回声区围绕卵巢边缘,呈车轮状排列,称为"项链征"。连续监测未见优势卵泡发育和排卵迹象。

3)内分泌测定:①血清雄激素:睾酮水平通常不超过正常范围上限 2 倍

（如果 T 水平高于正常范围上限 2 倍,要排除卵巢和肾上腺肿瘤的可能)。雄烯二酮浓度升高,脱氢表雄酮(DHEA)、硫酸脱氢表雄酮(DHEAS)浓度正常或者轻度升高。性激素结合球蛋白(SHBG)低于正常值提示患者血清中睾酮水平增加。②血清 FSH、LH:卵泡早期血清 FSH 值偏低或者正常而 LH 值升高,LH/FSH>2～3。③血清雌激素:雌酮(E)升高,雌二醇(E_2)正常或者轻度升高,恒定于早卵泡期水平,无周期性变化,$E/E_2>1$,高于正常周期。④血清催乳素(PRL):部分患者可出现血清 PRL 水平轻度增高。⑤尿 17-酮类固醇:正常或者轻度升高。正常时提示雄激素来源于卵巢,升高时提示肾上腺功能亢进。⑥葡萄糖耐量试验(OGTT):测定空腹胰岛素水平及葡萄糖负荷后血清胰岛素最高浓度。注意结合糖尿病家族史。

4)诊断性刮宫:月经前或者月经来潮 6 小时内行诊断性刮宫,子宫内膜呈增生期或增生过长,无分泌期变化。对超声提示子宫内膜增厚的患者或者年龄>35 岁的患者应进行诊断性刮宫,以除外子宫内膜不典型增生或子宫内膜癌。

5)腹腔镜检查:镜下可见卵巢增大,包膜增厚,表面光滑,呈灰白色,有新生血管,包膜下显露多个卵泡,但无排卵征象(排卵孔、血体或黄体)。腹腔镜下取卵巢组织送病理检查,诊断即可确定。在诊断的同时可进行腹腔镜下打孔治疗。

【辨证论治】

(一)辨证要点

本病以肾、脾、肝三脏功能失调为本,痰湿、血瘀为标,且二者互为因果作用于机体而致病,故临床以虚实夹杂证多见。辨证主要根据临床症状、体征与舌脉;辨治分青春期和育龄期两个阶段,青春期重在调经,以调畅月经为先,恢复周期为根本;育龄期以助孕为要。根据多数患者体胖、多毛、卵巢增大、包膜增厚的特点,临床常配以祛痰软坚、化瘀消癥之品治疗。

(二)治疗原则

本病的治疗原则重在健脾理气、疏解肝郁。

(三)分型论治

1.肾虚证

(1)肾阴虚

临床表现:月经初潮迟至,月经后期,量少,色淡质稀,渐至闭经,或月经延长,崩漏不止;婚久不孕,形体瘦小,面额痤疮,唇周细须显现,头晕耳鸣,腰膝酸软,手足心热,便秘溲黄;舌质红,少苔或无苔,脉细数。

病机:肾阴亏虚,精血不足,冲任不充。

治法:滋肾填精,调经助孕。

方药:左归丸(《景岳全书》)。

熟地黄、山茱萸、川牛膝、菟丝子、鹿角胶、龟甲胶、山药、枸杞子。

随症加减:若胁胀痛者加柴胡、香附,白芍疏肝解郁柔肝;若咽干,眩晕者,加玄参、夏枯草养阴平肝清热;若心烦,失眠者,加五味子、柏子仁、夜交藤养心安神。

(2)肾阳虚

临床表现:月经初潮迟至,月经后期,量少,色淡,质稀,渐至闭经,或月经周期紊乱,经量多或淋漓不尽;婚久不孕,形体较胖,腰痛时作,头晕耳鸣,面额痤疮,性毛浓密,小便清长,大便时溏;舌淡,苔白,脉沉弱。

病机:肾阳不足,冲任不充。

治法:温肾助阳,调经助孕。

方药:右归丸加减。

附子、山药、山茱萸、枸杞子、菟丝子、肉桂、熟地黄、鹿角胶、当归、杜仲。

随症加减:若患者肾阴虚及阳,致肾阴阳两虚,恐其辛热伤肾,去肉桂、附子、阿胶;兼有月经不至或愆期,为痰湿阻滞脉络所致,可加半夏、陈皮、贝母、香附以理气化痰通络;兼见少腹刺痛不适,月经有血块而块出痛减者,为血滞,可酌加桃仁、红花以活血行滞。

2.脾虚痰湿证

临床表现:月经后期,量少色淡,或月经稀发,甚则闭经,形体肥胖,多毛;头晕胸闷,喉间多痰,肢倦神疲,脘腹胀闷;带下量多,婚久不孕;舌体胖大,色淡,苔厚腻,脉沉滑。

病机:痰湿阻滞冲任。

治法:化痰除湿,通络调经。

方药:苍附导痰丸加减。

制苍术、当归、茯苓、制香附、山楂、制半夏、广郁金、炒枳壳、陈皮、川续断。

随症加减:若月经不行,为顽痰闭塞者,可加浙贝母、海藻、石菖蒲软坚散结,化痰开窍;痰湿已化,血滞不行者,加川芎、当归活血通络;脾虚痰湿不化者,加白术、党参以健脾祛湿;胸膈满闷者,加郁金、薤白以行气解郁。

3.气滞血瘀证

临床表现:月经后期,量少或数月不行,经行有块,甚则经闭不孕;精神抑郁,烦躁易怒,胸胁胀满,乳房胀痛;舌质暗红或有瘀点、瘀斑,脉沉弦涩。

病机:气滞血瘀,冲任郁滞。

治法:理气活血,祛瘀通经。

方药:膈下逐瘀汤加减。

当归、川芎、赤芍、红花、枳壳、延胡索、桃仁、五灵脂、乌药、香附、牡丹皮、甘草。

随症加减:若经血不行者,可加牛膝、卷柏、泽兰等行血通经之品;若寒凝血瘀,见小腹凉,四肢不温者,酌加肉桂、巴戟天、石楠叶以温阳通脉。

4.肝郁化火证

临床表现:月经稀发,量少,甚则经闭不行,或月经紊乱,崩漏淋漓;毛发浓密,面部痤疮,经前胸胁、乳房胀痛,肢体肿胀,大便秘结,小便黄,带下量多,外阴时痒;舌红,苔黄厚,脉沉弦或弦数。

病机:肝气郁结,疏泄无度。

治法:疏肝理气,泻火调经。

方药:丹栀逍遥散。

黑山栀、牡丹皮、当归、白芍、白术、茯苓、醋炒柴胡、甘草、墨旱莲、钩藤^(后下)、莲子心。

随症加减:若湿热之邪阻滞下焦,大便秘结明显者,加大黄清利通便;若肝气不舒,溢乳者,加夏枯草、炒麦芽以清肝回乳;胸胁满痛者,加郁金、王不留行以活血理气;月经不行者,加生山楂、牡丹皮、丹参以活血通经;若肝经湿热而见月经不行,带下多,阴痒者,可选用龙胆泻肝汤。

【其他疗法】

(一)西医治疗

1.调整生活方式 对肥胖型多囊卵巢综合征患者,应控制饮食和增加运动以降低体重,可增加胰岛素敏感性,降低胰岛素、睾酮水平,从而恢复排卵及生育功能。

2.调节月经周期 适用于青春期、育龄期无生育要求、因排卵障碍引起月经紊乱的PCOS患者。

(1)周期性使用孕激素:可调节月经并保护子宫内膜,药物包括地屈孕酮10~20 mg/天或黄体酮胶囊100~200 mg/天或醋酸甲羟孕酮10 mg/天,每周期10~14天。此方法不影响代谢,不抑制下丘脑-垂体-性腺轴。

(2)短效口服避孕药:对于月经量过多或经期延长且有高雄激素血症和(或)高雄激素表现的PCOS患者可给予短效口服避孕药,如达英-35、优思悦、优思明等,从月经第3~5天开始服用,一般连续使用3~6个月。合并重度肥胖、糖脂代谢紊乱的患者使用时,注意血栓风险,并建议联合二甲双胍或胰岛素增敏剂和改善代谢风险的药物治疗。

(3)雌孕激素序贯疗法:对于有生育要求或雌激素偏低、有围绝经期症状的PCOS患者,可给予雌孕激素序贯方法调节月经异常。

3. 降低血雄激素水平

(1)短效口服避孕药:对于青春期和育龄期 PCOS 患者,高雄激素血症及临床表现(多毛症、痤疮等)建议短效口服避孕药作为首选治疗。短效口服避孕药治疗痤疮一般需 3~6 个月可见效;多毛至少治疗 6 个月后才显效。

(2)环丙孕酮:为 17-羟孕酮类衍生物,可降低高雄激素血症和治疗高雄激素体征有效。

(3)螺内酯:适用于短效口服避孕药治疗效果不佳、有避孕药禁忌或不能耐受避孕药的高雄激素血症患者。每日剂量 60~100 mg,建议在有效避孕的情况下,小剂量开始逐渐加量使用,至少使用 6 个月见效。在大剂量使用时,会发生乳房胀痛、月经紊乱、头痛或多尿,需注意低血压及高血钾,建议定期复查血钾和肾功能。

4. 诱发排卵　对有生育要求者在生活方式调整、抗雄激素和改善胰岛素抵抗等基础治疗后,进行促排卵治疗。

(1)来曲唑(LE):LE 是第三代高选择性芳香化酶抑制剂,可抑制芳香化酶的活性,阻断雄激素向雌激素转化,从而解除雌激素对下丘脑垂体的负反馈,使内源性促性腺激素增加,刺激卵泡生长发育。

具体方案为:从自然月经或撤退性出血的第 2~5 天开始用药,2.5 mg/天,共 5 天;若无排卵则下一周期递增 2.5 mg/天,直至用量达 7.5 mg/天。使用 LE 促排卵后仍需密切监测卵泡发育情况,监测方法与 CC 治疗相同。

来曲唑常见的不良反应有潮红、恶心、疲劳等,主要由于服药之后体内雌激素水平降低导致。严重肝肾功能损伤的患者需慎用此药。

(2)克罗米芬(CC):通过与雌激素受体结合,解除雌激素对下丘脑垂体的反馈作用,使垂体促性腺激素分泌增加,促使卵泡生长发育。

具体方案为:从自然月经或撤退性出血的第 2~5 天开始用药,50 mg/天,共 5 天;若无排卵则下一周期递增 50 mg/天,直至用量达 150 mg/天;若 50 mg/天的剂量对卵巢刺激过大导致多个卵泡发育,可减量至 25 mg/天。

CC 常见的不良反应包括:轻度卵巢过度刺激综合征(OHSS)、多胎妊娠、潮热、视觉干扰、腹部不适、乳房疼痛等。如患者有原因不明的不规则阴道出血、影像学检查提示子宫或卵巢占位但性质不明确者、肝功能损害、精神抑郁、血栓性静脉炎等,禁用此药。

PCOS 患者使用 CC 后需采用基础体温、LH 试纸或 B 超监测排卵,妊娠多发生于促排卵治疗的最初 3~6 个月。在监测卵泡发育过程中,如发现 3 枚及以上优势卵泡(卵泡直径≥14 mm),建议取消该周期治疗。由于 CC 的拮抗雌激素作用可抑制子宫内膜增生及宫颈黏液分泌,可能对妊娠产生不利影响。如 CC 成功诱导排卵 3~4 个周期仍未妊娠,建议进一步检查;CC 促排卵治疗建议不超过 6 个月。

5.改善胰岛素抵抗　对肥胖或有胰岛素抵抗患者常用胰岛素增敏剂。二甲双胍可抑制肝脏合成葡萄糖,增加外周组织对胰岛素的敏感性。通过降低血胰岛素水平达到纠正患者高雄激素状态,改善卵巢排卵功能,提高促排卵治疗的效果,也可以与 CC 配合使用。常用剂量为每次口服 500 mg,每日 2~3 次。

6.手术治疗

(1)腹腔镜下卵巢打孔术:作为二线治疗,主要适于 LE 治疗无效、CC 抵抗、顽固性 LH 分泌过多、因其他疾病需进行腹腔镜检查盆腔。

(2)禁忌证:有腹腔镜手术禁忌者、疑有卵巢储备功能下降者、盆腔粘连严重者不宜行 LOD。

(二)中医疗法

1.中成药

(1)礞石滚痰丸:每次 3 g,每日 2 次。治痰湿阻滞型 PCOS。

(2)桂枝茯苓丸:每次 6 g,每日 3 次。治疗气滞血瘀型 PCOS。

(3)血府逐瘀口服液:每次 1 支,每日 2 次。治疗气滞血瘀型 PCOS。

(4)龙胆泻肝丸:每次 5 g,每日 2 次。治疗肝郁化火型 PCOS。

(5)芎芍丸:每次 6 g,每日 3 次。治疗痰湿阻滞型 PCOS。

(6)二陈丸:每次 6 g,每日 3 次。用于痰湿阻滞型 PCOS。

(7)调经促孕丸:每次 6 g,每日 2 次。治疗肾虚型 PCOS。

2.针灸疗法

(1)取关元、中极、子宫、三阴交、大赫穴。腰酸加肾俞、气海,补法;肥胖,加丰隆、脾俞,平补平泻法;肝郁气滞,加肝俞、厥阴俞、期门,平补平泻法;面部痤疮,加行间,泻法;气滞血瘀加归来、合谷、血海、行间,泻法。

(2)耳穴贴敷:取子宫、卵巢、肾上腺穴,用王不留行籽或磁珠穴位贴敷,压迫刺激。

【预防调护】

(一)预防

1.青春期月经不调应及时治疗。

2.注意饮食,勿过食肥甘油腻、生冷辛辣燥热之物。

3.形体肥胖者要控制饮食,加强体育运动,防止体重过度增加。

4.避免工作学习过度紧张,保持心情舒畅。

5.有糖尿病家族史者,更要控制饮食,注意体育锻炼,一旦月经异常即要及时治疗。

（二）调护

1. 树立信心，战胜疾病。

2. 泻火通便，保持大便通畅。

3. 经行量少、经行不畅者可服益母红糖姜水（益母草 30 g，红糖适量，生姜 5 g，煎水后弃渣服用）。

4. 经期勿食生冷，勿冒雨受寒，以防寒邪入里。

【临证经验探讨】 PCOS 是好发于青少年女性的内分泌与代谢性疾病，不仅对婚后生育有影响，而且与糖尿病、心脑血管疾病、子宫内膜癌、乳腺癌之间的关系肯定，故其治疗十分重要。补肾调周是本病治疗的基本法则。本病主要病理是肾阴癸水不足，卵子不能发育成熟，痰湿蕴阻，卵巢呈多囊性变化。因本病长期处于经后期阶段，故此阶段的治疗显得尤为重要。

经后期可以分经后初、中、末三个时期，属于阴长演进的过程，临证常以带下的分泌来量阴分水平的增长程度。PCOS 患者由于阴精不足，阴虚及阳，阳亦不足，常停留在经后初期，或进入中期迟。经后初期的治疗原则是滋阴养血，可选六味地黄汤合四物汤。以动静观作指导，滋阴必须在"静"的前提下应用，前人所谓"静能生水"，用阴药滋阴，就是静能生水的方法。合四物汤者，需去川芎，甚则还要去当归，防其动而耗阴也。如肾虚癸水过低或阴虚有火者，更应强调"静能生水"的治疗意义，需注意如下几点。

1. 宁心安神　心静则肾亦静，肾静才能有助于肾阴癸水的提高，所以我们提出："欲补肾者，先宁心，心宁，则肾自实。"前人云："心者，君火也，肝肾者，内寄相火也，君火动则相火随之而动。"大动阴伤，静则火降，火降则阴复，此所以静能生水也。故凡见烦热火动者，必加莲子心、青龙齿、黄连、枣仁、黛灯心等品。

2. 收敛固藏　肾者，封藏之本，子宫亦有藏泻的作用，有了藏，才有可能促进肾阴癸水的提高，此亦静的另一层意义。一般可加入煅牡蛎、炒芡实、五味子、金樱子等品。

3. 尽可能避免使用外散滑窍等动耗之品，以保持静能生水　在经后期肾阴癸水低落较明显时，对于车前子、泽泻、瞿麦、柴胡等品宜慎用。PCOS 患者绝大多数伴有多脂肥胖、毛发偏多现象，这是一种痰湿蕴阻的表现，以往常作为痰湿证型。我们认为，这是一种现象，根本的原因还在于肾虚阴弱、癸水不足，即使在经后初期，必须要治痰湿者，也只能用少量的化痰湿药物，如广郁金、陈皮、茯苓等，且用量要轻。

经后初期，静是相对的，动是绝对的，因而我们在使用归芍地黄汤时，常根据肾阴癸水亏虚的程度，适当加入当归、赤芍、炙鳖甲、怀牛膝等，在静的基础上缓缓推动周期的演变。

进入经后中期,患者出现了一定量的带下,提示阴长运动已进入静中有动的时期。因此,治疗应滋阴结合促动。所谓促动者,含义有三:一是助阳。阳主动,所以要加入川断、菟丝子、肉苁蓉等,不仅是助阳促动,而且阳生阴长,有助于提高阴长之运动水平。二是疏肝。疏肝解郁,推动气机运动,不仅为临床上痰气郁阻而用,亦为阴长运动而设,常用柴胡、广郁金、荆芥等。三是活血。小剂量的活血药不仅有助于阴血的生长,更重要的是可推动阴长运动,如赤芍、山楂、红花等,但其用量宜轻。如阴虚明显者,则应尽量避免使用。

PCOS 患者绝大多数伴有不同程度的痰湿病变,因而需要结合化痰燥湿的药物。经后初期,在静能生水的治疗要求下,可以不用或少用化痰湿药物。进入到经后中期,阴静而动,就需要结合化痰湿药物。选用滋肾生肝饮加减,药用炒当归、赤白芍、山药、山萸肉、熟地黄、茯苓、炒柴胡、川续断、菟丝子、炒白术等。此时是治疗本病最为重要的时期。进入经后末期,带下较多,质稍黏,甚或有少量锦丝状带下,可见阴长运动已达到较高水平、很快就进入排卵期,否则将返回经后中期或初期,所以这时的治疗亦相当重要临床上常选用补天五子种玉丹加减,药用丹参、赤白芍、山药、山萸肉、熟地黄、茯苓、川断、菟丝子、杜仲、紫河车、五灵脂、山楂,又名阴阳并补汤。之所以要把补阳的药物加到几乎与补阴药并重者,不仅在于阴长之动的需要,而且在于维持近高水平之阴的需要,更在于控制或杜绝因阴虚及阳、阳亦不足而致痰湿脂肪滋长的需要。以上验之于临床,确有其效。

行经期的治疗也非常重要。行经期意味着旧周期结束,新周期开始,是气血活动最显著的时期,也是治疗痰湿标证的重要时期,必须保持经水的排畅与排尽,故治疗时宜利水化痰与调经并重,可用茯苓、薏苡仁、泽兰叶,甚则加车前草、马鞭草、晚蚕砂、瞿麦、滑石等。此乃因势利导,顺水推舟之法也。痰湿之清利又赖乎气化之顺利。就行经期而言,气化之顺降又乎心肝。胞脉胞络属于心,心气不得下降,月事衰少不来,是以在一般调经利湿药中,若能加入柏子仁、合欢皮、琥珀、广郁金、炒枳壳等最好,尽可能使应泄之瘀浊排出排尽排空,以利于新生及新周期的形成。

本病的形成过程长,机理复杂,标本兼夹,且标重于本BBT呈单温相者大多出现形体肥胖,多脂多毛,月经稀发,甚则闭经,青春期亦颇为多见。虽然少数患者一经治疗即可改善,但多数极易反复。有的在治疗中出现1~2次排卵,周期亦趋正常,或虽有所好转,出现少量锦丝状带下,但常因紧张烦劳,病情又现倒退,说明本病的复杂性与顽固性。因此,必须要有调治的耐心和信心,方能获得较好的疗效。在治疗中,还应注意脾胃,因为痰湿与脾胃有关,服用滋阴药对脾胃亦有影响。凡出现腹胀矢气、大便溏薄或质软者,即应加用异功散、香砂六君子汤、参苓白术散等。治疗得当,事半功倍,补阴恢复月经周期的效果更佳。

多囊卵巢综合征是疑难病症,可以引起多系统病变,并影响女性的一生。

中医相关的研究报道始于20世纪80年代初期,认为其基本病机与肝、肾、脾三脏功能失调及痰湿、血瘀等因素密切相关。卵巢功能障碍是"痰浊"壅塞胞宫的结果,卵巢局部发生胰岛素抵抗的表现,是卵巢局部"痰浊"。体内津液代谢失常,湿浊内停,阳气凝滞不达,阻遏脾气,令湿浊凝聚,生痰化瘀,阻滞血脉,壅塞胞宫。

中药周期疗法结合卵巢周期变化用药,是治疗排卵障碍性不孕和月经病的有效方法。在PCOS的治疗过程中,针灸具有不可忽视的作用。关元、中极为任脉穴,子宫为经外奇穴,三阴交是肝脾肾三经会穴。诸穴相配,可达治肝肾、调冲任的目的。针刺通过补肾健脾疏肝和调理冲任促排卵的方法,对下丘脑-垂体-卵巢轴产生良性调控作用,从而改善患者的排卵功能,达到治病目的。

中医药治疗PCOS无副作用,具有一定的优势,但亦存在不足之处。纯中医治疗本病疗程较长,疗效缓慢,多数临床报道还处于经验介绍阶段。中西医结合治疗PCOS具有独特的优势和良好的发展前景,不但可以起到协同作用,提高疗效,而且可以互相弥补不足之处,容易在临床推广应用。因此,对各种中西药配伍方案进行研究,探讨既有效又实用的治疗方法,仍然是今后该领域的主要研究方向。

总之,多囊卵巢综合征是妇科的常见病和疑难病,属于内分泌紊乱综合征。由于排卵障碍导致月经紊乱、闭经和不孕,临床表现多属于虚实夹杂、本虚标实之证。病因病机是以脏腑功能失常为本,痰浊、瘀血阻滞为标。治疗上以滋肾补肾为主,当根据肾虚证、脾虚痰湿证、气滞血瘀证、肝郁化火证的不同证型而分别采取补肾调经、健脾化痰除湿、行气活血、疏肝泻火等法。针药结合治疗在改善症状、调整月经周期和控制体重方面具有较好的疗效。对于迫切要求生育而中医药促排卵未有明显的疗效者,应配合西医促排卵治疗,必要时行腹腔镜探查术。

多囊卵巢综合征因其多态性,涉及多系统的代谢紊乱。病情复杂,缠绵难愈。一般预后尚可。多数患者病程较长,青春期表现月经稀发、闭经或崩漏,月经不能按时来潮;育龄期因为无排卵而影响生育;孕后容易流产,需早期治疗,孕期保胎治疗,及时观察胚胎情况,完善围生期的检查;生育后亦需长期治疗,防止发生糖尿病、子宫内膜癌、乳腺癌等。

医案

李某,女,24 岁,已婚。

初诊:2017 年 4 月 27 日。

主诉:闭经 1 年余,伴肥胖、多毛。

病史:患者 16 岁月经初潮,初始月经 2~3 个月一行,经量不多,色淡质稀,无块,经期 3~5 天不等,无明显腰腹痛。1 年前因经期动怒后,表现月经错后、量少,渐至闭经,且身体逐渐肥胖。末次月经 2016 年 3 月,现停经 1 年余,伴周身乏力、倦怠、乳房胀痛、痤疮,带下量多,色淡质腻,食少,大便溏薄。

查体:舌质淡胖,苔白根腻,脉弦细无力;形体肥胖,BMI 32 kg/m^2,脐下有中长毛发。

辅助检查:①超声检查,子宫前位,大小 66 mm×51 mm×47 mm,内膜线清晰,厚 13 mm,左侧卵巢大小 46 mm×48 mm,右侧卵巢大小 47 mm×48 mm,双侧卵巢可见多个小卵泡,成串珠样表现。②性激素六项,FSH 7.0 mIU/mL,LH 28.8 mIU/mL,E$_2$ 41.2 pg/mL,P 0.8 ng/mL,T1.20 ng/mL,PRL 11.2 ng/mL。

中医诊断:闭经。

西医诊断:多囊卵巢综合征。

中医辨证:脾肾气虚,水湿内停,壅塞胞宫。

治法:健脾补肾,燥湿化痰,活血通经。

处方:党参 15 g,茯苓 12 g,炒白术 9 g,苍术 9 g,香附 9 g,陈皮 9 g,枳壳 9 g,半夏 9 g,胆南星 6 g,川芎 9 g,神曲 12 g,当归 12 g,桂枝 9 g,制附子[先煎] 6 g,泽兰 9 g,益母草 9 g,甘草 6 g。水煎内服,每日 1 剂,服 2 周。嘱其忌贪凉,加强锻炼,控制体重。

二诊:2017 年 5 月 15 日。

服药后带多、神疲乏力等症状有改善。上方加淫羊藿 12 g,巴戟天 12 g,桃仁 9 g,红花 9 g,续服 2 周。

三诊:2017 年 6 月 1 日。

5 天前,月经来潮,量不多,现经净。继续服用最初方药,继服半月。

四诊:2017 年 7 月 30 日。

月经 35 天来潮,量增多正常,5 天净,体重减轻约 5 kg,其余症状明显好转,患者要求服中成药,用妇科再造丸调理 3 个月。以后月经 30~35 天一至,量中等。

第五节　痛经

痛经是女性在经期或经行前后出现小腹疼痛，或痛引腰骶，痛甚引发呕吐、昏厥的病证。本病的主要特征是腹痛与月经周期有关，又以青年女性为多见。

痛经病名首见于《金匮要略·妇人杂病脉症并治》，以后《诸病源候论》又专立"月水来腹痛候"加以阐述。

痛经是妇科中的常见病与多发病，其产生的原因有虚实之分。虚者为气血虚弱或肝肾不足等使冲任胞宫失于濡养而疼痛；实者为气滞血瘀或寒湿凝滞，或湿热蕴结，或肝肾郁热等致气血运行不畅，不通则痛。《景岳全书·妇人规》："经行腹痛，证有虚实。实者，或因寒滞，或因血滞，或因气滞，或因热滞；虚者，有因血虚，有因气虚。然实痛者，多痛于未行之前，经通而痛自减；虚痛者，于既行之后，血去而痛未止，或血去而痛益甚。大都可按可揉者为虚，拒按拒揉者为实。有滞无滞，于此可察。但实中有虚，虚中亦有实，此当于形气禀质兼而辨之，当以察意，言不能悉也。"《医宗金鉴·妇科心法要诀》："凡经来腹痛，在经后痛，则为气血虚弱；经前痛，则为气血凝滞。若因气滞血者，则多胀满；因血滞气者，则多疼痛。更当审其凝滞作胀痛之故，或因虚、因实、因寒、因热而分治之也。"对临床很有指导意义。

本病西医学亦称作痛经，认为痛经的发生与子宫发育不良，组织缺血缺氧，或子宫强烈收缩，经行不畅，或内分泌紊乱使子宫内膜增厚以及神经过度紧张和遗传因素有关。西医学原发性痛经、子宫内膜异位症、子宫腺肌病、盆腔炎性疾病及宫颈狭窄等引起的继发性痛经可参照本病辨证治疗。至于异位妊娠破裂、先兆流产，或卵巢囊肿蒂扭转等病证导致的下腹痛，均不属于本病范畴，在诊断痛经时应进行鉴别。

【病因病机】　本病的病因有生活所伤、情志不和、六淫为害，痛经的病位在冲任与胞宫，其发生与冲任、胞宫的周期性生理变化密切相关。病因病机可概括为"不荣则痛"或"不通则痛"，其证重在明辨虚实寒热。若素体肝肾亏损，气血虚弱，经期前后，血海由满盈而溢泄，气血由盈实骤虚，冲任、胞宫失养，故"不荣则痛"；若由于肝郁气滞、寒邪凝滞、湿热郁结等因素导致的瘀血阻络，客于胞宫，损伤冲任，气血运行不畅，故"不通而痛"。

1.寒凝血瘀　经期产后，冒雨涉水，感受寒邪，或过食生冷，或迁居寒冷之地，寒邪客于胞宫，血得寒则凝，以致瘀阻冲任，血行失畅。经前、经期气血下注冲任，胞脉气血壅滞不畅，"不通则痛"，发为痛经。

2. 气滞血瘀　素性抑郁,忧思郁怒,肝郁气滞,气滞血瘀,滞于冲任、胞宫而作痛;若血不循经,滞于胞宫,日久成瘀,阻碍气机流畅。气滞与血瘀相互为病,最终导致"经水不利"而腹痛发作。《张氏医通·妇人门》云:"经行之际……若郁怒则气逆,气逆则血滞于腰腿心腹背胁之间,遇经行时则痛而加重。"

3. 湿热蕴结　素体湿热内蕴,或经期、产后调养不慎,感受湿热邪气,与血相搏,流注下焦,蕴结胞中,气血凝滞,"不通则痛",发为痛经。

4. 气血虚弱　脾胃素虚,化源匮乏,或大病久病或失血过多,气血不足,胞脉空虚,经期或行经后气血亏虚益甚,故冲任、胞宫失于濡养而发病;兼气虚推动无力,血行迟缓,冲任经脉不利,亦可发病。正如《景岳全书·妇人规》云:"凡人之气血犹源泉也,盛则流畅,少则壅滞,故气血不虚则不滞。"

5. 肝肾亏损　素禀虚弱,或房劳多产,或久病耗损,导致肝肾亏虚,精亏血少,水不涵木;经后血海空虚,冲任、胞宫失去濡养,"不荣则痛"发为痛经。如《傅青主女科》中所述:"妇人有少腹疼于行经之后者,人以为气血之虚也,谁知是肾气之涸乎。"

【诊断要点】

1. 病史　既往有经行腹痛史;精神过度紧张,经期产后冒雨涉水、过食寒凉,或有不洁房事等情况;子宫内膜异位症、子宫腺肌病、盆腔炎性疾病、宫颈狭窄、宫颈管粘连等病史或妇科手术史。

2. 临床表现　腹痛多发生在经行前1~2天,行经第1天达高峰,疼痛多呈阵发性、痉挛性,或呈胀痛或伴下坠感。疼痛常可放射至腰骶部、肛门、阴道及大腿内侧。痛甚者可伴面色苍白,出冷汗,手足发凉,恶心呕吐,甚至昏厥等。也有少数于经血将净或经净后1~2天始觉腹痛或腰腹痛者。

3. 检查

(1)妇科检查:功能性痛经者,检查多无明显异常。部分患者可见子宫体极度屈曲,或宫颈口狭窄。子宫内膜异位症者多有痛性结节,或伴有卵巢囊肿;子宫腺肌病者子宫多呈均匀性增大,或伴有压痛;盆腔炎性疾病可有子宫或附件压痛等征象;有妇科手术史者,多有子宫粘连、活动受限等。

(2)辅助检查:①盆腔超声检查有助于诊断子宫内膜异位症、子宫腺肌病、盆腔炎性疾病,排除妊娠、生殖器肿瘤等。②血液检查,如血常规白细胞计数是否增高,有助于诊断盆腔炎性疾病。另外,盆腔 MRI 检查、腹腔镜、子宫输卵管碘油造影、宫腔镜等检查有助于明确痛经的病因。

【辨证论治】

(一)辨证要点

痛经辨证首先要根据疼痛发生的时间、部位、性质及疼痛程度,明察病位,分清寒热、虚实,在气、在血。一般而言,痛在小腹正中,多为胞宫瘀滞;痛在少腹一侧或两侧,病多在肝;痛连腰骶,病多在肾。经前或经行之初疼痛者多属实,月经将净或经后疼痛者多属虚。详查疼痛的性质、程度是本病辨证的重要内容,掣痛、绞痛、灼痛、刺痛,疼痛拒按多属实;隐痛、空痛,按之痛减多属虚;坠痛虚实兼有;绞痛、冷痛,得热痛减多属寒;灼痛,得热痛剧多属热。胀甚于痛,时痛时止多属气滞;痛甚于胀,持续作痛多属血瘀。

一般而言,本病实证居多,虚证较少,亦有证情复杂,实中有虚,虚中有实,虚实夹杂者,须知常达变。临证需结合月经期、量、色、质、伴随症状,舌、脉等综合分析。

(二)治疗原则

痛经的治疗,应根据证候在气、在血、寒热、虚实的不同,以止痛为核心,以调理胞宫、冲任气血为主,或补气,或活血,或散寒,或清热,或补虚,或泻实。具体治法分两步:经期重在调血止痛以治标,及时缓解,控制疼痛,平素辨证求因以治本。标本缓急,主次有序,分阶段治疗。

痛经在辨证治疗中,应适当选加相应的止痛药以加强止痛之功。如寒者选加艾叶、小茴香、肉桂、吴茱萸、桂枝;气滞者选加香附、枳壳、川楝子;血瘀者选加三七粉、血竭、莪术、失笑散;热者选加牡丹皮、黄芩等。

(三)分型论治

1.寒凝血瘀证

临床表现:经前或经期,小腹冷痛拒按,得热痛减,或周期后延,经血量少,色暗有块;畏寒肢冷,面色青白;舌暗,苔白,脉沉紧。

病机:寒客胞宫,瘀滞冲任。

治法:温经散寒,化瘀止痛。

方药:少腹逐瘀汤(《医林改错》)加减。

肉桂、小茴香、干姜、当归、川芎、赤芍、蒲黄、五灵脂、没药、延胡索。

方中肉桂、干姜、小茴香温经散寒;当归、川芎、赤芍养营活血;蒲黄、五灵脂、没药、延胡索化瘀止痛。寒散血行,冲任、子宫血气调和流畅,自无疼痛之虞。

随症加减:若小腹冷痛较甚,加艾叶、吴茱萸散寒止痛;若寒凝气闭,痛甚而厥,四肢冰凉,冷汗淋漓,加附子、细辛、巴戟天回阳散寒;若伴肢体酸重不适,苔白腻,或有冒雨、涉水、久居阴湿之地史,乃寒湿为患,应酌加苍术、茯苓、薏苡仁、羌活以健脾除湿。

2.气滞血瘀证

临床表现:经前或经期,小腹胀痛拒按,月经量少,经行不畅,色紫暗有块,块下痛减,胸胁、乳房胀痛;舌紫暗,或有瘀点,脉弦涩。

病机:肝失条达,气血郁滞。

治法:行气活血,化瘀止痛。

方药:膈下逐瘀汤加减。

当归、川芎、赤芍、桃仁、红花、枳壳、延胡索、五灵脂、乌药、香附、牡丹皮、甘草。

随症加减:若肝气夹冲气犯胃,痛而恶心呕吐者,加吴茱萸、法半夏、陈皮,和胃降逆;小腹坠胀不适或前后阴坠胀不适,加醋柴胡、制香附理气滞;郁而化热,心烦口苦,舌红苔黄,脉数者,加栀子、郁金清热泻火。

3.湿热蕴结证

临床表现:经前或经期,小腹疼痛或胀痛不适,有灼热感,或痛连腰骶,或平时小腹痛,经前加剧,月经量多或经期长,色暗红,质稠或有血块;平素带下量多,色黄稠臭秽,或伴低热,小便黄赤;舌红,苔黄腻,脉滑数或濡数。

病机:湿热蕴结冲任,阻滞气血运行。

治法:清热除湿,化瘀止痛。

方药:清热调血汤(《古今医鉴》)加减。

黄连、牡丹皮、生地黄、白芍、当归、川芎、红花、桃仁、延胡索、莪术、香附。

方中黄连清热燥湿;牡丹皮、生地黄、白芍清热凉血;当归、川芎、桃仁、红花活血化瘀;延胡索、莪术、香附行气活血止痛。加车前子、败酱草、薏苡仁,意在增强原方清热除湿之功。

随症加减:若月经过多或经期延长者,酌加槐花、地榆、马齿苋以清热止血;带下量多者,酌加黄柏、樗白皮以清热除湿。

4.气血虚弱证

临床表现:经期或经后,小腹隐痛喜按,月经量少,色淡质稀;神疲乏力,头晕心悸,面色苍白,失眠多梦;舌质淡,苔薄,脉细弱。

病机:气血不足,冲任亦虚。

治法:益气养血,调经止痛。

方药:圣愈汤(《医宗金鉴·妇科心法要诀》)加减。

人参、黄芪、熟地黄、白芍、当归、川芎。

方中人参、黄芪补脾益气;熟地黄、白芍、当归、川芎养血和血。气充血沛,子宫、冲任复其濡养,自无疼痛之患。

随症加减:若月经夹有血块者,酌加蒲黄、五灵脂以活血止痛;若伴有经行便溏,腹痛严重者,可去当归,加茯苓、炒白术以健脾止泻;失眠多梦,心脾虚者,酌加远志、合欢皮、夜交藤,以养心安神;若伴畏寒肢冷,腰腹冷痛,可加肉桂、小茴香、艾叶散寒止痛。

5. 肝肾亏损证

临床表现:经期或经后,小腹绵绵作痛,喜按,伴腰骶酸痛,月经量少,色淡暗,质稀;头晕耳鸣,面色晦暗,失眠健忘,或伴潮热;舌质淡红,苔薄白,脉沉细。

病机:肾气虚损,冲任失养。

治法:补养肝肾,调经止痛。

方药:益肾调经汤(《中医妇科治疗学》)。

巴戟天、杜仲、续断、当归、熟地黄、白芍、乌药、艾叶、益母草。

方中巴戟天、杜仲、续断补肾壮腰,强筋止痛;乌药温肾散寒,艾叶温经暖宫;当归、熟地黄、白芍滋阴养血,益母草活血调经。诸药合用,肾气实、筋骨坚,阴血充沛,子宫、冲任得以濡煦,则疼痛自止。

【其他疗法】

(一)西医治疗

1. 精神安慰消除恐惧紧张情绪,必要时服用镇静剂如安定等。

2. 药物治疗

(1)前列腺素合成酶抑制剂:通过抑制前列腺素合成酶的活性,减少前列腺素产生,防止过强子宫收缩和挛,从而减轻或消除痛经。该类药物治疗有效率可达80%。月经来潮即开始服用药物效果佳,连服2~3天。常用的药物有布洛芬、酮洛芬、甲氯芬那酸、双氯芬酸、甲芬那酸、萘普生。布洛芬200~400 mg,每日3~4次,或酮洛芬50 mg,每日3次。

(2)口服避孕药:通过抑制排卵减少月经血前列腺素含量。适用于要求避孕的痛经妇女,疗效达90%以上。

(二)中医疗法

1. 中成药

(1)益母草冲剂:每次1~2包,每日2次。治经行不畅,血瘀痛经。

(2)元胡止痛片:每次3片,每日3次,口服。适用于气滞血瘀证。

(3)少腹逐瘀胶囊:每次3粒,每日3次,口服。适用于寒凝血瘀证。

(4)八珍益母丸:每次6 g,每日2次,口服。适用于气血虚弱兼有瘀滞证。

(5)散结镇痛胶囊:每次3粒,每日3次,口服。适用于血瘀证。

2. 针灸疗法 取三阴交、中极穴。寒凝者加归来、地机;气滞者加太冲;腹胀者加天枢、气海穴;胁痛者加阳陵泉、光明;胸闷者加内关。气血亏虚加脾俞、胃俞;肝肾不足加太溪、肝俞、肾俞;头晕耳鸣加悬钟。

3. 外治法 敷脐疗法:神阙为冲任经气汇聚之地,且渗透力强,敷脐疗法可达到调理冲任气血以止痛的目的,用当归、川芎、吴茱萸等研为细末,加白酒和凡士林调为膏糊状,于经前 3 天敷脐部,经至改敷关元穴,可疏通经络,祛寒止痛。

【预防调护】

(一)预防

1. 正确对待痛经,消除对痛经的恐惧、紧张情绪。

2. 经行前后勿食生冷,尤其不可吃冷饮;经期勿游泳,勿卧湿地,勿被雨淋,勿用冷水洗足、洗阴部等。

3. 注意季节与气候的变化,尤其在冷热交变季节更要注意勿着凉,重视下腹部保暖。

4. 体质虚弱者要增加营养,勿偏食,饮食注意多样化,平时应锻炼身体,增强体质。

5. 痛经者可在经前预先用药以预防痛经,如服痛经散等;也可先进行耳穴贴敷,并经常给予按压刺激,以耳部疼痛能忍受为度,预防痛经。

(二)调护

1. 对原发性痛经尤其是青春期痛经者,要给予精神安慰,告之月经是正常的生理情况,轻微腹痛是正常的,消除患者对痛经的恐惧心理。

2. 腹部冷痛者可用热水袋或其他温暖之物敷于下腹部。

3. 腹痛呕吐者可给予红糖生姜水,以生姜 5 g 切成末,加红糖适量煎水,趁热连同生姜末一起服下。

4. 腹痛经行不畅者,可轻柔按摩下腹部。

5. 对痛经久治不愈者,应行妇科检查,以排除器质性病变如子宫肌瘤、子宫内膜异位症、盆腔炎等。

【临证经验探讨】 临证亦可见肝郁化火证痛经。证候:经前经期少腹胀痛、灼痛或刺痛,月经先期或先后无定期,经量偏多,色紫红,有血块,或夹黏腻之物,伴胸闷烦躁,口苦口渴,乳房胀痛或触痛,小便黄少,舌红苔黄腻,脉细弦数。治以清肝解郁,化瘀止痛。方用宣郁通经汤(《傅青主女科》)加减。方药组成:赤芍、白芍、当归、牡丹皮、炒山栀、柴胡、制香附、郁金、黄芩、甘草、蒲黄、延胡索。又多见血虚寒凝证,证候:脐腹作痛,少腹里急,腹满、经血淋漓不畅,血色暗而有块,月经超前或延后,或逾期不止,或一月再行,或经停不至,舌质暗红,脉沉紧。治以温经补虚,化瘀止痛。方用温经汤(《妇人大全良方》)。方药组成:当归、川芎、芍药、桂心、牡丹皮、莪术、人参、甘草、牛膝。亦见寒湿凝滞证,证候:经行第一日小腹阵发性剧痛,有酸冷感,伴腰酸形寒,肢体酸楚,或关节酸痛,月经后期,经量偏少,色紫黯有血块,舌苔白腻,脉细濡。治以温经利湿,活血止痛。方用:温脐化湿汤(《傅青主女科》)加减。方药组成:白术、茯苓、山药、炒扁豆、巴戟、白果、莲子、肉桂、小茴香、益母草。另有肝郁肾虚证痛经，证候：月经先期或后期，小腹隐隐作痛，量偏多或偏少，色红，无血块，头昏腰酸，夜寐甚差，舌质偏红，脉细弦。治以：调补肝肾，养血止痛。方用：调肝汤（《傅青主女科》）加减。方药组成：山药、阿胶（烊化）、当归、白芍、山萸肉、巴戟天、甘草、川续断、枸杞子。

原发性痛经在临床上颇为多见，一般从初经来潮后就发作。在辨证上必须围绕疼痛的性质、部位与伴随症状及舌脉，辨寒热虚实及与脏腑经脉的关系。从痛经的性质、程度上分析，胀甚于痛以气滞为主，痛甚于胀以血瘀为主，刺痛多为瘀热证，跳痛乃热瘀交阻，绞痛多为寒瘀证，隐痛空痛为虚证，冷痛多为寒湿证，灼热痛多为热证，坠痛有虚有实等，但不可拘泥于"经前经期痛属实，经后痛属虚，疼痛剧烈拒按者属实，疼痛较轻喜按者属虚"之言；从疼痛发生的时间上分析，经前小腹胀痛多属气滞，行经腹痛多为血瘀，经净后腹痛多属虚；从疼痛发生的部位上分析，小腹疼痛与子宫血瘀有关，少腹胀痛与气滞有关，腰痛与肾有关，吊阴痛与肝肾有关。

痛经治疗重在论治未病和治本，控制疼痛仅是治标之法。具体治法分两步：经期重在调血止痛以治标，及时缓解，控制疼痛；平素辨证求因以治本。标本缓急，主次有序，分阶段治疗。

在治标方面，我们常在活血化瘀、疏通脉络的方剂中加入延胡索、乳香、没药、蒲黄、制川乌、制草乌等中的1~2味，以加强止痛的作用。寒者选加艾叶、小茴香、肉桂、吴茱萸、桂枝；气滞者选加香附、枳壳、川楝子；血瘀者选加三七粉、血竭、失笑散；热者选加牡丹皮、黄芩等。

在治本方面，以调理冲任气血、补肾调肝为基本原则。临床根据不同的证候采用不同的治法，有行气、活血、散寒、清热、补虚、泻实之异。

肾虚证温阳益气，补肾调冲；阴血不足证滋阴养血，补益冲任；肝郁血瘀证疏肝理气，活血通络；寒凝血瘀证温经散寒，通利胞脉；湿热瘀阻证清热利湿，调畅冲任。标本兼顾，使气血和顺，冲任溢盈有度，经血畅行则痛经可愈。对于脾肾阳虚痛经证，常选用归肾丸、右归丸、肾气丸、胶艾四物汤、圣愈汤、黄芪建中汤、健固汤等灵活加减治疗；阴血不足痛经证，常选用左归丸、两地汤、人参养营汤、归脾丸、白芍甘草汤等灵活应用治疗；肝郁血瘀痛经证，常选用逍遥散、柴胡疏肝散、膈下逐瘀汤等加味治疗；寒凝血瘀痛经证，常选用少腹逐瘀汤、温经汤、桂枝茯苓丸、五灵散等为主治疗；湿热瘀阻痛经证，常选用清热调血汤、银翘红酱解毒汤等加味治疗。

子宫内膜异位症、子宫腺肌病的痛经给予温经散寒，化瘀通络，行气止痛。子宫内膜异位症、子宫腺肌病痛经的治疗先经前一周开始服用温经化瘀止痛药至月经来潮1~2天，其痛经持续的时间长短和程度而定。经净3天后上方选加穿山甲、皂角刺、鳖甲、三棱、莪术、鸡内金、瓦楞壳、海藻、昆布等活血消癥、软坚散结之品,以消散内膜异位结节或囊肿,辨证与辨病结合治疗。

痛经实证居多,虚证较少,但发病因素较为复杂,而且相互交错或重复出现,临床上多有虚实夹杂。因此,临证之时应辨证求因,对证施治。

功能性痛经,经及时、有效治疗,可以痊愈;属于器质性病变所引起者,虽病程缠绵,难获速效,但辨证施治亦可取得较好的消减疼痛的作用。

🖐 医案

李某,女,37岁,已婚,农民。

初诊:2018年9月6日。

主诉:经行腹痛半年。

病史:患者既往月经正常,半年前因异位妊娠行输卵管切除术后,月经量少,伴痛经,且逐渐加重,曾中西药治疗,病情时轻时重,反复发作。末次月经2018年9月5日,现为周期第2天,量不多,色黯有块,腹部隐痛,肛门坠胀,腰酸不适,患病以来,患者神志清,精神可,睡眠可,大小便正常。

查体:舌质淡黯,苔薄,脉弦滑细。

妇科检查:外阴已婚已产型;阴道通畅,黏膜充血,分泌物少量暗褐色;宫颈肥大;子宫后位,大小正常,压痛明显,双侧附件增厚,有压痛。

超声检查:子宫前位,大小为55 mm×52 mm×45 mm,子宫内膜居中,厚8 mm,左侧卵巢大小39 mm×30 mm,右侧卵巢大小43 mm×31 mm。

中医诊断:痛经。

西医诊断:慢性盆腔炎。

中医辨证:气血不足,肾精亏虚,瘀阻冲任。

治法:补虚化瘀,调经止痛。

处方:黄芪30 g,当归12 g,桃仁9 g,莪术6 g,桂枝9 g,茯苓12 g,赤芍12 g,川牛膝12 g,醋延胡索15 g,蒲黄^(包煎)9 g,细辛5 g,乌药9 g,香附9 g,甘草6 g。6剂,水煎服。

二诊:2018年9月14日。

用药后经行腹痛缓解,经量较前增多,色暗红,有血块,持续5天净,现净后4天。

查体:舌质淡,苔薄,脉弦细而沉。

妇科检查:外阴已婚已产型;阴道通畅,黏膜正常,分泌物少量白色;宫颈肥大;子宫后位,压痛减轻,双侧附件增厚,压痛减轻。

处方:黄芪30 g,当归12 g,桃仁9 g,莪术6 g,桂枝9 g,鹿角霜12 g,茯苓15 g,薏苡仁20 g,鸡血藤15 g,香附9 g,甘草6 g。10剂,水煎服。

三诊:2018 年 9 月 29 日。

月经周期第 24 天,自觉腹部不适、腰酸,伴乳房胀痛。

查体:舌质暗红,苔薄,脉弦滑。

超声复查:子宫前位,大小为 80 mm×70 mm×74 mm,子宫肌壁回声均匀,子宫内膜,厚 9 mm,左侧卵巢大小 36 mm×30 mm,右侧卵巢大小 36 mm×30 mm。

处方:黄芪 30 g,当归 12 g,桃仁 9 g,莪术 5 g,土鳖虫 9 g,川牛膝 15 g,川芎 9 g,醋延胡索 15 g,鸡血藤 15 g,香附 9 g,甘草 6 g。6 剂,水煎服。

四诊:2018 年 10 月 7 日。

今日就诊,月经来潮第 1 天,经量中等,色暗红,有血块,腹痛较前明显减轻,无恶心呕吐,但觉畏寒、腹胀、倦怠乏力。

查体:舌质暗红,苔薄,脉弦滑细数。

处方:黄芪 30 g,当归 12 g,桃仁 9 g,莪术 5 g,川牛膝 12 g,土鳖虫 9 g,紫石英 9 g,续断 12 g,细辛 5 g,乌药 9 g,甘草 6 g。4 剂,水煎服。

同法治疗,连续 3 个月经周期,月经量色正常,经行腹痛明显减轻。

附:子宫内膜异位症与子宫腺肌病

子宫内膜异位症(endometriosis,EMS)简称内异症,是指具有生长功能的子宫内膜组织出现在子宫腔被覆内膜及宫体肌层以外的其他部位所引起的一种疾病。卵巢型子宫内膜异位症形成囊肿者,称为卵巢子宫内膜异位囊肿(俗称"巧克力囊肿")。本病多发于 25～45 岁,发病率为该年龄段妇女的 10%～15%,是常见的妇科疾病。

子宫腺肌病(adenomyosis)是指子宫内膜腺体及间质侵入子宫肌层中,伴随周围肌层细胞的代偿性肥大和增生,形成弥漫病变或局限性病变的一种良性疾病,既往曾称为内在型子宫内膜异位症。少数子宫内膜在子宫肌层中呈局限性生长,形成结节或团块,似肌壁间肌瘤,称为子宫腺肌瘤。本病多发于 30～50 岁经产妇,约半数患者合并子宫肌瘤,15% 合并内异症。

中医学古籍中没有"子宫内膜异位症"及"子宫腺肌病"的病名记载,根据其临床表现,可归属在"痛经""月经过多""经期延长""癥瘕""不孕"等病证中。

【病因病机】 本病主要病机为瘀血阻滞,多由于外邪入侵、情志内伤、房劳、饮食不节或手术损伤等原因,导致机体脏腑功能失调,气血失和,致部分经血不循常道而逆行,以致"离经"之血瘀积,留结于下腹,阻滞冲任、胞宫、胞脉、胞络而发病。

1.气滞血瘀　素性抑郁,或恚怒伤肝,气滞血瘀,留结于下腹,瘀阻冲任而发病。

2.寒凝血瘀　经期、产后感受寒邪,或过食生冷,寒客冲任,与血相搏,气血凝滞不畅而发病。

3.湿热瘀阻　宿有湿热内蕴,或经期、产后摄生不慎,感受湿热之邪,与血相搏,流注冲任,蕴结于胞宫,阻滞气血,热壅血瘀,"不通则痛",瘀热阻于冲任而发病。

4.气虚血瘀　素体脾虚,或因饮食、劳倦、思虑所伤,或大病、久病耗气,气虚运血无力而发病。

5.肾虚血瘀　先天不足,或后天损伤,大病、久病、房劳多产,损伤肾气,肾阳不足则血失温煦,运行迟滞;肾阴不足,虚火内生,热灼血瘀,瘀血结于胞宫而发病。

6.痰瘀互结　素有痰湿内蕴,或脾阳不振,饮食不节,脾失健运,水湿不化,凝而为痰,痰浊与气血相搏,凝滞气血,痰湿瘀结,积聚不散,壅滞冲任而发病。

【诊断要点】

(一)子宫内膜异位症

1.病史　有进行性加剧的痛经病史,或有不孕史,或有剖宫产、人工流产术等手术史。

2.临床表现

(1)疼痛继发性、进行性加剧的痛经,疼痛部位固定不移,多位于下腹深部和腰骶部,可放射至会阴、肛门或大腿内侧。常于经前1~2天开始,经期第1天最剧,之后逐渐减轻。若直肠子宫陷凹及子宫骶韧带有病灶时可伴有性交痛、肛门坠胀感,经期加剧。疼痛程度与病灶大小不一定成正比,粘连严重的卵巢子宫内膜异位囊肿患者可能并无疼痛,盆腔内小的散在病灶可导致剧烈疼痛。若卵巢子宫内膜异位囊肿破裂时,可引起突发性剧烈腹痛,伴恶心、呕吐和肛门坠胀。

(2)月经异常:经量增多、经期延长或月经淋漓不净。

(3)不孕或流产:约50%的患者伴有原发性或继发性不孕,约有40%发生自然流产。

(4)其他:肠道内异症可见腹痛、腹泻或便秘,甚至周期性少量便血;膀胱内异症或输尿管内异症可在经期出现尿痛、尿频和血尿;呼吸道内异症可见经期咯血及气胸;瘢痕内异症可见瘢痕处结节于经期增大,疼痛加重。

3. 检查

（1）妇科检查：子宫多后倾固定，宫颈后上方、子宫后壁、子宫骶韧带或直肠子宫陷凹处可扪及硬性、触痛性结节，一侧或双侧附件可触及囊实性肿块，活动度差，有轻压痛。较大的卵巢内膜异位囊肿可扪及与子宫粘连的肿块，囊肿破裂时出现腹膜刺激征。若病变位于宫颈，可见宫颈表面有稍突出的紫蓝色小点或出血点，质硬光滑、有触痛。若病变累及直肠阴道隔，可在阴道后穹隆扪及隆起的小结节或包块。若病变累及腹壁切口、脐部等，在相应部位可触及结节性肿块。

（2）辅助检查：①血液检查。血清 CA125、CA199、抗子宫内膜抗体（EMAb）测定可提高内异症的诊断率，并可作为药物疗效评价的参考指标。②影像学检查。超声检查有助于发现盆腔或其他病变累及部位的包块，了解病灶位置、大小和形状，对诊断卵巢内膜异位囊肿有重要意义。钡剂灌肠有助于发现直肠子宫陷凹及直肠阴道隔内异症病灶。必要时行盆腔 CT 及 MRI 检查。③腹腔镜检查。是目前内异症诊断的金标准。腹腔镜检查的最佳时间是月经干净后立即进行，可直接了解病灶范围和程度。

目前内异症的临床分期采用美国生育医学协会（ASRM）1997 年第三次修订的 rAFS 分期标准，即经腹腔镜检查或剖腹探查确诊，对病灶的部位、数目、大小、深浅、粘连的范围和程度等进行评分。未行探查的临床分期可根据 1990 年中国中西医结合学会妇产科专业委员会第三届学术会议制定的盆腔内异症临床分期标准（以妇科双合诊、三合诊结合超声检查为主）。

轻度：①散在的病灶种植，卵巢触痛，正常大或略大，但无明显的内膜囊肿形成。②粘连轻微或不明显，子宫、卵巢均活动。

中度：①卵巢单侧或双侧有多个病灶，卵巢增大，或有小的内膜囊肿形成，但囊肿直径不超过 3 cm。②输卵管、卵巢有粘连。③有明显的散在病灶硬结，可触及触痛结节。

重度：①卵巢子宫内膜囊肿大于 3 cm（单侧或双侧）。②盆腔粘连明显。③直肠子宫陷凹封闭，片状增厚，伴触痛结节。④病变累及直肠、膀胱，伴子宫固定不动（重度广泛性）。

（二）子宫腺肌病

1. 病史　有月经量多、进行性加剧的痛经病史；或有多次妊娠、反复宫腔操作、分娩时子宫壁创伤和慢性子宫内膜炎等病史。

2. 临床表现　主要表现为经量增多和经期延长，以及逐渐加剧的进行性痛经，多位于少腹正中，常在经前 1 周开始，至月经结束。可有不明原因的月经中期阴道流血、性欲减退等症状。部分患者可无任何临床症状。

3.检查

（1）妇科检查：可见子宫呈均匀性增大或有局限性结节隆起，质硬，有压痛，经期子宫增大，压痛明显，月经后可缩小。合并内异症时子宫活动度较差。合并子宫肌瘤时，则依肌瘤的大小、数目、部位而异。双附件无明显异常。

（2）辅助检查：①血液检查，血清 CA125、CA19-9、EMAb 测定可协助诊断子宫腺肌病。②影像学检查，盆腔超声和 MRI 检查有助于子宫腺肌病的诊断及鉴别诊断。

【鉴别诊断】

子宫内膜异位症主要与原发性痛经、盆腔炎性包块、卵巢恶性肿瘤和子宫腺肌病相鉴别。子宫腺肌病除与内异症鉴别外，还要与子宫肌瘤相鉴别，见下表。

子宫内膜异位症与子宫腺肌病的鉴别诊断

疾病	病史及症状	检查
子宫内膜异位症	继发性、进行性加剧的痛经史，放射至阴道、会阴、肛门或大腿内侧，可伴性交痛、肛门坠胀感	子宫正常或稍大，多后倾固定，可触及包块，不活动，超声检查可见一侧或双侧附件包块
子宫腺肌病	可合并内异症，痛经症状与内异症相似，但多位于小腹正中且更剧烈	子宫呈球形增大、质硬，经期触痛。超声和腹腔镜检查可帮助鉴别
原发性痛经	经行小腹疼痛，呈阵发性、痉挛性或胀痛下坠感，常 1~2 天内消失	无阳性体征，B超检查盆腔无异常
盆腔炎性包块	多有盆腔炎性疾病反复发作史，疼痛无周期性，平时亦有下腹部隐痛，可伴有发热和白细胞增高、压痛等。抗感染治疗有效	子宫活动度差，附件区可扪及边界不清包块，有压痛
卵巢恶性肿瘤	早期无症状，但病情发展迅速，腹痛、腹胀为持续性，与月经周期无关，患者一般情况差	除扪及盆腔内包块外，常有腹水。B超示包块以实性或混合性居多，形态多不规则。血 CA125 值多大于 200 IU/L。凡诊断不明确时应尽早剖腹探查
子宫肌瘤	月经量多，一般无明显痛经及进行性加剧的腹痛史，可有压迫症状	子宫增大或有不规则突出，浆膜下肌瘤可扪及肌瘤质硬、活动度差、表面光滑。超声检查肌瘤结节为边界清晰的局限性低回声区

【辨证论治】

（一）辨证要点

应根据疼痛发生的时间、性质、部位、程度、伴随症状、体征,结合月经的量、色、质及舌脉辨别寒热、虚实。

（二）治疗原则

以活血化瘀为治疗总则,根据辨证结果,分别佐以理气行滞、温经散寒、清热除湿、补气养血、补肾、化痰等治法。结合病程长短及体质强弱决定祛邪扶正之先后,病程短,体质较强,属实证,以祛邪为主;病程较长,体质较弱,多为虚实夹杂证,或先祛邪后扶正,或先扶正后祛邪,亦可扶正祛邪并用。还应结合月经周期不同阶段治疗,一般经前宜行气活血止痛,经期以理气活血祛瘀为主,经后兼顾正气,在健脾补肾的基础上活血化瘀。同时注意辨病与辨证相结合,以痛经为主者重在祛瘀止痛;月经不调或不孕者要配合调经、助孕;癥瘕结块者要散结消癥。

（三）分型论治

1. 气滞血瘀证

临床表现:经前或经期小腹胀痛或刺痛,拒按,甚或前后阴坠胀欲便,经行量或多或少,或行经时间延长,色暗有血块,块下而痛稍减,盆腔有包块或结节;经前心烦易怒,胸胁、乳房胀痛,口干便结;舌紫暗或有瘀斑、瘀点,苔薄白,脉弦涩。

病机:气血郁滞,冲任不利。

治法:理气活血,化瘀止痛。

方药:膈下逐瘀汤加减。

当归、川芎、赤芍、桃仁、红花、枳壳、延胡索、五灵脂、乌药、香附、牡丹皮、甘草。

方中以桃红四物汤去熟地黄之滋腻,养血活血;枳壳、乌药、香附行气通络;延胡索、五灵脂疏通血脉,化瘀定痛;牡丹皮凉血活血化瘀;甘草调和诸药。全方理气活血,化瘀调经,使经血畅行。

随症加减:若疼痛剧烈者,加乳香、没药、三棱、莪术活血止痛;痛甚伴有恶心呕吐者,加半夏、白芍柔肝和胃止痛;月经量多夹块者,去桃仁、红花加蒲黄、三七^(冲服)、益母草化瘀止血;肛门坠胀,便结者,加制大黄化瘀通腑;前阴坠胀者,加柴胡、川楝子理气行滞。

2. 寒凝血瘀证

临床表现:经前或经期小腹冷痛或绞痛,拒按,得热痛减,经行量少,色紫暗有块,或经血淋漓不净,或见月经延后,盆腔有包块或结节;形寒肢冷,或大便不实;舌淡胖而紫暗,有瘀斑、瘀点,苔白,脉沉迟而涩。

病机:寒滞胞宫,血运受阻。

治法:温经散寒,化瘀止痛。

方药:少腹逐瘀汤(《医林改错》)加减。

肉桂、小茴香、干姜、当归、川芎、赤芍、蒲黄、五灵脂、没药、延胡索。

方中肉桂、干姜、小茴香温经散寒;当归、川芎、赤芍养营活血;蒲黄、五灵脂、没药、延胡索化瘀止痛。寒散血行,冲任、子宫血气调和流畅,自无疼痛之虞。

随症加减:若恶心呕吐者,加吴茱萸、半夏、生姜温胃止呕;腹泻者,加肉豆蔻、藿香、白术健脾止泻;腹痛甚,肢冷出汗者,加川椒、制川乌温中止痛;阳虚内寒者,加人参、制附子、淫羊藿温补脾肾。

3. 湿热瘀阻证

临床表现:经前或经期小腹灼热疼痛,拒按,得热痛增,月经量多,色红质稠,有血块或经血淋漓不净,盆腔有包块或结节,带下量多,色黄质黏,味臭气;身热口渴,头身肢体沉重刺痛,或伴腰部胀痛,小便不利,便溏不爽;舌质紫红,苔黄而腻,脉滑数或涩。

病机:湿热蕴胞,气血失畅。

治法:清热除湿,化瘀止痛。

方药:清热调血汤(《古今医鉴》)加减。

黄连、牡丹皮、生地黄、白芍、当归、川芎、红花、桃仁、延胡索、莪术、香附。

方中黄连清热燥湿;牡丹皮、生地黄、白芍清热凉血;当归、川芎、桃仁、红花活血化瘀;延胡索、莪术、香附行气活血止痛。加车前子、败酱草、薏苡仁,意在增强原方清热除湿之功。

随症加减:若经行质稠,量多夹块者,加贯众、生蒲黄清热化瘀止血;下腹疼痛,有灼热感,带下黄稠者,加黄柏、土茯苓清热除湿。

4. 气虚血瘀证

临床表现:经期腹痛,肛门坠胀不适,经量或多或少,或经期延长,色暗淡,质稀或夹血块,盆腔有结节或包块;面色淡而晦暗,神疲乏力,少气懒言,纳差便溏;舌淡胖,边尖有瘀斑,苔薄白,脉沉涩。

病机:久伤正气,瘀血内阻。

治法:益气活血,化瘀止痛。

方药:血府逐瘀汤(《医林改错》)加减。

桃仁、红花、桔梗、川牛膝、当归、生地黄、川芎、赤芍、柴胡、枳壳、甘草。

方中桃红四物汤活血化瘀养血;四逆散行气和血疏肝;桔梗开肺气,合枳壳则升降上焦之气,桔梗、枳壳一上一下,通畅气机;川牛膝通利血脉,引血下行;加党参、黄芪补中益气。

随症加减:若腹冷痛甚者,加艾叶、小茴香、吴茱萸、附子、干姜以温经止痛;腰腿酸软者,加续断、桑寄生补肝肾,强筋骨。

5. 肾虚血瘀证

临床表现:经前或经期腹痛,月经先后无定期,经量或多或少,色暗有块,盆腔有结节或包块;腰膝酸软,腰脊刺痛,神疲肢倦,头晕耳鸣,面色晦暗,性欲减退,夜尿频;舌质暗淡,苔白,脉沉细涩。

病机:肾气亏损,血瘀内阻。

治法:补肾益气,活血化瘀。

方药:归肾丸加减。

菟丝子、杜仲、枸杞子、山茱萸、当归、熟地黄、山药、牛膝、茯苓。

随症加减:若经行淋漓不净,加茜草、乌贼骨化瘀止血;小腹冷痛喜温,畏寒肢冷者,加补骨脂、肉桂、艾叶温肾助阳;若颧红唇赤,手足心热者,加地骨皮、鳖甲养阴清热。

6. 痰瘀互结证

临床表现:经前或经期小腹痛,拒按,盆腔有包块或结节,月经量多,有血块,带下量多,色白质稠;形体肥胖,头晕,肢体沉重,胸闷纳呆,呕恶痰多;舌紫暗,或边尖有瘀斑,苔腻,脉弦滑或涩。

病机:痰瘀互结,气血不畅。

治法:化痰散结,活血化瘀。

方药:苍附导痰丸加减。

制苍术、当归、茯苓、制香附、山楂、制半夏、广郁金、炒枳壳、陈皮、川续断。

随症加减:若脾胃虚弱,正气不足者,加党参、黄芪、白术健脾益气;胸脘痞闷食少者,加山楂、神曲、鸡内金消积导滞;腰痛者,加续断、桑寄生补肾强腰。

【其他疗法】

(一)西医治疗

内异症的治疗药物主要分为非甾体抗炎药(NSAID)、孕激素类、复方口服避孕药、促性腺激素释放激素激动剂(GnRH-a)。因内异症无法治愈,药物治疗以长期坚持为目标,选择疗效好、耐受性好的药物。

1. 非甾体抗炎药 吲哚美辛、萘普生、布洛芬等根据需要应用。主要不良反应为胃肠道反应,长期应用需警惕出现胃溃疡。

2. 孕激素类

作用机制:孕激素可引起子宫内膜蜕膜样改变,最终导致子宫内膜萎缩,同时,可负反馈抑制下丘脑-垂体-卵巢(HPO)轴。包括:地诺孕素

（2 mg/天，口服）；左炔诺孕酮宫内缓释系统（LNG-IUS），地屈孕酮（10～20 mg，每月 21 天，第 5～25 天），左炔诺孕酮宫内缓释系统（LNG-IUS），商品名曼月乐环，对于无生育要求者，可选择 LNG-IUS。术后放置 LNG-IUS 或术后 GnRH-a 治疗后再序贯放置 LNG-IUS 可有效预防内异症疼痛的复发。

新型孕激素地诺孕素有中枢和外周的双重作用机制，缓解内异症痛经的同时可以缩小卵巢子宫内膜异位囊肿，并且随用药时间的延长。缩小异位囊肿的效果更显著。由于其日剂量低。对肝肾功能及代谢影响小，耐受性好，长期应用 1 年以上的有效性和安全性证据充足，可作为内异症长期管理的首选药物。

不良反应：主要是突破性出血、乳房胀痛、体重增加、消化道症状及肝功能异常。

3. 复方短效口服避孕药 可抑制排卵；负反馈抑制 HPO 轴，形成体内低雌激素环境。连续或周期用药。

不良反应：较少，偶有消化道症状或肝功能异常。40 岁以上或有高危因素（如糖尿病、高血压、血栓史及吸烟）的患者，要警惕血栓的风险。

4. 促性腺激素释放激素激动剂（GnRH-a） 为人工合成的十肽类化合物，对 GnRH 受体的亲和力较天然 GnRH 高百倍，在短期促进垂体 LH 和 FSH 释放后持续抑制垂体分泌促性腺激素，导致卵巢激素水平明显下降，出现暂时性闭经，此疗法又称"药物性卵巢切除"。目前常用的 GnRH-a 类药物有：亮丙瑞林 3.75 mg，月经第 1 天皮下注射后，每隔 28 天注射 1 次，共 3～6 次；戈舍瑞林 3.6 mg，用法同前。用药后一般第 2 个月开始闭经，可使痛经缓解，停药后在短期内排卵可恢复。副作用主要有潮热、阴道干燥、性欲减退和骨质丢失等绝经症状，停药后多可消失。但骨质丢失需时 1 年才能逐渐恢复正常。因此在应用 GnRH-a 3～6 个月时可以酌情给予反向添加治疗，提高雌激素水平，预防低雌激素状态相关的血管症状和骨质丢失的发生，如妊马雌酮 0.625 mg 加甲羟孕酮 2 mg，每日 1 次或替勃龙 1.25 mg/天。

5. 手术治疗 手术治疗目的是去除病灶，恢复解剖，适用于药物治疗后症状无缓解、病变加剧或生育功能未恢复者，以及卵巢异位囊肿较大且迫切希望生育者。首选腹腔镜手术。

（1）保守性手术：即病灶切除术，适用于年轻或有生育要求的患者，首选腹腔镜手术。手术尽量切净或破坏所见的异位内膜灶，剔除子宫内膜异位囊肿，分离粘连。

（2）子宫切除术：切除全子宫，保留卵巢，适用于无生育要求、症状重或复发经保守性手术或药物治疗无效，但年龄较轻希望保留卵巢功能的患者。

（3）子宫及双侧附件切除术：即将子宫、双侧附件及所有可见的病灶予以切除和清除。适用于年龄较大、无生育要求、症状严重或经保守性手术及药物治疗无效的患者。

（二）中医疗法

1.中成药

（1）桂枝茯苓胶囊：每次3~4粒，每日3次。治气滞痰阻血瘀之痛经。

（2）大黄䗪虫丸：每次9g，每日2次。有活血祛瘀、消肿止痛之功。

（3）痛经灵冲剂：每次2袋，每日2次。治气滞寒凝血瘀之痛经。

（4）妇女痛经丸：每次6粒，每日3次。治血瘀痛经。

（5）血府逐瘀口服液：每次1支，每日2次。治经行夹瘀块之痛经。

（6）艾附暖宫丸：每次6g，每日2次。治寒湿凝滞之痛经。

2.针灸疗法　取中极、关元、足三里、三阴交、次髎穴。

3.推拿疗法　患者仰卧位，医者一手掌按于其中下腹部，顺时针推摩5~7分钟，并按揉中脘、气海、关元、气冲穴各1分钟，然后归回中下腹部，施以震颤法，使下腹腔及盆腔脏器均有震动，且以有微热为度。

【预防调护】

（一）预防

1.注意经期卫生，保持阴部清洁。经行前后注意保暖，勿食生冷，勿用冷水洗脚、洗阴部。服药期间亦忌食生冷。

2.节制房事，经期及经行前后绝对不可性交。经期不应行妇科检查，尽量减少妇产科手术。

3.防止经血倒流，对子宫位置不正常、子宫颈狭窄、阴道瘢痕等易致经血外流不畅或经血潴留者应及早纠正。经期避免重体力劳动及远距离骑自行车。有子宫内膜异位症者经期应使用会阴垫，慎用阴道塞。

4.不在经前、经后或刮宫后进行输卵管通气、通液，或子宫输卵管造影术。进行人工流产术时，动作应轻巧、细致，行剖宫产时保护好腹壁切口，以防止由于手术而引起子宫内膜种植。

5.做好计划生育，杜绝人流。药物避孕可以减少内膜碎屑逆流腹腔的机会。

6.有子宫内膜异位症家族史者应尽量避免使用雌激素类药物。

（二）调护

1.加强宣传，了解本病的防治知识，对患者进行安慰，消除思想上的恐惧和精神上的紧张。

2.痛经严重者应在行经前3天即预先服中药，或服痛经散，或用耳穴贴敷治疗。此外还可服用避孕药来抑制排卵，并促使子宫内膜萎缩和减少月经量,以起止痛作用。患者痛经缓解,一般症状减轻或消失时可让患者测基础体温,找出排卵期,指导患者掌握受孕时机。

3. 长期服用桂枝茯苓丸或桂枝茯苓胶囊有一定的预防作用。

【临证经验探讨】《诸病源候论》对"血瘕"的描绘是:"瘕聚令人腰痛不可俯仰,横骨下有积气,坚硬如石,少腹里急苦痛,背脊疼痛,深达腰腹,下牵阴里,若生风冷,子门癖,月水不时,乍来乍不来,此病令人无子。"这些症象与内异症部分症状相似。

目前,一般认为内异症的病理实质是血瘀,而造成血瘀的原因及血瘀形成后的病理变化又较复杂。明代张景岳在《景岳全书》中曾对此进行了简要概括:"瘀血留滞作癥,唯妇人有之。其证则或由经期,或产后,凡内伤生冷,或外受风寒,或恚怒伤肝,气逆而血留,或忧思伤脾,气虚而血滞,或积劳积弱,气弱而不行,总由血动之时,余血未净,而一有所逆,则留滞日久,而渐以成癥矣……妇人久癥宿痞,脾肾必亏,邪正相搏,牢固不动,气联于子脏则不孕。"又说:"气滞阴寒则为痛为痹。"薛立斋也认为恚痕"多兼七情亏损,五脏气滞乖违而致,气主煦之,血主濡之,脾统血、肝藏血、故郁结伤脾,恚怒伤肝多患之,腹胁作痛,正肝脾两经证"(引自《女科经纶》)。月经过多亦正是肝脾统藏失司,循行无度所致。根据内异症的病理转归和临床表现,认为血瘀多由气滞、肝郁、热结、寒凝、湿热、气虚、阴虚等因所致。气为血帅,气滞则血运不畅,肝郁则气结血留为瘀;"血受寒则凝结成块,血受热则煎熬成块"(《医林改错》);湿热内蕴与血相搏,则胶结为瘀;"阴足则火不动"(《血证论》),阴虚则阳火易动,气逆火盛而煎熬成瘀。同时,瘀血壅滞,又易生他变。如血瘀能与多种病理机制发生相互影响,相互转化,互为因果作用,所以在治疗上必须随症应变。

内异症中表现为肝郁气滞、瘀血阻络者占较大比例,正如《血证论》中指出:"瘀之为病,总是气与血胶结而成,须破血行气以推除之。"在行气活血化瘀的同时,临证还须按患者的禀赋差异、受邪性质、病机转归、症状特点进行辨证施治。对体虚邪实者,如气虚阴亏,可以攻补兼施,扶正散结,加用滋阴和补气之品以宗前人"养正积自除"之法。寒凝血瘀者,临床特征常表现为剧烈腹痛,用经痛方加重温经散寒之剂,痛势多能缓解。温经化瘀之剂可能具有对抗前列腺素影响子宫肌的作用,从而解除子宫肌的痉挛(有待进一步观察和辨证)。从大部分病例的体征中可以了解,内异症往往与盆腔及内生殖器各种炎症掺杂互见,炎症可加重内异症及其临床表现,而内异症能使周围组织发生局部脓肿、粘连,以致炎症加重。因此,我们对该病证的认识和治疗,不应局限于"痛经""崩漏""癥瘕"等范畴,对兼有湿热型或热结患者,加用大剂清热解毒、利湿导滞之品,常可取得较为满意的疗效。

从临床中可体会到,影响本病疗效及疗程的因素是多方面的,这些因素除了病位、病程、卵巢功能并发症外,还包括患者的情志、饮食、生活和工作环境、气化变化等因素。中医学很重视患者自身的调养,始终注意保持内外环境的统一和气血、阴阳的动态平衡。倘若内伤七情,气机郁结,或房事不节,或受寒嗜冷,势必加重瘀血、凝滞。饮食不节,则损伤脾胃,运化失职,湿热与瘀浊交阻,病势加剧。临床上,部分病例有因恚怒愤郁,造成症状反复加剧者,有因啖蟹过多而经行腹痛加重者,有暑天贪凉嗜冷而致病势反复纠缠者。同时,季节气候的变化对患者也有较大影响,人体的许多生理功能特别是内分泌功能活动,具有较强的季节倾向,气候剧变常可使部分病例同时出现症状反复。不少内异症痛经患者对寒冷特别敏感,冬季症状发作较频而剧,而血崩患者对热的反应较明显,每于夏季则病势加重,这正是中医所谓的"寒则凝滞""热则流散"之故。总之,影响疗效的因素有多方面,况且在病情的变化过程中,证型也是错杂互见的,因此在治疗上不能墨守成规,必须"同中辨异""动中应变",才能提高疗效。

总之,子宫内膜异位症以血瘀为主,治疗原则应遵循"虚则补之,实则泻之,寒者热之,热者寒之"。中医药防治子宫内膜异位症可改善症状、体征,并能结合西医诊断及判断疗效;补肾化瘀药还可诱发排卵、促进妊娠;手术切除内异症病灶,结合中医药治疗可防治术后复发。

青壮年气血尚盛,肾气未衰,宜调和气血,以攻为主,兼顾肾气;有生育要求者,宜补肾为主,兼以化瘀消癥。重视非经期治疗,平时重在化瘀攻破,经期或经前1周以调经止痛为主。本病的疗程较长,药物又多为攻伐之品,应注意治病不伤正,适时佐配养正之品。

本病为良性疾病,但有恶性侵袭行为,少数病例会发生恶变。10% ~ 15%的卵巢癌患者在手术后发现同时并存子宫内膜异位症,其中3%可看到从良性内膜异位组织过渡到完全恶性的转换带,引起癌变。中药、西药、手术等干预可减轻痛经等症状,如长期不治疗或病程迁延日久可致不孕。术后极易复发,需随访及治疗。

医案

张某,女,45岁,已婚,农民。

初诊:2021年8月1日。

主诉:痛经1年,加重2个月。

病史:平素月经规律,14岁初潮,30天左右一次,经期3~5天,量中等,无痛经。末次月经2021年7月10日,曾做过两次人流,第2次人流术后,经期偶有腹坠胀痛,下腹及腰部寒凉,手脚冰凉,得温痛减,未用药,1年前,经常经行期间小腹刺痛明显,痛而拒按,疼痛重时,手脚冰凉,恶心呕吐,疼痛持续1~2天,月经黯红有块,口服止痛药物"布洛芬缓释胶囊"可缓解。多家医院诊为子宫内膜异位症。患者未接受系统治疗,平时畏寒肢冷,小腹冷隐作痛。

查体:舌黯瘀斑,苔薄,脉沉细涩。

妇科检查:外阴阴道无异常,宫颈肥大,光滑,子宫略大,后位,活动欠佳,双附件未触及包块。

超声检查:子宫大小为88 mm×71 mm×55 mm,内膜回声可,内膜线居中,厚10 mm;子宫后壁可见一大小约10 mm×15 mm的不均质回声,子宫前后壁肌层回声不均匀,左侧卵巢大小为34 mm×28 mm,右侧卵巢大小为32 mm×24 mm。提示:①子宫腺肌病;②子宫腺肌瘤。

中医诊断:痛经。

西医诊断:子宫内膜异位症。

中医辨证:寒凝血瘀。

治法:温经散寒,化瘀止痛。

处方:当归15 g,川芎15 g,桃仁12 g,莪术6 g,牛膝15 g,桂枝15 g,吴茱萸6 g,赤芍15 g,生蒲黄^(包煎)15 g,五灵脂^(包煎)15 g,小茴香10 g,细辛3 g,土鳖虫10 g,乌药15 g,炙甘草6 g。7剂,水煎服。每日1剂,每日3次,每次200 mL。嘱其经前1周开始服药,不贪凉,如服完上药经未来,续服。

二诊:2021年8月19日。

月经10天前来潮,痛经程度减轻,未用止痛药,有恶心感,未呕吐,月经5天干净。上方去小茴香、细辛、生蒲黄^(包煎)15 g,五灵脂^(包煎)15 g,乌药15 g,加穿山甲10 g,鸡内金15,皂角刺15 g,鳖甲^(先煎)15 g,三棱10 g。服2周改服初诊方药至月经来潮1~2天。

三诊:2021年9月18日。

月经来潮,疼痛症状减轻,继续用上方改善半年,复查经期腹痛消失。彩超复查子宫前后壁回声不均,子宫后壁未见不均质回声。

第六节 经行前后诸病

凡于行经期前后或正值经期,周期性反复出现乳房胀痛、泄泻、肢体浮肿、头痛、头晕、吐衄、口舌糜烂、疹块瘙痒、情志异常或发热等一系列症状者,称为"经行前后诸病"。上述症状可单独出现,也可二三症同见,多在月经前1~2周出现,月经来潮后症状即减轻或消失。经行前后诸病可表现在皮肤或脏腑,可出现于头面、四肢及全身,症状多变,临证应重视整体观,不可以偏概全;也应重视情志因素的重要影响,通过诊治调畅达到"形"与"神"的和谐统一。

【病因病机】 本病的发生与经期的生理变化、患者情志因素和体质因素有密切关系。与肝、脾、肾三脏紧密相关。女子以血为用,肝藏血,肾藏精,精化血,脾生血、统血,肝、脾、肾功能失调,气血失和是经行前后诸病的主要病机。①肝气郁滞:素有抑郁,情志不畅,肝气不舒,或恚怒伤肝,肝失条达冲和之性,复因经期阴血下注血海,肝血不足,肝气易郁,气机不利,而出现经行乳房胀痛。肝郁化火,上扰清窍,灼伤血络,遂致经行吐衄、头晕头痛、烦躁失眠。肝木犯脾,则出现经行泄泻、腹痛。②脾肾阳虚:肾阳不足,命门火衰,脾失健运。或素体脾虚,经期经血盈于冲任,脾气益虚,脾虚湿停,水湿下注大肠而为经行泄泻,水湿泛溢肌肤则致经行浮肿。③血虚肝旺:素体血虚,经期阴血下注血海,阴血更显不足,肝失所养,肝阳偏旺,则出现头痛、头晕。血不养心,则烦躁失眠、情志异常。血虚生风,搏于肌肤,则出现经行风疹块。阴虚火旺,虚火上炎,灼伤血络,则致经行吐衄。虚火上乘于心,心火上炎,致口舌糜烂。④血瘀痰浊:经行、产后感寒饮冷,寒凝血瘀,或因素体肥胖或脾虚生痰,痰浊瘀血阻滞清窍,则致经行头痛、头晕。

类证鉴别:①乳癖:乳癖可出现经前乳房胀痛,检查多见乳房有包块。经行乳房胀痛每随月经周期而发,经后消失,检查多无器质性改变。乳房超声检查或钼靶检查有助于鉴别诊断。②外感头痛:经期偶感风寒或风热以致头痛者,常伴表证,如恶寒发热、鼻塞、流涕、咽痒、脉浮等。无月经周期性发病特点。③脏躁:妇人无故自悲伤,不能控制,甚或哭笑无常,呵欠频作者,称为脏躁。虽与经行情志异常都有情志改变,但脏躁无月经周期性发作,而经行情志异常则伴随月经周期而发作。

辨证论治:①辨证要点。本病证情复杂,应根据主证的性质、部位、特点,参考月经的期、量、色、质,结合全身症状及舌脉,综合分析。②治疗原则。本病的治疗重在补肾、健脾、疏肝、调理气血。治疗分两步,经前、经期重在辨证基础上控制症状,平时辨证论治以治本。

一、经行乳房胀痛

每于行经前后,或正值经期,出现乳房作胀,或乳头胀痒疼痛,甚至不能触衣者,称为"经行乳房胀痛"。《上海老中医经验选编·陈大年医案》:"经前乳胀的病机,主要为肝郁,盖肝为将军之官,性喜条达,如受情志刺激,肝气郁滞,难于疏泄,横逆犯胃,于是肝郁胃阻,两经经络相应地受到影响。乳头属肝,乳房属胃,故症见乳头疼痛,乳房作胀。肝气郁结和乳胀有着密切关系。"

西医学经前期综合征出现的乳房胀痛可参照本病辨证治疗。

【病因病机】 经行乳房胀痛的发生,与肝、肾、胃关系密切。因肝经循胁肋,过乳头,乳头乃足厥阴肝经支络所属,乳房为足阳明胃经经络循行之所,足少阴肾经入乳内,故有乳头属肝,乳房属胃亦属肾所主之说。肝藏血,主疏泄,本病发生多在经前或经期,而此时气血下注冲任血海,易使肝血不足,气偏有余。因此,本病主要由肝失条达或肝肾失养所致。七情内伤,肝气郁结,气血运行不畅,脉络欠通,"不通则痛";或肝肾亏虚,乳络失于濡养而痛。

1. 肝气郁结 恚怒忧思,郁结伤肝,肝失条达,冲脉隶于阳明而附于肝,经前、经行时阴血下注冲任,冲气偏盛,循肝脉上逆,肝经气血壅滞,乳络不畅,遂致经行乳房胀痛。

2. 肝肾亏虚 素体阴虚,或久病失血伤阴,经行则阴血易虚,肝肾精血益感不足,乳络失于濡养,因而经行乳房胀痛。

【诊断要点】

1. 病史 有长期精神紧张或抑郁不舒,或有久病、不孕或脾虚胃弱病史。

2. 临床表现 经期或行经前后,出现乳房胀痛或乳头胀痒疼痛,甚则痛不可触衣,经净后逐渐消失。连续2个月经周期以上,伴随月经周期呈规律性发作。

3. 检查

(1)体格检查:经行前双侧乳房胀满,可有触痛,经后消失。乳房无肿块,皮色不改变。

(2)妇科检查:盆腔器官无异常。

(3)辅助检查:钼靶检查、乳腺超声检查或红外线扫描以排除乳腺囊性增生病、乳房纤维腺瘤、乳腺管内乳头状瘤、乳腺癌等器质性病变。实验室检查可能有催乳素水平增高或雌激素水平相对偏高,孕激素水平偏低。

【辨证论治】

(一)辨证要点

经行乳房胀痛,有虚实之殊,应根据乳房胀痛发生时间、性质、程度,并结合伴随症状及舌脉进行辨证。一般实证多痛于经前,乳房按之胀满,触之即痛,经后胀痛明显消退,虚证多痛于行经之后,按之乳房柔软无块。

(二)治疗原则

治疗以疏肝、养肝,通络止痛为原则。实者宜疏肝理气,宜于经前开始治疗。虚者宜滋养肝肾,重在平时调治。

(三)分型论治

1.肝气郁结证

临床表现:经前或经期乳房胀满疼痛,或乳头痒痛,疼痛拒按,甚则痛不可触衣;经行不畅,经色暗红,经前或经期小腹胀痛;胸胁胀满,精神抑郁,时叹息;舌红,苔薄白,脉弦。

病机:肝郁气滞,冲气上逆。

治法:疏肝理气,通络止痛。

方药:柴胡疏肝散(《景岳全书》)加王不留行、川楝子。

柴胡、枳壳、香附、陈皮、白芍、川芎、炙甘草、环留行、川楝子。

方中柴胡疏肝解郁调经;枳壳、香附、陈皮理气行滞消胀,白芍、炙甘草缓急止痛,川芎行血中之气,配以王不留行、川楝子行气通络止痛。全方合用,能疏肝之郁,通乳之络,故乳房胀痛可消。

随症加减:若乳房胀硬,结节成块者,加夏枯草、橘核、生牡蛎以通络散结;情绪抑郁,闷闷不乐者,加醋香附、合欢皮、郁金;少腹胀痛者,加延胡索、台乌药;若肝郁化热者,症见月经先期,量多,色红,质稠,有血块,心烦易怒,口苦口干,尿黄便结,舌苔薄黄,脉弦数,治以疏肝清热,方用丹栀逍遥散加减。

2.肝肾亏虚证

临床表现:经行或经后两乳作胀作痛,乳房按之柔软无块;月经量少,色淡,两目干涩,咽干口燥,五心烦热;舌淡或舌红少苔,脉细数。

病机:肝肾不足,阴血亏虚。

治法:滋肾养肝,通络止痛。

方药:一贯煎(《续名医类案》)加减麦芽、鸡内金。

沙参、麦冬、当归、生地黄、川楝子、枸杞子、麦芽、鸡内金。

方中当归、枸杞子滋养肝肾;沙参、麦冬、生地黄滋阴养血;川楝子疏肝理气;加麦芽、鸡内金和胃通乳络。诸药配伍,共奏滋肾养肝、通络止痛之功。

随症加减:若乳胀者,加路路通、橘核;胀甚者,加丹参、郁金。

【其他疗法】

(一)西医治疗

1.心理治疗　帮助患者调整心理状态,给予心理安慰与疏导,让精神放松,有助于减轻症状。患者症状重者可进行认知-行为心理治疗。

2.调整生活状态　包括合理的饮食及营养,戒烟,限制钠盐和咖啡的摄入。适当的身体锻炼,可协助缓解神经紧张和焦虑。

3. 药物治疗

（1）抗焦虑药：适用于有明显焦虑症状者。阿普唑仑经前用药，0.25 mg，每日 2~3 次口服，逐渐增量，最大剂量为每日 4 mg，用至月经来潮第 2~3 天。

（2）抗忧郁药：适用于有明显忧郁症状者。氟西汀能选择性抑制中枢神经系统 5-羟色胺的再摄取。黄体期用药，20 mg，每日 1 次口服，能明显缓解精神症状及行为改变，但对躯体症状疗效不佳。

（3）醛固酮受体的竞争性抑制剂：螺内酯 20~40 mg，每日 2~3 次口服，可拮抗醛固酮而利尿，减轻水潴留，对改善精神症状也有效。

（4）维生素 B$_6$：可调节自主神经系统与下丘脑-垂体-卵巢轴的关系，还可抑制催乳素合成。10~20 mg，每日 3 次口服，可改善症状。

（5）口服避孕药：通过抑制排卵缓解症状，并可减轻水钠潴留症状，抑制循环和内源性激素的波动。也可用促性腺激素释放激素类似物（GnRH-a）抑制排卵。连用 4~6 个周期。

（二）中医疗法

1. 中成药

（1）逍遥丸：每次 8 粒，每日 3 次。治肝气郁结的经行乳房胀痛。

（2）乳增宁片：每次 2 片，每日 3 次。治肝郁有块的经行乳房胀痛。

（3）六味地黄丸：每次 8 粒，每日 3 次。治肝肾阴虚的经行乳房胀痛。

（4）小金丸：每次 1.5 g，每日 2 次。治经前有硬块的乳房胀痛。

（5）丹栀逍遥散：每次 6 g，每日 3 次。治肝郁化火的经前或经期乳房痒痛或乳头痒痛。

（6）七制香附丸：每次 6 g，每日 3 次。治偏于血瘀的经行乳房刺痛。

（7）二陈丸：每次 6 g，每日 3 次。治胃虚痰滞之经前或经期乳房胀痛或乳头痒痛。

（8）大黄䗪虫丸：每次 6 g，每日 3 次。治经前有硬块的乳房刺痛。

2. 外治法　敷贴法：当归 15 g，白芷 12 g，制川乌 10 g，细辛 6 g，山慈菇 12 g，生大黄 10 g，共研细末，加樟脑适量，收成膏，敷于乳房结块处。治经行乳房胀痛结块者。

3. 针灸疗法　针灸治疗取膻中、乳根、期门、肩井等穴，行泻法，以疏肝理气。气滞血瘀者，加百会、太冲、次髎调气活血；气血不足者，加血海、脾俞、足三里。

4. 推拿疗法　取天溪、食窦、屋翳、膺窗、乳根、中脘、天枢、气海、风池、肩井、少泽、合谷、肝俞、脾俞、胃俞穴，用摩、揉、按、拿、一指禅推法等手法，治疗各种原因所致的经行乳房胀痛。

【预防调护】

(一)预防

1. 正确对待经行乳胀,消除对乳房胀痛的恐惧心理和紧张情绪。

2. 经前与经期阴血下注,气偏有余,情绪容易波动,要保持心情舒畅,注意化解矛盾,疏通思想,勿忧思大怒,防止情志损伤。

3. 经行前后忌食辛辣助阳之品,忌过度饮酒,以免肝火更旺;忌食生冷或过食肥甘,以免损伤脾胃;控制盐、糖类和脂肪的摄入,以免刺激内分泌系统,使雌激素和催乳素含量增高。

4. 体质虚弱者要增加营养,勿偏食,饮食要注意多样化,平时应锻炼身体,增强体质。

5. 经行乳房胀痛者可在经前用药进行预防,如逍遥丸等;也可先进行耳穴贴敷,并经常给予按压刺激进行预防。

(二)调护

1. 对经行乳房胀痛者,要给予精神安慰,告之月经是正常的生理现象,乳房胀痛是可以治疗的,消除患者对经行乳房胀痛的恐惧心理。

2. 经行乳头作痒,伴有面浮肢肿者,可在经前用生薏苡仁 30 g,赤小豆 30 g,冬瓜子 9 g,煎汤代茶频频饮服。

3. 经行乳房刺痛者,可用手指轻柔地按摩乳房、腋下或手臂前内侧以减轻刺痛。

【临证经验探讨】 乳房胀痛属于现代医学乳腺增生性疾病。本病虽发于乳房局部,为肝郁气滞,脉络不畅,但实际上与肾之阴阳消长转化不足有关,即肾阳偏虚,阳长不及,不能助肝脾气血以运转舒发,因而肝脾(胃)之气血活动失调,不通则痛也。

在辨治方面,可以逍遥散为主,加山慈菇、夏枯草、丝瓜络、五灵脂、漏芦、山甲片、贝母、地鳖虫等。要从根本上论治,尚需以补肾调阴阳为主,按月经周期的阶段特点进行论治。临床需测量 BBT,观察 BBT 的高温相变化,按调周法进行施治,同时进行心理疏导,稳定情绪,保持心肝气血的和畅,才能取得较好的效果。

本病虽然本质上与阴阳的消长转化失调有关,但其形成和发展与心肝的关系十分密切。《疡医大全》引陈远公曰:"有左乳内忽大如桃,又不疼,色亦不赤……以为痰气郁结也,谁知肝气不舒乎。夫乳属阳明,乳肿宜责阳明矣,而余独谓之肝,不起世人之疑乎。夫阳明胃土最畏肝木,肝气亦不舒矣……治法不必治胃,治肝而肿自消矣。"该论述指出,在乳房胀痛中肝较之脾胃更为重要,调治心肝也是乳房胀痛治疗的主要方法。

本病的病机首先是肝气郁结。乳房乳头属于肝胃两经,而肝气郁结又是女性最为常见的病机,脉络失畅,故致乳房胀痛。本病虽以肝气郁结为主要证型,但根本原因在于肾虚,所以在疏肝解郁为主的治疗后,可按补肾调周法论治。

本病早期治疗,正气较强者,一般预后良好。若病情较重,正气虚弱,部分患者治愈后容易随月经反复发作。

医案

孙某,女,29 岁,已婚。

初诊:2018 年 7 月 10 日。

主诉:经前乳房胀痛半年。

病史:半年来,经前 1 周出现乳房胀痛,平素感胸闷不舒,时而长叹,食欲不佳,月经周期常错后 1 周左右,经色黯红,少许血块,经行之际小腹胀痛,曾做彩超示乳腺增生,乳腺囊性包块。治疗月余,效果不佳。故来求治。

查体:舌质干红,面红赤,脉弦而有力。面色抑郁,寡言少语。

中医诊断:经行乳房胀痛。

西医诊断:乳腺增生。

中医辨证:肝气郁结,乳络不畅。

治法:疏肝理气,活血通络。

处方:醋北柴胡 9 g,当归 9 g,白芍 12 g,白术 9 g,茯苓 15 g,枳壳 9 g,川楝子 9 g,王不留行 12 g,郁金 9 g,穿山甲 6 g,皂角刺 9 g,牡丹皮 9 g,瓜蒌 15 g,延胡索 15 g,生甘草 6 g。7 剂,水煎服。每日 1 剂,早晚分服。

二诊:2018 年 7 月 20 日。

自觉胸闷不舒、善太息减轻,乳胀痛有所缓解;查体:舌红苔薄,脉弦。

处方:醋北柴胡 9 g,当归 9 g,白芍 12 g,枳壳 9 g,川楝子 9 g,穿山甲 6 g,皂角刺 9 g,生地黄 9 g,牡丹皮 9 g,延胡索 15 g,香附 9 g,生甘草 6 g。再进 7 剂。

三诊:2018 年 7 月 29 日。

服药期间 2018 年 7 月 25 日月经来潮,无明显的乳房、乳头及小腹胀痛感,胸闷不舒,善太息消失,月经周期错后 2 天,现经色红,少许血块,自感精神状态和心情比以前改善。为巩固疗效,嘱其再服乳癖消和逍遥丸;同时注意调节情志,无忧无虑。

二、经行头痛

每遇经期或行经前后,出现以头痛为主要症状,经后辄止者,称为"经行头痛"。《张氏医通·妇人门》有"经行辄头疼"的记载。《张氏医通·妇人门》:"每遇经行辄头疼,气满,心下怔忡,饮食减少,肌肤不泽,此痰湿为患也,二陈汤加当归、炮姜、肉桂。"

经行头痛的病因,历代医家对此论述较少,仅张璐言其由于"痰湿为患",并以二陈加当归、炮姜、肉桂治之。现代名家根据本病的特点,认为与肝有密切的关系。

西医学经前期综合征出现头痛者可参照本病辨证治疗。

【病因病机】 本病属于内伤性头痛范畴,其发作与月经密切相关。头为诸阳之会,五脏六腑之气皆上荣于头,足厥阴肝经与督脉会于颠,肝为藏血之脏,经行时气血下注冲任而为月经,阴血相对不足,故凡外感、内伤均可在此时引起脏腑气血失调而为患。常见的病因有情志内伤,肝郁化火,上扰清窍;或瘀血内阻,络脉不通;或素体血虚,经行时阴血益感不足,脑失所养,均可在经行前后引起头痛。

1. 肝火 情志内伤,肝气郁结,气郁化火。冲脉附于肝,经行时阴血下聚,冲气偏旺,冲气夹肝火上逆,气火上扰清窍而经行头痛。

2. 血瘀 情志不畅,肝失条达,气机不宣,血行不畅,瘀血内留,或正值经期遇寒饮冷,血为寒凝,或跌仆外伤,瘀血内阻。经行时气血下注于胞宫,冲气夹瘀血上逆,阻滞脑络,脉络不通,不通则痛,因而经行头痛。

3. 血虚 素体虚弱,或大病久病,长期慢性失血,或脾虚气血化源不足,或失血伤精致精亏血虚,经行时精血下注冲任,阴血益感不足,血不上荣于脑,脑失所养,遂致头痛。

【诊断要点】

1. 病史 有慢性盆腔炎病史,或久病体弱、精神过度刺激史。

2. 临床表现 每逢经期或行经前后,即出现明显头痛,周期性反复发作,经后头痛渐消失。头痛部位可在前额、颠顶或头部一侧,疼痛性质可为掣痛、刺痛、胀痛、空痛、隐痛或绵绵作痛,严重者剧痛难忍。

3. 检查

(1)妇科检查:无异常。

(2)辅助检查:可行 CT 检查排除颅脑占位性病变,也可排除颈椎病变。

【辨证论治】

(一)辨证要点

本病以头痛伴随月经周期发作为特点,临床应以头痛时间、性质、部位辨其虚实。大抵实者多痛于经前或经期,且多为胀痛或刺痛;虚者多在经后或行经将净时作痛,多呈头晕隐痛。头痛部位,前额属阳明,后头属太阳或肾虚,两侧属少阳,颠顶属厥阴。

（二）治疗原则

治疗以调理肝脾为原则,或健脾以养气血,或滋养肝肾以潜阳,或燥湿化痰以清利空窍。

（三）分型论治

1.肝火证

临床表现:经行头痛,甚或颠顶掣痛;头晕目眩,月经量稍多,色鲜红;烦躁易怒,口苦咽干;舌质红,苔薄黄,脉弦细数。

病机:肝阳偏亢,冲气上逆。

治法:清热平肝,息风止痛。

方药:羚角钩藤汤(《重订通俗伤寒论》)加减。

羚羊角、钩藤、桑叶、菊花、贝母、竹菇、生地黄、白芍、茯神、甘草。

方中以羚羊角、钩藤平肝清热,息风镇痉;桑叶、菊花清肝明目;贝母、竹茹清热化痰;生地黄、白芍养阴清热;茯神宁心安神;甘草和中缓急。全方共奏平肝育阴息风之功效。

随症加减:若肝火旺,头痛剧烈者,加龙胆草、石决明以清泻肝火。平时可服杞菊地黄丸滋养肝肾以治本。

2.瘀血阻滞证

临床表现:经前或经期头痛剧烈,痛如锥刺,痛有定处,小腹疼痛拒按,经行不畅,经色紫黯有块,舌紫暗,边尖有瘀点,脉沉涩或涩而有力。

病机:瘀血内停,阻滞清窍。

治法:活血化瘀,通窍止痛。

方药:通窍活血汤加减。

当归、川芎、赤芍、桃仁、红花、丹参、白芷、延胡索、地龙、白僵蚕。

随症加减:瘀阻甚者,加全蝎、蜈蚣;腹痛剧烈者,加香附、川牛膝、泽兰;偏气虚者,加党参、黄芪;偏血虚者,加熟地黄、鸡血藤、何首乌。

3.痰湿阻滞证

临床表现:经前或经期头痛,头重如裹,胸闷泛恶,纳呆腹胀,平日带多黏稠,月经量少,舌淡胖,苔白腻,脉濡滑。

病机:痰湿中阻,上蒙清窍。

治法:燥湿化痰,降逆止痛。

方药:半夏白术天麻汤(《医学心悟》)加生薏苡仁、石菖蒲、丹参。

半夏、天麻、茯苓、生薏苡仁、石菖蒲、丹参、白术、蔓荆子、甘草。

方中半夏辛温而燥,燥湿化痰,降逆止呕;天麻甘平而润,入肝经,善于平肝息风而止眩晕。二者配伍,长于化痰息风,"头旋眼花,非天麻、半夏不除",共为君药。白术健脾燥湿;茯苓健脾渗湿,以治生痰之本,与半夏、天麻配伍,加强化痰息风之效,共为臣药。使以甘草调药和中。诸药合用,共奏燥湿化痰,降逆止痛之效。

随症加减:痰湿偏重者,加苍术、佩兰;呕恶者,加苏梗、姜竹茹;痰浊眩晕者,加胆南星、白蒺藜;口苦者,加黄芩、栀子;虚烦不寐者,加黄连、淡豆豉、远志;面浮肢肿,水湿重者,加泽泻、车前子^(包煎)。

4. 血虚证

临床表现:经期或经后,头痛头晕,绵绵作痛;月经量少,色淡质稀,心悸少寐,神疲乏力,面色苍白;舌淡,苔薄,脉细弱。

病机:血不上荣,清窍失养。

治法:养血益气,活络止痛。

方药:八珍汤(《正体类要》)加蔓荆子、何首乌、枸杞子。

当归、川芎、白芍、熟地黄、人参、白术、茯苓、炙甘草。

方中当归、川芎、白芍养血和血;熟地黄、枸杞子、何首乌养肝血,滋肾精;人参、白术、炙甘草益气健脾;茯苓健脾宁心安神;蔓荆子清利头目止痛。全方有养血益气之功,使气旺血足,自无经行头痛之疾。

随症加减:头痛日久,加鹿角片、炙龟甲以填精益髓。

【其他疗法】

(一)西医治疗

(1)对症治疗:对乙酰氨基酚 0.5 g,每日 3 次,口服。

(2)前列腺素抑制剂:萘普生 500 mg,每日 2~3 次,口服;消炎痛 25~50 mg 或芬必得 0.3 g,每日 2 次,口服。一般用于经行头痛发作期间。对于胃溃疡患者可用消炎痛栓 0.1 g,肛塞,每日 1~2 次。

(3)内分泌激素治疗:孕激素,如甲羟孕酮 4~8 mg,或炔诺酮 5 mg,或甲地孕酮 5 mg,从经前 14 天开始服用,每日 1 次,连用 10 天;黄体酮 20 mg,肌内注射,隔日 1 次,共 5 次,从月经第 16 天开始。孕激素可以对抗雌激素和补充孕激素的不足。雄激素,如甲睾酮 5~10 mg,从月经前 15 天开始连服 10~14 天,有直接对抗雌激素和抑制促性腺激素分泌的作用,直接起到降低雌激素水平的作用。

(4)维生素 B_6:每次 20 mg,每日 3 次,从月经周期第 16 天起服,能加快雌激素在肝脏内的代谢而减轻水钠潴留。

（二）中医疗法

1. 中成药

（1）补血当归精：每次 5 mL，每日 2 次，适用于血虚证。

（2）通天口服液：每次 10 mL，每日 3 次，适用于血瘀证。

2. 针灸疗法　取穴百会、关元、肾俞、太溪、三阴交。肝肾阴虚、肝阳上亢者，加风池、太冲、涌泉疏肝理气。

【预防调护】

（一）预防

1. 正确对待经行头痛，消除对头痛的恐惧心理和紧张情绪，保持心情舒畅，避免恼怒。

2. 经行前后勿食生冷、甜食、酒，尤其不可吃冷饮，需低盐饮食。

3. 注意季节与气候变化，尤其在冷热交替季节更要注意勿着凉，重视头部的保暖。经期勿卧湿地，勿被雨淋，勿用冷水洗足等。

4. 体质虚弱者要增加营养，勿偏食，饮食要注意多样化，平时应锻炼身体，增强体质。

5. 经行头痛者可在经前预先用药以预防头痛，如痛安茶、蝎蜈粉等；也可先进行耳穴贴敷，并经常给予按压刺激，以预防头痛。

（二）调护

1. 对经行头痛者，要给予精神安慰，告之月经是正常的生理现象，头痛是可以治疗的，消除患者对头痛的恐惧心理。

2. 经行头痛怕风怕冷者，可用代温灸膏剪成硬币大小贴于两侧太阳穴。

3. 经行头重如裹伴面浮肢肿者，可用生薏苡仁 30 g，赤小豆 30 g，扁豆花 6 g，丝瓜皮 6 g，煎汤代茶，频频饮服。

4. 经行头部跳痛者，可轻柔按摩头部。

5. 对经行头痛久治不愈，应行头颅 X 线摄片、脑血管造影、CT 等检查以排除器质性病变，如颅内动脉瘤、动静脉畸形和脑部肿瘤等。

【临证经验探讨】　本病是伴随月经周期出现以头痛为特征的病证，严重者剧痛难忍，月经后症状消失。其疼痛部位有侧头痛、前头痛、后头痛之分，一般以侧头痛多见。多与妇人腹痛、经行腹痛等病兼见。可有慢性盆腔炎病史，或久病体弱，精神过度刺激史。可行 CT 检查排除颅脑占位性病变和颈椎病变。临床应以疼痛时间、疼痛性质辨其虚实。根据疼痛部位辨其所属脏腑、经络。大抵实者多痛于经前或经期，且多为胀痛或刺痛；虚者多在经后或行经将净时作痛，多呈头晕隐痛。头痛部位，前额属阳明，后头属太阳或肾虚，两侧属少阳，颠顶属厥阴。治疗以调理气血为主。实证者，或清热平肝，或行气活血以止痛；虚证者，宜养血益气以止痛。使气顺血和，清窍得养,则头痛自止。

临床用药时可适当加入引经药。如前额痛多属阳明,加葛根、白芷;两侧偏头痛,属少阳,加柴胡、蔓荆子;头顶痛属厥阴,加藁本、吴茱萸、川芎;后头痛属太阳,加羌活、独活、藁本。痛时昏重,呕恶痰涎,加半夏、天麻、苍术、制胆星;痛时畏风,头冷欲裹,加当归、细辛、鹿角片、肉桂。头痛缓解后及平时,应养血柔肝以治本。另外,选方用药时须注意宜忌。头为诸阳之会,用药宜以轻清上行之品,不可过用重镇潜阳之剂,以免重伤阳气。亦可采用阶段性的治疗方法,即平时以疏肝、健脾、固肾为法,随症加减用药,实证经行头痛于经前期及行经初期以疏肝平肝或通窍活血为正治之法。经期因经事既行,头痛往往逐渐缓解,可活血调经,加三七粉、丹参以利经血畅行。虚证经行头痛,重在平时调补气血。

医案

李某,女,35 岁,已婚,农民。

初诊:2019 年 5 月 20 日。

主诉:经行头痛 1 年,加重 2 个月。

病史:患者既往月经正常。1 年前开始因 3 个孩子忙碌操劳致脾气暴躁,易怒,以后每至经前及经期出现头痛、烦躁、失眠或伴有乳房胀痛,经行经血排泄后则头痛缓解。病情时轻时重,遇经前、经期情志不舒则病情加重,曾口服逍遥丸症状稍缓解。近 2 个月病情加重,经前头痛欲胀裂之感,伴胸闷不舒、口苦、咽干、夜眠不安、心烦、食少、大便干。末次月经 2019 年 4 月 27 日。

查体:舌质红,苔薄微黄,脉弦滑细数。

妇科检查:未见明显异常。

辅助检查:①超声检查示子宫前位,大小为 60 mm×48 mm×35 mm,子宫内膜回声清晰,厚 10 mm;左侧卵巢大小为 36 mm×26 mm,右侧卵巢大小为 34 mm×32 mm。②颅脑 CT 检查未见明显异常。

中医诊断:经行头痛。

西医诊断:经期前紧张综合征。

中医辨证:肝郁气滞,阴虚火旺,上扰清窍。

治法:滋阴柔肝,清肝止痛。

处方:沙参 15 g,麦冬 15 g,当归 12 g,生地黄 12 g,枸杞子 9 g,川楝子 9 g,白芍 9 g,炒栀子 6 g,牡丹皮 6 g,钩藤 12 g,藁本 9 g,蔓荆子 9 g,酸枣仁 15 g,合欢皮 9 g,川牛膝 15 g。6 剂,水煎服。

二诊:2019 年 6 月 5 日。

月经于 5 月 26 日来潮,周期 29 天,经量较前增多,经期 5 天。头痛较前减轻但未愈,睡眠及手足心热改善。现净后 5 天。

查体:舌质红,苔薄,脉弦滑细。

处方:沙参 15 g,麦冬 15 g,当归 12 g,生地黄 12 g,枸杞子 9 g,川楝子 9 g,白芍 9 g,菊花 9 g,山药 15 g,酒萸肉 12 g,钩藤 12 g,酸枣仁 15 g,合欢皮 9 g。10 剂,水煎服。

三诊:2019 年 6 月 30 日。

月经于 6 月 24 日来潮,经前、经期头痛及诸症缓解,月经量色正常,经期 5 天。

查体:舌质淡红,苔薄,脉弦。

处理:嘱其服用杞菊地黄丸合逍遥丸,巩固疗效。

三、经行眩晕

每值经期或经行前后,出现头晕目眩、视物昏花为主的病证,并随月经周期发作者,称为"经行眩晕"。

西医学经前期综合征出现眩晕者可参照本病辨证治疗。

【病因病机】 本病主要发病机制是精血衰少或痰浊上扰。精血衰少,经行之后精血更虚,头脑清窍失养;或痰浊之邪,上扰清窍。常见病因有气血虚弱、阴虚阳亢、痰浊上扰。

1.气血虚弱 素体虚弱,或大病久病,气血亏耗,或脾虚化源不足,以致气血虚弱。经期气血下注冲任,气血更虚,脑络清窍失养,遂致眩晕发作。

2.阴虚阳亢 素体肝肾亏损,精血不足,或产乳众多,或久病大病,精血耗伤,肾阴亏损。经期阴血下注冲任,精血益虚,肾阴更亏,肝阳上亢,上扰清窍,遂致眩晕发作。

3.痰浊上扰 素体痰湿内盛,或脾虚运化失职,痰湿内生,滞于冲任。经行之际,气血下注冲任,冲气偏盛,冲气夹痰浊上扰清窍,遂发生眩晕。

【诊断要点】

1.病史 可有素体虚弱或慢性疾病史。

2.临床表现 经期或经行前后,出现头晕目眩,视物昏花,轻者瞬间即止,重者须闭目自持,如坐舟车,旋转不定,甚或不能站立,月经过后,眩晕停止。下次经期又再次发作,随月经周期反复出现。

3.检查 应进行耳、颈椎及心脑血管等方面的检查,排除相应病变。

【辨证论治】

(一)辨证要点

经行眩晕有虚实之分,因于虚者,多于经期或经后头目眩晕;因于实者,多于经前、经期出现,经后逐渐缓解。

（二）治疗原则

治疗以调理肝脾为原则,或健脾以养气血,或滋养肝肾以潜阳,或燥湿化痰以清利空窍。

（三）分型论治

1. 气血虚弱证

临床表现:经期或经后,头晕目眩;月经量少,色淡质稀,少腹绵绵作痛;神疲肢倦,怔忡心悸;舌质淡,苔薄白,脉细弱。

病机:气血不足,脑髓失养。

治法:益气养血,调经止晕。

方药:归脾汤(《校注妇人良方》)加熟地黄、制何首乌、枸杞子。

人参、白术、炒黄芪、龙眼肉、茯神、当归、远志、酸枣仁、木香、炙甘草、生姜、大枣。

方中人参、炒黄芪、白术、炙甘草益气健脾;当归养血;茯神、远志、炒酸枣仁、龙眼肉宁心安神;木香、生姜、大枣理气和胃,使脾气健运,气血化源充足,眩晕自愈。

2. 阴虚阳亢证

临床表现:经前或经期,头晕目眩;月经量少,色鲜红;心烦易怒,腰酸腿软,口燥咽干,颧赤唇红,大便干结;舌红,苔少,脉弦细数。

病机:阴虚阳浮,上扰清窍。

治法:滋阴潜阳,息风止晕。

方药:天麻钩藤饮(《杂病证治新义》)加减。

天麻、钩藤、栀子、黄芩、杜仲、生石决明、川牛膝、益母草、桑寄生、夜交藤、茯神。

方中天麻、钩藤、生石决明平肝潜阳;杜仲、桑寄生补益肝肾,栀子、黄芩清肝泻火,益母草入血分以清风热,川牛膝引热下行,夜交藤、茯神宁心安神。

3. 痰浊上扰证

临床表现:经前或经期,头重眩晕;平日带下量多,色白质黏,月经量少,色淡;胸闷泛恶,纳呆腹胀,大便不爽;舌淡胖,苔厚腻,脉濡滑。

病机:痰浊内蕴,蒙蔽清窍。

治法:燥湿化痰,息风止晕。

方药:半夏白术天麻汤(《医学心悟》)加胆南星、白蒺藜。

半夏、天麻、甘草、茯苓、白术、蔓荆子。

方中二陈汤化湿除痰,白术健脾,天麻息风化痰,蔓荆子载药上行而止头痛,生姜、大枣调和营卫。

随症加减:若痰郁化火,症见头目胀痛,心烦口苦,舌苔黄腻,脉弦滑者,可于方中加黄芩、竹茹以清热涤痰。

【其他疗法】

(一)西医治疗

1.一般治疗　眩晕发作时需卧床休息;恶心呕吐明显时应酌情补液,注意营养及水与电解质的平衡;尽可能地避开外界环境的各种刺激,如光、噪声等;精神烦躁者,给予小剂量的镇静剂,如安定或谷维素片每次 10 mg,每日 3 次。

2.抗组织胺治疗　如茶苯海明 50 mg,每日 3 次。不良反应有头痛、倦怠、嗜睡、消化道症状、口渴、手足麻木等。青光眼患者和孕妇禁用。

3.消除迷路　水肿药物有解除血管痉挛,甚至扩张血管的作用,可改善微循环,显著地增加脑血流量及松弛内耳血管。如盐酸倍他啶,每次 4 ~ 12 mg,每日 3 次,副作用较小;甲磺酸倍他司汀每次 6 ~ 12 mg,每日 3 次;桂利嗪,兼有抗组织胺作用,能松弛血管平滑肌,改善脑循环,每次 25 mg,每日 3 次;西比灵止眩晕效果更佳,每次 5 ~ 10 mg,每晚 1 次。

4.维生素 B_6　每次 20 mg,每日 3 次,从月经第 16 天起服,能加快雌激素在肝脏内的代谢而减轻水钠潴留;在眩晕发作时有治疗恶心呕吐症状的作用。

(二)中医疗法

1.中成药

(1)八珍丸:每次 6 g,每日 2 次,温水送服。适用气血虚弱证。

(2)杞菊地黄丸:每次 9 g,每日 2 次,口服。适用于阴虚阳亢证。

(3)正天丸:每次 6 g,每日 2 ~ 3 次,饭后服用。适用于血瘀证。

2.针灸疗法　①气血虚弱证取穴风池、太阳、百会、脾俞、肝俞、血海。②阴虚阳亢证取穴太冲、行间、风池、百会、合谷。③痰浊上扰证取穴中脘、解溪、内关、足三里。

【预防调护】

(一)预防

1.正确对待经行眩晕,消除对眩晕的恐惧心理和紧张情绪。

2.经前和经期应保持足够的睡眠,避免过度劳累。

3.经行眩晕与水湿积聚有关,故饮食中食盐含量宜少。

4.平时饮食中应忌生痰生湿之食品,如生拌凉菜、冷饮、甜品、油腻之食物。

5.经行眩晕患者可在经前预先用药以预防眩晕,如眩晕宁冲剂等;也可先进行耳穴贴敷,并经常给予按压刺激,以预防眩晕。

（二）调护

1. 对经行眩晕者,要给予精神安慰,解除思想顾虑,心情要开朗。

2. 发病期间患者卧床休息,注意防止起立时因突然眩晕而倾跌。卧室应保持安静,减少噪声,光线尽量暗淡,但空气要流通。

3. 患者宜饮食清淡,不宜过咸,不宜多饮茶水,忌油腻厚味。可多食豆芽、蔬菜等易消化食品。

4. 对经行眩晕久治不愈者,应行五官科检查、头颅 CT 等检查,以排除耳源性眩晕如美尼尔综合征、迷路炎等疾病和中枢性眩晕如听神经瘤、高血压、脑动脉硬化等疾病。

【临证经验探讨】 本病以经行头晕目眩,视物昏花,伴随月经周期而发作为临床特征。轻者瞬间即止,重者如坐舟车,旋转不定,不能自主,月经过后,眩晕停止。下次经行又再次发作,随月经周期反复出现。多与肾虚、血虚的月经后期、月经过少等病兼见。可有素体虚弱或慢性疾病等病史。必要时应进行耳、颈椎及心脑血管等方面的检查,排除相应病变。

经行之时,营血趋向于下,髓海空虚,肝阳偏亢,阳扰于上,则头目为之昏眩。正如《黄帝内经》云,"诸风掉眩,皆属于肝""上虚则眩""髓海不足则脑旋耳鸣"。《金匮要略》云,"心下有痰饮,胸胁支满目眩"。刘河间认为,眩晕由风火所致。朱丹溪认为,"无痰不作眩"。张景岳认为,"无虚不作眩"等。因此,眩晕之由,不外风、火、痰、虚,而以风阳上扰及气血亏虚者最为多见。治疗中必须首先审证求因,分清虚实。因于虚者,多于经期或经后头目眩晕;因于实者,多于经前、经期出现,经后逐渐缓解。治疗以调理肝脾为原则,或健脾以养气血,或滋养肝肾以潜阳,或燥湿化痰以清利空窍。

经行眩晕实际上包括多种疾病。由贫血所引起的,前人称为血虚;经行高血压,前人称为阴虚阳亢;由神经性、脑血管水肿所致的,前人称为痰湿、虚风。

本病青壮年患者多见贫血与神经性经行眩晕,更年期多见阴虚阳旺之经行高血压。因此,对青壮年患者治疗重在滋阴养血,化痰息风,同时结合调理月经。月经过多的要控制出血,纠正贫血;月经过少的要降逆调经,务求经血下行,促使风、阳、痰、火下泄。当然,调经还必须从阴阳消长转化的根本方面着手。更年期高血压所致的经行眩晕,在经前经期宜着重息风潜阳,养血安神。天麻钩藤饮虽为主要的方药,临床上常需加入龙齿、龙骨、夜交藤、牡蛎等潜降之品,同时必须结合调理月经。月经过多的,加入炙龟板、女贞子、墨旱莲等固经之品;月经过少的,加入丹参、泽兰、茺蔚子、川牛膝等引血下行之品,使经行顺利,风阳痰浊下降,从而缓解眩晕。此外,更年期高血压所致的经行眩晕,除阴虚阳旺的一面外,尚有阳虚痰浊上逆的一面,临床上称为复杂证型。在治疗上宜用复法、复方施治，即滋阴息风、助阳利湿合用，方选二仙汤合天麻钩藤饮，药用仙灵脾、仙茅、巴戟天、炒黄柏、钩藤、天麻、杜仲、石决明、茯苓、益母草、茯神等。

本病辨证治疗，一般预后良好。若病情较重，部分患者治愈后容易随月经反复发作。

👉 医案

李某，女，16岁，未婚，学生。

初诊：2019年6月4日。

主诉：经来头晕1年。

病史：自述月经初潮12岁，月经周期28～33天，持续5～7天，经来量可，颜色暗红伴痛经。近1年因学习紧张，渐感肢倦乏力，食欲不振，月经来潮第1天左右开始头晕，恶心伴腹痛，按揉腹部疼痛减轻，经色淡，经量稍有减少，月经干净后渐好。就诊时除上述症状外，还有动则汗出、失眠、多梦、头晕、心悸，口干不多饮，大便正常。

查体：舌胖，苔白腻，脉细沉无力。末次月经：2019年6月2日。现经行第3天。

中医诊断：经行头晕。

西医诊断：经前期综合征。

中医辨证：气血不足，心脾两虚。

治法：益气养血，健脾养心。

处方：黄芪15 g，白术15 g，党参15 g，茯苓15 g，制远志9 g，龙眼肉12 g，当归12 g，木香9 g，大枣10枚，酸枣仁15 g，砂仁^(后下)9 g，制何首乌15 g，白芍9 g，钩藤^(后下)9 g，菊花9 g，炙甘草6 g。6剂，水煎服。嘱患者注意休息，注意营养，减轻学习压力，适当锻炼。

二诊：2019年6月16日。

服药后头晕、心悸失眠等症状有明显改善，偶伴食后腹胀，继上方去白芍、何首乌，加枳壳9 g，厚朴12 g。继续服用7剂。

三诊：2019年7月3日。

月经来潮第2天，经量正常，经色转红，头晕好转，继续给予初诊方10剂，巩固治疗。

四诊：2019年7月31日。

正值月经第1天，打电话告知经期无头晕、心悸等不适，经色经量正常。

四、经行浮肿

每逢月经前后,或正值经期,头面、四肢浮肿者,称为经行浮肿。《叶氏女科证治》称"经来遍身浮肿",《竹林女科》谓"经来浮肿"。

本病西医属经前期紧张综合征范畴,认为可能与雌激素/孕激素的比值升高有关。由于垂体分泌较多的 FSH,刺激卵巢内卵泡产生过多的雌激素,或由于维生素 B_6 缺乏,使雌激素在肝脏内的代谢受到影响,以致体内雌激素积蓄过多,过多的雌激素可直接作用于肾脏或间接作用于血管紧张素-醛固酮系统,使水钠潴留,也可引起继发性醛固酮增多症,使机体毛细血管液体漏出增多而导致水肿。可参照本病辨证治疗。

【病因病机】 本病多因素体脾肾阳虚,正值经期,气血下注冲任胞宫,脾肾愈虚,水湿不运;或气滞更甚,水湿泛溢肌肤而水肿。

1.脾肾阳虚 平素思虑劳倦过度,伤及脾肾,经前气血下注胞宫,脾肾益虚,阳气不适,水湿不化,溢于肌肤,遂发浮肿。

2.气滞湿阻 素性抑郁或恚怒过度,肝失条达,疏泄无权,气机不畅,经水将行,气血下注,冲任血壅气滞,气机升降失常,水湿宣泄不利,溢于肌肤,遂致水肿。

【诊断要点】

1.病史 过度劳累或七情内伤史。

2.临床表现 头面、四肢浮肿伴随月经周期而发作,经净则逐渐消失。

3.检查

(1)全身检查:浮肿程度一般较轻,多出现在头面四肢。

(2)妇科检查:无器质性病变。

(3)辅助检查:①血清 E_2、催乳素(PRL)水平正常或增高,或 E_2 与 P 比值失调。②肝肾功能、血浆蛋白检查均正常。③尿常规检查正常。

【辨证论治】

(一)辨证要点

本病重在辨虚实。若经行面浮肢肿,按之没指,为脾肾阳虚之证;若经行浮肿,脘闷胁胀,则为气滞湿阻之证。

(二)治疗原则

脾肾阳虚证者,治以温肾健脾,利水消肿。气滞血瘀证者,治以活血化瘀,利水消肿。

(三)分型论治

1.脾肾阳虚证

临床表现:经行面浮肢肿,按之没指;经行量多,色淡质薄;腹胀纳减,腰膝酸软,大便溏薄;舌淡,苔白腻,脉沉缓或濡细。

病机:脾肾阳虚,水湿泛溢。

治法:温肾化气,健脾利水。

方药:肾气丸(《金匮要略》)合苓桂术甘汤(《金匮要略》)加减。

附子、熟地黄、山茱萸、山药、茯苓、牡丹皮、泽泻、白术、桂枝、甘草。

方中熟地黄、山茱萸滋阴补肾填精;泽泻、茯苓、牡丹皮、白术、甘草补脾益肾,运化水湿;附子、肉桂、桂枝补肾温阳以化气行水。两方合用,共奏温肾健脾、化气利水之功。临证时适当加活血调经之品,如当归、丹参、益母草,以达气、血、水同治,使经调肿消。

2.气滞湿阻证

临床表现:经行面浮肢肿,脘闷胁胀,乳房胀痛,经前小腹胀满,月经量少,色暗红,或夹小血块,舌质正常,苔白腻,脉弦滑。

病机:气机本滞,肝气不舒。

治法:理气行滞,化湿消肿。

方药:柴芍四苓汤。

柴胡、白芍、青皮、木香、白术、茯苓、泽泻、猪苓、泽兰。

柴胡、白芍、青皮、木香疏肝理气,使气行血畅。白术、茯苓、泽泻、猪苓行气利水化湿;泽兰活血利水消肿。诸药合用,共奏理气行滞、化湿消肿之效。

3.气滞血瘀证

临床表现:经行肢体浮肿,按之随手而起;经血运行不畅,色暗有块;脘闷胁胀,善叹息;舌暗,苔薄白,脉弦细。

病机:气滞血瘀,肝郁气滞。

治法:理气行滞,养血调经。

方药:八物汤(《济阴纲目》)加泽泻、益母草。

当归、川芎、白芍、熟地黄、延胡索、川楝子、木香、槟榔。

八物汤主治血虚不足证。方中四物汤养血活血,延胡索行血中之滞;川楝子、木香、槟榔疏肝理气,使气行血畅。共收理气活血,行水消肿之效。

【其他疗法】

(一)西医治疗

1.心理治疗　消除顾虑及精神紧张情绪,正确对待经行水肿,劳逸结合,适当进行体育锻炼。对于精神抑郁和情绪不稳定者,经前10天内用谷维素20 mg,每日3次口服治疗。必要时服小剂量的镇静剂,如艾司唑仑,每次1 mg;或阿普唑仑,每次0.4 mg。

2.对症治疗　采用利尿剂。螺内酯,每日20~40 mg,经前服用10天,适用于轻度水肿患者;或双氢克尿噻,每次25 mg,每日3次;或呋塞米,每次

20 mg,每日2~3次,适用于较重的经行水肿患者。

3. 内分泌激素治疗　常用的有甲地孕酮4~6 mg,或甲羟孕酮4~8 mg,经前7~10天服用,以对抗雌激素和补充孕激素的不足。

4. 维生素B_6　每次20~40 mg,每日3次,经前10天开始口服,能减少雌激素蓄积,并能调节植物神经系统与下丘脑-垂体-卵巢的关系。

（二）中医疗法

1. 中成药

（1）济生肾气丸:每次1丸,每日2次。治脾肾阳虚型经行水肿。

（2）健脾丸:每次6 g,每日3次。治脾肾阳虚型经行水肿。

（3）金匮肾气丸:每次8粒,每日3次。治脾肾阳虚型经行水肿。

（4）逍遥丸:每次8粒,每日3次。治肝郁气滞型经行水肿。

2. 针灸疗法　取脾俞、肾俞、阴陵泉穴。适用于脾肾阳虚证,宜用补法,可灸。

【预防调护】

（一）预防

1. 平素应注意保持心情舒畅,避免精神过度紧张及过度劳累。

2. 饮食应注意低盐,忌食酱菜、咸菜、腐乳及腌制食品,切忌暴食暴饮以损伤脾胃,脾虚则水湿停留加重。

3. 要注意增加营养,特别是增加蛋白质,有利于提高血浆蛋白而达到利尿消肿的目的,同时要多吃新鲜蔬菜和水果等维生素丰富的食物。

4. 加强锻炼,增强体质,如气功、太极拳等对经行水肿的预防和治疗非常有益。

5. 对于脾肾阳虚体质者,平时应常用济生肾气丸等中成药以预防经行水肿。

（二）调护

1. 经前或经期应注意休息,心情舒畅,对症状较重者应适当限制饮水,每天大约控制在1000 mL左右。

2. 水肿发作时饮食宜清淡,禁食虾、蟹等海腥发物,烟、酒等刺激食品和肥甘油腻食品。宜食冬瓜、赤豆、薏苡仁、玉米等具有利水作用的食品。

3. 水肿消退期间饮食仍需低盐,适当可多进食一些蛋白质丰富的食物,如鸡、鸭、鲫鱼、鲤鱼、瘦肉等,但不可过量。

4. 患者注意体位也有助于肿势的消退,如下肢浮肿者,可以在平卧时抬高下肢,使之高于心脏水平;头面眼睑浮肿者,宜采用半卧位或坐位,这些都能改善静脉回流状况。

5. 对经行水肿久治不愈者,应行进一步检查,以排除心源性、肾性、肝性和营养不良性水肿等。

【临证经验探讨】 经行浮肿是伴随月经周期而发作的一种证候,与脾、肾、肝关系密切,其病理因素为水湿之邪。临床上也有肝脾不和,亦是本病发生的主要原因,因肝藏血,主疏泄,月经能按时而下,有赖于肝的应时疏泄。肝郁气滞,导致月经失调,肝木乘脾,脾虚水湿不得运化,溢于肌腠之间,则见浮肿。脾肾阳虚证者,治以温肾健脾,利水消肿。气滞血瘀证者,治以活血化瘀,利水消肿。临证采取抑木培土法,以四物汤养血调肝,苓桂术甘汤健脾除湿,肝调则经顺,脾健则肿消。

经行浮肿常伴有月经不调,如《女科经纶·月经门》所言:"妇人有先病而后致月经不调者,有因经不调而后生诸病者。如先因病而后经不调,当先治病,病去则经自调。若因经不调而后生病,当先调经,经调则病自除。"例如,气滞血瘀者,若先出现月经后期,量少有块,痛经,继则又见经行浮肿,则此时治疗首重理气行滞,活血化瘀以调经,使"经调则病自除"。再如,脾肾不足,经行浮肿,久则因冲任不调出现月经先期、量多,则此时治疗首重健脾益肾、温经利湿以祛病,使"病去则经自调"。

总之,经行浮肿与脾、肾、肝三脏相干,气、血、水同病,临证重在辨其虚实,注意其与月经周期的关系,经调则水行。本病经恰当治疗,预后良好。

医案

李某,女,40 岁,已婚,农民。

初诊:2019 年 9 月 22 日。

主诉:经行浮肿 5 个月。

病史:患者既往月经规律,周期 26 ~ 28 天,量色正常,经期 4 ~ 5 天。末次月经 2019 年 9 月 21 日。5 个月前因经期暴怒后,出现经前及行经期浮肿,尤以眼睑为甚,伴小腹冷痛。未治疗。现为月经周期第 2 天,眼睑浮肿,晨起明显,伴四肢浮肿冷感,小腹冷痛。睡眠可,二便正常。

查体:舌质红,边有瘀斑,苔黄白而薄,脉弦细略数。面色黯黄,眼睑浮肿,下肢按压轻度凹陷。

妇科检查:未见异常。

辅助检查:①超声检查示子宫附件及泌尿系统未见明显异常。②血、尿常规示未见异常。

中医诊断:经行浮肿。

西医诊断:经前期综合征。

中医辨证:肝郁脾虚,水湿内停。

治法:健脾疏肝,消肿止痛。

处方:白术 15 g,茯苓 15 g,桂枝 9 g,陈皮 12 g,猪苓 9 g,泽泻 9 g,党参

15 g,薏苡仁 15 g,川牛膝 15 g,车前子 9 g,茴香 9 g,炮姜 9 g,炙甘草 6 g,香附 9 g,乌药 9 g。6 剂,水煎服。

二诊:2019 年 10 月 20 日。

经行第 1 天,自诉上次服药后浮肿减轻,但觉小腹疼痛、冷感,舌脉同前。

处理:上方去薏苡仁、车前子,加当归 12 g,川芎 12 g,醋延胡索 15 g,醋灵脂 9 g,以增强温经止痛的作用。6 剂,水煎服。

三诊:2019 年 11 月 22 日。

现月经第 3 天,查体:舌淡红,苔薄,脉弦细。浮肿缓解,痛经较前减轻,经色暗红有块,按二诊处方继续服用 5 剂。并建议下次经前 1 周服用健脾丸及艾附暖宫丸巩固治疗 2 个周期。

后电话随访经行浮肿及痛经均好转。

五、经行泄泻

每值经行前后或经期,大便溏薄,甚或水泻,日解数次,经净自止者,称为"经行泄泻"。《汪石山医案·调经》称之为"经行而泻"。《叶氏女科证治·调经门》称为"经来泄泻"。

西医学经前期综合征出现泄泻者,可参照本病辨证治疗。

【病因病机】 本病的发生主要责之于脾肾虚弱。脾主运化,肾主温煦,为胃之关,主司二便。经行时脾肾更虚,遂致泄泻。

1. 脾气虚 素体脾虚,经行时气血下注血海,脾气益虚,脾虚失运,化湿无权,湿浊下渗于大肠而为泄泻;或肝木乘脾,而致腹痛即泄。

2. 肾阳虚 素体肾虚,命门火衰,经行时经水下泄,肾气益虚,不能上温脾阳,脾失温煦,运化失司,而致经行泄泻。

【诊断要点】

1. 病史 有过度劳累、房劳多产或慢性胃肠疾病史。

2. 临床表现 经前 2~3 天或正值经行发生泄泻,经净渐止,并伴随月经周期反复发作。

3. 检查

(1)妇科检查:盆腔器官无异常。

(2)辅助检查:大便常规未见异常。

【辨证论治】

(一)辨证要点

经行泄泻,有脾气虚、肾阳虚之分,辨证时应着重观察大便的性状及泄泻时间,并参见月经的量、色、质。若大便溏薄,脘腹胀满,多为脾虚之候;若大便清稀如水,或每在天亮前而泻,畏寒肢冷者,多为肾阳不足。

(二)治疗原则

本病的治疗以健脾、温肾为主,调经为辅。脾健湿除,肾气得固,则泄泻自止。

(三)分型论治

1.脾气虚证

临床表现:月经前后或正值经期,大便溏泄,脘腹胀满,神疲肢软;或面浮肢肿,经行量多,色淡质薄;舌淡红,苔白,脉濡缓。

病机:脾虚失运,脘腹胀满。

治法:健脾益气,除湿止泻。

方药:参苓白术散。

人参、白术、茯苓、白扁豆、甘草、山药、莲子肉、桔梗、薏苡仁、砂仁。

随症加减:若肝郁脾虚,症见经行腹痛即泻,泻后痛止,嗳气不舒。治宜柔肝扶脾,理气止泻,方用痛泻要方(《丹溪心法》)。

2.肾阳虚证

临床表现:经行或经后,大便泄泻,或五更泄泻;腰膝酸软,头晕耳鸣,畏寒肢冷;经色淡,质清稀;舌淡,苔白,脉沉迟。

病机:肾阳虚衰,水湿下注。

治法:温肾扶阳,暖土固肠。

方药:健固汤(《傅青主女科》)合四神丸(《证治准绳》)加减。

人参、白术、茯苓、薏苡仁、补骨脂、吴茱萸、肉豆蔻、五味子、巴戟天、生姜、大枣。

方中以人参、白术、茯苓、薏苡仁健脾渗湿;巴戟天、补骨脂温肾扶阳;吴茱萸温中和胃;肉豆蔻、五味子固涩止泻。全方共奏温肾扶阳、暖土固肠之功。

【其他疗法】

(一)西医治疗

1.一般治疗 病人应限食粗质蔬菜及水果,避免食用牛奶及乳制品,平时应加强体育锻炼以增强体质。

2.药物治疗 对于精神抑郁烦躁者,用谷维素 20 mg,每日 3 次口服。腹泻便稀者,用蒙脱石散等对症处理,有水、电解质和酸碱平衡紊乱时,应及时补液,予以纠正。

(二)中医疗法

1.中成药

(1)肉蔻四神丸:每次 9 g,每日 2～3 次,适用于脾肾两虚证。

(2)四苓散:每次 9 g,每日 1～2 次,适用于脾虚证。

(3)附子理中丸:每次4~6 g,每日2~3次,适用于脾肾阳虚泄泻者。

2.针灸疗法 ①脾虚证取脾俞、足三里、三阴交、阴陵泉、上巨虚。②肾虚证取肾俞、命门、气海、三阴交。

【预防调护】

(一)预防

1.平时应注意保持心情舒畅,避免精神过度紧张及过度劳累。

2.饮食应以清淡稀软、易消化吸收、少渣低脂为原则。经前应注意低盐饮食。

3.要注意增加营养,特别是增加蛋白质,但须忌油腻食物,如奶酪、奶油蛋糕、荷包蛋、炸猪排等,因这些物质在胃中滞留时间较长,且不易消化。

4.加强锻炼,增强体质,如气功、太极拳等对经行泄泻的预防和治疗非常有益。

5.对于脾肾阳虚者,平时应常服附子理中丸等中成药以预防经行泄泻。

(二)调护

1.经前或经期应注意休息,心情舒畅,对于症状较重者应卧床休息。

2.发病期间应喝少量米汤、淡果汁和茶。特别是热粥,有助于泄泻康复,因为粥最易消化,且通利小便,古有"利小便,实大便"之说。若泻下严重较频繁时,宜适当进行短时禁食。

3.腹泻停止后,改用少渣饮食,如蛋羹、肉末、菜泥、软饭等。

4.牛奶、胡桃、芝麻或一些滋补药品极易滑肠,故经行泄泻病人莫滥进补。

5.对经行泄泻久治不愈者,应行进一步检查,以排除慢性结肠炎、慢性菌痢和消化道肿瘤等疾病。

【临证经验探讨】 妇女行经期间,大便泄泻,经行即作,经净即止,称为经行泄泻。本症常与他症兼夹出现。西医学认为,经前期由于水钠潴留而引起内脏组织器官充血水肿,当肠黏膜水肿充血时则出现腹泻。

对于经行泄泻,前人多从气分立论,将此责之于脾虚、肾虚、肝郁。其发生与月经周期中肾之阴阳消长转化有关。经前期为阳长至重阶段,肾阳不足,重阳转化欠佳,火不暖土,不能温运脾阳,届时气血下泄,脾虚则泄泻作矣。此即《傅青主女科》中所说,"无肾中之火气,则脾之气不能化""盖胃土非心火不能生,脾土非肾火不能化,心肾之火衰,则脾胃失生化乏权"。此外,在经前期阳长至重,重阳波动持续5~7天,易激动心肝气火,特别是阴虚之体,肝气偏甚,横克脾土,则易致泄泻。

经行泄泻虽以脾气虚、肾阳虚为主,但临床并非如此单一,往往两脏合病者多。如脾虚肝脏或脾肾两虚等,其中以脾肾两虚者多见。

在治疗方面,经前经期,补肾助阳,脾肾双补,多选用《傅青主女科》的健固汤、温土毓麟汤加减,药用党参、炒白术、怀山药、神曲、茯苓、巴戟天、覆盆子、菟丝子、鹿角片等。若肾虚明显者,尚应加入杜仲、补骨脂等品;若脾虚明显者,则应加入煨木香、炙黄芪、砂仁、蔻仁等品。同时,由于经前期,特别是经前末期,气郁症状颇为多见,因此常兼用理气之品,不仅可以缓解症状,而且有助于调经,首选香附,其次即为郁金、柴胡等。经净之后,则侧重在调补脾肾,按照月经周期的不同阶段、阴阳消长特点等加以调治。

临证时需熟悉脏与脏之间的传变、生克关系,通过四诊对本病进行客观、全面的分析,确定证型,遣方用药。另外,本病虽为虚证,但因其仅经期乃发,治疗上不宜峻补收涩,只可健脾化湿或温肾扶阳,缓而治之,平时当补脾固肾以固本。

 医案

赵某,女,41 岁,已婚。

初诊:2017 年 8 月 10 日。

主诉:经行腹泻 1 年。

病史:平素月经规律正常,周期 28～30 天,量色正常,经期 4～5 天。末次月经 2017 年 8 月 9 日,1 年前经期服用凉品后,出现腹痛腹泻,自此后,经期腹泻,月经量少,色淡,经净自止,每日 4～6 次,常早晨 5 点左右开始腹泻。同时伴有腰酸腿软,头晕耳鸣,畏寒肢冷。平素带下量多,质稀。

查体:面色无华,舌质淡润,苔薄白,脉沉迟无力,孕$_2$产$_2$。

中医诊断:经行泄泻。

西医诊断:慢性肠炎。

中医辨证:肾阳不足,水湿不运。

治法:温肾扶阳,健脾止泻。

处方:人参、白术、茯苓、薏苡仁各 15 g,巴戟天 9 g,补骨脂、吴茱萸、肉豆蔻、五味子各 9 g,肉桂 9 g,附子 6 g,炙甘草 6 g,生姜、大枣各 15 g。6 剂,水煎服。嘱其经期注意保暖,禁食冷饮。

二诊:2017 年 9 月 11 日。

经期第 2 天,患者面色好转,食欲有所增进,大便虽溏,次数减少,继以上方加芡实 9 g、金樱子 9 g。6 剂,水煎服。继续巩固治疗。

三诊:2017 年 10 月 13 日。

现经期第 4 天,告知经期泄泻明显好转,大便 1 日 1 次,成形,经色经量正常。给予健脾丸及四神丸巩固治疗一周。

六、经行情志异常

每值行经前后,或正值经期,出现烦躁易怒,悲伤啼哭,或情志抑郁,喃喃自语,或彻夜不眠,甚或狂躁不安,经后又复如常人者,称为"经行情志异常"。

西医学的经前期综合征可参照本病辨证治疗。

【病因病机】 本病多由于情志内伤,肝气郁结,或痰火内扰,遇经行气血骤变,扰动心神而致。

1. 肝气郁结 情怀不畅,肝气不舒,郁而化火,肝胆火炽,冲脉隶于阳明附于肝,经前冲气旺盛,肝火夹冲气上逆,扰乱心神,遂致情志异常。

2. 痰火上扰 素体痰盛,或肝郁犯脾,脾失健运而痰湿内生,肝郁化火,火性炎上,炼液成痰,痰火壅积于胸,经期冲气旺盛,冲气夹痰火上扰心窍,神明逆乱,遂致情志异常。

【诊断要点】

1. 病史 平素有情志不舒史。

2. 临床表现 经行期间或经行前后,出现情志变化,表现为烦躁易怒,悲伤啼哭,或情志抑郁,喃喃自语,甚或狂躁不安,经净后情志恢复正常,伴随月经周期而反复发作。

3. 检查

(1)妇科检查:无异常改变。

(2)辅助检查:可见血清催乳素升高,雌激素/孕激素比值升高。

【辨证论治】

(一)辨证要点

本病多由于情志内伤,肝气郁结,痰火内扰,遇经行气血骤变,扰动心神而致。以经前或经期有规律地出现情志异常为辨证要点。辨证以肝气郁结和痰火上扰多见。

(二)治疗原则

治疗需结合本病证型,因于肝郁者,治当养血疏肝;因于痰火者,治当清热涤痰。

(三)分型论治

1. 肝气郁结证

临床表现:经前、经期精神抑郁不乐,情绪不宁,烦躁易怒,甚至怒而发狂,经后逐渐减轻或复如常人;胸闷胁胀,不思饮食;苔薄腻,脉弦细。

病机:肝失条达,冲气上逆,扰乱心神。

治法:疏肝解郁,养血调经。

方药:逍遥散(《太平惠民和剂局方》)加酸枣仁、制远志。

柴胡、白术、当归、白芍、茯苓、甘草、薄荷、煨姜。

方中柴胡疏肝解郁;薄荷助柴胡疏达之力;当归、白芍养血调经;白术、茯苓、甘草和中健脾;煨姜温胃行气。全方疏肝理气解郁。

随症加减:若肝郁化火,见心烦易怒,狂躁不安,月经量多,色红,经期提前者,加牡丹皮、栀子,或用龙胆泻肝汤(《医宗金鉴》)以清肝泻热。

2.痰火上扰证

临床表现:经行狂躁不安,头痛失眠,面红目赤,心胸烦闷,经后复如常人;舌红或绛,苔黄厚或腻,脉弦滑而数。

病机:痰火内盛,冲气上逆,蒙闭清窍。

治法:清热化痰,宁心安神。

方药:生铁落饮(《医学心悟》)加郁金、黄连。

天冬、麦冬、贝母、胆星、橘红、远志、连翘、茯苓、茯神、玄参、钩藤、丹参、辰砂、石菖蒲、生铁落。

方中生铁落重镇降逆;胆星、贝母、橘红、茯苓、茯神清热涤痰;石菖蒲、远志、辰砂宣窍安神;丹参、天冬、麦冬、玄参、连翘、钩藤、川黄连养阴清热;郁金疏肝理气。使热去痰除,则神清志定而病自除。

随症加减:大便秘结者,加生大黄、礞石;痰多者,加天竺黄。

【其他疗法】

(一)西医治疗

1.一般治疗　首先对经行情志异常患者要给予精神安慰,让病人处在一个温暖友爱的环境之中,避免种种精神困扰;同时要消除患者顾虑,使其树立治好疾病的信心;适当增加体育锻炼、户外活动,并结合理疗、体疗等治疗手段。

2.药物治疗

(1)抗抑郁药:适用于忧郁患者。黄体期可应用氟西汀每日 20 mg,帕罗西汀每日 10~30 mg,氯丙嗪每日 25~75 mg。

(2)抗焦虑药:适用于焦虑患者。经前用药,阿普唑仑 0.25 mg,每日 2~3 次,逐渐递增,最大剂量为每日 4 mg,用至月经来潮第 2~3 天。

(3)维生素治疗:补充维生素 B_6 10~20 mg,每日 3 次,可调节自主神经系统与下丘脑-垂体-卵巢轴的关系,还可抑制催乳激素合成;并补充维生素 E、维生素 A 等。

(二)中医疗法

1.中成药

(1)安宫牛黄丸:每次 1/2~1 丸,每日 2 次。治痰火上扰型经行精神异常。

(2)人参鹿茸丸:每次 1 丸,每日 2 次。治心血不足型经行精神异常。

(3)大黄䗪虫丸:每次 6 g,每日 2 次。治瘀血扰心型经行精神异常。

(4)牛黄清心丸:每次 1 丸,每日 2 次。治肝郁化火或痰火上扰型经行精神异常。

(5)龙胆泻肝丸:每次 6 g,每日 3 次。治肝郁化火型经行精神异常。

(6)礞石滚痰丸:每次 6 g,每日 3 次。治痰火上扰型经行精神异常。

(7)白金丸:每次 6 g,每日 2 次。治肝郁化火型经行精神异常。

(8)舒血宁片:每次 2 片,每日 2 次。治瘀血扰心型经行精神异常。

(9)定志丸:每次 1 丸,每日 2 次。治心血不足型经行精神异常。

2. 针灸疗法　①肝气郁结证取内关、中脘、太冲、足临泣、膻中穴。②脾肾亏虚证取乳根、三阴交、太冲。

【预防调护】

(一)预防

1. 对患者进行心理疏导,针对患者的思想情绪进行解释安慰,同时要正确对待和淡化矛盾,在社会、家庭中尽量营造一个团结、友爱、轻松、和谐的环境和气氛。

2. 宣传医药知识,将本病的生理、病理特点向患者解释清楚,使其主动配合治疗,树立治好疾病的信心。

3. 指导患者生活要有规律,工作要有计划,劳逸结合,忙而不乱;生活环境要洁静,不视听黄色淫秽音像,不参加赌博、吸毒。

4. 饮食既要富于营养,又要适当、清淡。不食辛辣刺激助阳食物,不食过咸或过甜的食物,以及奶酪、巧克力、煎烤油炙、烈酒等易留湿生痰、化热动火之品。

5. 平时可预防性用药,如白金丸(郁金、明矾),每次 6 g,每日 2 次。或针灸治疗,取心俞、肝俞、内关、神门、三阴交等穴,以预防发病。

(二)调护

1. 经行情志异常在发病期间,无论是狂躁或抑郁,都表现为不愿休息和进食,所以一定要耐心细致地规劝病人睡觉、进食。必要时可用小剂量的安定、利眠宁等镇静剂使其入睡。

2. 在发病期间,若患者生活不能自理,应耐心给予护理,代为清理梳洗。对有自杀或打人毁物等行为的患者,更需特别加强护理,提高警惕,防止意外。

3. 发病期间应给患者含丰富维生素的新鲜蔬菜和水果,如苦瓜、黄瓜、香菇等,保持其大便通畅,从而达到通便泻火的作用。

4. 若患者拒绝吃饭和服药,一般可先尽量做思想工作,耐心劝说,若患者怀疑食物有毒而拒食时,可当着病人面自己先吃几口,若实在不配合,可把药研碎后和在粥饭、饮料之中。

5.对于久治不愈的经行情志异常,应行进一步检查,以排除感染、中毒、外伤、肿瘤等疾病引起的精神异常。

【临证经验探讨】 情志异常属现代医学的经前期紧张综合征范畴,但对其病因尚未完全明确,认为与自主神经系统功能紊乱、性激素紊乱有关。其发病机理大概有三种类型:一是肝郁气滞,平素肝郁恚怒,情志不舒,经期阴血下注血海,肝失血养而更郁,出现烦躁易怒,经前乳胀,甚或悲伤欲哭、失眠多梦等;二是痰热上扰,素体痰盛,或肝郁犯脾,脾失健运,从而滋生痰湿;肝郁之火,炼液成痰,痰火内盛,值经期冲气偏旺,痰火因之而上蒙清窍,遂发本病。三是血虚肝旺,或因肝郁化火所致,或因肾虚血少不能涵养肝木,致阴虚肝旺,出现头痛、口糜等。

肝郁气滞证是临床上最常见的一种类型。肝之经脉贯膈、布胁肋、过乳头、循少腹、绕阴器。肝气郁结,则失其条达冲和之性,故经前烦躁不安、易怒,或精神忧郁,甚或悲伤欲哭,乳房、乳头胀痛,甚至不能触衣,或乳房有硬结,胸胁、下腹胀满,或头痛,睡眠欠佳,或多梦,面色暗滞,舌色暗,苔薄而微黄,脉弦或弦滑。治宜疏肝理气,可用逍遥散酌加郁金、佛手、青皮、橘核、丹参等。若郁而化火,偏于肝热而见口苦口干,舌边红,脉弦滑数者,宜用丹栀逍遥散去煨姜、白术,加郁金、丹参、天花粉、石决明等以清热平肝。头痛明显者,在上述两方加减的基础上再加钩藤、白蒺藜、地龙、珍珠母等以平肝镇痛。若眠差梦多者,可选加柏子仁、首乌藤、酸枣仁、制远志、合欢皮、生龙齿等以宁心安神。本证型严重影响情志者,与《金匮要略》所论之"妇人脏躁"相似,但脏躁不一定发于经前,也不一定经来后便消失,也可发于经后、孕期或产后,以此为别。脏躁的治法着重甘润宁心,以甘麦大枣汤或百合地黄汤加龙骨、牡蛎,效果较好。二者机理不同,治法与方药各异。

痰火上扰证是情志异常比较严重的一种证型。平素肝经郁热,肝郁化火,灼津为痰,乘经期阳气内动之机逆上,扰乱神明,蒙蔽心窍,故夜卧不宁,甚则癫狂,语无伦次,或神情呆滞,郁郁寡欢;心胸烦闷,饮食减少,舌苔黄腻,脉弦滑。治以清火化痰,宁心安神。方用黄连温胆汤(《六因条辨》)加紫贝齿、钩藤、丹参、灯心草。痰多者加天竺黄。

平素肝肾阴不足者,经前期容易出现阴血虚而肝阳旺证。肝阴虚则阴不维阳而阳气易亢,肾阳虚则水不涵木而肝气偏盛。肝肾阴虚是致病之本,肝阳偏亢乃病发之标,但亦有肝郁化火伤阴而成者。症见心烦易怒,头晕目眩,面色潮红,手足心烦热,乳房及胸胁胀满,或午后有低烧,或口腔溃疡,或健忘失眠,纳差便结,舌红或舌边红,苔少或无苔,脉细或弦细。治宜育阴平肝潜阳。可用二至丸合杞菊地黄丸加减化裁,改用汤剂,同时加入潜阳之品,如珍珠母、龙骨、牡蛎之属。火盛者,可再选加龙胆草、栀子等以清泄肝火,或重用白芍以平肝,但以养育肝阴为主,以清热抑肝为辅,不宜过用苦寒之品,以免化燥耗阴。

本病除药物治疗外,精神心理的调治和生活的调摄也很重要。医者应对患者解释劝导,解除其顾虑,树立可以治愈的信心,以免使过去的病情引起条件反射,影响疗效。同时,患者要参加力所能及的工作,多在户外活动,或参加有益的消遣,使心情舒畅。

本病多因情志所伤,中药清肝解郁,清化热痰,育阴平肝,安神宁心,一般可缓解症状。另外,尚需针对患者的思想情绪进行心理辅导,解释安慰,劝其主动配合治疗,才能获得较好疗效。

医案

宋某,女,42岁,教师。

初诊:2019年6月20日。

主诉:经前心胸烦闷、失眠1年余。

病史:患者既往月经规律,周期28～30天,量色正常,经期4～5天。末次月经2019年5月26日,近1年来经前1周起即感乳房胀痛,精神抑郁不乐,情绪不宁,烦躁易怒,甚至怒而发狂,经后逐渐正常;不思饮食,夜寐欠安,经期经量偏少,色暗红,夹有血块,腹胀,大小便正常。

查体:舌红,苔腻,脉细弦。

妇科检查:未见明显异常。

超声检查:子宫、附件未见异常,双侧乳腺小结节。

中医诊断:经行情志异常。

西医诊断:经前期综合征。

中医辨证:肝郁气滞,冲气上逆,扰动心神。

治法:疏肝解郁,宁心安神。

处方:牡丹皮、栀子、醋北柴胡各9 g,当归、白芍、炒白术、茯苓、黄芩、半夏、党参各12 g,龙骨^(先煎)、牡蛎^(先煎)各20 g,桂枝、酸枣仁、合欢皮、陈皮各9 g,磁石30 g,甘草6 g。6剂,水煎服。嘱其少食辛辣之品。

二诊:2019年7月17日。

服药6剂后患者月经来潮,量一般,色红,无血块。乳房胀痛明显缓解,精神好转,夜寐欠安,舌红,苔腻,脉弦细。

继续按原方服用6剂,加服柏子养心丸。

如此按调周法治疗3个周期,患者症状缓解。

七、经行口糜

每值经前或经行之时,口舌糜烂,如期反复发作,经后渐愈者,称为"经行口糜"。本病历代文献中少有记载,但临床常见此病,近年常有报道。《素问·气厥论》有"膈肠不便,上为口糜"之论,即言大便秘结,热气上蒸而发为口糜之病机特点。以"谨守病机,各司其属"的原则进行辨证论治,收效颇佳。

西医学口腔溃疡可参照本病辨证治疗。

【病因病机】 本病历代医家虽无论述,但根据其病变部位,主要表现在口、舌。而舌为心之苗,口为胃之户,故其病机多由心、胃之火上炎所致。其热有阴虚火旺,热乘于心者;有胃热炽盛而致者。每遇经行阴血下注,其热益盛,随冲气上逆而发。

1. 阴虚火旺 素体阴虚,或欲念之火内动,或热病后耗津伤阴,值经行则营阴愈虚,虚火内炽,热乘于心,心火上炎,遂致口糜。正如《素问·至真要大论》云:"诸痛痒疮,皆属于心。"

2. 胃热熏蒸 嗜食辛辣香燥或膏粱厚味,肠胃蕴热,阳明胃经与冲脉相通,经行冲气偏盛,夹胃热上冲,熏蒸而致口糜。

【诊断要点】

1. 病史 有过劳,喜食辛燥史或热性病史。

2. 临床表现 经前或经行时有口舌红肿、糜烂生疮,伴随月经周期而发作,经后渐愈。

3. 检查

(1)妇科检查:无异常。

(2)辅助检查:实验室检查多无明显异常改变,但对口糜较重者,应查血常规,必要时行病变局部渗出物培养及皮肤过敏实验等,以除外其他疾病。

【辨证论治】

(一)辨证要点

本病以热证为主,或因虚热,或因实热。必须详辨虚实,大凡以脉数实而大,口干喜饮,尿黄便结者,属实;脉数无力,口干不欲饮,属虚。阴虚火旺者,五心烦热,口燥咽干。胃热熏蒸者,多有口臭,舌苔黄腻。

(二)治疗原则

以清热为主,虚者养阴清热;实者清热泻火。药宜用甘寒之品,使热除而无伤阴之弊。

(三)分型论治

1. 阴虚火旺证

临床表现:经期口舌糜烂,口燥咽干,月经量少,色红;五心烦热,尿少色黄;舌红苔少,脉细数。

病机:阴虚火旺,火热乘心。

治法:滋阴降火。

方药:知柏地黄丸(《医宗金鉴》)加麦冬、五味子。

知母、黄柏、熟地黄、山茱萸、山药、茯苓、泽泻、牡丹皮。

方中以熟地黄、山茱萸、山药补肝肾之阴;麦冬、五味子滋肺胃之阴;知母、黄柏、牡丹皮清肾中之伏火;佐茯苓、泽泻,导热由小便外解。全方共奏滋养肝肾、清泻虚火之功。

随症加减:若胃火伤阴者,症见经行口糜,牙龈肿痛,或牙龈出血,烦热口渴,大便燥结,舌红苔干,脉细滑而数。治宜滋阴清胃火,方用玉女煎(《景岳全书》:石膏、熟地黄、麦冬、知母、牛膝)。

2.胃热熏蒸证

临床表现:经行口舌生疮,口臭,月经量多,色深红;口干喜饮,尿黄便结;舌苔黄厚,脉滑数。

病机:胃热炽盛,冲气逆上。

治法:清胃泻热。

方药:凉膈散(《太平惠民和剂局方》)加减。

大黄、朴硝、甘草、栀子、薄荷叶、黄芩、连翘、淡竹叶。

方中朴硝、大黄清热泻下;连翘、淡竹叶、栀子、黄芩清热解毒;甘草缓急和中,薄荷叶清疏。全方咸寒苦甘,清热泻下,则胃热自清,口糜自愈。

随症加减:若烦渴引饮者,加石斛、麦冬、天花粉以生津止渴。若脾虚湿热内盛者,症见口舌糜烂或口唇疱疹,脘腹胀满,大便馊臭。治宜芳香化浊,清热利湿,方用甘露消毒丹(《温热经纬》滑石、茵陈、黄芩、射干、石菖蒲、川贝母、木通、藿香、连翘、薄荷、豆蔻)。

【其他疗法】

(一)西医治疗

1.一般治疗　注意休息,多饮水及稀软饮食。

2.药物治疗

(1)含漱剂:0.02%~0.05%洗必泰液、复方硼酸溶液等含漱口腔,疼痛明显可用1%~2%奴弗卡因液含漱。

(2)含化片:西瓜霜含片、西地碘含片、复方草珊瑚含片等。

(3)膜剂及软膏:用维生素、抗生素、激素、止痛药、麻醉药等制成药膜和软膏,贴敷于溃疡局部,除了有药物作用外并能保护溃疡面。

(4)维生素类药:维生素C,每次0.1~0.2g,每日3次,口服。B族维生素,每次1片,每日3次,口服。

（二）中医疗法

1. 中成药

（1）黄连上清片：每次 4 片，每日 3 次。治胃热炽盛型经行口糜。

（2）一清胶囊：每次 3~5 粒，每日 3 次。治胃热炽盛型经行口糜。

（3）知柏地黄丸：每次 8 粒，每日 3 次。治阴虚火旺型经行口糜。

（4）六味地黄丸：每次 8 粒，每日 3 次。治阴虚火旺型经行口糜。

（5）牛黄解毒片：每次 4 片，每日 3 次。治各型经行口糜。

（6）导赤丸：每次 1 丸，每日 2 次。治心火旺盛型经行口糜。

2. 中药局部　外用双料喉风散（含人工牛黄、珍珠、冰片、黄连、青黛、甘草、山豆根等）喷于患部，每次适量，每日 4~5 次。

3. 针灸疗法　治以清热泻火。体穴选太冲、公孙、内庭、内关、人迎。耳穴选口、肾、脾、胃、心、三焦、内分泌。

【预防调护】

（一）预防

1. 生活应有规律，注意劳逸结合，不宜熬夜，以免伤阴助内热。

2. 应保持心情舒畅，避免情绪过分紧张，避免大怒伤肝，以免心火肝火旺盛。

3. 平时勿食辛辣燥热助阳之物，勿酗酒，多吃新鲜蔬菜与水果，保持大便通畅。

4. 平时应注意口腔卫生，每日早晚刷牙，餐后及时漱口。

5. 平时应锻炼身体，增强体质，对于阴虚内热体质者，应常服知柏地黄丸或鲜芦根煎水代茶以预防经行口糜。

（二）调护

1. 经前或经期应保持足够的睡眠，心情舒畅。

2. 发病期间，忌烟酒辛辣、海腥发物及酸咸腌腊食品，避免食物过热、过硬，同时应少吃油腻厚味。

3. 患者饮食应以清淡而稀软食物为主，如各类稀粥、蛋汤、菜汤、肉松、藕粉、豆腐、绿豆汤等，并注意温凉适宜。

4. 对于经行口糜疼痛不愈合者，可用野蔷薇花煎水漱口、双料喉风散涂患处等方法治疗。

5. 对经行口糜久治不愈者，应行进一步检查或行病理检查，以排除口腔扁平苔藓等疾病。

【临证经验探讨】　经行口糜以经前或经期在舌体、齿龈、颊部或口唇等部位发生溃疡为主，严重时可因溃疡疼痛而影响进食，月经过后，溃疡自然愈合，下次月经又再复发。患者常有劳累过度、睡眠不足，喜食辛辣史或热性病史。实验室检查多无明显异常改变，但对口糜较重者，应查血常规，必要时行病变局部渗出物培养及皮肤过敏试验等以除外其他疾病。临证需与口疮、狐惑病进行鉴别。

经行口糜多为本虚标实。本虚者,肾阴虚也;标实者,胃热熏蒸也。经行口糜的辨证以热证为主,或因虚热,或因实热。经前多实热,或虚实错杂,以实热为主,经后多虚热,本病实际上是阴虚火旺与胃热熏蒸并见。阴虚火旺者,五心烦热,口燥咽干。胃热熏蒸者,多有口臭,舌苔黄腻。

治疗以清热为原则,具体治疗或滋阴清热,或清热泻火。平时宜滋养肝肾,调理治本。经行口糜发作之时以清热之剂,适加活血化瘀之品。

本病治疗上宜分两步。经前经期清泄胃热为主,佐以调肝平冲以治标,可选用清胃散或凉膈散。清胃散药用生地黄、当归身、牡丹皮、黄连、升麻、石膏。凉膈散药用大黄、朴硝、甘草、山栀子仁、薄荷、黄芩、连翘。胃热熏蒸常夹有湿浊,因此需合利湿浊、调气机等法,可选用甘露消毒丹,药用滑石^(包煎)、绵茵陈、黄芩、射干、川贝母、薄荷、豆蔻、石菖蒲、木通、广藿香、连翘。经后期滋养肾阴为主,佐以涵冲柔肝,可选用归芍地黄丸或汤剂。心火偏旺,即以舌尖糜烂为主者,在治疗上应以清心火为重点,用导赤散合知柏地黄汤,再加入 1~2 味调经药,如丹参、泽兰等。经净后常服六味地黄汤或丸剂,以杜绝火源。

在本病论治中,还要注意月经的变化。月经量少,排泄不畅,应加入丹参、泽兰、益母草等;月经量多,子宫泻而不藏,应加入棕榈炭、阿胶珠、茜草炭等固经止血之品。此外,滋阴降火重在滋阴,长服应选用甘寒、咸寒之品,苦寒药物中病即止,不宜久用,以防苦燥伤精以及苦寒凝滞血脉,影响月经的正常排泄。或心肝郁火,在大量清火药中,可佐少量发表药,乃"火郁发之"之意,每能增加疗效,特别是火旺导致阴道出血者,疗效尤佳。常用的发表药有荆芥、桑叶、薄荷等。

本病若及时治疗,一般预后良好。若正虚体弱,病情较重者,也有部分患者治愈后容易反复发作。

 ## 医案

黄某,女,47 岁,已婚,农民。

初诊:2019 年 3 月 15 日。

主诉:经行口糜 3 年,加重 2 个月。

病史:患者既往月经正常。3 年前开始因家庭原因经前郁怒而致口糜,以后每至经前及经期第一天出现口糜,伴口渴,失眠多梦,口服维生素 B$_2$ 及甘草锌胶囊,效果不佳。近 2 个月病情加重,经行口糜严重影响饮食,伴口苦咽干,夜眠不安,多梦,五心烦热,食少,大便不爽。末次月经 2019 年 2 月 20 日。

查体:舌质红,苔薄微黄,脉弦滑细数。

中医诊断:经行口糜。

西医诊断:经前期综合征。

中医辨证:肝肾不足,阴虚火旺。

治法:滋阴降火,滋补肝肾。

处方:知母 12 g,黄柏 6 g,生地黄 9 g,山茱萸 9 g,牡丹皮 6 g,茯苓 15 g,麦冬 9 g,石斛 9 g,芦根 12 g,石膏^(先煎)15 g,酸枣仁 15 g。6 剂,水煎服。每日 1 剂。

二诊:2019 年 3 月 25 日。

现月经第 6 天,经净 1 天,患者自诉经期口腔溃疡好转,咽干,夜眠不安,多梦,五心烦热明显好转,上方去牡丹皮、茯苓、芦根,加沙参、五味子各 9 g。6 剂,水煎服。

三诊:2019 年 4 月 25 日。

自诉月经干净 6 天,经期口腔溃疡痊愈,令其常服知柏地黄丸巩固治疗。

八、经行吐衄

每逢经行前后或正值经期,出现周期性的吐血或衄血者,称为"经行吐衄",又称"倒经""逆经"。

"经行吐衄"一词,最初见于《医宗金鉴·妇科心法要诀》,《傅青主女科》谓之"经逆"。《叶氏女科证治》称之为"逆经""倒经",《叶氏女科证治》:"经不往下行,而从口鼻中出,名曰逆经。"早在宋代《女科百问》中就阐明了"吐血、衄血、舌上出血、汗血"的发生机理。李时珍《本草纲目·妇人月水篇》提出:"有行期只吐血、衄血者,或眼耳出血者,是谓逆行。"傅青主则认为"肝气之逆"为本病病机,在治疗上主张"平肝以顺气,而不必益精以补肾"。《万病回春·调经》认为:"错经妄行于口鼻者,是火载血上,气之乱也。"

西医学的代偿性月经等可参照本病辨证治疗。

【病因病机】 本病主要病机为血热而冲气上逆,迫血妄行所致。出于口者为吐,出于鼻者为衄。临床以鼻衄为多。常由肝经郁火和肺肾阴虚所致。

1.肝经郁火 素性抑郁,或暴怒伤肝,肝郁化火,冲脉附于肝,肝移热于冲脉,当经期血海充盈,冲气旺盛,血海之血随冲气逆上而为吐血、衄血。

2.肺肾阴虚 素体阴虚,经行之际,阴血下溢,阴血亏虚,虚火上炎,灼肺伤络,络损血溢,以致吐衄。

【诊断要点】

1. 病史　有精神刺激或鼻咽部炎症病史。

2. 临床表现　每逢经前 1~2 天,或正值经期,也有少数在经将净时,出现吐血或衄血,血量多少不一,多伴月经量减少,甚则无月经,连续 2 个月经周期以上。

3. 检查

(1)体格检查:详细检查鼻、咽部,气管、支气管、肺、胃等黏膜及口腔、牙龈有无病变,必要时可行活组织检查,以排除恶性肿瘤及炎症所致出血。

(2)妇科检查:无异常。

(3)辅助检查:胸部 X 射线、纤维内窥镜检查以排除鼻、咽部及气管、支气管、肺、胃等器质性病变。

【辨证论治】

(一)辨证要点

本病有虚证与实证之不同。实证为经前或经期吐血、衄血,量多,色鲜红。虚证为经期或经净时吐血、咯血或衄血,量少,色暗红。

(二)治疗原则

本病因血热气逆而发,与经前经期冲气偏盛有关,治疗应本着"热者清之""逆者平之"的原则,以清热降逆、引血下行为主,或清肝泻火,或滋阴降火。不可过用苦寒克伐之剂,以免耗伤气血。

(三)分型论治

1. 肝经郁火证

临床表现:经前或经期吐血、衄血,量多,色鲜红;月经提前,量少甚或不行;心烦易怒,两胁胀痛,口苦咽干,头昏耳鸣,尿黄便结;舌红苔黄,脉弦数。

病机:肝火炽盛,冲气上逆。

治法:清肝泻火,调经止衄。

方药:清肝引经汤加减。

当归、白芍、生地黄、牡丹皮、栀子、黄芩、川楝子、茜草、牛膝、白茅根、甘草。

方中当归、白芍养血柔肝;生地黄、牡丹皮凉血清热;栀子、黄芩清热降火;川楝子疏肝理气;茜草、白茅根佐生地黄以增清热凉血之功;牛膝引血下行;甘草调和诸药。

随症加减:若兼小腹疼痛拒按,经血不畅有块者,为瘀阻胞中,于上方加桃仁、红花以活血祛瘀止痛。

2. 肺肾阴虚证

临床表现:经前或经期吐血、衄血,量少,色鲜红;月经每先期,量少;平素可有头晕耳鸣,手足心热,两颧潮红,潮热咳嗽,咽干口渴;舌红或绛,苔花剥或无苔,脉细数。

病机:肺肾阴虚,虚火内炽。

治法:滋阴养肺。

方药:顺经汤(《傅青主女科》)加牛膝。

当归、熟地黄、沙参、牛膝、白芍、茯苓、黑荆芥、牡丹皮。

方中当归、白芍养血调经;沙参润肺;熟地黄滋肾养肝;牡丹皮清热凉血;茯苓健脾宁心;黑荆芥引血归经;加牛膝引血下行。

随症加减:若咯血甚者,可加白茅根、浙贝母、桔梗以滋肺镇咳以止血。出血量多时应及时止血,吐血可口服大黄粉,或三七粉,或云南白药。衄血可用纱条压迫鼻腔止血,加用1%麻黄素滴鼻。

【其他疗法】

(一)西医治疗

1.指压法 为临时急救措施。用拇指和示指紧捏两侧鼻翼,让患者用口深呼吸,头部保持直立位,指压时间一般为5~10分钟。

2.黏膜下注射法 将局部麻醉药液注射于患处黏膜下,以压迫破裂的血管,达到止血目的。可用1%普鲁卡因或0.5%利多卡因。

3.填塞法 利用填塞物填塞鼻腔,压迫出血部位,使破裂的血管形成血栓而达到止血目的。一般用凡士林纱条短期填塞,须在48小时内将填塞物取出,必要时更换。

4.硬化疗法 70%酒精加普鲁卡因注射于鼻衄处的黏膜内。

5.滴鼻法 用1%麻黄素滴鼻,每次1~2滴,每日3次。

(二)中医疗法

1.中成药

(1)龙胆泻肝丸:每次6g,每日3次。治肝郁化火型经行吐衄。

(2)知柏地黄丸:每次8粒,每日3次。治阴虚内热型经行吐衄。

(3)失笑散:每次6g,每日3次。治瘀血内阻型经行吐衄。

(4)三七总苷片:每次2片,每日3次。治瘀血内阻型经行吐衄。

(5)丹栀逍遥丸:每次6g,每日3次。治肝郁化火型经行吐衄。

(6)三黄片:每次2片,每日2次。治胃火炽盛型经行吐衄。

(7)二至丸:每次6g,每日3次。治阴虚内热型经行吐衄。

【预防调护】

(一)预防

1.经前要保持心情舒畅,避免急躁暴怒。

2.平时应忌服辛辣之品,如辣椒、大葱、姜、蒜、烟酒等,多食蔬菜、水果,保持大便通畅。

3.经前、经期应保持足够的睡眠,避免过度劳累。

4.平时避免用手指挖鼻孔,以免损伤鼻黏膜,诱发经行吐衄。

5.冬令不宜大补,但可少量食用西洋参,以增加正气和缓补阴液。

(二)调护

1.经行吐衄多与阴血不足、内热有关,故平时忌伤阴燥津之食物,如烤、爆、炸、焗的各种点心和菜肴。

2.经行吐衄患者应多食含维生素 C 的食物,如番茄、橘子等蔬菜水果,并保持大便通畅。

3.经行吐衄在出血前,患者自觉鼻中或口腔内有一般血腥味,此时应立即静卧,头额部可敷冷毛巾。同时保持镇静,切勿急躁动怒,以防血涌上窍而致吐衄。

4.吐衄后可取鲜白茅根 30 g,旱莲草 30 g,煎水服;或鲜芦根 30 g,仙鹤草 60 g,煎水服;或鲜藕汁、鲜荸荠汁饮服以养阴止血。

5.鼻衄量多时将新鲜大蓟草或小蓟草打烂,用纱布包裹后塞鼻孔止血。

6.大量鼻衄、吐血者,应卧床休息,记录失血量,家属要帮助及时擦去血渍,并密切观察患者的精神状态、脉搏、呼吸、体温的变化,如出现面色苍白、呼吸急促、汗出肢冷、精神不安时,提示病情严重,应急速送医院急救。

7.对于经行吐衄久治不愈者,应行进一步检查,以排除鼻腔内肿瘤、畸形等疾病。

【临证经验探讨】 经行吐衄是一种病势向上的病变,该病的发生多为血热气逆所致,且与经前、经期冲气偏盛有关,究其气乱血逆之原因,不外乎虚实两端。虚者乃因素体阴虚,经行时精血下泄,阴血更虚,虚火上炎,灼肺伤络,血随火逆,而致吐血、衄血。实者则因素性抑郁,或恚怒伤肝,肝郁化火,火性炎上,致经血不能顺注冲任,且经行时冲气旺盛,冲气夹肝火上逆,灼伤血络,而为吐衄。临证中当依症而辨,分清虚实。虚证者经行吐血、衄血,量少色暗红,其症状多出现于行经期的后几天或经行之后,可伴有月经先期而行,经量偏少,时感头晕耳鸣,口渴咽干,两颧潮红,潮热汗出,手足心热,舌红绛,苔少,脉细数。实证者经行吐血、衄血,量较多,色鲜红,其症状多生于经前或行经期的第 1~2 天,经行先期,量少甚或不行,伴心烦易怒,两胁胀痛,口苦咽干,头晕耳鸣,尿黄便结,舌红苔黄,脉弦数。

对于本病的治疗应本着"热者清之""逆者平之"的原则,主要掌握"一清二降三止"之原则。"一清"指清热降火。《素问·至真要大论》曰:"诸逆冲上,皆属于火。"本病为血热火逆所致,则当清热降火为先,实热者治以清热凉血,甚或佐以泻火,药用牡丹皮、山栀、黄芩之类,虚热者当滋阴清热,壮水制火,药用生地黄、沙参、麦冬、知母、地骨皮等。"二降"指降气而引血下行。气为血之帅,血随气行,气降则血下。本病为气逆上行所致,治当顺气降逆,引血下行,临证之时可选用瓦楞子、川牛膝之品。"三止"即凉血止血。病起于经前或行经之初者当清热凉血、祛瘀止血,药用紫珠草、白茅根、茜草、藕节等;病发于行经之末或经后者当益气养阴、清热止血,药用生地黄炭、女贞子、旱莲草、侧柏叶等。上述三者之中以"清"为关键,否则,里热不清,则血无宁日,焉能自止,此乃正本澄源之治疗方法。另外,本病与肝、胃、肺、肾关系密切,根据吐血、衄血所属脏腑经脉不同,酌加该脏腑经脉归经药物。如衄血可加桑白皮、杏仁、菊花。

裴笑梅验方"归经汤",临证可参考应用,药用益母草、瓦楞子、川牛膝、炙卷柏。方中瓦楞子味咸质重,有平冲降逆之功,益母草祛瘀生新,配牛膝助瓦楞子引血下行,更加卷柏清热凉血。诸药合用则热清气降,经归常道,而无逆行之患。若见经行不畅,小腹疼痛者,加蒲黄、五灵脂、延胡索、川楝子,以行气活血,通调月经;若见心烦易怒,两胁胀痛,口苦咽干者,加牡丹皮、山栀、黄芩、白茅根、川楝子、郁金,以清肝泻火,理气止痛;若见头晕耳鸣,手足心热,潮热汗出者,加生地黄、沙参、麦冬、黄精、知母、黑荆芥,以滋养阴精,壮水制火。

在本病的诊治中要强调详细检查鼻、咽部,以及气管、支气管、肺、胃等处的黏膜有无病变,必要时行活检以辅助诊断,排除恶性肿瘤及炎症所致出血,以免延误病情。此外,本病发生于经期或行经前后,治疗中虽以清热凉血为主,但用药不可过于苦寒,以免寒凝血滞而成留瘀之弊。也不可过用之,以免重伤阴血;忌用升麻、柴胡等升提之品,以免升阳助火。

医案

李某,女,30 岁。

初诊:2017 年 6 月 10 日。

主诉:经行鼻出血半年。

病史:该患者半年前,因生活压力大,烦躁易怒,自此每值经期出现鼻血色鲜红,量较多,月经量明显减少,经前及经期乳房胀痛,腰膝酸软,头晕耳鸣,平素性情易怒,带下量多色黄。

查体:舌质红,苔薄黄,脉沉细弦。末次月经 2017 年 5 月 17 日。

鼻内镜检查:未见明显异常。

中医诊断:经行吐衄。

西医诊断:鼻出血。

中医辨证:肝郁化火,肾阴不足。

治法：平肝益肾，清热降逆。

处方：生地黄 15 g，牡丹皮 9 g，栀子 9 g，黄芩 9 g，白芍 12 g，川牛膝 12 g，川楝子 9 g，白茅根 15 g，炒藕节 15 g，川续断 12 g，桑寄生 12 g。6 剂，水煎服。每日 1 剂。

二诊：2017 年 6 月 20 日。

该患者服药后第 4 天月经来潮。此次行经期间有鼻衄现象，但出血量有所减少，月经量尚可，经前乳房胀痛明显减轻。仍有腰酸耳鸣。此时属经后，血海空虚，益肾滋阴为主。

处方：白芍 15 g，生地黄 15 g，山药 15 g，熟地黄 12 g，山萸肉 15 g，怀牛膝 12 g，川续断 9 g，盐菟丝子 15 g，甘草 6 g。7 剂，煎服法同前。

三诊：2017 年 7 月 10 日。

月经即将来潮，乳房稍有胀痛，头晕耳鸣，腰酸腹痛症状基本消失，带下量色质基本正常，余无明显不适。

查体：舌质淡红，苔薄黄，脉沉细弦。

处方：当归 9 g，生地黄 15 g，牡丹皮 9 g，栀子 9 g，黄芩 9 g，白芍 9 g，川牛膝 9 g，川楝子 9 g，白茅根 9 g，炒藕节 15 g，佛手 9 g，川续断 12 g，桑寄生 12 g。6 剂，煎服法同前。

四诊：2017 年 8 月 15 日。

现经后 1 周，自诉经期正常，无不适，嘱其经前一周服用丹栀逍遥丸及六味地黄丸巩固 3 个月。

九、经行风疹块

每值临经时或行经期间，周身皮肤突起红疹，或起风团，瘙痒异常，经净渐退者，称为"经行风疹块"，或称"经行瘾疹"。经行风疹块病名首见于宋代齐仲甫《妇科百问》："身瘙痒者，是体虚受风，风入腠理与血气相搏而俱往来在皮肤之间，邪气散而不能冲击为痛，故但瘙痒也。"《杂病广要》则认为："妇人血气，或通身痒，或头面痒，如虫行皮中，缘月水来时，为风所吹。"本病的主要特征是风疹块的发作与月经周期有关，青年女性为多见。

本病西医学属于经前期紧张综合征，本病发病的确切原因至今尚不清楚，可能与雌激素/孕激素比值升高、β-内啡肽的作用、催乳素浓度增高、前列腺素过多和心理因素等有关。

【病因病机】 本病多因风邪为患，又有内风、外风之别。内风者，源于素体本虚，适值经行，气血益虚，血虚生风所致；外风者，由风邪乘经期、产后、体虚之时，袭于肌腠所致。

1. 血虚　因素体血虚,或因多产、久病失养,营阴暗损,经行时阴血益虚,血虚生风,风盛则痒。

2. 风热　素体阳盛,或过食辛辣之品,血分蕴热,经行时气血变化急骤,风热之邪乘虚而入,搏于肌肤腠理,热盛生风,遂发风疹。

3. 血瘀阻滞　情志不畅,肝失条达,气机不宣,血行不畅,瘀血阻滞,而发风疹。

【诊断要点】

1. 病史　有过敏病史。

2. 临床表现　本病与月经周期密切相关,经行风疹块表现为经前或经期突然出现散在丘疹、风团,数小时后迅即消失,不留痕迹,后又不断成批发生,经后逐渐消失。

3. 检查　妇科检查无异常。

【辨证论治】

(一)辨证要点

经行风疹块有虚证与实证之分,主要根据证候特点,结合月经情况进行辨证。如血虚生风化燥者,皮肤干燥,瘙痒难忍,入夜更甚,月经多推迟,量少色淡;风热者,皮肤红热,瘙痒难忍,月经多提前,量多色红。

(二)治疗原则

本病的治疗,应根据"治风先治血,血行风自灭"的原则,以养血祛风为主,虚证宜养血祛风,实证风热者宜疏风清热,血瘀者活血化瘀。

(三)分型论治

1. 血虚证

临床表现:经行肌肤风疹频发,瘙痒难忍,入夜尤甚;月经多延后,量少色淡;面色不华,肌肤枯燥;舌淡红,苔薄,脉虚数。

病机:营阴不足,血虚生风。

治法:养血祛风。

方药:荆防四物汤加黄芪、白蒺藜、何首乌、甘草。

防风、荆芥、当归、川芎、白芍、生地黄。

方中四物汤加何首乌、荆芥、防风养血祛风;白蒺藜平肝祛风;黄芪、甘草益气固表,扶正祛邪。全方共奏养血祛风止痒之功。

随症加减:若风疹团块痒甚难眠者,酌加蝉蜕、生龙齿疏风止痒,镇静安神。

2. 风热证

临床表现:经行身发红色风团、疹块,瘙痒不堪,感风遇热尤甚;月经多提前,量多色红;口干喜饮,尿黄便结;舌红,苔黄,脉浮数。

病机:风热相搏,邪郁肌腠。

治法:疏风清热。

方药:消风散(《外科正宗》)加减。

荆芥、防风、当归、生地黄、苦参、炒苍术、蝉蜕、木通、胡麻仁、生知母、煅石膏、生甘草、牛蒡子。

方中当归、生地黄、牛蒡子养血清热疏风;荆芥、防风、蝉蜕疏风止痒;苦参、苍术燥湿清热解毒;胡麻仁养血润燥;知母、石膏清热泻火;木通、甘草清火利尿,导热由小便下行。全方共奏疏散风热、消疹止痒之功。

3. 血瘀阻滞证

临床表现:经前或经行风疹团块,疹色黯红,瘙痒入夜尤甚,肌肤干燥微痛,小腹作痛,经行不畅夹块,块下痛减,舌紫黯,或有瘀点,脉涩有力。

病机:瘀血阻滞,血行不畅。

治法:活血祛瘀,调经止痒。

方药:血府逐瘀汤加减。

桃仁、红花、当归、川芎、赤芍、生地黄、牛膝、枳壳、桔梗、柴胡、甘草。

本方取桃红四物汤与四逆散之主要配伍,加下行之牛膝和上行之桔梗而成。方中桃仁破血行滞而润燥,红花活血祛瘀以止痒,共为君药。赤芍、川芎助君药活血祛瘀;牛膝入血分,性善下行,能祛瘀血,通血脉,并引瘀血下行,使血不郁于胸中,瘀热不上扰,共为臣药。生地黄甘寒,清热凉血,滋阴养血;合当归养血,使祛瘀不伤正;合赤芍清热凉血,以清瘀热。三者养血益阴,清热活血,共为佐药。桔梗、枳壳,一升一降,宽胸行气,桔梗并能载药上行;柴胡疏肝解郁,升达清阳,与桔梗、枳壳同用,尤善理气行滞,使气行则血行,亦为佐药。甘草调和诸药,为使药。合而用之,使血活瘀化气行,则诸证可愈。

随症加减:皮肤瘙痒者,加豨莶草、刺猬皮、紫草根;经行不畅者,加泽兰、莪术;少腹作痛者,加延胡索、五灵脂。

【其他疗法】

(一)西医治疗

1. 一般治疗　发病期间勿穿化学纤维内衣,勤换内衣;戒酒;皮肤干燥者加以湿润;不要过多地洗澡;尽量不用肥皂;穿着或被褥不要太热。

2. 炉甘石洗剂　局部外用 0.025% 氟轻松乳剂或软膏,或 0.5%～1.0% 氢化可的松溶液或软膏外涂等。

3. 内服抗过敏药　氯雷他定 10 mg,每日 1 次,口服。或西替利嗪 10 mg,每日 1 次,口服。

4. 激素疗法　并发喉头水肿者,用氢化可的松 100～200 mg 加入 5% 葡萄糖注射液中,静脉滴注。同时给予冰块口含,喉头冷敷。

5. 气管切开 窒息严重者,必要时应进行气管切开。

（二）中医疗法

1. 中成药

（1）四物合剂:每次 10 mL,每日 3 次。治血虚生风型经行风疹块。

（2）防风通圣丸:每次 6 g,每日 3 次。治血热内蕴型经行风疹块。

（3）血府逐瘀口服液:每次 1～2 支,每日 3 次。治血瘀阻滞型经行风疹块。

（4）乌蛇止痒丸:每次 6 g,每日 3 次。治各种原因所致的经行风疹块。

（5）人参归脾丸:每次 1 丸,每日 2 次。治血虚生风型经行风疹块。

2. 针灸疗法 取合谷、曲池、血海、三阴交穴,平补平泻法。治疗各种原因所致的经行风疹块。

【预防调护】

（一）预防

1. 经前要保持心情舒畅,避免急躁暴怒。

2. 平时应戒酒、不喝浓茶、不饮咖啡、不吃辛辣刺激性食物,特别是经前不吃鱼、虾、蟹、香菇等发物,以防诱发风疹块。

3. 经前和经期应保证足够的睡眠,避免过度劳累。

4. 经前应忌食油炸、煎烤,如烤鸡、烤鸭、烟熏鱼肉等,各种炒货硬物如花生、瓜子等也须忌口。

5. 衣服穿着应避免局部刺激,内衣要柔软宽松,不要穿化纤、羊毛织品,宜穿棉织、丝织内衣。洗澡时不用碱性太强的肥皂或过度摩擦,浴后应将肌肤上的皂沫冲洗干净。被褥不宜太暖。

（二）调护

1. 经前或经期应多食清淡而高营养且易消化的食物,如瘦肉、豆腐、豆浆、鸡蛋、鸭子等。

2. 经行风疹块患者应多饮清热、化湿、利尿的开水、饮料、果汁等。

3. 宜多食含丰富纤维素的植物,以利增加肠蠕动而有助于通便泄热,如青菜、芹菜、茄子、茭白等。

4. 患者应避免感受风邪,以免接触花粉、灰尘、羽毛等致敏物质,或寒冷而使经行风疹块反复或加重。

5. 若患者出现脓毒血症、喉头水肿或昏厥时,应及时诊断和积极抢救。

6. 对于经行风疹块久治不愈者,应行进一步检查,以排除肠寄生虫病、免疫性疾病、肝脏疾病等。

【临证经验探讨】 经行风疹块病因是风邪为患,临证有虚实之分,遵照“治风先治血,血行风自灭”之理,治以养血祛风为主。虚证宜养血祛风,实证宜疏风清热。血瘀证活血祛瘀,调经止痒。用药不宜过用辛香温燥之品,以免劫伤阴血,使虚者愈虚,病缠绵难愈。

另外,经行风疹块在临床上尚需与荨麻疹、多形性红斑、丘疹性荨麻疹、色素性荨麻疹相鉴别。

本病经适当治疗,预后良好。

 ## 医案

李某,女,35 岁,已婚,农民。

初诊:2020 年 6 月 10 日。

主诉:经行出现皮疹半年。

病史:半年前做完人流手术后,出现经期皮疹,全身性,瘙痒难忍,入夜尤甚,伴口渴,3~4 天一次大便,面色不华,肌肤枯燥,末次月经 2020 年 6 月 9 日。

查体:舌质红,苔薄微黄,脉虚数。

中医诊断:经行风疹块。

西医诊断:荨麻疹。

中医辨证:营阴不足,血虚生风。

治法:滋阴养血祛风。

处方:当归、川芎、白芍、生地黄各 12 g,防风、荆芥、黄芪各 15 g,甘草 6 g,白蒺藜、何首乌各 12 g,蝉蜕、生龙齿各 9 g。6 剂,水煎服。每日 1 剂。

二诊:2020 年 7 月 7 日。

自诉口服中药后,痒疹好转,仍有口渴、大便干,偶有失眠,多梦,现经前期。

查体:舌质红,苔薄微黄,脉弦滑细数。

仍按上方继服 6 剂。

三诊:2020 年 7 月 15 日。

自诉经行 5 天,现月经干净 1 天,自诉服药后,经期痒疹明显好转,继续按原方巩固治疗 3 个周期,后彻底治愈。

第七节　经断前后诸证

妇女在经断前后,出现烘热汗出,烦躁易怒,潮热面红,失眠健忘,精神倦怠,头晕目眩,耳鸣心悸,腰背酸痛,手足心热,或伴月经紊乱等与绝经有关的症状,称为"经断前后诸证",亦称"绝经前后诸证"。

古代医籍对本病无专篇记载,对其症状的描述可散见于"脏躁""百合病""老年血崩"等病证中,如《金匮要略·妇人杂病脉证并治》指出,"妇人脏躁,喜悲伤欲哭,象如神灵所作。数欠伸。"又曰:"妇人年五十所,病下利数十日不止,暮即发热,少腹里急,腹满,手掌烦热,唇口干燥……当以温经汤主之。"《景岳全书·妇人规》:"妇人于四旬外,经期将断之年,多有渐见阻隔,经期不至者。当此之际,最宜防察。若果气血和平,素无他疾,此固渐止而然,无足虑也。若素多忧郁不调之患,而见此过期阻隔,便有崩决之兆。若隔之浅者,其崩尚轻;隔之久者,其崩必甚,此因隔而崩者也。"

西医学绝经综合征、双侧卵巢切除或放射治疗后卵巢功能衰竭出现绝经综合征表现者,可参照本病辨证治疗。

【病因病机】　本病的发生与妇女经断前后的生理特点密切相关。七七之年,肾气渐衰,天癸渐竭,冲任二脉逐渐亏虚,月经将断而至绝经,在此生理转折时期,受身体内外环境的影响,如素体阴阳有所偏衰,素性抑郁,宿有痼疾,或家庭、社会等环境变化,易导致肾阴阳平衡失调而发病。

"肾为先天之本",又"五脏相移,穷必及肾",故肾之阴阳失调,每易波及其他脏腑。而其他脏腑病变,久则必然累及肾,故本病之本在肾,常累及心、肝、脾等脏,致使本病证候复杂。

1.肾阴虚　肾阴素虚,精亏血少,经断前后,天癸渐竭,精血衰少;或忧思不解,积念在心,营阴暗耗;或房劳多产,精血耗伤,肾阴更虚;真阴亏损,冲任衰少,脏腑失养,遂致经断前后诸证。

2.肾阳虚　素体肾阳虚衰,经断前后,肾气更虚;或房事不节,损伤肾气;命门火衰,冲任失调,脏腑失于温煦,遂致经断前后诸证。

3.肾阴阳俱虚　肾藏元阴而寓元阳,若阴损及阳,或阳损及阴,真阴真阳不足,不能濡养、温煦脏腑,冲任失调,遂致经断前后诸证。

【诊断要点】
1.病史　发病年龄多在44~54岁,若在40岁以前发病者,应考虑为"早发性卵巢功能不全"。发病前有无工作、生活的特殊改变。有无精神创伤史及双侧卵巢切除手术或放射治疗史。

2. 临床表现　月经紊乱或停闭,随之出现烘热汗出,潮热面红,烦躁易怒,头晕耳鸣,心悸失眠,腰背酸楚,面浮肢肿,皮肤蚁行样感,情志不宁等症状。

3. 检查

(1) 妇科检查:经断后期可见外阴及阴道萎缩,阴道分泌物减少,阴道皱襞消失,宫颈、子宫可有萎缩。

(2) 辅助检查:①阴道细胞学涂片:阴道脱落细胞以底、中层细胞为主。②生殖内分泌激素测定:血清 FSH 和 E_2 值测定以了解卵巢功能,绝经过渡期血清 FSH>10 U/L,提示卵巢储备功能下降。闭经,FSH>40 U/L 且 E_2<10 ~ 20 pg/mL,提示卵巢功能衰竭。或行血清抗米勒管激素(AMH)检查了解卵巢功能,AMH 低至 1.1 ng/mL 提示卵巢储备功能下降;若低于 0.2 ng/mL 提示即将绝经;绝经后 AMH 一般测不出。

【辨证论治】

(一) 辨证要点

本病发生以肾虚为本,临证应主要根据临床表现、月经紊乱的情况及舌脉辨其属阴、属阳,或阴阳两虚。

(二) 治疗原则

本病治疗应注重固护肾气,清热不宜过于苦寒,祛寒不宜过于温燥,更不可妄用克伐,以免犯虚虚之戒。若涉及他脏者,则兼而治之。

(三) 分型论治

1. 肾阴虚证

临床表现:经断前后,头晕耳鸣,腰酸腿软,烘热汗出,五心烦热,失眠多梦,口燥咽干,或皮肤瘙痒,月经周期紊乱,量少或多,经色鲜红;舌红,苔少,脉细数。

病机:天癸渐竭,肾阴不足,冲任失调。

治法:滋肾益阴,育阴潜阳。

方药:六味地黄丸(《小儿药证直诀》)加生龟甲、生牡蛎、石决明。

熟地黄、山药、山茱萸、茯苓、牡丹皮、泽泻、生龟甲、生牡蛎、石决明。

方中熟地黄、山茱萸、龟甲滋阴补肾;山药、茯苓健脾和中;生牡蛎、石决明平肝潜阳;牡丹皮、泽泻清泄虚热。全方共奏滋阴补肾、育阴潜阳之功效。

随症加减:若出现双目干涩等肝肾阴虚证时,宜滋肾养肝,平肝潜阳,以杞菊地黄丸(《医级》)加减;若头痛、眩晕较甚者,加天麻、钩藤、珍珠母以增平肝息风潜镇之效;若肾阴亏,伴情志不遂,以致肝郁化热者,症见头晕目眩,口苦咽干,心胸烦闷,口渴饮冷,便秘溲赤,治宜滋阴疏肝,方用一贯煎;若肾水不足,不能上济于心,而致心肾不交,症见心烦失眠,心悸易惊,甚至情志失常,宜滋阴补血,养心安神,方用天王补心丹(《摄生秘剖》)。若头晕目眩、耳鸣严重,加何首乌、黄精、肉苁蓉滋肾填精益髓。

2. 肾阳虚证

临床表现:经断前后,头晕耳鸣,腰痛如折,腹冷阴坠,形寒肢冷,小便频数或失禁;带下量多,月经不调,量多或少,色淡质稀,精神萎靡,面色晦暗;舌淡,苔白滑,脉沉细而迟。

病机:肾气渐衰,冲任失司。

治法:温肾壮阳,填精养血。

方药:右归丸加减。

附子、肉桂、熟地黄、山药、山茱萸、枸杞子、菟丝子、鹿角胶、当归、杜仲。

随症加减:若肾阳虚不能温运脾土,致脾肾阳虚者,症见腰膝酸软,食少腹胀,四肢倦怠,或四肢浮肿,大便溏薄,舌淡胖,苔薄白,脉沉细缓,治宜温肾健脾,方用健固汤加补骨脂、淫羊藿、山药。

3. 肾阴阳俱虚证

临床表现:经断前后,乍寒乍热,烘热汗出,月经紊乱,量少或多,头晕耳鸣,健忘,腰背冷痛;舌淡,苔薄,脉沉弱。

病机:阴阳两虚,冲任失调。

治法:阴阳双补。

方药:二仙汤(《中医方剂临床手册》)合二至丸加减。

仙茅、淫羊藿、当归、巴戟天、黄柏、知母、何首乌、生龙骨、牡蛎、女贞子、旱莲草。

方中仙茅、淫羊藿、巴戟天温补肾阳;知母、黄柏滋肾坚阴;当归养血和血;旱莲草、女贞子滋肝肾之阴;加何首乌补肾育阴,生龙骨、牡蛎滋阴潜阳敛汗。全方共奏温阳补肾、滋阴降火、潜阳敛汗之功。

随症加减:如便溏者,去当归,加茯苓、炒白术以健脾止泻。

4. 心肾不交证

临床表现:绝经前后,心烦失眠,心悸易惊,甚至情志失常,月经周期紊乱,量少或多,经色鲜红,头晕健忘,腰酸乏力;舌红,苔少,脉细数。

病机:肾水不足,心火过旺。

治法:滋阴补血,养心安神。

方药:天王补心丹(《摄生秘剖》)。

人参、玄参、当归、天冬、麦冬、丹参、茯苓、五味子、远志、桔梗、酸枣仁、生地黄、朱砂、柏子仁。

天王补心丹主治阴虚血少,神志不安。方中生地黄、玄参、天冬、麦冬滋肾养阴液;人参、茯苓益心气;丹参、当归养心血;远志、柏子仁、酸枣仁、五味子养心安神,除烦安眠;桔梗载药上行;朱砂为衣,安心神。全方共奏滋阴降火,养心安神之功。

【其他疗法】

(一)西医治疗

1.一般治疗　通过心理疏导,使绝经过渡期妇女了解绝经过渡期的生理过程,并以乐观的心态相适应。必要时选用适量镇静药以助睡眠,如睡前服用艾司唑仑 2.5 mg。谷维素有助于调节自主神经功能,口服 20 mg,每日 3 次。鼓励建立健康生活方式,包括坚持身体锻炼,健康饮食,增加日晒时间,摄入足量蛋白质及含钙丰富食物,预防骨质疏松。

2.性激素补充疗法(HRT)

(1)适应证:①有血管舒缩功能不稳定及泌尿生殖道萎缩症状。②低骨量及绝经后骨质疏松症。③有精神神经症状者。

(2)禁忌证:①原因不明的阴道流血或子宫内膜增生。②已知或怀疑妊娠、乳腺癌及与性激素相关的恶性肿瘤。③6 个月内有活动性血栓病。④严重肝肾功能障碍、血卟啉病、耳硬化症、系统性红斑狼疮。⑤与孕激素相关的脑膜瘤。

(3)慎用情况:①子宫肌瘤、子宫内膜异位症。②尚未控制的糖尿病及严重高血压。③有血栓病史或血栓倾向者。④胆囊疾病、癫痫、偏头痛、哮喘、高催乳素血症。⑤乳腺良性疾病及乳腺癌家族病史。

(4)性激素:在卵巢功能开始减退及出现相关症状后即可应用。停止 HRT 治疗时,一般应缓慢减量或间歇用药,逐步停药。以雌激素为主,辅以孕激素。常用雌激素有口服戊酸雌二醇每日 1～2 mg,结合雌激素每日 0.3～0.625 mg、尼尔雌醇每周 1～2 mg。17β-雌二醇经皮贴膜,每周 1～2 贴。孕激素制剂有口服醋酸甲羟孕酮每日 2～6 mg、微粒化孕酮每日 100～300 mg。剂量设定原则为选用最小有效剂量和个体化原则,要求血 E_2 浓度达到 40～50 pg/mL。

性激素补充疗法(HRT)常用以下方案:

1)连续序贯法:以 28 天为 1 个治疗周期,雌激素不间断应用,孕激素于周期第 15～28 天应用。周期之间不间断。本方案适用于绝经 3～5 年的妇女。

2)周期序贯法:以 28 天为 1 个治疗周期,第 1～21 天每天给予雌激素,第 11～21 天给予孕激素,第 22～28 天停药。孕激素用药结束后,可发生撤药性出血。本方案适用于围绝经期及卵巢功能早衰的妇女。

3)连续联合治疗:每日给予雌激素和孕激素,发生撤药性出血的概率低。此方案适用于绝经多年的妇女。

4)单一雌激素治疗:适用于子宫切除术后或先天性无子宫的卵巢功能低下妇女。

5)单一孕激素治疗:适用于绝经过渡期或绝经后症状严重且有雌激素禁忌证的妇女。

3.非激素类药物　对有血管舒缩症状及精神神经症状者,可口服盐酸帕罗西汀 20 mg,每日 1 次;防治骨质疏松可选用钙剂(碳酸钙、磷酸钙、氯酸钙、枸橼酸钙等)和维生素 D、降钙素、双磷酸盐类等制剂。

(二)中医疗法

1.中成药

(1)六味地黄丸:每次 6 g,每日 2 次,口服。适用于肾阴虚证。

(2)知柏地黄丸:每次 6 g,每日 2 次,口服。适用于肾阴虚证。

(3)杞菊地黄丸:每次 6 g,每日 2 次,口服。适用于肾阴虚证。

(4)坤泰胶囊:每次 2 g,每日 3 次,口服。适用于心肾不交证。

2.针灸疗法　①肾阴虚者取肾俞、心俞、太溪、三阴交、太冲。②肾阳虚者取关元、肾俞、脾俞、章门、足三里。

【预防调护】

普及卫生知识,提高妇女对本病的认识。予以精神安慰,消除顾虑,调整患者心态。鼓励适度参加文娱活动,增加日晒时间,摄入足量蛋白质及含钙丰富食物以预防骨质疏松。加强卫生宣教,使妇女了解围绝经期正常的生理过程,消除其顾虑和减轻其精神负担,保持心情舒畅,必要时可给予心理疏导。鼓励患者积极参加体育锻炼,以改善体质、增强抵抗力,防止早衰。饮食应适当限制高脂、高糖类物质的摄入,注意补充新鲜水果、蔬菜尤其是钙、钾等矿物质含量高的食物。定期进行体格检查,尤其要进行妇科检查,包括防癌检查,必要时行内分泌检查。

【临证经验探讨】　妇女年事渐高,值四十八九岁前后,七七之年,就会出现月经闭绝。此即《素问·上古天真论》所谓:"七七,任脉虚,太冲脉衰少,天癸竭,地道不通,故形坏而无子也。"临近经绝的一两年一般称为更年期。于更年期之妇女,有些人并无异常,有些人则出现烦躁、易怒、心悸、失眠、自汗、面红、腰肢酸乏、头眩耳鸣、月经闭止或月经紊乱、饮食减少,特别是烦恚郁悒等精神不安更为多见,此为更年期综合征或称更年期症候群。其症状可以延续数月乃至一两年之久,常影响工作和情绪,或减弱体力。

更年期综合征之形成,主要咎于脏腑功能失和,冲任二脉受损。故治疗要以调冲任为本,而调冲任又当调脏腑、和气血,其中尤须注重肝、脾、肾三脏。因肝主藏血,为女子之先天;肾主藏精,为精血之根本;脾主运化,为气血生化之源泉。三脏功能调和,则气血自滋,冲任自调,诸病不起。反之,肝血不足,血海失盈,或肝失疏泄,气滞血瘀,则可致冲任不足或失调;肾精亏损,阳失潜藏,或肾阴虚衰,经脉失于温养,则对冲任脉的影响尤为突出;脾失健运,化源不足,血海空虚,无血可下,也可致冲任虚衰,功能减退,从而产生月经紊乱、脏腑功能失常等一系列症状。冲任损伤有虚有实,其导致脏腑功能失常的病理变化也有寒热虚实之别,因此在具体治疗上,又当根据虚实的不同情况和不同脏腑,或先泻后补,或亦补亦疏,或补肾为主,或补脾肾为先,或两和肝脾,或心脾兼顾,而后期总以补肝肾、理脾胃为善后之计。其间,变化不离准绳,灵活而有规矩,不能囿于分型定法,而应无穷之变。

对于临证具体处方用药,女子在生理上有经、带、胎、产之特点,精血易耗,加之更年期天癸已竭,冲任已衰,因此,本病的病理究属虚多实少。用药不宜过于辛燥,甚至诛伐无过。如清热不宜过于苦寒,祛寒不宜过于辛热,活血不宜过于峻逐,理气不宜过于攻破。临床经验方药,如肝肾虚以二至丸为基础,偏于阴虚阳亢,症见头晕目眩、肢麻震颤、潮热面红、腰背酸楚等,加桑寄生、枸杞、桑椹、麦冬、白芍、磁朱丸、生牡蛎、钩藤、蒺藜、菊花等滋阴潜阳,镇肝息风。兼心阴不足,心火妄动,见少寐梦多、悲伤欲哭、夜卧汗出等症者,加浮小麦、糯稻根、五味子、粉牡丹皮、东白薇、炒枣仁、远志、夜交藤、合欢花等养心安神,凉营泄热。兼肝火旺盛,见有口苦咽干、耳鸣耳聋、烦躁易怒、胸胁胀痛、便干溲赤者,加栀子、黄芩、柴胡、白芍、生地黄、玄参、远志、竹叶、莲子心等滋阴柔肝,泻心肝之火。偏于阳虚内寒,症见肢冷便溏、腰膝冷痛、性欲衰退等,加炒杜仲、菟丝子、巴戟天、鹿角霜等温养督脉,益火之源。脾肾虚者选用归脾汤加减,药如党参、白术、茯苓、远志、川续断、桑寄生等。偏于脾肾阳虚,气不行水,症见腰部酸痛、肢冷便溏、小便清长、周身浮肿等,则加怀山药、烫狗脊、鹿角霜、威灵仙、冬葵子、冬瓜皮、仙灵脾等温阳利水。若统藏失职,月经量多,淋沥不止者,加棕榈炭、炒地榆、海螵蛸、川茜草、艾叶炭、炮姜炭等温经止血。偏于脾胃气虚,升降失常,见有大便溏泄、脘痞纳呆、泛恶欲呕等症者,加佩兰、清半夏、竹茹、陈皮、紫厚朴等健脾和中、理气醒脾。若兼心脾不足、行血无力,见有心悸气短、心胸闷痛等症,则加橘叶、香附、姜黄、菖蒲、丹参、鸡血藤、分心木等通络活血,理气止痛。其他如养血调经、蠲痰通络、利湿通淋等方法,也常依据病情间或穿插应用。

对更年期综合征,虽于临诊时常进行如上之辨证分型,但亦不尽拘泥于此。所见甚多者,自经绝期妇女乃至经绝后数年之妇人亦往往有类似之证候,而其见症较上述者为轻,但突出者为精神不安,情绪不宁,烦躁易怒而已。此主要为原本血虚,水亏木旺,复以受七情所伤最为常见。《女科经纶·妇人杂病》谓:"妇人之病,难治于男子数倍也……妇女之病,多由伤血……系恋爱憎,入之深、著之固,情不自抑,不知解脱。由阴凝之气,郁结专滞,一时不得离散……故其为病,根深也。"此论对进一步认识妇女杂病,特别以之观察分析更年期综合征,颇能得到启示。症状明显较重者,按上述辨证分型处理,介于两型之间之轻者,且舌脉并无明显改变者,常以《金匮要略》甘麦大枣汤为主治之。偏阳证郁滞者,配合四逆散;偏于阴虚有热者,配以百合地黄汤。药物简单,性能和平,既有显效,又不伤正,颇可推广。

本病持续时间长短不一,短则几个月,严重者可长达 5～10 年。若能及时、积极治疗,特别是药物结合心理治疗,往往短时间内可获痊愈。病程长、症状重、疗程较长者,尤其要注意心理调治。本病若未引起足够的重视,未能施以必要的改善措施,或因长期失治、误治等,则可能导致高血压、冠心病、骨质疏松等病的发生。

医案

李某,51 岁,已婚,农民。

初诊:2018 年 7 月 8 日。

主诉:潮热出汗 1 年,加重半年。

病史:月经 16 岁初潮,月经周期 26～30 天,经期 4～5 天,49 岁绝经,无痛经。近 1 年潮热出汗,伴失眠、多梦、五心烦热,食少纳呆,头晕耳鸣,记忆力减退,大便干燥,小便黄。曾自服中药治疗,病情减轻但未痊愈,反复发作,近半年明显加重。现症:烘热、汗出,每 30～50 分钟一次,伴心烦、失眠,头晕耳鸣加重,带黄不多。

查体:舌质红,舌红少苔,脉细无力。

辅助检查:①性激素六项示 FSH 50 mIU/mL, LH 46 mIU/mL, E_2 15 pg/mL, P 0.4 ng/mL, T 0.05 ng/mL, PRL 10 ng/mL。②超声检查示子宫附件未见明显异常。

中医诊断:绝经前后诸证。

西医诊断:绝经综合征。

中医辨证:肝肾阴亏,阴虚阳亢,兼气虚。

治法:补养肝肾,平肝潜阳,收敛止汗。

处方:生地黄 15 g,生白芍 15 g,麦冬 9 g,阿胶 9 g,生牡蛎(先煎)15 g,生鳖甲(先煎)15 g,生龟甲(先煎)15 g,酸枣仁 15 g,五味子 9 g,地骨皮 9 g,炙甘草 6 g。7 剂,水煎服。嘱其忌食辛辣。

二诊:2018 年 7 月 15 日。

服药后潮热出汗症状减轻,每日发作数次。方药同前,续服 10 剂。

三诊:2018 年 7 月 25 日。

服药后潮热出汗症状明显减轻,大便正常,失眠多梦改善不明显,加炙远志 9 g,首乌藤 15 g。续服 2 周。

四诊:2018 年 8 月 10 日。

上方服后潮热出汗已不明显,睡眠好转,月经 10 天前来潮,量不多,3 天净。

第八节　经水早断

女性 40 岁之前出现月经停止 3 个周期以上或 6 个月以上,伴潮热汗出、性欲低下、性交痛、心烦失眠、不孕等症状,称为"经水早断"。

古代医籍记载的"经水早断",最早见于《傅青主女科·调经篇》:"女子七七而天癸绝。有年未至七七而经水先断者。"又曰:"倘心、肝、脾有一经之郁,则其气不能入于肾中,肾之气即郁而不宣矣。况心、肝、脾俱郁,即肾气真足而无亏,尚有茹而难吐之势,矧肾气本虚,又何能盈满而化经水外泄耶!经曰'亢则害',此之谓也。此经之所以闭塞有似乎血枯,而实非血枯耳。治法必须散心、肝、脾之郁,而大补其肾水,仍大补其心、肝、脾之气,则精溢而经水自通矣。"

西医学的卵巢功能早衰,可参照本病辨证治疗。

【病因病机】　本病的发生是肾-天癸-冲任-胞宫轴失衡的结果,肾虚是其根本,心肝脾功能失调是重要因素。

1. 肝肾阴虚　先天不足、早婚多产、房事不节等导致肾中精气不足或素体肝血不足,日久累及肾,致肝肾阴虚,冲任失养,血海不能满溢,遂致经水早断。

2. 肾虚肝郁　肾虚精血匮乏,肝失疏泄,气机不利,冲任失调,血海不能按时满溢,遂致经水早断。

3. 脾肾阳虚　感受寒邪,或过食寒凉生冷,损伤脾阳,脾阳不振,损及肾阳;或肾阳不足,命火虚衰,不能温煦脾阳,而致脾肾阳虚,冲任胞宫虚寒,遂致经水早断。

4. 心肾不交　平素积虑伤心,或久病伤阴,房事过度等,导致阴精暗耗,肾水不足,不能上济于心,则心火独亢,心火不能下交于肾,致经水生化乏源,冲任不满,而致经水早断。

5. 肾虚血瘀　素禀肾气不足,或房劳多产,或久病不愈,损伤肾气,气虚运血无力,瘀阻脉络,冲任血海不能满溢,遂致经水早断。

6. 气血虚弱　素体虚弱,或脾胃虚弱,化源不足,或大病久病,致气血虚弱,胞脉失养,血海不能满溢,遂致经水早断。

【诊断要点】

1.病史　发病年龄在40岁以前,多数患者无明显诱因。少数可有家族遗传史;自身免疫性疾病引起的免疫性卵巢炎病史;盆腔放射、全身化疗、服用免疫抑制剂及生殖器官手术等医源性损伤史;吸烟饮酒、有毒有害物质接触史;或在发病前有精神刺激史。

2.临床表现　经水早断患者一般于40岁之前出现月经停止3个周期以上或6个月以上;部分服者或可出现潮热等绝经过渡期症状。

3.检查

(1)妇科检查:生殖器官萎缩,阴道黏膜变薄、皱襞消失。

(2)辅助检查:间隔一个月持续两次以上 FSH>40 U/L 和雌激素水平下降。

【辨证论治】

(一)辨证要点

本病以肾虚为本,累及心、肝、脾多脏。辨证当审证求因,结合舌脉综合分析。

(二)治疗原则

本病的治疗原则重在健脾、补肾、调肝,清心养心。补中有通,通中有养。脾健、肾固、肝调、心宁,冲任得养,血海充盈,经水自来。

(三)分型论治

1.肝肾阴虚证

临床表现:闭经;腰酸膝软,头晕耳鸣,两目干涩,五心烦热,潮热汗出,失眠多梦,阴户干涩;舌红,少苔,脉弦细数。

病机:肝肾阴虚,精血亏少。

治法:滋补肝肾,养血调经。

方药:左归丸或百灵育阴汤(《韩氏女科》)加减。

熟地黄、白芍、山茱萸、山药、川续断、桑寄生、怀牛膝、龟甲、牡蛎、阿胶、杜仲、海螵蛸、生甘草。

方中熟地黄、山茱萸、山药滋补肝肾,填精益髓;杜仲、海螵蛸、阿胶、龟甲、牡蛎均为血肉有情之品,有滋补肝肾、生精益髓之效,叶天士称阿胶为"滋补奇经八脉之良药";续断、桑寄生、杜仲补益肝肾,强筋骨,养血调冲;白芍柔肝养血敛阴;怀牛膝补肝肾,活血祛瘀,引血下行;生甘草补虚并调和诸药。全方共奏滋补肝肾、养血调经之效。

随症加减:若阴虚阳亢,头晕目眩,酌加石决明、木贼草、钩藤以育阴潜阳。

2. 肾虚肝郁证

临床表现:闭经;腰酸膝软,烘热汗出,精神抑郁,胸闷叹息,烦躁易怒;舌质暗淡,苔薄黄,脉弦细尺脉无力。

病机:气血不充,血海空虚。

治法:补肾疏肝,理气调经。

方药:一贯煎加减。

沙参、麦冬、当归、生地黄、川楝子、枸杞子。

方中当归、枸杞子滋养肝肾;沙参、麦冬、生地黄滋阴养血;川楝子疏肝理气。全方共奏补肾疏肝、理气调经之功。

随症加减:若烦急,胁痛或乳房胀痛,酌加柴胡、郁金以疏肝清热;若口干渴,大便结,脉数,酌加黄芩、知母、大黄以清热泻火。偏于肝郁者可用百灵调肝汤(《韩氏女科》)。

3. 脾肾阳虚证

临床表现:闭经;面浮肢肿,腹中冷痛,畏寒肢冷,腰酸膝软,性欲淡漠,带下清冷,久泻久痢或五更泻;舌淡胖,边有齿痕,苔白滑,脉沉迟无力或脉沉迟弱。

病机:阳虚内寒,脏腑失养。

治法:温肾健脾,养血调经。

方药:毓麟珠(《景岳全书》)加减。

鹿角霜、川芎、白芍、白术、茯苓、川椒、人参、当归、杜仲、炙甘草、菟丝子、熟地黄。

方中四物汤补血,四君子汤补气;菟丝子、杜仲、鹿角霜温养肝肾;佐以川椒温督脉。全方共奏温肾健脾、养血调经之功。

随症加减:若形体肥胖、痰涎壅盛,酌加半夏、陈皮健脾燥湿化痰;若大便溏薄,酌加薏苡仁健脾除湿。

4. 心肾不交证

临床表现:闭经;心烦不寐,心悸怔忡,失眠健忘,头晕耳鸣,腰酸膝软,口燥咽干,五心烦热;舌尖红,苔薄白,脉细数或尺脉无力。

病机:肾水不足,血海不充。

治法:清心降火,补肾调经。

方药:黄连阿胶汤(《伤寒论》)加减。

黄连、阿胶、黄芩、鸡子黄、芍药。

方中黄连、黄芩泻心火,使心气下交于肾;阿胶、鸡子黄、芍药滋肾阴,使肾水上济于心。全方共奏清心降火、补肾调经之效。

随症加减:若口干不欲饮,加北沙参、天花粉、石斛养阴清热以生津。

5. 肾虚血瘀证

临床表现:闭经;头晕耳鸣,腰酸膝软,口干不欲饮,胸闷胁痛,口唇紫暗;舌质紫暗,边有瘀点、瘀斑,苔薄白,脉沉涩无力。

病机:肾虚血瘀,冲任瘀阻。

治法:补肾益气,活血调经。

方药:肾气丸合失笑散加减。

桂枝、附子、熟地黄、山茱萸、山药、茯苓、牡丹皮、泽泻、蒲黄、五灵脂。

随症加减:若偏肾阳虚,症见畏寒肢冷、下肢尤甚,加肉桂、淫羊藿以温补肾阳,引火归原。

6. 气血虚弱证

临床表现:闭经;神疲肢倦,头晕眼花,心悸气短,面色萎黄;舌质淡,苔薄白,脉细弱或沉缓。

病机:气血不足,冲任空虚。

治法:补气养血,和营调经。

方药:人参养荣汤(《太平惠民和剂局方》)加减。

人参、黄芪、白术、茯苓、陈皮、甘草、熟地黄、当归、白芍、五味子、远志、肉桂。

方中人参、黄芪补气健脾;白术、茯苓、甘草健脾养胃;陈皮理气健脾;熟地黄、当归、白芍滋阴养血;远志安神定志;五味子益气养阴;肉桂温通经脉。全方共奏补气养血、和营调经之效。

随症加减:若失眠多梦,酌加合欢皮、夜交藤养心安神;若食少便溏,酌加炒扁豆、薏苡仁健脾渗湿。

【其他疗法】

(一)西医治疗

1. 心理及生活方式干预 缓解心理压力,健康饮食、规律运动、戒烟,避免生殖毒性物质的接触。

2. 激素补充治疗(hormone replacement therapy,HRT) 不仅可以缓解低雌激素症状,而且对心血管疾病和骨质疏松症有预防作用。治疗方案同经断前后诸证。

(二)中医疗法(中成药)

(1)八珍益母丸:每次6g,每日2次,口服。适用于气血两虚证。

(2)坤泰胶囊:每次2g,每日3次,口服。适用于阴虚火旺证。

(3)桂枝茯苓丸:每次6g,每日1~2次,口服。适用于气滞血瘀证。

(4)少腹逐瘀胶囊:每次3粒,每日3次,口服。适用于寒凝血瘀证。

【预防与调护】

1. 加强精神和心理疏导,消除患者精神紧张、焦虑及应激状态。

2. 加强营养,生活规律。

【临证经验探讨】 经水早断的病机有虚有实,亦有虚实夹杂者,但以虚证为多。月经的产生,主要在于肾气-天癸-冲任-子宫的相互作用和协调,同时与心、肝、脾、肺及气血的整体协调也有关系,并具有定期藏泻的规律。在月经的调节机理中,肾起着主导作用。《素问·上古天真论》说:"女子七岁,肾气盛,齿更发长。二七而天癸至,任脉通,太冲脉盛,月事以时下。"又说:"肾者主水,受五脏六腑之精而藏之,故五脏盛,乃能泻。"子宫的藏泻受肾脏封藏,肝脏疏泄的支配,必须先藏以达到盛满,然后才能泻。月经的主要成分是血,心主血脉,脾主统血和生化气血,肝主藏血,并主疏泄,故月经之定期来潮,又有赖于脏腑及整体的协调,而主要着重于肾气(包括肾阴肾阳)之是否充盛。经水早断之病机,多因肾气不充,天癸这种无形之水(微量之体液)不至,任脉不通,冲脉不盛,胞脉不充,这是临床上较多见的一种类型。除肾虚经水早断之外,还有因脾气虚弱而不能生化气血,或亡血暴脱而致血海空虚,无余可下者,古称"血枯经闭"。这都是虚证经水早断的机理。此外,亦有因心气不得下通,或肝气郁结而不疏泄,或气滞血瘀而阻隔胞脉、胞宫,或痰湿凝聚以致胞脉不通,这是实证及虚实夹杂证的机理。

调治之法,主要针对不同的病机而定。一般来说,虚证或虚实夹杂者视其何脏之虚实辨证治之,虚者补之,实则泻之,虚实夹杂者,则当补虚泻实。具体来说,脾虚者健脾益气,补气养血,六君子汤、八珍汤、人参养荣汤等加味。心脾两虚者,健脾养心,养血调经,归脾汤加续断、桑寄生等。脾肾两虚者,补阳益经汤(人参、鹿茸、熟地黄、白芍、茯苓、白术、当归、怀山药、菟丝子、巴戟天、肉桂、丹参、续断、怀牛膝)。

经水早断临证以肝肾亏虚者多见,当以调理肾肝为主,而肾精是月经的主要化源,故滋阴益肾填精乃调治之要。必待肾阴充盛,天癸依期而至,才能使冲任、血海旺盛,经血下行。但由于月经具有明显的节律性,是一个周期性藏泻交替的过程,如肝气之疏泄不利,亦足以障碍月经之通调。正如《傅青主女科》谓:"经水出诸肾,而肝为肾之子,肝郁则肾亦郁矣。"故调补肾阴,亦应因时制宜,在滋肾养血之中,适时佐以疏肝解郁行气之品,并引血下行,予以利导,使经血得以通行。在一月之中,阴血的消长也有其节律,则治法上的补与攻亦应循其消长规律。《素问·八正神明论》曰:"月始生,则血气始精,卫气始行,月郭满,则血气实,肌肉坚,月郭空,则肌肉减,经络虚,卫气去,形独居。是以因天时而调血气也……月生无泻,月满无补,月郭空无治,是谓得时而调之。"故滋肾养血宜在阴历月的上半月(即初一至十五)进行,活血通经宜在下半月进行,以顺应阴血盛衰的节律,则疗效更好,这也是因时制宜的具体运用。

滋肾养血之方药,可选《景岳全书》之归肾丸加减化裁作为第一方。该方以菟丝子、熟地黄、杜仲调补肾气,山萸肉、当归、枸杞子养肝益血,佐以山药、茯苓健脾益气,它是以补肾为重点而又兼顾肝脾的要方。此方可连续服用 22 天左右。继用《景岳全书》之调经饮加丹参、川芎行气疏导,引血下行。方中以当归、川芎益血活血,香附、青皮行气疏肝,山楂、丹参活血化瘀,牛膝引血下行,茯苓健脾渗湿,为行气活血通经之方。此方作为第二方,接上方连服 7 天左右。兼有热者,再加牡丹皮、赤芍,兼寒者,加桂枝、小茴香,兼瘀滞者,加刘寄奴、桃仁、红花。停药数天后,如月经仍未来潮者,可再重复以上两方,继续调治。这种先补后攻的治法,一般要反复三四次,才易收效,因虚证闭经往往迁延日久,非短时可以取效也。应坚持服药,初见疗效之后,亦应注意巩固疗效,一般在通经后仍应继续调治 2~3 个月,使之建立正常的月经周期。

虚证兼气郁,少佐疏肝理气之品,如川楝子、玫瑰花、绿萼梅,而不辛燥伤阴。虚证兼血瘀,酌加泽兰、丹参、月季花、凌霄花以通利冲任之经脉。虚证兼痰湿者,加陈皮、茯苓、贝母、甘草、半夏、益母草化湿祛痰,活血调经。

经水早断的调治,除辨证要准确外,因时用药很重要,适时攻补,补与攻交替进行,是治疗闭经关键的一招。尤其是对于虚证患者。切不可以见血为快,妄行攻伐。治疗期间如见白带增多,则为佳候,是阴精渐复之征,不必加以固涩。本病以肾虚为本,与心肝脾相关。临证重在辨其脏腑,通过四诊对本病进行客观、全面的分析,辨证论治,遣方用药。

医案

李某,女,37 岁,已婚。

初诊:2018 年 2 月 9 日。

主诉:停经半年,潮热汗出 1 个月。

现病史:既往月经规律,6~7/30 天,量中,孕₁产₁,2009 年顺产时,出现产后出血,半年前,无诱因出现闭经,平素脾气暴躁易怒,早孕试纸阴性,一直未治疗,1 个月前出现潮热汗出,手足心发热,腰酸膝软,烦躁易怒,有带下,量少,面色黯黄,有脱发,大便干。

查体:舌红苔薄黄,脉细弦。

辅助检查:①性激素六项示 FSH 46 mIU/mL, LH 43 mIU/mL, E_2 10 pg/mL,P 0.1 ng/mL,T 0.5 ng/mL,PRL 8 ng/mL。②超声检查示子宫大小正常,前后壁回声均匀,边界清楚,子宫内膜厚约 3 mm,双侧附件未见异常。

中医诊断:经水早断。

西医诊断:卵巢功能早衰。

中医辨证:肝郁肾虚,血海空虚。

治法:补肾疏肝,补益气血。

处方:当归、枸杞子、党参各12 g,地黄12 g,川楝子6 g,白芍、山茱萸、山药各10 g,川续断、桑寄生、怀牛膝各12 g,龟甲(先煎)、阿胶(烊化)各9 g,炙甘草6 g,浮小麦30 g。6剂,水煎服。

二诊:2018年3月23日。

末次月经:2018年3月15日,经血量少,手足心发热及潮热汗出改善明显,带下量少。舌红,苔薄略黄,脉弦。

辅助检查:2018年3月14日查激素,FSH 10.23 mIU/mL,LH 8.4 mIU/mL,E_2 53.38 pg/mL,P 0.3 ng/mL。

处方:熟地黄、山茱萸、山药各10 g,川续断、桑寄生、怀牛膝各12 g,牡丹皮9 g,龟甲(先煎)、生牡蛎(先煎)、阿胶(烊化)各9 g,炙甘草6 g,浮小麦30 g。6剂,水煎服。

三诊:2018年6月15日。

末次月经:2018年5月18日,自诉无潮热出汗,腰膝酸软好转,大便正常。舌红,脉细弦滑。辅助检查:2018年5月20日(月经第3天)查激素,FSH 5.6 mIU/mL,LH 6.4 mIU/mL,E_2 25 pg/mL,P 0.5 ng/mL。

处方:熟地黄、山茱萸、山药10 g,川续断、桑寄生、怀牛膝各12 g,牡丹皮9 g,赤芍9 g,桃仁9 g,泽兰9 g,龟甲(先煎)、阿胶(烊化)各9 g,甘草6 g。水煎服,上方加减服用3个月经周期电话回访,月经恢复正常。

第九节 经断复来

妇女绝经1年或1年以上,又见子宫出血者,称"经断复来",又称"年老经水复行"或"妇人经断复来"。

本病始见于《女科百问·卷上》之第十一问:"妇人卦数已尽,经水当止而复行者,何也? 答曰……七七则卦数以终,终则经水绝止……或劳伤过度,喜怒不时,经脉虚衰之余,又为邪气攻冲,所以当止而不止也。"其后各家对本病亦有论述。《傅青主女科》设"年老经水复行"专篇,认为"经不宜行而行者,乃肝不藏脾不统之故也",当"大补肝脾之气与血"以治之。《医宗金鉴·妇科心法要诀》:"妇人七七天癸竭,不断无疾血有余;已断复来审其故,邪病相干随证医。"

西医学绝经后出血可参照本病辨证论治。但该病病因复杂,有良恶不同性质,除炎症刺激、子宫内膜息肉、子宫内膜萎缩等良性因素外,还可由生殖器官肿瘤引起。若为后者所致,不属本节范畴,应积极配合手术或放、化疗等。

【病因病机】 经断复来见于绝经后女性。由于女性经、孕、产、乳等特殊生理,阴血数伤,至年老肾虚,天癸竭,冲任衰少,故地道不通,经水断绝。若素体气虚或阴虚,或摄生不慎,邪气内伏,冲任受损,失于固摄,则可发生本病。常见的分型有气虚、阴虚、血热和血瘀。

1. 气虚 素体脾胃虚弱,天癸已竭,或饮食失节,或劳倦过度,损伤脾气,中气不足,冲任不固,血失统摄,致经断复来。《傅青主女科·调经》:"妇人有年五十外或六、七十岁忽然行经者,或下紫血块,或如红血淋,人或谓老妇行经,是还少之象,谁知是血崩之渐乎……然经不宜行而行者,乃肝不藏脾不统之故也。"

2. 阴虚 素体阴虚,或房劳多产,损伤肾阴,或天癸已竭,阴虚更甚,若房事不节,复伤肾精,或忧思过度,营阴暗耗,均可致相火妄动,虚火扰及冲任,迫血妄行,以致经断复来。

3. 血热 素体阳盛,或外感热邪,或过食温燥之品,或肝怒化火,火热内蕴,损伤冲任,血海不宁,热迫血妄行以致经断复来。《医宗金鉴·妇科心法要诀》:"妇人七七四十九岁后,天癸不行,若止而复来,无他证者,乃血有余,不得用药止之。若因血热者,宜芩心丸……或用益阴煎。"

4. 血瘀 天癸已竭之年,体虚气弱,血行不畅;或情志内伤,肝气郁结,气滞血瘀;或感受外邪,与血搏结,瘀血内停,瘀阻冲任,损伤胞脉胞络,血不归经,以致经断复来。

【诊断要点】

1. 病史 注意询问既往月经史、婚育史、绝经年龄,绝经后有无白带增多及异臭味,有无性交出血史及癥瘕病史,有无与本病相关诱发因素,如房事不节,情志不遂,过食温补,有无服用激素或抗凝剂等。

2. 临床表现 自然绝经 1 年或 1 年以上出现阴道流血,出血量多少不一,一般为少量出血,少数如经期出血量,出血时间长短不定,或持续性出血,或间歇性出血。部分患者白带增多,呈血性或脓血样,有臭味,或伴有下腹痛、下腹部包块、低热等。若出血反复发作,或经久不止,伴腹胀、消瘦等要注意恶性病变。

3. 检查

(1)妇科检查:应重点明确出血部位,如出血来自宫颈或宫腔;注意阴道黏膜、阴道流血及分泌物情况;检查宫颈、宫体、双侧附件大小,有无盆腔包块及压痛;注意腹股沟及其他淋巴结是否肿大等。

(2)辅助检查:①出血来自宫颈组织,应行宫颈细胞学检查及人乳头瘤病毒筛查,必要时行阴道镜下宫颈组织活检,以明确出血是否因宫颈炎症、宫颈上皮内瘤变甚至宫颈癌所致。②出血来自宫腔,行妇科超声检查,初步评估绝经后子宫内膜,了解有无生殖器官占位性病变。③若怀疑内膜异常,可行分段诊刮术并将刮出组织送病检,或宫腔镜检查术,对可疑内膜进行病理活检。④若子宫增大或合并盆腔包块者,行盆腔 MRI 或 CT 检查,并补充 CA125 等肿瘤标志物协助诊断。⑤怀疑卵巢功能性肿瘤如卵巢性索间质肿瘤所致子宫出血。还需检测血清雌二醇(E_2)、雄激素等性激素水平。

【辨证论治】

(一)辨证要点

本病以绝经后出血为主要表现,出血量一般不多,因此临证主要根据出血的色、质、气味及其他证候辨病之虚实,或虚实夹杂。一般而言,血色淡质稀,神疲乏力,脉缓弱者多属气虚;色鲜红,质稠,腰膝酸软,咽干口燥,阴中干涩热痛,脉细数者多属阴虚;色深红,质稠,带多色黄,味臭,口苦干,苔黄,脉弦滑者多属血热;血色紫暗有块,腹痛,或伴癥块,舌紫暗,脉涩者多属血瘀。

(二)治疗原则

本病的治疗原则重在固摄冲任,扶正祛邪。

(三)分型论治

1.气虚证

临床表现:绝经 1 年或 1 年以上经水复来,血量稍多,色淡质稀;小腹空坠,神疲乏力,气短懒言,面色㿠白;舌淡红,苔薄白,脉缓弱。

病机:冲任不固,中气不足。

治法:补气养血,固冲止血。

方药:安老汤(《傅青主女科》)加减。

人参、黄芪、熟地黄、土炒白术、当归、山茱萸、阿胶、黑芥穗、香附、木耳炭、甘草。

方中人参、黄芪、土炒白术补中益气,固摄止血;熟地黄、山茱萸、阿胶、当归养精益血,阿胶兼可止血;香附理气,与补气养血药同用,使补而不滞;黑芥穗、木耳炭黑以制红,加强止血之力;甘草调和诸药。全方以补气固冲摄血治本,养血止血治标,标本同治,故可收止血之功。

2.阴虚证

临床表现:绝经 1 年或 1 年以上经水复来,量不多,色鲜红,质稍稠;腰膝酸软,潮热盗汗,心烦失眠,头晕耳鸣,咽干口燥,大便燥结;阴中干涩或灼热疼痛,外阴瘙痒;舌红,苔少,脉细数。

病机:阴虚内热,热扰冲任。

治法:滋阴凉血,固冲止血。

方药:知柏地黄丸加阿胶、龟甲。

知母、黄柏、熟地黄、山茱萸、山药、茯苓、泽泻、牡丹皮。

方中知母、黄柏滋阴清热,泻相火;熟地黄、山药、山茱萸补益肝肾之阴;牡丹皮清热凉血;泽泻清泻相火;茯苓健脾利湿;阿胶养血止血;龟甲滋阴固冲止血。全方共奏滋阴凉血止血之功。

随症加减:若兼心烦急躁者,酌加郁金、栀子以疏肝清热;外阴瘙痒甚者,酌加白蒺藜、荆芥、何首乌以养血祛风止痒;大便燥结者,酌加胡麻仁、柏子仁润肠通便。

3. 血热证

临床表现:绝经1年或1年以上经水复来,色深红,质稠;带下增多,色黄,有臭味;口苦口干,小便短赤,大便秘结;舌红,苔黄,脉弦滑。

病机:热伤冲任,热灼伤津。

治法:清热凉血,固冲止血。

方药:益阴煎(《医宗金鉴》)加减。

生地黄、知母、黄柏、龟甲、砂仁、炙甘草、生牡蛎、茜根、地榆。

方中生地黄、茜根、地榆清热凉血止血;知母、黄柏滋阴清热泻火;龟甲、生牡蛎固冲止血;砂仁养胃醒脾,行气宽中;炙甘草补中并调和诸药。全方清热凉血泻火,血无热迫,冲任自固,血无妄行之弊矣。

随症加减:兼有湿热,带下量多、色黄,酌加车前子、土茯苓、薏苡仁以清热利湿止带;出血量多或反复发作,气味腐臭者,酌加白花蛇舌草、七叶一枝花、半枝莲以清热解毒。

4. 血瘀证

临床表现:绝经1年或1年以上经水复来,血色紫暗有块,量多少不一;小腹疼痛拒按,或胞中有癥块;舌紫暗,脉弦涩或涩。

病机:瘀阻冲任,血不循经。

治法:活血化瘀,固冲止血。

方药:当归丸(《圣济总录》)加减。

当归、赤芍、吴茱萸、大黄、干姜、附子、细辛、牡丹皮、川芎、虻虫、水蛭、厚朴、桃仁、桂枝。

方中当归、赤芍、川芎、桂枝活血祛瘀;虻虫、水蛭祛瘀消积;大黄、牡丹皮、桃仁凉血祛瘀;吴茱萸、干姜、附子、细辛温经散瘀;厚朴行气以助散结之力。全方活血祛瘀,消积化瘀癥结散,冲任通,血循常道,不致妄行则血能自止。本方攻破力猛,体实而瘀血内结者方可用。

随症加减:若瘀积化热,症见手足心热,或低热不退,口干渴饮,尿赤便结,舌暗,苔黄而干,脉弦数者,去吴茱萸、干姜、附子、细辛、川芎,加田三七、地榆、贯众;小腹疼痛剧者,酌加罂粟壳、延胡索;久病体虚,面色苍白,形体羸瘦,气短气促,饮食减少者,去虻虫、大黄,加黄芪、白术、太子参。

【其他疗法】

(一)西医治疗

绝经后出血明确诊断后,需针对病因进行治疗。

1. 老年性阴道炎及萎缩性子宫内膜炎　除局部或全身应用抗炎药物以外,应补充适量雌激素,以促进阴道黏膜上皮增生成熟,增加上皮内糖原储备,促进乳酸杆菌生长。可选用尼尔雌醇 1～2 mg,每两周 1 次,口服;天然或人工合成的雌激素制剂均可局部给药,可选用雌激素栓剂或霜剂塞入阴道。

2. 子宫内膜增生或增生过长　可行诊刮术治疗,根据病检结果制定不同的治疗方案。

3. 子宫内膜息肉或宫内节育器等引起的出血　宜在宫腔镜下摘除息肉或取出节育器。对已绝经而仍留有节育器者,宜在绝经后半年至一年内取出,以防因节育器在宫内错位、嵌顿而致取出困难。

4. 宫颈癌或子宫腺癌等恶性肿瘤　通过普查可以早期发现、早期治疗。治疗以手术为主,亦可辅以放射治疗或化疗。

(二)中医疗法(中成药)

(1)知柏地黄丸:每次 8～10 粒,每日 3 次,口服。治阴虚火旺之绝经后阴道出血。

(2)归脾丸:每次 8～10 粒,每日 3 次,口服。治脾不统血之绝经后阴道出血。

(3)宫血宁胶囊:每次 1～2 粒,每日 3 次,口服。治瘀血不归经之绝经后阴道出血。

(4)云南白药:每次 0.5～1 g,每日 2～3 次,口服。治瘀血不归经之绝经后阴道出血。

【预防调护】

(一)预防

1. 绝经后妇女应当调情志,节嗜欲,适劳逸。保持心情舒畅,进行适当劳动,还要经常锻炼身体,以增强体质,提高抗病能力。

2. 饮食宜清淡,忌食辛辣刺激之品。

3. 绝经后勿自行服用激素类药物,尤其是雌激素的药物。

（二）调护

1. 出现绝经后出血，应尽快去医院检查，明确诊断，针对病因进行治疗。

2. 保持外阴部清洁，并注意适当休息，出血量多时还需卧床休息。

3. 补充富有营养的食物，以增强抵抗力。

【临证经验探讨】 经断复来属绝经后特有疾病，相当于西医学绝经后出血，一般指绝经后子宫出血。患者出血原因复杂，有良恶性质不同，其中良性病变居多，但恶性病变也占相当比例，因此临证需首先明确出血部位，再结合临床表现及辅助检查查明出血原因，辨病之良恶性质，排除恶性病变后可参中医辨证治疗。

🖐 医案

张某，女，55 岁，已婚，农民。

初诊：2019 年 5 月 30 日。

主诉：绝经 5 年，阴道流血 20 天。

现病史：现绝经 5 年，20 多天前开始出现无规律阴道流血；量少色鲜红，无腹痛。自服过消炎片、三七片，流血不止。半月前在本地某医院诊断性刮宫，未发现明显异常，给予消炎、止血药服用，阴道仍少量出血，色红。就诊时见其形体清瘦，皮肤干燥，两颧潮红，述体倦乏力，腰膝酸软，心烦口干，手足心热，失眠多梦。孕$_7$产$_4$。

查体：舌红，苔薄少津，脉弦细数。

妇科检查：外阴阴道萎缩型，阴道内有少量淡红血液，宫颈光滑已萎缩，子宫小于正常，无压痛，双侧附件无异常。

辅助检查：①宫颈排癌筛查示未见明显异常。②超声检查示子宫萎缩，子宫内膜厚约 3 mm，双侧附件未见异常。

中医诊断：经断复来。

西医诊断：绝经后出血。

中医辨证：肝肾不足，气阴两虚。

治法：益气养阴，滋养肝肾，固冲止血。

处方：黄芪 20 g，党参 15 g，地黄 12 g，地骨皮 9 g，炒白术 9 g，龙骨 15 g，生牡蛎（先煎）15 g，山茱萸 9 g，阿胶（烊化）9 g，白芍 9 g，仙鹤草 9 g，地榆炭 12 g，女贞子 9 g，墨旱莲 12 g，麦冬 9 g，五味子 9 g，酸枣仁 9 g，甘草 6 g。7 剂，水煎服。

二诊：2019 年 6 月 7 日。

服药后阴道流血明显减少，呈咖啡色分泌物，心烦口干、手足心热、失眠多梦等症状有改善。上方去仙鹤草、地榆炭，续服 1 周。

三诊:2019 年 6 月 15 日。

阴道流血已净 2 天,仍有腰膝酸软症状,继首诊处方去仙鹤草、地榆炭、龙骨、生牡蛎,加川断 9 g,桑寄生 9 g,杜仲 9 g 以补肾固冲,壮腰健肾。续服两周巩固疗效。

2 个月后随访未有阴道流血。

第六章　带下病

带下病是指带下量明显增多或减少,色、质、气味发生异常,或伴全身或局部症状者。带下明显增多者称为带下过多;带下明显减少者称为带下过少,在某些生理情况下也可出现带下增多或带下减少,如月经期前、排卵期、妊娠期带下增多而无其他不适者,为生理性带下;绝经前后白带量减少,而无不适者,亦为生理现象,不作病论。

带下一词,有广义、狭义之分。广义带下是泛指女性经、带、胎、产、杂病而言。由于这些疾病都发生在带脉之下,故称为"带下病"。狭义带下又分为生理性带下及病理性带下。生理性带下属于妇女体内的一种阴液,是由胞宫渗润于阴道的色白或透明,无特殊气味的黏液,氤氲之时增多。病理性带下即带下病,有带下量多,色、质、气味异常;有带下量少,阴道干涩;或伴全身、局部症状。

第一节　带下过多

带下量过多,色、质、气味异常,或伴全身、局部症状者,称为"带下过多",又称"下白物""流秽物"等。

本病始见于《素问·骨空论》:"任脉为病……女子带下瘕聚。"《诸病源候论》明确提出了"带下病"之名,并分"带五色俱下候"。《傅青主女科》认为"带下俱是湿证",并以五色带下论述其病机及治法。

西医妇科疾病如阴道炎、宫颈炎、盆腔炎性疾病等引起的阴道分泌物异常与带下过多,临床表现类似者,可参照本病辨证治疗。

【病因病机】　带下过多系湿邪为患,而脾肾功能失常是发生的内在条件,感受湿热、湿毒之邪是重要的外在病因。任脉不固,带脉失约是带下过多的核心病机。

1.脾虚　饮食不节,劳倦过度,或忧思气结,损伤脾气,脾阳不振,运化失职,湿浊停聚,流注下焦,伤及任带,任脉不固,带脉失约,而致带下过多。

2.肾阳虚　素禀肾虚,或房劳多产,或年老体虚,久病伤肾,肾阳虚损,气化失常,水湿下注,任带失约;或肾气不固,封藏失职,阴液滑脱,而致带下过多。

3. 阴虚夹湿热　素禀阴虚,或年老久病,真阴渐亏,或房事不节,阴虚失守,下焦复感湿热之邪,伤及任带而致带下过多。

4. 湿热下注　素体脾虚,湿浊内生,郁久化热,或情志不畅,肝气犯脾,脾虚湿盛,湿郁化热,或感受湿热之邪,以致湿热流注或侵及下焦,损及任带,而致带下过多。

5. 湿毒蕴结　经期产后,胞脉空虚,或摄生不慎,或房事不禁,或手术损伤,感染湿毒之邪,湿毒蕴结,损伤任带,而致带下过多。

【诊断要点】

1. 病史　妇产科术后感染史,盆腔炎性疾病史,急、慢性宫颈炎病史,各类阴道炎病史,房事不节(洁)史。

2. 临床表现　带下量多,色白或黄,或赤白相兼,或黄绿如脓,或浑浊如米泔;质或清稀如水,或稠黏如脓,或如豆渣凝乳,或如泡沫状;气味无臭,或有臭气,或臭秽难闻;可伴有外阴、阴道灼热瘙痒,坠胀或疼痛,或伴尿频、尿痛等症状。

3. 检查

(1)妇科检查:可见各类阴道炎、宫颈炎、盆腔炎性疾病的体征,也可发现肿瘤。

(2)辅助检查:①实验室检查,阴道炎患者阴道分泌物检查清洁度Ⅲ度或以上,或可查到滴虫、假丝酵母菌及其他病原体。急性或亚急性盆腔炎性疾病,血常规检查白细胞计数增高。必要时可行宫颈分泌物病原体培养、病变局部组织活检等。②超声检查,对盆腔炎性疾病及盆腔肿瘤有意义。

【辨证论治】

(一)辨证要点

辨证要点主要根据带下的量、色、质、气味的异常及伴随症状、舌脉辨其寒热、虚实。临证时尚需结合全身症状及病史等进行全面综合分析,方能做出正确的诊断。同时需进行必要的妇科检查及防癌排查,以免贻误病情。

(二)治疗原则

本病的治疗原则重在祛湿止带,清热利湿。

(三)分型论治

1. 脾虚证

临床表现:带下量多,色白,质地稀薄,如涕如唾,无臭味;伴面色萎黄或㿠白,神疲乏力,少气懒言,倦怠嗜睡,纳少便溏;舌体胖质淡,边有齿痕,苔薄白或白腻,脉细缓。

病机:脾气虚弱,湿邪下注。

治法:健脾益气,升阳除湿。

方药:完带汤(《傅青主女科》)加减。

人参、白术、白芍、山药、苍术、陈皮、柴胡、荆芥穗、车前子、甘草。

方中人参、白术、山药、甘草益气健脾;苍术、陈皮祛湿健脾,行气和胃;白芍柔肝,柴胡、荆芥穗疏肝解郁,祛风胜湿;车前子利水渗湿。全方脾胃肝经同治,共奏健脾益气、升阳除湿止带之效。

随症加减:若脾虚及肾,兼腰痛者,酌加续断、杜仲、菟丝子温补肾阳。固任止带;若寒湿凝滞腹痛者,酌加香附、艾叶温经理气止痛;若带下日久,滑脱不止者,酌加芡实、龙骨、牡蛎、乌贼骨、金樱子等固涩止带;若脾虚湿蕴化热,带下色黄黏稠,有臭味者,宜健脾除湿,清热止带,方选易黄汤(《傅青主女科》)。

2. 肾阳虚证

临床表现:带下量多,色淡,质清稀如水,绵绵不断;而色晦暗,畏寒肢冷,腰背冷痛,小腹冷感,夜尿频,小便清长,大便溏薄;舌质淡,苔白润,脉沉迟。

病机:肾阳不足,命门火衰。

治法:温肾助阳,涩精止带。

方药:内补丸(《女科切要》)加减。

鹿茸、肉苁蓉、菟丝子、潼蒺藜、肉桂、制附子、黄芪、桑螵蛸、白蒺藜、紫菀茸。

方中鹿茸、肉苁蓉补肾阳,益精血;菟丝子补肝肾,固冲任;潼蒺藜温肾止腰痛;肉桂、制附子补火助阳,温养命门;黄芪补气助阳;桑螵蛸收涩固精;白蒺藜祛风胜湿;紫菀茸温肺益肾。全方共奏温肾培元、固涩止带之功。

随症加减:若腹泻便溏者,去肉苁蓉,酌加补骨脂、肉豆蔻;若精关不固,精液下滑,带下如崩,谓之"白崩",治宜补脾肾,固奇经,佐以涩精止带之品,方选固精丸(《仁斋直指方》)。

3. 阴虚夹湿热证

临床表现:带下量较多,质稍稠,色黄或赤白相兼,有臭味,阴部灼热或瘙痒,伴五心烦热,失眠多梦,咽干口燥,头晕耳鸣,腰酸腿软;舌质红,苔薄黄或黄腻,脉细数。

病机:肾阴不足,阴虚内热。

治法:滋阴益肾,清热祛湿。

方药:知柏地黄丸加减。

知母、黄柏、熟地黄、山茱萸、山药、茯苓、泽泻、牡丹皮。

随症加减:若失眠多梦明显者,加柏子仁、酸枣仁以养心安神;咽干口燥甚者,加沙参、麦冬养阴生津;五心烦热甚者,加地骨皮、银柴胡以清热除烦。

4.湿热下注证

临床表现:带下量多,色黄或呈脓性,气味臭秽,外阴瘙痒或阴中灼热;伴全身困重乏力,胸闷纳呆,小腹作痛,口苦口腻;小便黄少,大便黏滞难解;舌质红,舌苔黄腻,脉滑数。

病机:湿热蕴结,瘀阻胞脉。

治法:清热利湿止带。

方药:止带方(《世补斋医书》)加减。

猪苓、茯苓、车前子、泽泻、茵陈、赤芍、牡丹皮、黄柏、栀子、川牛膝。

方中猪苓、茯苓、车前子、泽泻利水渗湿止带;赤芍、牡丹皮清热,凉血活血;黄柏、栀子、茵陈泻火解毒,燥湿止带;川牛膝利水通淋,引诸药下行,使热清湿除带自止。

随症加减:若湿浊偏甚者,症见带下量多,色白,如豆渣状或凝乳状,阴部瘙痒,脘闷纳差,舌红,苔黄腻,脉滑数,治宜清热利湿,化浊止带,方用萆薢渗湿汤(《疡科心得集》)酌加苍术、藿香。若带下量多,黄绿色或黄白色,稀薄,呈泡沫状,臭秽,外阴瘙痒,灼热疼痛,甚至尿频、尿痛,心烦易怒,苔黄腻,脉弦或滑。治宜清肝火,祛湿热,方用龙胆泻肝汤(《医宗金鉴》)。

5.湿毒蕴结证

临床表现:带下量多,色黄绿如脓,或五色杂下,质黏稠,臭秽难闻;伴小腹或腰骶胀痛,烦热头昏,口苦咽干,小便短赤或色黄,大便干结;舌质红,苔黄腻,脉滑数。

病机:湿毒内侵,湿热伤津。

治法:清热解毒,利湿止带。

方药:五味消毒饮(《医宗金鉴》)加减。

蒲公英、金银花、野菊花、紫花地丁、天葵子、土茯苓、薏苡仁、黄柏、茵陈。

方中蒲公英、金银花、野菊花、紫花地丁、天葵子清热解毒;加土茯苓、薏苡仁、黄柏、茵陈清热利湿止带。全方合用,共奏清热解毒,除湿止带之功。

随症加减:若腰骶酸痛,带下臭秽难闻者,酌加贯众、马齿苋、鱼腥草等清热解毒除秽;若小便淋痛,兼有白浊者,酌加萆薢、萹蓄、虎杖、甘草梢以清热解毒,除湿通淋。

【其他治疗】

(一)西医治疗

1.阴部清洁 细菌性和滴虫性阴道炎用高锰酸钾稀释(约1∶5000)后外洗阴部或冲洗阴道;念珠菌性阴道炎用小苏打稀释为4%溶液外洗或冲洗阴道。

2.细菌或滴虫感染者

（1）局部用药：可用甲硝唑片或栓，每晚1粒（200 mg），塞入阴道，连用10~14天，月经期禁用。

（2）全身用药：初次治疗可选择甲硝唑2 g，单次口服；或替硝唑2 g，单次口服；或甲硝唑400 mg，每日2次，连服7天。

3.霉菌感染者

（1）局部用药：可选用下列药物放置于阴道深部。①克霉唑制剂，1粒（500 mg），单次用药；或每晚1粒（150 mg），连用7天。②咪康唑制剂，每晚1粒（200 mg），连用7天；或每晚1粒（400 mg），连用3天；或1粒（1200 mg），单次用药。③制霉菌素制剂，每晚1粒（10万U），连用10~14天。④达克宁栓剂，每晚1粒，连用10~14天。疗程2~3周；月经期禁用。

（2）全身用药：对未婚妇女及不宜采用局部用药者，可选用口服药物。常用药物为氟康唑150 mg，顿服。

4.阴痒肿痛者　局部用药：对症治疗，如外涂红霉素软膏、氧氟沙星凝胶等。

（二）中医疗法

1.中成药　龙胆泻肝丸：每次8粒，每日3次。用治肝经湿热证之带下。

2.外治法

（1）解毒祛湿散：蛇床子30 g，苦参30 g，百部15 g，紫花地丁15 g，花椒10 g，蒲公英30 g，龙胆草20 g，冰片5 g$^{(后下)}$。煎水外洗。

（2）外阴瘙痒者局部应用步步为赢软膏外涂外阴部，每日3~4次。

【预防调护】

（一）预防

1.阴部保持清洁，每日清洗会阴部，避免感染。

2.节制性生活，性生活前夫妻双方应清洗阴部，预防因不洁性交而导致感染。

3.妇科检查时应每人换一块臀下垫布或垫纸，检查用具如窥阴器、手套等均为一次性使用，以预防交叉感染。

（二）调护

1.清洁阴部，可选用本节所介绍的外治洗方治疗，亦可用桃树叶煎水，或用一枝黄花煎水冲洗阴道及外洗阴部。

2.治疗期间应忌房事，以免影响治疗。

3.勿食辛辣及香燥刺激的食物。

【临证经验探讨】　带下过多是妇科临床常见病、多发病，是多种疾病的共同症状。其病因复杂，但总以湿邪为患；临证时首先应明确引起带下过多的原因。对于赤带、赤白带、五色杂下,气味秽臭者,需先排除恶性病变,若为生殖道肿瘤引起的当以手术治疗为主。带下过多的辨证主要是依据带下的量、色、质、气味特点,结合局部及全身症状、舌脉象等,同时注意辨证与辨病相结合,带下俱是湿证,治疗以利湿为主。除内服中药外,配合中成药、食疗、外治法,方能提高临床疗效。对于反复发作的带下过多,应明辨原因,综合治疗。

 医案

张某,女,29 岁,已婚,工人。

初诊:2019 年 5 月 12 日。

主诉:白带量多,阴痒 5 天。

现病史:自诉 10 天前白带渐渐增多,色黄臭秽,瘙痒,自购洁尔阴外洗,口服妇科千金片治疗,症状稍有减轻。现白带量多色黄,有异味。伴疲乏无力,倦怠嗜卧,心烦易怒,口苦咽干,经来乳房胀痛,食后腹胀,大便黏滞不爽。末次月经:2019 年 5 月 2 日。

查体:舌红苔黄腻,脉滑。

妇科检查:外阴阴道充血明显,阴道内带多色黄,子宫颈光滑,充血,子宫前位,大小正常,无压痛,双侧附件无异常。

辅助检查:①超声检查示子宫附件未见明显异常。②白带常规示滴虫性阴道炎。

中医诊断:带下病。

西医诊断:滴虫性阴道炎。

中医辨证:肝经湿热,脾气不足。

治法:清肝利湿,健脾益气,除湿止带。

处方:龙胆草 9 g,黄芩 9 g,栀子 9 g,泽泻 12 g,木通 9 g,车前子$^{(包煎)}$ 12 g,当归 9 g,生地黄 15 g,柴胡 9 g,薏苡仁 15 g,苍术 9 g,甘草 6 g。7 剂,水煎服。每日 1 剂,每日 3 次,每次 200 mL。所剩药渣煎水熏洗坐浴 15 ~ 20 分钟(慎防烫伤)。嘱其少食辛辣之品,禁性生活。

二诊:2019 年 5 月 20 日。

用药后白带减少,食后腹胀等症状减轻。上方不变,续用 1 周,用法同上。

三诊:2019 年 5 月 28 日。

症状明显好转,白带色淡黄,无异味,舌淡红,苔白,脉滑。方不更方,续用 7 剂后,患者不适症状消失,复查白带未检出滴虫。

第二节 带下过少

带下量少,甚或全无,阴道干涩,伴有全身、局部症状者,称为带下过少。

带下过少的相关记载首见于《女科证治准绳·赤白带下门》:"带下久而枯涸者濡之。凡大补气血,皆所以濡之。"本病古代记载甚少,今时较为多见,故列为专病论述。

本病的特点为阴道分泌物极少,甚或全无,阴道干涩,影响性生活,严重者外阴、阴道萎缩。

西医学的早发性卵巢功能不全、双侧卵巢切除术后、盆腔放射治疗后、绝经综合征、希恩综合征、长期服用某些药物抑制卵巢功能等引起的阴道分泌物过少可参照本病辨证治疗。

【病因病机】 本病主要病机是阴精不足,不能润泽阴户。其因有二:一是肝肾亏损,阴精津液亏少,不能润泽阴户;二是瘀血阻滞冲任,阴液不能运达以濡养阴窍,均可导致带下过少。

1.肝肾亏损 素禀肝肾不足,或年老体弱,肝肾亏损;或大病久病,房劳多产,精血耗伤,以致冲任精血不足,任脉之阴精津液亏少,不能润泽阴窍,而致带下过少。

2.血瘀津亏 素性抑郁,情志不遂,以致气滞血瘀;或经产后感寒,余血内留,新血不生,均可致精亏血枯,瘀血内停,阴津不能润泽阴窍,而致带下过少。

【诊断要点】

1.病史 有早发性卵巢功能不全、双侧卵巢切除术后、盆腔放射治疗后、盆腔炎性疾病、反复人工流产术后、产后大出血,或长期使用抑制卵巢功能的药物等病史。

2.临床表现 阴道分泌物过少,阴道干涩,甚至阴部萎缩;或伴性欲低下,性交涩痛;烘热汗出,心烦失眠;月经错后,经量过少,甚至闭经。

3.检查

(1)妇科检查:阴道黏膜皱褶减少,阴道壁菲薄充血,分泌物极少,宫颈、宫体或有萎缩。

(2)辅助检查:①实验室检查:性激素测定可见雌二醇(E_2)明显降低,促卵泡素(FSH)、黄体生成素(LH)升高。②超声检查:可见双侧卵巢缺如或卵巢体积变小,或子宫萎缩,子宫内膜菲薄。

【辨证论治】

（一）辨证要点

本病辨证不外乎虚实二端，虚者肝肾亏损，常兼有头晕耳鸣，腰腿酸软，手足心热，烘热汗出，心烦少寐；实者血瘀津亏，常有小腹或少腹疼痛拒按，心烦易怒，胸胁、乳房胀痛。

（二）治疗原则

本病治疗重在补益肝肾，佐以养血化瘀等。用药不可肆意攻伐，过用辛燥苦寒之品，以免耗津伤阴，犯虚虚之戒。

（三）分型论治

1. 肝肾亏损证

临床表现：带下量少，甚或全无，无臭味，阴部干涩或瘙痒，甚则阴部萎缩，性交涩痛；头晕耳鸣，腰膝酸软，烘热汗出，夜寐不安，小便黄，大便干结；舌红少津，少苔，脉沉细。

病机：肝肾亏损，任带失养。

治法：滋补肝肾，益精养血。

方药：左归丸加减。

熟地黄、山药、枸杞子、山茱萸、川牛膝、菟丝子、鹿角胶、龟甲胶。

方中熟地黄、山茱萸、山药、枸杞子益肝肾，补精血；菟丝子补肾气；鹿角胶、龟甲胶滋补精血，补益冲任；川牛膝活血化瘀，补益肝肾，引血下行。全方共奏滋补肝肾、养精益津之功。

随症加减：若阴虚阳亢，头痛甚者，加天麻、钩藤、石决明平肝息风止痛；心火偏盛者，加黄连、炒酸枣仁、龙骨清泻心火；皮肤瘙痒者，加蝉蜕、防风、白蒺藜祛风止痒；大便干结者，加生地黄、玄参、何首乌润肠通便。

2. 血瘀津亏证

临床表现：带下量少，阴道干涩，性交疼痛；精神抑郁，烦躁易怒，小腹或少腹疼痛拒按。胸胁、乳房胀痛，经量少或闭经；舌质紫暗，或舌边瘀斑，脉弦涩。

病机：瘀血阻滞，气机不畅。

治法：补血益精，活血化瘀。

方药：小营煎加丹参、桃仁、川牛膝。

当归、熟地黄、白芍药、山药、枸杞子、炙甘草。

方中当归、白芍养血润燥；熟地黄、枸杞子滋阴养血填精；山药健脾滋肾；炙甘草益气健脾；加丹参、桃仁活血化瘀；川牛膝补益肝肾，引血下行。全方共奏活血化瘀、养阴生津之功。

随症加减:若大便干结者,加火麻仁、冬瓜仁润肠通便;下腹有包块者,加三棱、莪术以消癥散结。

【其他治疗】

(一)西医治疗

局部涂抹雌三醇软膏,每日 1～2 次,连用 14 天。对阴道局部干涩明显者,可应用润滑剂。

(二)中医疗法(中成药)

(1)六味地黄丸:每次 3 g～6 g,每日 3 次,适用于阴虚之带下过少。

(2)大黄䗪虫丸:每次 3 g,每日 3 次,适用于血瘀之带下过少。

(3)杞菊地黄口服液:每次 10 mL,每日 2～3 次,适用于肝肾阴虚之带下过少。

【预防与调护】

1. 及早诊断和治疗原发疾病。

2. 注意增强体质,改善饮食结构。

3. 注意围生期保健,预防和及时治疗产后大出血,防止脑垂体前叶急性坏死。

4. 盆腔放疗时,尽量避免过多照射卵巢部位。

【临证经验探讨】 带下过少,往往伴见于月经过少、闭经,通常是多种疾病引起卵巢功能减退的征兆,应进行生殖内分泌激素检查,以明确原因。阴道干涩既影响夫妻之间的性生活,又影响生育。中医治疗以滋阴养血活血为主,待阴血渐充,自能濡润。一般来说,带下过少主要是肾阴虚,癸水不足,在滋肾养阴的方剂中首选六味地黄汤。在辨证论治的同时,适当加血肉有情之品,如龟甲胶、阿胶等以滋肾阴。带下过少常与月经后期量少伴发。阴虚用滋肾养阴原是正治,但最好的方法是阳中补阴,即大补肝肾之阴的同时加入一定量的助阳药,如菟丝子、肉苁蓉、仙灵脾等,阴得阳助则泉源不竭。在阴虚、癸水衰少的同时,常可兼夹肝郁、痰湿或血瘀,治疗上不仅要滋阴助阳,而且要兼以疏肝健脾,化湿逐瘀。同时应针对引起带下过少的病因和疾病治疗,若属早发性卵巢功能不全,生殖道干涩灼痛,可配合西药人工周期治疗。及早诊断和防治可能导致卵巢功能减退的原发疾病,预防和及时治疗产后大出血,对卵巢良性病变的手术应尽量避免对卵巢组织的损伤,对接受放疗的患者应注意对盆腔卵巢部位的保护,可以防止本病的发生。

医案

赵某,女,39岁,农民。

初诊:2019年5月3日。

主诉:阴道干涩,白带量少1年余。

现病史:14岁初潮,月经持续3~5天,周期28~30天,经量正常,色质无异常、无痛经。末次月经:2019年5月1日,近1年余,患者月经推迟,周期50~60天,经后带下过少,时觉阴内干涩,影响性生活,有时头晕腰酸,月经量偏少,色红无血块,平时胸闷烦躁,性情欠稳定,夜寐多梦。

查体:舌质偏红,脉细弦。

妇科检查:阴道干涩,余未见明显异常。

辅助检查:①超声检查示子宫略小,双侧附件未见明显异常。②性激素六项示 FSH 25 mIU/mL,LH 20 mIU/mL,E_2 15 pg/mL,P 0.3 ng/mL,T 0.7 ng/mL,PRL 15 ng/mL。

中医诊断:带下过少。

西医诊断:卵巢功能低下。

中医辨证:肝肾亏损,任带失养。

治法:滋补肝肾,益精养血。

处方:熟地黄15 g,山药、枸杞子各12 g,山茱萸9 g,菟丝子9 g,鹿角胶(烊化)、龟甲胶各9 g(烊化),女贞子、墨旱莲9 g,炒酸枣仁、龙骨各15 g。10剂,水煎服。

二诊:2019年5月17日。

自诉2天前带下有所增加,尚未呈蛋清样,睡眠改善,偶有腰膝酸软,舌质红,脉细弦。现考虑经间排卵期,加入活血理气,补肾之品。

处方:熟地黄15 g,山药、枸杞子各12 g,山茱萸、菟丝子、龟甲胶(烊化)各9 g,丹参、赤芍9 g,牡丹皮9 g,茯苓15 g,川断、桑寄生、菟丝子各9 g。

经后期仍用左归丸加减,待白带增多,出现锦丝状时,再给予补肾活血促排卵汤,如此调治半年,经后期带下量增多,接近正常,月经周期也基本上得到恢复。

第七章　妊娠病

妊娠期间,发生与妊娠有关的疾病,称为妊娠病。又称"胎前病"。妊娠病对孕妇的健康及胎儿的发育均有不同程度的影响,甚至会引起堕胎或小产。因此,必须重视妊娠病的防治。

常见的妊娠病有妊娠恶阻、异位妊娠、胎漏、胎动不安、堕胎、小产、滑胎、胎萎不长、胎死不下、鬼胎、子肿、子晕、子病、子满(胎水肿满)、子悬(胎气上逆)、妊娠小便不通子淋(妊娠小便淋痛)、子嗽(妊娠咳嗽)、难产等。

妊娠病的病因:常见的病因不外外感六淫、情志内伤、房事不节、劳倦过度、跌仆闪挫及素体脏腑功能虚弱、阴阳气血的偏盛偏衰等。妊娠期母体内环境的变化为内因,致病因素为外因,致病因素加之妊娠期母体内环境的生理变化,导致妊娠病的发生。妊娠病的发生机制主要为 4 个方面:①素体阴血不足,孕后阴血下注冲任以养胎元,阴血更虚,若阴虚阳亢,虚阳外浮甚至气机逆乱,引起妊娠恶阻、子晕、子痫等病。②由于胎体渐长,致使气机升降失调,或情志内伤,致气机阻滞,易形成气滞、湿郁及痰湿内停,而致子肿、子满;若少腹瘀滞,气滞血瘀,冲任不畅,孕卵不能运达胞宫而致异位妊娠。③素体脾肾不足,或疲倦过度、房事不节,伤及脾肾;脾虚则气血生化乏源,胎失所养,或气虚不能载胎系胎,肾虚冲任不固,胎失所系,胎元不固,可致胎漏、胎动不安、滑胎等。④脾胃为气血生化之源,运化失司,脾虚血少胎失所养,致使胎漏、胎萎、胎动不安;脾肾不足,运化失职,水湿内停,导致子肿;孕后母体之血供养胎元生长,脾虚血少,血虚生风化燥致妊娠身痒。

妊娠病的诊断:首先要明确妊娠诊断。根据临床表现,结合辅助检查,如妊娠试验、基础体温、超声等,判断是否妊娠,确定其为何种妊娠。需保胎者慎重选择妇科检查以明确诊断。如病情需要亦择时妇科检查以明确诊断。并注意与激经、闭经、癥瘕等鉴别。妊娠病的诊断、始终要注意胎元未殒与已殒、胎儿的发育情况及母体的健康状况等情况。

妊娠病的治疗原则:治病与安胎并举。首先分清母病与胎病,胎元正常者,宜治病与安胎并举,如因母病而致胎不安者,重在治病,病去则胎自安;若因胎不安而致母病者,重在安胎,胎安则病自愈。安胎之法,以补肾健脾、调理气血为主。补肾为固胎之本,健脾为益血之源,理气以通调气机,理血以养血为主或佐以清热,使脾肾健旺,气血和调,本固血充,则胎可安。若胎元不正,胎堕难留,或胎死不下,或孕妇有病不宜继续妊娠者,则宜从速下胎以益母。

妊娠期选方用药:凡峻下、滑利、祛瘀、破血、耗气、散气及一切有毒药品,都应慎用或禁用。如果病情确实需要,亦可适当选用。如妊娠恶阻也可适当选用姜半夏等药物;确有瘀阻胎元时,还须在补肾安胎的基础上适当选配活血化瘀药,使瘀祛而胎安。即所谓:"有故无殒,亦无殒也。"但须严格掌握剂量和用药时间,"衰其大半而止",以免动胎、伤胎。

第一节　妊娠恶阻

妊娠早期,出现严重的恶心呕吐,头晕厌食,甚则食入即吐者,称为"妊娠恶阻",又称"妊娠呕吐""子病""病儿""阻病"等。本病是妊娠早期常见的病证之一,以恶心呕吐,头重眩晕,厌食为特点。治疗及时,护理得法,多数患者可迅速康复,预后大多良好。若仅见恶心择食,偶有吐涎等,不作病论。

本病最早见于《金匮要略·妇人妊娠病脉证并治》:"妇人得平脉,阴脉小弱,其人渴,不能食,无寒热,名妊娠,桂枝汤主之。"《诸病源候论·妊娠恶阻候》首次提出恶阻病名。

西医学妊娠剧吐可参照本病辨证治疗。

【病因病机】　本病的主要发病机制是冲气上逆,胃失和降。

1.胃虚　胃气素虚,孕后经血停闭,血聚冲任养胎,冲脉气盛,夹胃气上逆,胃失和降,而致恶心呕吐。

2.肝热　平素性躁多怒,郁怒伤肝,肝郁化热,孕后血聚冲任养胎,肝血益虚,肝火愈旺,加之冲脉气盛,冲气、肝火上逆犯胃,胃失和降,遂致恶心呕吐。《女科经纶·恶阻》认为"妊娠呕吐属肝夹冲脉之火冲上"。

3.痰滞　脾阳素虚,水湿不化,痰饮内停,孕后血聚冲任养胎,冲脉气盛,冲气夹痰饮上逆,以致恶心呕吐。

【诊断要点】

1.病史　有停经史、早期妊娠反应,多发生在孕3个月内。

2.临床表现　频繁呕吐,厌食,甚至全身乏力,精神萎靡,全身皮肤和黏膜干燥,眼球凹陷,体重下降,严重者可出现血压下降,体温升高,黄疸,嗜睡和昏迷。

3.检查

(1)妇科检查:妊娠子宫。

（2）辅助检查:尿妊娠试验阳性,尿酮体阳性。为识别病情轻重,可进一步测定外周血红细胞计数、血细胞比容、血红蛋白、血酮体和血钾、钠、氯等电解质,必要时做血尿素氮、肌酐及胆红素测定,记录 24 小时尿量等。

【辨证论治】

（一）辨证要点

本病辨证着重从呕吐物的性状（色、质、味）及呕吐的时间,结合全身症状、舌脉综合分析,辨其寒热、虚实。呕吐清水清涎,口淡者,多属虚证;呕吐酸水或苦水,口苦者,多属实证、热证;呕吐痰涎,口淡黏腻者,为痰湿阻滞;吐出物呈咖啡色黏涎或带血样物,则属气阴两亏之重证。

（二）治疗原则

本病的治疗原则:调气和中,降逆止呕。且应注意饮食和情志的调节,用药注意浓煎,少量频服,忌用升散之品。

（三）分型论治

1. 胃虚证

临床表现:妊娠早期,恶心呕吐,甚则食入即吐;脘腹胀闷,不思饮食,头晕体倦,怠思睡;舌淡,苔白,脉缓滑无力。

病机:脾胃虚弱,胃气上逆。

治法:健胃和中,降逆止呕。

方药:香砂六君子汤（《名医方论》）。

人参、白术、茯苓、甘草、半夏、陈皮、木香、砂仁、生姜、大枣。

方中人参、白术、茯苓、甘草、大枣健脾养胃,益气和中;生姜、半夏降逆止呕;砂仁、木香、陈皮理气和中。全方补脾胃,降逆气,止呕吐。

随症加减:若脾胃虚寒者,酌加丁香、豆蔻以增强温中降逆之力;若吐甚伤阴,症见口干便秘者,宜去木香、砂仁、茯苓等温燥或淡渗之品,酌加玉竹、麦冬、石斛、胡麻仁等养阴和胃;若孕妇唾液异常增多,时时流涎者,古称"脾冷流涎",原方可加益智仁、豆蔻温脾化饮,摄涎止唾。

2. 肝热证

临床表现:妊娠早期,呕吐酸水或苦水;胸胁满闷,嗳气叹息,头晕目眩,口苦咽干,渴喜冷饮,便秘溲赤;舌红,苔黄燥,脉弦滑数。

病机:肝火犯胃,胃气上逆。

治法:清肝和胃,降逆止呕。

方药:加味温胆汤（《医宗金鉴》）。

半夏、茯苓、甘草、枳实、竹茹、陈皮、麦冬、黄芩、黄连、芦根、生姜。

方中黄芩、黄连、竹茹清肝热,除烦止呕;枳实、陈皮宽胸和胃,调气降逆;半夏、茯苓、生姜除湿化痰,降逆止呕;麦冬、芦根养阴清热,除烦止呕;甘草调和诸药。全方共奏清肝和胃,降逆止呕之效。

随症加减:若呕甚伤津,五心烦热,舌红口干者,酌加石斛、玉竹以养阴清热;便秘者,酌加胡麻仁润肠通便。

3.痰滞证

临床表现:妊娠早期,呕吐痰涎;胸膈满闷,不思饮食,口中淡腻,头晕目眩,心悸气短;舌淡胖,苔白腻,脉滑。

病机:胃气上逆,痰饮中阻。

治法:化痰除湿,降逆止呕。

方药:青竹茹汤(《济阴纲目》)。

竹茹、陈皮、茯苓、半夏、生姜。

方中半夏、陈皮燥湿化痰,降逆止呕;竹茹除烦止呕;茯苓、生姜健脾温胃,渗湿止呕。全方共奏除湿化痰,降逆止呕之效。

随症加减:若脾胃虚弱,痰湿内盛者,酌加苍术、白术健脾燥湿;兼寒者,症见呕吐清水,形寒肢冷,面色苍白,宜加丁香、豆蔻以温中化痰,降逆止呕;若夹热者,症见呕吐黄水,头晕心烦,喜食酸冷,酌加黄芩、知母、前胡。

【其他疗法】

(一)西医治疗

1.一般治疗　对精神情绪不稳定的孕妇,应给予心理疏导,解除其思想顾虑。

2.镇静止呕　每次口服维生素 B_6 10～20 mg、维生素 B_1 10～20 mg、维生素 C 100～200 mg,每日 3 次;小剂量镇静剂如苯巴比妥,每次 30 mg,每日 3 次,对轻症有一定效果。

3.支持疗法　纠正脱水、电解质紊乱及酸碱失衡,重症患者需住院治疗,禁食,每日补液量不少于 3000 mL,尿量维持在 1000 mL 以上。输液中加入氯化钾、维生素 C、维生素 B_6,同时肌内注射维生素 B_1。对合并代谢性酸中毒者,应根据二氧化碳结合力水平,静脉补充碳酸氢钠溶液。对贫血和营养不良者,可在静脉输液中适当加入辅酶 A、肌苷,甚至氨基酸、白蛋白、脂肪乳注射剂等。

经上述治疗 2～3 天后,病情大多能缓解。呕吐停止后,可少量试进容易消化的饮食;若进食量不足,则仍应适当补液。

(二)中医疗法

1.中成药

(1)香砂养胃丸:每次 9 g,每日 2 次,适用于胃虚证。

(2)左金丸:每次 1.5 g,每日 3 次,适用于肝热证。

(3)生脉饮口服液:每次 10 mL,每日 3 次,适用于气阴两亏证。

2.针灸疗法　①穴位封闭用维生素 B_6 100 mg 于足三里穴位行封闭治疗。②耳穴封闭用维生素 B_1 0.1 mL 于肾穴、内分泌、交感穴封闭治疗。

3.拔火罐　取中脘穴拔火罐,适用于胃虚证。

4.敷脐　丁香、半夏加生姜汁熬成膏敷脐,适用于各证。

【预防调护】

(一)预防

1.做好宣教工作,消除患者的思想顾虑和恐惧心理。

2.孕妇要注意休息,保证睡眠,注意口腔卫生。

3.饮食宜清淡,避腥臭,大便保持通畅。

4.室内要经常通风,使空气清新;要避开诱发呕吐的气味及不良因素的刺激。

(二)调护

1.为帮助止呕、增进食欲,可含话梅、盐金枣等开胃止呕的食品。

2.妊娠剧吐妨碍进食,并可导致体内水和电解质紊乱,引起酸中毒及其他严重后果,所以一定要早期治疗。

3.若呕吐不止,不能进食,并有脱水,应去医院补液;如有酸中毒及电解质紊乱现象,则应立即纠正,不得延误。补液后不能纠正者,或持续呕吐、病情严重者应进一步检查,以排除葡萄胎、绒毛膜癌等疾患。

【临证经验探讨】　妊妇受孕之初,冲脉之气较盛,其气上逆犯胃,素体脾胃虚弱,气不下降,反随逆气上冲而致呕恶。治以和中降逆止呕法。用香砂六君子汤加减。方中参、术、苓、草补脾益气;砂仁、半夏温胃降逆止呕;木香、陈皮调气和胃。诸药合用以奏健胃和中,降逆止呕之效;平素肝阳偏亢,肝失条达,孕后血聚养胎,肝血益虚,阴虚阳盛,肝火愈旺,加之冲脉气盛,冲气、肝火上逆犯胃,胃失和降,遂致恶心呕吐。《女科经纶·恶阻》认为"妊娠呕吐属肝夹冲脉之火冲上"。故治以清肝和胃止呕。用温胆汤加黄芩、黄连、麦冬,黄连用量宜小,多在 3～5 g;素体脾虚之人,湿痰内生,妊娠之后,经血壅闭,冲脉之气上逆,痰随逆气上冲,遂致妊娠呕吐。治以豁痰降逆、安胎和胃之二陈汤合四君子汤加味。痰滞恶阻者,有偏寒偏热之不同,当于安胎和胃药中佐以化痰,寒盛者寒去则痰自除,热盛者热清而痰化矣;若久吐不止或治不如法,脾胃俱伤,水谷精微不得输布,肝肾失养,肾失潜藏,肝气上逆,气机逆乱,呕吐加剧,气随阴耗,则发展成为气阴两亏之重者。症见呕吐反复发作,或呕吐苦水,或呕吐物呈血性,饥不欲食,精神不振,形体消瘦,肌肤不泽,口燥咽干,溲黄便干,舌红少津,脉象细数。治以滋养胃阴,降逆止呕。用麦门冬汤加竹茹、陈皮。

隋代巢元方论妊娠恶阻,谓:"恶阻病者,心中愦闷,头眩,四肢烦疼,懈惰不欲执作,恶闻食气,欲啖咸酸果实,多睡少起。世云恶食,又云恶字,是也,乃至三四月以上,大剧吐者,不能自胜举也。"怀孕之初,出现嗜酸厌食,倦乏思卧,进食即吐,轻者为早孕常有现象,不用治疗。倘若呕吐频作,甚则不能进食,则宜及时治疗,否则将影响孕妇健康与胎儿发育。中医辨证施治的同时,注意治病与安胎并举,可酌加黄芩、续断、桑寄生固冲任,平冲气,安胎元;病情重者,则需中西医结合诊治;若病情严重危及孕妇生命,则须下胎益母。

本病发生与精神因素密切相关,患者应保持乐观的情绪,避免精神刺激。饮食宜清淡、易消化,少量多餐,忌肥甘厚味及辛辣之品,餐前可进食少量生姜汁。本病经及时治疗,大多可治愈。若体温升高达38℃以上,心率超过120次/分,出现持续黄疸或持续蛋白尿,精神萎靡不振,应及时考虑终止妊娠。

医案

曹某,女,26岁,职工。

初诊:2018年4月10日。

主诉:停经12周,恶心呕吐半月。

病史:末次月经:2018年1月15日,停经35天,早孕试纸阳性,孕45天,彩超示宫内早孕,半月前该患者恶心呕吐,渐至食入即吐,不食亦吐酸苦,在本地诊所输液治疗(具体用药不详),效果不佳,现呕吐酸苦水,呕吐物黄绿色,心烦易怒,胸胁胀满,喜冷饮,嗜酸咸之物,大便秘结,小溲短赤。

查体:舌红,苔黄,脉弦滑有力。

辅助检查:血常规、肝功能、肾功能、尿常规、电解质、心电图未见明显异常。

中医诊断:妊娠恶阻。

西医诊断:妊娠剧吐。

中医辨证:肝郁化火,胃气上逆。

治法:调肝清热,通便降逆。

处方:黄连6g,黄芩15g,麦冬15g,竹茹15g,芦根15g,陈皮15g,枳壳10g,大黄3.5g。2剂,水煎频服,每日1剂。

二诊:2018年4月13日。

自诉呕吐稍减,大便已通,小便短赤,日进半碗米粥,脉弦滑稍缓。其病势渐退。继续用药治疗。

处方:地黄15g,黄芩9g,白芍9g,麦冬15g,竹茹15g,芦根9g,陈皮9g,枳壳9g,生姜5g。3剂,水煎频服。每日1剂。

三诊:2018年4月20日。

自诉诸症消失,告知禁食辛辣刺激食物,及时产检。

-------------------------------------- ❀❀❀❀❀❀❀

第二节 异位妊娠

异位妊娠是指受精卵在子宫体腔以外着床发育,俗称"宫外孕"。但两者含义有所不同。宫外孕是指子宫以外的妊娠,如输卵管妊娠、卵巢妊娠、腹腔妊娠、阔韧带妊娠等;异位妊娠是指受精卵在子宫正常体腔以外的妊娠,除上述妊娠部位外,还包括宫颈妊娠、子宫残角妊娠、子宫瘢痕妊娠等,较"宫外孕"的含义更广。

近30年来,异位妊娠发生率明显增高,其中又以输卵管妊娠最为常见,约占异位妊娠的95%以上,故本节以输卵管妊娠为例叙述。

输卵管妊娠破裂或流产是妇科临床上常见的急腹症之一,可造成急性腹腔内出血,发病急,病情重,处理不当可危及生命。随着诊断技术的进步,对部分输卵管妊娠患者能在妊娠早期做出诊断,为药物治疗提供了平台。

中医古籍中没有"异位妊娠"的病名,但在"妊娠腹痛""停经腹痛""少腹瘀血""经漏""妊娠下血"及"癥瘕"等病证中有类似症状的描述。

【病因病机】 输卵管妊娠的主要病机是冲任不畅,孕卵异位着床。先天肾气不足,后天脾气虚弱,运送孕卵无力,不能到达子宫体腔,在输卵管内着床生长而致本病发生。输卵管妊娠在疾病的不同阶段,其主要证候表现不同,在未破损期(输卵管妊娠未发生破裂或流产)少腹血瘀,胎元阻络,以疼痛为主;在已破损期(输卵管妊娠已发生破裂或流产)则由瘀滞日久,胀破脉络,阴血内溢于少腹,而出现少腹蓄血、气血两亏、厥脱;日久则见少腹瘀血或积块等一系列证候。为气血亏脱、正虚血瘀和瘀结成癥。

1.胎元阻络 素性抑郁,或忿怒过度,肝气不疏,血行不畅;或经期产后,余血未尽,房事不节;或感染邪毒,邪与余血相搏结,致瘀血阻滞冲任;或先天肾气不足或气虚运送无力,致孕卵不能运达子宫。此证发生于输卵管妊娠未破损期的早期。

2.胎瘀阻滞 胎元停于子宫外,继而自殒,与余血互结而成瘀,但未破损。此证发生于输卵管妊娠未破损期的晚期。

3.气血亏脱 胎元停于子宫外后渐长,致脉络破损,血液离经妄行,血亏气脱而致厥脱。此证发生于输卵管妊娠已破损期。

4.正虚血瘀 胎元停于子宫外、继而自殒,阴血外溢但量较少,气随血泄,离经之血积聚少腹。此证发生于输卵管妊娠已破损期。

5. 瘀结成癥 胎元停于子宫外,自殒日久,离经之血与胎物互结成瘀,久积少腹成癥。此证发生于输卵管妊娠已破损期的晚期。

【诊断要点】

1. 病史

(1)既往可有盆腔炎性疾病、不孕症、异位妊娠等病史。

(2)多有停经史。

2. 临床表现

(1)下腹痛:早期可有一侧下腹隐痛;输卵管妊娠流产或破裂时,突感一侧下腹疼痛或撕裂样剧痛,持续或反复发作,常伴有恶心呕吐、肛门坠胀和排便感。

(2)阴道流血:阴道有不规则流血,量少,亦有阴道流血量较多者,可同时排出蜕膜样组织。

(3)晕厥与休克:由腹腔内急性出血和剧烈腹痛引起,初始或轻者出现晕厥,严重者出现低血容量性休克,休克程度与腹腔内出血的速度及血量成正比,但与阴道流血量无明显关系。

(4)腹部包块:输卵管妊娠流产或破裂时所形成的血肿时间较久者,由于血液凝固并与周围组织或器官发生粘连,形成包块。

3. 检查

(1)全身检查:输卵管妊娠破裂或流产,腹腔内出血较多时,出现面色苍白、脉数而细弱,血压下降等;下腹部有明显压痛及反跳痛,以患侧为甚,但腹肌紧张不明显。叩诊有移动性浊音阳性。

(2)妇科检查:输卵管妊娠未破损期有宫颈举摆痛;子宫略增大,小于孕月,质稍软;一侧附件区可有轻度压痛,或可扪及质软有压痛的包块。若输卵管妊娠破损内出血较多时,阴道后穹窿饱满,宫颈举摆痛明显,子宫有漂浮感;一侧附件区或子宫后方可触及质软肿块,边界不清,触痛明显。陈旧性输卵管妊娠时,可在子宫直肠窝处触到半实质性压痛包块,边界不清楚。

(3)辅助检查:①血 HCG 测定。常低于同期的正常宫内妊娠水平,动态监测其上升幅度也常小于同期的正常宫内妊娠的升幅。②B 超检查。宫内未见妊娠囊,一侧附件区出现低回声或混合性回声包块,包块内或可见原始心管搏动。输卵管妊娠破裂或流产时可见盆腔、腹腔移液。③诊断性刮宫。刮出的宫内组织物病理检查未见绒毛等妊娠组织物。④阴道后穹窿穿刺或腹腔穿刺。腹腔内出血较多时,可经阴道后穹窿或腹腔穿刺抽出暗红色不凝血。⑤腹腔镜检查或剖腹探查。可见患侧输卵管局部肿胀增粗,表面紫蓝色;或患侧输卵管管壁见破裂口,破口处活动性出血;或患侧输卵管伞端血块附着,或活动性出血,腹腔内或可找到妊娠组织物。

输卵管妊娠的诊断需根据上述病史、症状和检查综合考虑。

【辨证论治】

(一)辨证要点

辨证时首先辨其亡血与虚实的程度,明确其严重性。可根据腹痛程度、有无晕厥、休克等临床症状、血压表现、B超检查等辨别输卵管妊娠有无破损,分为未破损期和已破损期。参考血HCG的升降判断异位胎元之存殒,并根据全身症状、舌脉进一步分辨气血虚实。先分期再辨证,未破损期可辨为胎元阻络证、胎瘀阻滞证,已破损期可辨为气血亏脱证、正虚血瘀证、瘀结成癥证。

(二)治疗原则

本病的治疗强调早期确诊,并争取保守治疗成功,密切病情的发展,根据病情动态变化,及时采取适当的治疗措施。初始以杀胚消癥、活血止痛为主;中期以活血止血、杀胚消癥为主;最后以活血化瘀、消癥为主。输卵管妊娠破裂或流产致腹腔内急性出血属危急重症,其典型症状表现为突发下腹剧痛,伴肛门坠胀感,面色苍白,四肢厥冷或冷汗淋漓,血压下降或不稳定,有时烦躁不安,甚或晕厥,脉微欲绝或细数无力,并有相应的腹部及妇科检查体征。须立即进行抢救治疗。

1.一般处理　患者平卧,观察患者血压、脉搏、呼吸、体温、神志,急查血常规、血型、交叉配血等,做好自体血回输准备。

2.开放静脉补液通路　立即给予吸氧、输液。若出现失血性休克应开放两条静脉通路,迅速补充血容量。

3.益气固脱　可用50%的葡萄糖注射液40 mL加参附注射液10 mL静脉注射,或用5%葡萄糖注射液500 mL加参附注射液20 mL静脉滴注。

4.手术治疗　如血压下降、腹腔内出血较多者,应立即手术治疗。

(三)分型论治

输卵管妊娠的主要证候是"少腹血瘀"之实证或虚实夹杂,治疗始终以化瘀为主。本病的治疗应随着病程发展动态观察,根据病情变化,及时采取恰当的中医或中西医结合或手术治疗等措施。

中医治疗只适用于输卵管妊娠的某些阶段,有其明确的适应证。并要在有输液、输血及手术准备的条件下进行。

1.未破损期　指输卵管妊娠尚未破损者。妊娠试验阳性。超声检查宫内不见妊娠囊,子宫内膜增厚,宫旁一侧见边界不清、回声不均的混合型包块,或包块内有妊娠囊。

临床表现:停经,或有不规则阴道流血,或伴下腹隐痛;B超检查一侧附件区或有包块,血HCG阳性,但未发生破裂或流产;舌质暗,苔薄,脉弦滑。

病机:瘀堵冲任,血不循经。

治法:杀胚消癥,化瘀止痛。

方药:新宫外孕Ⅰ号方(马氏经验方)。

蜈蚣（去头足）、紫草、穿山甲、丹参、赤芍、牡蛎、莪术、延胡索。

方中蜈蚣、紫草杀胚散结;穿山甲、牡蛎软坚散结;丹参、赤芍药活血化瘀;莪术、延胡索行气活血,消癥止痛。全方共奏杀胚消癥、化瘀止痛之功。

随症加减:若阴道出血者,酌加小蓟、炒地榆凉血止血。

若血HCG较高时,可配合西药甲氨蝶呤(MTX)治疗。

药物治疗适应证:①一般情况良好,血压、脉搏稳定,无活动性内出血。②血HCG<2000 mU/mL;或血HCG比较高,杀胚后迅速下降。③输卵管妊娠包块<3 cm。

药物治疗输卵管妊娠成功的要点:①成功杀死胚胎。②药物能防止或阻止病灶引起的内出血。③药物预防和治疗病灶部位的局部感染。

2.已破损期　指输卵管妊娠发生流产或破裂者。早期输卵管妊娠破损后时间不长,内出血不多,病情尚稳定。患者一般状态良好,脉搏、血压、血常规正常,后穹隆穿刺有少量不凝血,超声监测盆腔仅少量出血,未见进行性增加。对要求保留生育能力者,可在严密观察下继续药物保守治疗。须掌握的指征是:①破损后24~48小时患者脉搏、血压稳定。②超声检查直肠子宫陷凹可见不规则液性暗区,最深径不超过20 mm,估计出血量在200 mL以下。则非手术治疗有成功的可能。

临床表现:腹痛拒按,腹部有压痛及反跳痛,未见进行性加重,或兼有少量阴道流血,舌红苔薄,脉细滑。

病机:脉络破损,瘀血内阻。

治法:化瘀止血,杀胚消癥。

方药:新宫外孕Ⅱ号方(马氏经验方)。

炒蒲黄、茜草、丹参、赤芍药、三七（冲服）、炒地榆、小蓟、蜈蚣（去头足）、紫草。

方中炒蒲黄、三七、茜草、炒地榆、小蓟化瘀止血;蜈蚣、紫草杀胚散结;丹参、赤芍药活血化瘀。诸药合用共奏化瘀止血、杀胚消癥之效。

随症加减:若兼气血两虚,头昏心悸者,酌加党参、黄芪益气养血;少腹有血肿包块形成者,可酌加莪术、牡蛎消癥散结;若瘀血内停,日久化热,出现低热起伏,可加金银花、黄芩清解郁热。

若已破损后1周内未出现休克者,是非手术成功的重要指标。在此治疗过程中应严密观察病情变化,注意发生再次内出血的可能,做好抢救休克及手术准备。

　　此期一旦内出血增多,出现休克时,应立即吸氧、备血,建立静脉通道,输血,输液,进行手术治疗。此期抗休克也可配合中药治疗,如中药生脉注射液或参附注射液益气固脱或回阳救逆。

　　3.包块期　输卵管妊娠流产或破裂后内出血量少,盆腔形成包块。此期超声检查可见盆腔内形状欠规则的衰减包块。

　　临床表现:下腹疼痛逐渐减轻,或仅有下腹坠胀不适,少腹包块形成,阴道出血量少或停止。舌暗苔薄,脉细涩或弦涩。

　　病机:胎元阻络,瘀积成癥。

　　治法:活血化瘀,消癥散结。

　　方药:新宫外孕Ⅲ号方(马氏经验方)。

　　丹参、赤芍药、穿山甲、䗪虫、水蛭、三棱、莪术、牡蛎。

　　方中丹参、赤芍药活血化瘀;三棱、莪术行气破血,化瘀消癥;穿山甲、牡蛎软坚散结;䗪虫、水蛭化瘀消癥,搜剔脉络。全方共奏活血化瘀、消癥散结之效。

　　随症加减:日久者,可予大黄䗪虫丸(《金匮要略》)口服。

　　亦可辅以消癥散(经验方)外敷。

　　千年健、川续断、追地风、花椒、五加皮、白芷、桑寄生、艾叶、透骨草、羌活、独活、赤芍药、归尾、血竭、乳香、没药。上药共研为末,每250 g为1份,纱布包,蒸15分钟,趁热外敷,每日1～2次,10天为1个疗程。

　　有生育要求者,待病情稳定后,实施输卵管通液术诊断并治。

　　【其他疗法】

　　(一)西医治疗

　　1.异位妊娠　异位妊娠的治疗包括手术治疗、药物治疗和期待治疗。

　　(1)手术治疗:根据是否保患侧输卵管分为保守手术和根治手术。手术治疗适用于:①生命体征不稳定或有腹腔内出血征象者;②异位妊娠有进展者(如血HCG>3000 U/L或持续升高,有胎心搏动附件区大包块等);③随诊不可靠者;④药物治疗禁忌证或无效者;⑤持续性异位妊娠者。

　　1)保守手术:适用于有生育要求的年轻妇女,特别是对侧输卵管已切除或有明显病变者。近年异位妊娠早期诊断率明显提高,输卵管妊娠在流产或破裂前确诊者增多,采用保守手术明显增多。根据受精卵着床部位及输卵管病变情况选择术式,若为伞部妊娠可行挤压将妊娠产物挤出;壶腹部妊娠行输卵管切开术,取出胚胎再缝合;峡部妊娠行病变节段切除及断端吻合。输卵管妊娠行保守手术后,残余滋养细胞有可能继续生长,再次发生出血,引起腹痛等,称为持续性异位妊娠,术后应密切监测血HCG水平,每周复查一次,直至正常水平。若术后血 HCG 不降或升高,术后 1 天血 HCG 未下降至术前的 50% 以下,或术后 12 天未下降至术前的 10% 以下,均可诊断为持续性异位妊娠,可给予甲氨蝶呤治疗,必要时需再手术。发生持续性异位妊娠的有关因素包括:术前 HCG 水平过高、上升速度过快或输卵管肿块过大等。

2)根治手术:适用于无生育要求的输卵管妊娠、内出血并发休克的急症患者;目前的循证依据支持对对侧输卵管正常者行患侧输卵管切除术更合适。重症患者应在积极纠正休克同时,手术切除输卵管,并酌情处理对侧输卵管。

输卵管间质部妊娠,应争取在破裂前手术,避免可能威胁生命的大量出血。手术应作子宫角部楔形切除及患侧输卵管切除,必要时切除子宫。

输卵管妊娠手术通常在腹腔镜下完成,除非生命体征不稳定,需要快速进腹止血并完成手术。

(2)药物治疗:采用化学药物治疗,主要适用于病情稳定的输卵管妊娠患者及保守性手术后发生持续性异位妊娠者。化疗必需用于异位妊娠确诊和排除了宫内妊娠的患者。符合下列条件可采用此法:①无药物治疗的禁忌证;②输卵管妊娠未发生破裂;③妊娠囊直径<4 cm;④血 HCG 2000 U/L;无明显内出血。主要的禁忌证为:①生命体征不稳定;②异位妊娠破裂;③妊娠囊直径≥4 cm 或≥3.5 cm 伴胎心搏动;④药物过敏、慢性肝病、血液系统疾病、活动性肺部疾病、免疫缺陷、消化性溃疡等。化疗主要采用全身用药,亦可采用局部用药。全身用药常用甲氨蝶呤(MTX),治疗机制是抑制滋养细胞增生,破坏绒毛,使胚胎组织坏死、脱落、吸收。治疗方案很多,常用剂量为 0.4 mg/(kg·d),肌内注射,5 天为 1 个疗程;若单次剂量肌内注射常用 50 mg/m^2,在治疗第 4 天和第 7 天测血 HCG,若治疗后 4~7 天血 HCG 下降<15%,应重复治疗,然后每周测血 HCG,直至 HCG 降至 5 U/L,一般需 3~4 周。应用化学药物治疗,未必每例均获成功,故应在 MTX 治疗期间,应用超声检查和血 HCG 进行严密监护,并注意患者的病情变化及药物毒副反应。若用药后 14 天血 HCG 下降并连续 3 次阴性,腹痛缓解或消失,阴道流血减少或停止者为显效。若病情无改善,甚至发生急性腹痛或输卵管破裂症状,则应立即进行手术治疗。局部用药可采用在超声引导下穿刺或在腹腔镜下将甲氨蝶呤直接注入输卵管的妊娠囊内。

2. 其他部位妊娠

(1)卵巢妊娠:治疗方法为手术治疗,手术应根据病灶范围作卵巢部分切除、卵巢楔形切除、卵巢切除术或患侧附件切除术。

(2)腹腔妊娠:确诊后,应即行剖腹手术取出胎儿。术前评估和准备非常重要,包括术前血管造影。

(3)宫颈妊娠:本病易误诊为难免流产,若能提高警惕,发现宫颈特异改变,有可能明确诊断。超声检查对诊断有帮助,显示宫腔空虚,妊娠产物位于膨大的宫颈管内。彩色多普勒超声可明确胎盘种植范围。

确诊后可行宫颈管搔刮术或行宫颈管吸刮术,术前应做好输血准备或于术前行子宫动脉栓塞术以减少术中出血;术后用纱布条填塞宫颈管创面,或应用小水囊压迫止血,若流血不止,可行双侧髂内动脉结扎。若效果不佳,应及时行子宫全切术,以挽救生命。

为减少刮宫时出血并避免切除子宫,可于术前给予 MTX 治疗。MTX 每日肌内注射 20 mg,共 5 天,或 MTX 单次肌内注射 50 mg/m^2;或将 MTX 50 mg 直接注入妊娠囊内。如已有胎心搏动,也可先注入 10% KCl 2 mL 到孕囊内。经 MTX 治疗后,胚胎死亡,其周围绒毛组织坏死,刮宫时出血量明显减少。

(4)子宫残角妊娠:子宫残角妊娠确诊后应及早手术,切除残角子宫,若为活胎,应先行剖宫产,然后切除残角子宫。

(5)剖宫产瘢痕部位妊娠(CSP):临床表现为既往有子宫下段剖宫产史,此次停经后伴不规则阴道出血。临床上常被误诊为宫颈妊娠、难免流产或不全流产,有时也被误诊为正常早孕而行人工流产导致大出血或流产后反复出血。由于子宫峡部肌层较薄弱,加之剖宫产切口瘢痕缺乏收缩能力,CSP 在流产或刮宫时断裂的血管不能自然关闭,可发生致命的大量出血。CSP 可有不同的临床转归,若为内生型胚囊向宫腔方向生长,可发展为宫内活胎,甚至足月分娩,但有前置胎盘和胎盘植入的风险;若为外生型胚囊向膀胱方向生长,可发展为凶险性前置胎盘,甚至子宫破裂。

经阴道超声检查是诊断 CSP 的主要手段,其图像为:①宫腔内及宫颈管内无妊娠囊;②妊娠囊位于子宫峡部前壁,可见原始心管搏动或者仅见混合性回声包块;③子宫前壁肌层连续性中断,妊娠囊与膀胱壁之间的肌层明显变薄甚至消失;④彩色多普勒血流显像显示妊娠囊周边高速低阻血流信号。根据超声检查,可将 CSP 分成各种类型,以指导临床治疗。三维超声及磁共振检查可增加诊断的准确性。

治疗选择个体化方案。由于大多数 CSP 预后凶险,一旦确诊,多建议终止妊娠。治疗方法包括药物和(或)手术治疗。甲氨蝶呤是首选的药物,手术方法包括超声监视下清宫术、宫腔镜下 CSP 妊娠物清除术等。子宫动脉栓塞术是重要的辅助治疗手段。根据患者年龄、超声分型及对生育要求等,选择具体方法。

若患者及家属坚决要继续妊娠,必须充分告知相关风险,并严密监测,一旦发生并发症,及时终止妊娠。至妊娠晚期,瘢痕处胎盘多有植入,分娩前应做好充分准备。

(二)中医疗法

1.中成药

(1)血府逐瘀颗粒:每次 1 包,每日 3 次,温开水送服。适用于胎瘀阻滞证。

(2)散结镇痛胶囊:每次 4 粒,每日 3 次,温开水送服。适用于胎瘀阻滞证。

(3)丹参注射液 20 mL 加入 5% 葡萄糖注射液 500 mL 静脉滴注,每日 1 次。适用于血瘀证。

2.中药外敷　以侧柏叶、大黄、黄柏、薄荷、泽兰等研末,加适量蜂蜜调敷患侧下腹部,可活血化瘀消癥,促进包块吸收。每天 1 次。

3.中药保留灌肠　以毛冬青、败酱草、忍冬藤、大黄等煎液保留灌肠,可促进包块吸收。每日 1 次,每次 100 mL。适用于胎瘀阻滞证和瘀结成癥证。

【预防调护】

(一)预防

1.积极治疗盆腔炎、子宫内膜异位症等疾病。

2.保守治疗期间应卧床休息,密切观察病情变化。

3.保持大便通畅,避免增加腹压的活动。

4.包块消失后,仍应定期复查血清 HCG,直至其达正常范围。

5.本病属急腹症,患者处于休克状态时,一般伴有恶心呕吐、腹胀等,需禁食。

(二)调护

1.调畅情志、保持乐观、保持情绪愉快、性格开朗,使脏腑、气血功能运行正常,气机升降条达和畅通,避免宫外孕的发生。

2.重视健康教育,做好定期检查认真做好妇女的卫生保健知识的科普教育,加强自我保护意识,抓好女性的定期普查,特别对月经延期、伴有腹痛应尽早确诊,尽早治疗。早期选择非手术治疗可避免宫外孕的发生。

【临证经验探讨】　输卵管妊娠是妇科急腹症之一,临床以停经、下腹痛、阴道不规则流血为主要症状。输卵管妊娠基本病机为冲任不畅,少腹血瘀。中医治疗只适用于输卵管妊娠的某些阶段,有其明确的适应证。治疗以化瘀杀胚为主要方法。治疗过程中仍需动态观察血 HCG、盆腔 B 超的变化,结合患者停经时间、腹痛症状等情况,予以动态评估,适时调整中医药治疗,或中西医结合药物治疗,或手术治疗的方案。

输卵管妊娠破损致腹腔内急性大出血时,为已破损期气血亏脱证,属妇科危急重症,一旦确诊需立即手术治疗。输卵管妊娠若盆腔 B 超提示附件区包块内可见原始心管搏动,虽暂无腹腔内出血,也应手术治疗。输卵管妊娠根据其能否早期诊断,处理是否正确、及时之不同,预后吉凶不一。输卵管妊娠的早期,多可以药物治疗,免去手术,更大机会保存生育能力。如果输卵管妊娠发生破损,严重者可危及生命。

输卵管妊娠以后,10% 患者可再次发生输卵管妊娠,50%～60% 患者继发不孕症。

医案

李某,女,28 岁,已婚,工人。

初诊:2019 年 9 月 10 日。

主诉:停经 46 天,下腹痛伴阴道出血 7 天。

病史:末次月经 2019 年 7 月 18 日,停经 37 天时自测尿妊娠试验阳性。7 天前出现左下腹隐痛,伴阴道少量流血,色黯,呕恶,平素性躁易怒,经行前半个月即出现乳房胀痛,经色黯,有血块,便干;查体:血压正常,无头晕心慌等不适,舌黯,苔黄微腻,脉弦滑。

妇科检查:阴道后穹隆饱满,触痛明显,宫颈举痛,子宫稍大质软,左附件区可触及鸡卵大小包块,边界不清,触痛明显。

辅助检查:①血 HCG 570 mIU/mL。②超声检查示宫内未见妊娠囊,左侧附件区混合性包块(宫外孕待除外);盆腔少量积液约 10 mm。

中医诊断:妊娠腹痛。

西医诊断:异位妊娠。

中医辨证:胎元阻络,瘀积成癥。

治法:杀胚消癥,活血化瘀。

处方:三棱 6 g,莪术 6 g,蜈蚣(研末冲服) 2 条,桃仁 9 g,天花粉 15 g,延胡索 15 g,三七粉(冲服) 6 g,赤芍 15 g,怀牛膝 15 g,浙贝母 10 g,煅牡蛎 20 g,甘草 5 g,大黄(后下) 3 g。5 剂,水煎服。

二诊:2019 年 9 月 17 日。

服药后左侧下痛明显好转,阴道仍有少量出血。舌质略黯,苔微黄,脉弦,复查血 HCG 值为 350 mIU/mL。继续用药巩固治疗。

处方:三棱 6 g,莪术 6 g,蜈蚣(研末冲服) 2 条,紫草 15 g,桃仁 9 g,天花粉 12 g,延胡索 15 g,丹参 15 g,白芍 15 g,怀牛膝 9 g,煅牡蛎 20 g,蒲黄炭(包煎) 9 g,甘草 6 g。5 剂,水煎服。

三诊:2019 年 9 月 20 日。

自诉偶有轻微腹痛,阴道间断性有少量暗褐色血液;舌质正常,苔白,脉弦。妇科检查:左侧附件可触及条索状包块;血 HCG 值:100 mIU/mL;超声提示:左侧附件增厚。继续巩固治疗。

处方:三棱 6 g,莪术 6 g,蜈蚣^(研末冲服)2 条,浙贝母 15 g,夏枯草 15 g,桃仁 9 g,益母草 15 g,白芍 15 g,牛膝 9 g,茜草 15 g,煅牡蛎^(先煎)20 g,甘草 5 g。5 剂,水煎服。

四诊:2019 年 9 月 26 日。

腹痛消失,阴道出血已止;舌淡红,苔白,脉象和缓。血 HCG 值:31 mIU/mL。嘱患者仍守上方连服 7 剂,服法同前。告诫患者每 2 天自行检测尿妊娠试验,一周后再次复查血 HCG 及妇科超声。

五诊:2019 年 11 月 4 日。

该患者诸症消失,自测尿妊娠试验 3 次均为阴性。血 HCG 值:1.8 mIU/mL。超声报告:子宫及双附件未见异常。嘱其停汤剂,改服益母草颗粒一周以善其后。

2019 年 11 月 20 日患者告知月经于 11 月 15 日来潮,经期 4 天,无不适感。

第三节 胎漏、胎动不安

妊娠期阴道少量流血,时出时止,或淋沥不断,而无腰酸、腹痛、小腹坠胀者,称为胎漏,亦称"胞漏"或"漏胎"。

妊娠期间出现腰酸、腹痛、小腹下坠,或伴有阴道少量流血者,称为"胎动不安",又称"胎气不安"。对于因癥病而致妊娠出血的病证,早在《金匮要略方论·妇人妊娠病脉证并治》已有记载。但"胞漏"之名首载于晋代《脉经·平妊娠胎动血分水分吐下腹痛证》,其指出"妇人有漏下者……有妊娠下血者,假令妊娠腹中痛,为胞漏……"胎动不安之名最早见于《诸病源候论》,虽将"妊娠漏胞候"与"妊娠胎动候"分列,但未指出"漏胞"与"胎动不安"的症状区别。到明代《济阴纲目》才明确了胎漏与胎动不安的症状异同,即"胎动、胎漏皆下血,而胎动有腹痛,胎漏无腹痛为异尔"。《诸病源候论·妇人妊娠病诸候》指出:"漏胞者……冲任气虚,则胞内泄露。"并指出:"胎动不安者,多因劳役气力或触冒冷热,或饮食不适,或居处失宜。"《济阴纲目·胎前门》补充了其发病原因并提出了胎漏主要治则,即"故胎动宜行气,胎漏宜清热"。《景岳全书·妇人规》首先提出了动态观察"腹痛、下血、腰酸、下坠"胎动不安四大症状的轻重变化,以预测胚胎存活与否,决定安胎抑或下胎,完善了妊娠病"治病与安胎并举"和"下胎"两大治则,又提出:"妊娠胎气不安者,证本非一,治亦不同。"其实早在《普济本事方·妇人诸疾》就载有"补虚益血""补血收胎""抑阳助阴"的不同治法。随后《叶氏女科证治》据虚实寒热提出"胎寒不安""胎热不安""胎虚不安"的病因及治则。《医部全录·妇科》:"按大全夫妊娠漏胎者,谓妊娠数月而经水时下也。此由冲任脉虚,不能约制手太阳少阴之经血故也……有妊之人,经水所以断者,壅之养胎,畜之以为乳汁也。冲任气虚,则胞内泄,不能制其经血,故月事时下,亦名胞漏,血尽则人毙矣。"又云:"按大全妊娠胎动不安者,由冲任经虚,受胎不实也。亦有饮酒房室过度,损动不安者,有误击触而胎动者,有喜怒气宇不舒,伤于心肝,触动血脉者,有信医宜服暖补反为药所害者,有因母病而胎动者,但治母病,其胎自安。有胎不坚固,动及母疾,但当安胎,其母自愈。"《医林改错·少腹逐瘀汤说》则提出血瘀病致胎漏的治法。《女科经纶·胎前证》则有不同认识,如"妊娠忽然下黄汁如胶,或如豆汁,胎动腹痛。"薛立斋按:"前证肝脾湿热",提出清热利湿安胎法。晚清张锡纯创制的寿胎丸更是"从肾论治"胎漏、胎动不安的典范。

有关胎漏、胎动不安的范围,前人多认为其归属于妊娠病的范畴,但均未提及属于宫内孕或宫外孕或葡萄胎。据其保胎的治则,宫外孕及葡萄胎引起的腰酸、腹痛、小腹下坠或及阴道不规则流血不在本病的讨论范畴,但在治疗前应予以鉴别。

胎漏、胎动不安病名虽不同,但临床难以截然分开。更由于两者病因、治则、转归、预后等基本相同,故一并论述。

西医学妊娠早期的先兆流产和妊娠中晚期的前置胎盘出血,可参照本病辨证治疗。

【病因病机】 胎漏、胎动不安主要发病机理是冲任气血失调,胎元不固。而胎漏以气虚、血虚兼见血热、肾虚、血瘀更多见。

1.肾虚 素禀肾气不足,或房劳多产,或久病及肾,或孕后房事不节,损伤肾气,肾虚冲任不固,胎失所系,以致胎动不安,气不固摄,发为胎漏。

2.气虚 平素体弱,或饮食劳倦等伤脾;或大病久病损伤正气,气虚不摄,冲任不固;孕后气血下以养胎,导致冲任更伤,而成胎漏,胎失所载,以致胎动不安。

3.血虚 素体阴血不足;或大病久病耗血伤阴;或孕后脾胃虚弱,恶阻较重,化源不足,血虚则冲任血少,筋脉失养,以致胎动不安。

4.血热 素体阳盛,或七情郁结化热,或孕后过食辛热,或外感邪热,或阴虚生热,热扰冲任;孕后气血下以养胎,使阴血更虚,热更重,迫血妄行,以致胎漏,损伤胎气,以致胎动不安。

5. **血瘀**　素有癥瘕占据子宫或孕期手术创伤,或孕后不慎跌仆闪挫,均可致瘀阻胞脉,孕后新血不得下达冲任以养胎,反离经而走,发为胎漏,瘀阻冲任胞宫,以致胎动不安。

6. **湿热**　素体喜嗜膏粱厚味,湿热内蕴,或孕期不慎感受湿热之邪,湿热与血相搏,流注冲任,蕴结胞中,气血瘀阻,不得下达冲任以养胎,发为胎动不安,热迫血妄行,则导致胎漏。

胎漏、胎动不安既有单一的病机,又常有脏腑、气血、经络同病,虚实错杂的复合病机,如气血虚弱或脾肾阳虚或肾虚血瘀或肾虚湿热,临证中必须动态观察病机的兼夹及其变化。

【诊断要点】

1. **病史**　有停经史,或有早孕反应,常有人工流产、自然流产史,精神创伤史或素有癥瘕史,孕后不节房事史,过度劳累史,跌仆闪挫史等。

2. **临床表现**　胎漏主要为妊娠期间出现阴道少量流血,时出时止,或淋沥不断,而无腰酸、腹痛、小腹坠胀。胎动不安主要为腰酸、腹痛、小腹下坠,或伴有阴道少量出血或不伴有阴道少量流血。

3. **检查**

(1)妇科检查:子宫颈口未开,子宫大小与停经月份相符。

(2)辅助检查:①尿妊娠试验阳性。②血 HCG 定量测定。③B 超检查提示宫内妊娠,前见完整妊娠囊,或有原始心管搏动,或有胎心音或胎动存在,或伴有绒毛膜下出血。

【辨证论治】

(一)辨证要点

B 超提示胚胎存活者,根据腰酸、腹痛的性质及阴道流血的量、色、质及伴随症状,舌、脉以分虚实寒热,积极对因安胎治疗。一般阴道流血,量少,色淡红,质稀薄,伴下腹隐痛,多属血虚;伴气短无力或少腹下坠者,多属气虚;伴腰膝酸软者,多属肾虚;下腹灼痛,阴道流血,量少,色深红,质稠,多属实热;或色鲜红,质薄,多属虚热;下腹灼痛,阴道流血,量少,或淋沥不尽,色暗红或赤白相兼,质黏稠,多属湿热;下腹刺痛,或胀痛,阴道少量流血,色暗红,舌暗红或青紫或有瘀斑,脉沉弦或沉涩,多属血瘀。

(二)治疗原则

本病以补肾固冲为治疗大法。并依据不同证型采用固肾、益气、养血、清热、利湿、化瘀等法。若经治疗阴道出血迅速控制,腰酸腹痛症状好转,多能继续妊娠。若发展为胎殒难留,应下胎益母。但治疗过程中若有他病,应遵循治病与安胎并举的原则。

（三）分型论治

1.肾虚证

临床表现:妊娠期腰膝酸软,腹痛下坠,或伴有阴道少量流血,色淡暗,或曾屡孕屡堕;或伴头晕耳鸣,小便频数,夜尿多;舌淡,苔白,脉沉滑尺弱。

病机:肾气亏虚,冲任失固。

治法:固肾安胎,佐以益气。

方药:寿胎丸(《医学衷中参西录》)加党参、白术。

菟丝子、桑寄生、续断、阿胶^(烊化)、党参、白术。

方中菟丝子补肾益精,固摄冲任,肾旺自能荫胎,故重用菟丝子为君;桑寄生、续断补益肝肾,养血安胎为臣;阿胶补血为佐使。四药合用,共奏补肾填精,固摄安胎之效。加党参、白术健脾益气,是以后天养先天,生气血以化精,先后天同补,加强安胎之功。

随症加减:若小腹下坠明显,加黄芪、升麻益气升提安胎;若大便秘结,加肉苁蓉、熟地黄、桑椹滋肾增液润肠。临证时结合肾之阴阳的偏虚,选加温肾(如补骨脂、狗脊)或滋阴(如女贞子、旱莲草)安胎之品。

2.气血虚弱证

临床表现:妊娠期,阴道少量下血,腰酸,小腹空坠而痛,或伴有阴道少量流血,色淡红,质稀薄;或神疲肢倦,面色㿠白,心悸气短;舌质淡,苔薄白,脉滑无力。

病机:气虚冲任不固,中阳不振。

治法:气血亏虚,冲任失固,伤及胎气。

方药:胎元饮(《景岳全书》)。

人参、陈皮、炙甘草、白术、当归、白芍、熟地黄、杜仲。

方中人参、白术、炙甘草甘温益气,健脾调中,以助生化之源,使气旺以载胎;当归、熟地黄、白芍补血养血安胎;杜仲补肾安胎;陈皮行气健胃。全方共奏益气养血,固冲安胎之功。

随症加减:若阴道流血量多者,加乌贼骨以固冲止血;若气虚明显,小腹下坠,加黄芪、升麻益气升提,固摄胎元。

3.血热证

（1）实热证

临床表现:妊娠期腰酸、小腹灼痛,或伴有阴道少量流血,色鲜红或深红,质稠;渴喜冷饮,小便短黄,大便秘结;舌红,苔黄而干,脉滑数或弦数。

病机:热伤冲任,迫血妄行。

治法:清热凉血,固冲安胎。

方药:阿胶汤(《医宗金鉴》)去当归、川芎。

黑栀子、黄芩、阿胶、侧柏叶、白芍、熟地黄。

方中黑栀子、侧柏叶、黄芩清热止血安胎;白芍养血清血安胎;熟地黄、阿胶养血止血安胎。全方有清热凉血,止血安胎之效。

随症加减:若下血较多者,酌加旱莲草、地榆炭,凉血止血;腰痛甚者,加续断、桑寄生固肾安胎。

（2）虚热证

临床表现:妊娠期腰酸、小腹灼痛,或伴有阴道少量流血,色鲜红,质稀;或伴心烦不安,五心烦热,咽干少津,便结溺黄;舌红少苔,脉细数。

病机:阴虚内热,热扰冲任,伤及胎气。

治法:滋阴清热,养血安胎。

方药:保阴煎(《景岳全书》)加地榆炭、茜草。

生地黄、熟地黄、白芍、山药、续断、地榆炭、黄芩、黄柏、甘草、茜草。

方中生地黄清热凉血;熟地黄、白芍养血敛阴;黄芩、黄柏清热泻火,直折热邪;山药、续断补肝肾,固冲任;甘草调和诸药;加地榆炭、茜草清热凉血,化瘀止血。全方共奏清热凉血,养血安胎之效。

随症加减:若热盛津伤,口干而渴者,加天冬、麦冬、南沙参、北沙参等以生津止渴;若兼气短懒言,倦怠乏力,或心悸少寐者,乃失血伤气,气虚血热之象,酌加党参、白术以健脾益气;阴道出血有块者,加蒲黄炭、三七粉祛瘀止血。

4. 血瘀证

临床表现:宿有癥积,孕后常有腰酸,下腹刺痛,阴道不时流血,色暗红,或妊娠期不慎跌仆闪挫,或劳力过度,或妊娠期手术创伤,继之腰酸腹痛,胎动下坠或阴道少量流血;大小便正常;舌暗红,或有瘀斑,苔薄,脉弦滑或沉弦。

病机:瘀阻冲任,血不归经,胎失摄养。

治法:活血化瘀,补肾安胎。

方药:桂枝茯苓丸(《金匮要略》)合寿胎丸减桃仁。

桂枝、芍药、牡丹皮、续断、阿胶（烊化）、茯苓、桑寄生、菟丝子。

方中桂枝温经通阳,以促血脉运行而散瘀为君;白芍养肝和营,缓急止痛,或用赤芍活血化瘀消癥为臣;牡丹皮活血化瘀为佐,茯苓健脾益气,宁心安神,与桂枝同用,通阳开结,伐邪安胎为使。诸药合用,共奏活血化瘀,消癥散结之效。合寿胎丸补肾安胎,攻补兼施,邪去胎安。

加减:若阴道出血多者,加三七（冲服）、煅牡蛎（先煎）、蒲黄炭;腹痛者,加香附、玄胡;腰痛者,加狗脊、桑寄生;神疲乏力,加黄芪、党参。

5. 湿热证

临床表现:妊娠期腰酸腹痛,阴道少量流血,或淋沥不尽,色暗红;或伴有低热起伏,小便黄赤,大便黏;舌质红,苔黄腻,脉滑数或弦数。

病机:湿热内扰,冲任失固。

治法:清热利湿,补肾安胎。

方药:当归散(《金匮要略》)合寿胎丸去川芎、阿胶加茵陈。

当归、白术、菟丝子、白芍、黄芩、桑寄生、茵陈、续断。

方中当归、白芍补血养肝为君;黄芩、白术坚阴清热,健脾除湿为臣;菟丝子、桑寄生、续断固肾安胎;茵陈清热利湿。全方养血健脾,清化湿热以安胎。

【其他疗法】

(一)西医治疗

1. 先兆流产　先兆流产适当休息,禁性生活。黄体功能不全者可肌内注射黄体酮 20 mg,每日 1 次,或口服孕激素制剂黄体酮胶囊、地屈孕酮等;甲状腺功能减退者可口服小剂量甲状腺片。经治疗,若阴道流血停止,超声检查提示胚胎存活,可继续妊娠。若临床症状加重,超声检查发现胚胎发育不良,血 HCG 持续不升或下降,表明流产不可避免,应终止妊娠。

2. 前置胎盘　处理原则是抑制宫缩、止血、纠正贫血和预防感染。

(1)期待疗法:在保证孕妇安全的前提下达到或更接近足月妊娠,从而提高胎儿的成活率。期待疗法适于妊娠 34 周以前,胎儿体重<2000 g,阴道流血量不多,产妇一般情况好,胎儿存活者。

1)休息,绝对卧床,取左侧卧位;保持平静的状态,适当给予地西泮等镇静剂。

2)间断吸氧,每日 3 次,每次 20~30 分钟,以提高胎儿血氧供应

3)密切观察阴道流血量,禁止阴道检查及肛检;采用超声检查时应谨慎,动作需轻柔。

4)监护胎儿宫内情况。

5)纠正孕妇贫血,维持血容量,使血红蛋白保持在 110 g/L 以上,血细胞比容>0.30。

6)给予广谱抗生素预防感染。

7)在期待治疗中,应用宫缩抑制剂可赢得时间,常用硫酸镁、利托君、沙丁胺醇等。需终止妊娠者,若胎龄<34 周,应促胎肺成熟,地塞米松每次 6 mg 肌内注射,每天 2 次,连续 2~3 天;如情况紧急可在羊膜腔内注入地塞米松 10 mg。

(2)终止妊娠:反复大量流血甚至休克者,无论胎儿成熟与否,应及时终

止妊娠;胎龄达 36 周以上;胎儿成熟度检查提示胎儿肺成熟;胎龄未达 36 周,出现胎儿窘迫征象,或胎儿电子监护发现胎心异常者;出血量多,危及胎儿;胎儿已死亡或出现难以存活的畸形。

1)剖宫产术:是处理前置胎盘的主要手段,可在短时间内娩出胎儿,迅速结束分娩,对母子相对安全。剖宫产指征:完全性前置胎盘,持续大量流血;部分性和边缘性前置胎盘出血量较多,先露高浮,短时间不能结束分娩;胎心胎位异常。剖宫产切口可根据 B 型超声定位避开胎盘。术前积极纠正贫血、预防感染、备血等,同时做好处理产后出血和新生儿抢救复苏准备。

2)阴道分娩:边缘性前置胎盘、枕先露、阴道流血不多、无头盆不称和胎位异常,估计短时间内能结束分娩者,可予试产。阴道分娩是利用胎先露部压迫胎盘达到止血和促进子宫收缩的目的,如人工破膜后胎先露仍下降不顺利,应立即改行剖宫产术。

3)紧急转送:当地无医疗条件处理,先输液输血,消毒后阴道填纱、腹部加压包扎,以暂时压迫止血,并迅速护送转至上级医院治疗。

(二)中医疗法(中成药)

(1)滋肾育胎丸:每次 5 g,每日 3 次,淡盐水或蜂蜜水送服。适用于阴虚内热证。

(2)孕康口服液:每次 20 mL,每日 3 次,口服。适用于肾气虚证及气血虚弱证。

【预防调护】

(一)预防

1.婚前检查,避免流产的潜在因素。

2.提高体质,避免劳累,增加营养,注意围产期保健,谨防感冒。

3.孕后严禁房事,勿急行、攀高,慎防跌扑闪挫,以免扰动胎元。

4.保持大便通畅,切忌大便时过分用力。

5.不吃有损于胎儿的药物。

6.反复流产史者,孕后早保胎、安胎。

(二)调护

1.安胎尤需安心,以静养胎,不急躁,不焦虑,不恐惧。

2.避免劳累,多卧床休息。

3.保持大便通畅。若有便秘,可多食富含粗纤维的果蔬,或用蜂蜜、芝麻等润肠之物。

4.不用大黄、番泻叶之类的泻药。

5.饮食要易于消化,富有营养,经常服用安胎药膳。

6.发现阴道见红,及时去医院诊治。

周雪林女科治要

【临证经验探讨】　怀胎以后,阴道不时下血,量少,或时下时止,或淋沥不断,并无腹痛、腰胀、小腹坠胀现象,称为胎漏。如先感胎动下坠、继有轻微的腹胀,或阴道内有少许血液流出,称为胎动不安。《素问·上古天真论》说:"女子……二七而天癸至,任脉通,太冲脉盛,月事以时下,故有子。"王冰注云:"任脉冲脉,皆奇经也,肾气全盛,冲任流通,经血渐盈,应时而下……冲为血海,任主胞胎,二者相资,故能有子。"由此可见,冲任二脉与胎孕的关系极为密切。冲任督三脉皆起于胞,所谓"一源而三歧也"。肾气盛,冲任二脉通盛,胎孕自可正常。冲脉为十二经之海,又称血海,胎赖血以养,而心主血,肝藏血,脾统血,肺主气,血的生成、统摄、运行,有赖于气的生化与调节。脾为后天之本,生化之源,与足阳明胃经表里相关,而任脉主一身之阴,凡精血津液等人体阴液,皆为任脉所司,为人体妊养之本。带脉束腰如带,下连血室,统束诸经,与冲任二脉关系密切。因此,调阳明、补肝肾就能固冲安胎。本病临床上以气血亏虚、肾气亏虚之虚证多见,实证较少。调脾胃、补气血多用六君子汤、八珍汤。黄芪、党参、白术、茯苓、炙甘草、砂仁、柴胡、升麻为常用药,补血多用阿胶、熟地黄、炒当归、白芍。补肝肾多用六味地黄汤加杜仲、续断、桑寄生,肾阴虚加生地黄、炒黄柏,肾阳虚加巴戟天、菟丝子、枸杞子。补肝肾、调脾胃、益气血、固冲安胎贯穿于整个治疗过程中。黄芩、白术为安胎圣药,亦为常用之品。跌扑闪挫伤胎气,气血不调而致胎漏、胎动不安,不宜过用活血化瘀之品。《傅青之女科》之保产无忧散轻剂治之,调理气机,保胎安胎。方药组成:当归9 g,白芍9 g,荆芥5 g,枳壳4 g,贝母6 g,艾叶5 g,厚朴5 g,羌活3 g,甘草3 g,生姜9 g,川芎9 g,黄芪15 g,菟丝子9 g。胎漏、胎动不安需结合西医诊疗技术,诊断时必须排除异位妊娠及葡萄胎,以及全身性和器质性病患引起的阴道出血。胎漏、胎动不安是妊娠病,临床应首辨胚胎、胎儿是否存活。在整个治疗过程中应根据症状及体征,结合血HCG测定及B超辅助检查以观察病情变化。阴道流血量逐渐增多,腰酸腹痛加重,早孕反应消失,尿妊娠试验转阴,胎殒难留分别按胎死不下、堕胎、小产处理。胎漏经积极治疗后,大多可继续正常妊娠,分娩健康胎儿。若安胎失败,均应尽快祛胎益母,随后积极查找原因。若为父母遗传基因缺陷或胚胎基因缺陷等,非药物或手术所能奏效。若为其他病因,应经过药物或手术纠正后,方可再次怀孕,以免滑胎的发生。

医案

李某,女,35 岁,已婚,职工。

初诊:2017 年 3 月 17 日。

主诉:停经 50 天,阴道流血 1 天。

病史:末次月经 2017 年 1 月 26 日,停经 40 天后开始有择食厌油、纳呆恶心等症状,自测早孕试纸阳性。1 天前无诱因出现阴道少量流血,色鲜红,并伴腰腹酸胀痛,休息后症状未好转。现恶心呕吐时作,口干心烦,大便不畅,小便黄少。

查体:舌红,苔薄黄少津,脉细数,孕$_2$产$_1$。

妇科检查:恐触动胎元,故暂未查。

辅助检查:①血清 HCG>100000 mIU/mL,P 40 ng/mL。②超声检查示宫内妊娠囊大小约 35 mm×30 mm×27 mm,胎芽约 7 mm,有胎血管搏动。

中医诊断:胎动不安。

西医诊断:先兆流产。

中医辨证:阴虚血热,肝胃不和。

治法:养阴清热,止血安胎,和胃止呕。

处方:太子参 15 g,玄参 15 g,麦冬 15 g,生地黄炭 9 g,地骨皮 15 g,阿胶 9 g$^{(烊化)}$,白芍 15 g,仙鹤草 15 g,川断 15 g,姜半夏 9 g,砂仁 9 g,黄芩 9 g,苎麻根 9 g,甘草 6 g。5 剂,水煎服。

因有恶心呕吐,药液少服频服,以不吐出为好。嘱患者多卧床休息,情绪放松,少食辛辣之品。

二诊:2017 年 3 月 25 日。

服药后阴道流血减少,血色变淡,口干心烦减轻,大便通畅。继续按原方服用 6 剂。

三诊:2017 年 4 月 5 日。

阴道流血已干净 7 天,腰腹隐痛症状减轻,恶心仍明显,上方去苎麻根,加桑寄生 15 g,陈皮 9 g,竹茹 6 g。续服 1 周。

四诊:2017 年 4 月 15 日。

患者无阴道流血,无腰腹疼痛,精神及饮食可,复查 B 超:宫内活胎,符合妊娠月份,告知按时产检,注意饮食清淡,营养丰富。

第四节　堕胎、小产

凡妊娠 12 周内,胚胎自然殒堕者,为"堕胎";妊娠 12 ~ 28 周内,胎儿已成形而自然殒堕者,为"小产",亦称"半产"。也有怀孕一月不知其已受孕而殒堕者,称为"暗产"。

早在《金匮要略·妇人妊娠病脉证并治》中有"半产"的记载:"有半产

后,因续下血都不绝者。"明代虞抟《医学正传》有"小产"的病名,至《医学心悟·半产》指出二者同病异名:"半产者,小产也。或至三五月而胎堕;或未足月而欲生,均谓之小产。"堕胎之名则首载于《脉经·平妊娠胎动血分水分吐下腹痛证》:"怀孕者,不可灸刺其经,必堕胎。"《医宗金鉴·妇科心法要诀》则提出了堕胎与小产的异同:"五月成形名小产,未成形象堕胎言。"至《诸病源候论》有"妊娠堕胎后血出不止候"等专论,已认识到堕胎后流血不止的危重性。

究其病因,唐代《经效产宝》中提出或因母病所致或因胎病所致,并根据母病在前或胎病在先予以分辨治疗,初步确立了流产的治疗原则。《景岳全书·妇人规》则认为"胎动欲堕"可发展为堕胎、小产,并指出若"腹痛,血多,腰酸下坠,势有难留者……助其血而落之,最为妥当"的治疗原则。

堕胎、小产多由胎漏、胎动不安发展而来,也可直接发生堕胎、小产者,均以自然殒堕、势有难留为特点,更由于两者病因、治则、转归、预后等基本相同,故一并论述。

西医学的早期流产、晚期流产,可参照本病辨证治疗。堕胎、小产为自发性流产,人工流产则不在本节讨论范围。

【病因病机】　本病发病机理主要是冲任损伤,胎元受损或胎结不实,而致胚胎、胎儿自然殒堕,离宫而下。堕胎、小产与他病可因果转化,堕胎、小产既可为一个独立的疾病,又可为他病(胎漏、胎动不安)发展的结局,还可成为他病(滑胎)的原因。其病因与胎漏、胎动不安基本相同。

1. 肾气虚弱　先天禀赋虚弱,肾气不盛,成胎不实,或孕后房事不节,耗伤肾气,肾虚胎元不固,以致堕胎、小产。如《傅青主女科·小产》云:"人之所以坐胎者,受父母先天之真火也。先天之真火,因先天之真气以成之。"

2. 气血不足　素体虚弱,或久病大病损伤气血,或饮食劳倦伤脾胃,气血乏源,以致气血两虚,冲任不固,无以载胎养胎,而发堕胎、小产。如《格致余论·胎自堕论》云:"血气虚损,不足荣养,其胎自堕。"

3. 热病伤胎　摄生不慎,感受时疫邪毒或热病温疟,热扰冲任血海,损伤胎元,以致堕胎、小产。

4. 跌仆伤胎　孕后不慎,跌仆闪挫,致使气血紊乱,胞宫不稳,或瘀滞胞宫,直接逼迫胎元而出,发生堕胎、小产。如《普济方·妊娠诸疾门》云:"夫妊娠日月未足,胎气未全而产者,谓之半产……或颠仆闪挫,致气血损动……皆致半产。"

【诊断要点】

1. 病史　有早期妊娠史;或曾有胎漏、胎动不安病史;或有妊娠期热病史、外伤史等。

2.临床表现　妊娠28周内,或先出现阴道流血,继而小腹疼痛,或先小腹疼痛,继而阴道流血,且出血量及腹痛逐渐加重;或有羊水溢出,胎儿殒堕者。发生在妊娠12周内,诊为堕胎;发生在妊娠12~28周内,诊为小产。

3.检查

(1)妇科检查:阴道流血量多,宫口已开大,或见胚胎组织堵塞于宫口,此外尚可见羊水流出,或胎膜囊膨出于宫口。堕胎、小产病情不同,其妇检结果各异。

(2)辅助检查:①尿妊娠试验呈阳性或阴性。②大量失血后,血常规检查可见血红蛋白及红细胞减少。③B超可见宫内妊娠囊下脱,或未见妊娠囊,或蜕膜残留,可明确诊断。

【辨证论治】

(一)辨证要点

堕胎、小产者主要根据阴道流血、腹痛、全身症状及舌脉辨气血虚实,并结合妇科检查、B超等辨证施治。若胚胎或胎儿尚未排出者,小腹坠胀疼痛,舌质正常或紫暗,舌边尖有瘀点,脉滑或涩,多为血瘀证;若胚胎或胎儿已基本排出,尚有部分组织残留于子宫,腹痛阵阵,阴道流血不止,甚至血崩,伴面色苍白,心悸气短,头晕目眩,舌淡紫苔白,脉沉细无力,多为气虚血瘀证。

(二)治疗原则

下胎益母,终止妊娠。

(三)分型论治

1.胎堕难留证

临床表现:多由胎漏、胎动不安发展而来。阴道流血增多,色红有块,小腹坠胀疼痛加剧,会阴坠胀,或有羊水溢出;舌质正常或紫暗,舌边尖有瘀点,苔薄,脉滑或涩。

病机:胎堕难留,瘀血内阻。

治法:祛瘀下胎。

方药:脱花煎(《景岳全书》)加益母草。

当归、川芎、红花、肉桂、川牛膝、车前子。

方中当归、川芎、红花、益母草活血祛瘀,催生下胎;肉桂温通血脉,增强行血之功;川牛膝活血行血,引血下行;车前子滑利降泄。全方配伍,具有活血化瘀,祛瘀下胎之效。

2.胎堕不全证

临床表现:胎殒之后,尚有部分组织残留于子宫,阴道流血不止,腹痛阵阵,甚至出血如崩;伴心悸气短,面色苍白,头晕目眩;舌淡紫,苔白,脉沉细无力。

病机:胎殒已堕,堕而未尽,气虚血瘀。

治法:益气祛瘀。

方药:脱花煎加人参、益母草、炒蒲黄。

当归、肉桂、川芎、川牛膝、红花、车前子。

若胎堕不全,出血过多,或暴下不止,面色苍白,头晕眼花,甚则晕厥,不省人事,手足厥冷,唇舌淡白,脉芤或微细无力,为气随血脱之危候,应及时补液、输血、抗休克,并采用清宫术、钳刮术清除宫腔残留组织。可配合用独参汤(《增订十药神书》)或用加味参附汤(《校注妇人良方》)益气固脱,回阳救逆。

【其他疗法】

(一)西医治疗

1. 难免流产　一旦确诊,应尽早使胚胎及胎盘组织完全排出。早期流产应及时行清宫术,对妊娠物应仔细检查,并送病理检查;如有条件可行绒毛染色体核型分析,对明确流产的原因有帮助。晚期流产时,子宫较大,出血较多,可用缩宫素 10 ~ 20 U 加于 5% 葡萄糖注射液 500 mL 中静脉滴注,促进子宫收缩。当胎儿及胎盘排出后检查是否完全,必要时刮宫以清除宫腔内残留的妊娠物。应给予抗生素预防感染。

2. 不全流产　一经确诊,应尽快行刮宫术或钳刮术,清除宫腔内残留组织。阴道大量流血伴休克者,应同时输血输液,并给予抗生素预防感染。

3. 完全流产　流产症状消失,超声检查证实宫腔内无残留妊娠物,若无感染征象,无须特殊处理。

4. 稽留流产　处理较困难。胎盘组织机化,与子宫壁紧密粘连,致使刮宫困难。晚期流产稽留时间过长可能发生凝血功能障碍,导致弥散性血管内凝血(DIC),造成严重出血。处理前应检查血常规、血小板计数及凝血功能,并做好输血准备。若凝血功能正常,可先口服 3 ~ 5 天雌激素类药物,提高子宫肌对缩宫素的敏感性。子宫<12 孕周者,可行刮宫术,术中肌内注射缩宫素,手术应特别小心,避免子宫穿孔,一次不能刮净,于5~7天后再次刮宫;子宫≥12 孕周者,可使用米非司酮加米索前列醇,或静脉滴注缩宫素,促使胎儿、胎盘排出。若出现凝血功能障碍,应尽早输注新鲜血、血浆、纤维蛋白原等,待凝血功能好转后,再行刮宫。

(二)中医疗法

1. 中成药　益母草冲剂每次 6 g,每日 3 次,冲服。适用于流产不全者。

2. 针灸疗法　取穴合谷、中极、关元、三阴交等穴。适用于瘀血阻滞堕胎或小产者。

【预防调护】

(一)预防

1. 找出流产原因,配合病因治疗。

2. 孕前强健夫妇体质,未孕之前即采取补肾健脾、益气养血、调经固冲等方法防治。

3. 孕后立即保胎治疗,不要等到有了先兆流产症状之后再施安胎。服药时间应该超过以往流产的月份,在无胎漏、胎动不安之征象后方可停药观察。

4. 孕后严禁房事。勿急行、攀高,慎防跌扑闪挫,以免扰动胎元。并嘱孕妇要避免劳累,注意休息。

(二)调护

1. 饮食合理,加强营养、经常服用安胎药膳。

2. 稳定情绪,安心养胎、不急躁、不焦虑、不恐惧。

3. 避免劳累,多卧床休息。

4. 注意围产期保健,谨防感冒。

5. 保持大便通畅,切忌大便时过分用力。若有便秘,可多食富含粗纤维的果蔬,或用蜂蜜、芝麻等润肠之物。

6. 不吃有损于胎儿的药物,不用大黄、番泻叶之类的泻药。

【临证经验探讨】 堕胎与小产的临床主症是出血与腹痛,因二者均为胎殒难留,治疗以下胎益母为主。临证中须严密观察病程进展,及时进行实验室及 B 超检查,对胎堕不全者应尽快手术清除宫内残存物,以防大出血不止,阴血暴亡,阳无所附,出现"阴阳离决"之危象。必要时补液、输血治疗。若在病程中出现发热,下腹疼痛拒按,阴道流血伴秽臭,多是反复感染邪毒所致,即西医学所称"流产后感染",亦属严重,临证时当审慎,需全身抗感染治疗。本病多由胎漏、胎动不安失治、误治发展而来。若胚胎或胎儿完全排出,出血量少,适当调养即可恢复。若胚胎或胎儿排出不全,出血量多,或发生晕厥,甚或阴血暴亡,出现阴阳离决之候,需紧急处理,多采用手术控制出血,同时输液、输血纠正休克,病可转安;若处理不当,可危及生命。

医案

王某,女,27 岁,已婚,职工。

初诊:2019 年 7 月 23 日。

主诉:停经 50 天,阴道大出血 1 小时。

病史:患者既往月经规律,末次月经 2019 年 6 月 3 日。停经 40 天时查妊娠试验阳性,确定早孕,并出现轻微恶心,无呕吐,于停经 47 天时查超声确定宫内妊娠,1 小时前无明显诱因出现腹痛腹坠,阴道大出血,急来我院。孕$_5$产$_1$,行人工流产术 3 次,末次人流手术时间:2019 年 1 月 10 日。

查体:苔薄,紫暗,舌边尖有瘀点,脉滑或涩。

妇科检查:宫颈口可见一团胚胎组织堵塞,宫颈口可见大量鲜血从宫腔内流出。

辅助检查:①血常规示血红蛋白 75 g/L。②超声检查示子宫增大,宫腔下段探及一妊囊,大小约 28 mm×23 mm×20 mm。胎芽无搏动。

中医诊断:堕胎。

西医诊断:难免流产。

中医辨证:胎殒已堕,堕而未尽,气虚血瘀。

治法:补益气血,益气祛瘀。

处理:给予清宫术,处理后给予中药治疗。

处方:当归 6 g,川芎 6 g,牛膝 9 g,肉桂 3 g,人参 9 g$^{(另炖)}$,白术 9 g,黄芪 15 g,桃仁 6 g,陈皮 6 g,阿胶 9 g$^{(烊化)}$,益母草 9 g,三七粉 6 g$^{(冲服)}$。6 剂,水煎服。

二诊:2019 年 8 月 1 日。

复查彩超,子宫附件未见明显异常,阴道无流血,血常规示血红蛋白 78 g/L,患者自诉心悸气短,面色苍白,头晕目眩;查体:舌苔白,脉沉细无力。

处方:黄芪 15 g,人参 9 g,当归 9 g,川芎 6 g,白术 9 g,茯苓 15 g,炙甘草 9 g,陈皮 9 g,阿胶 9 g$^{(烊化)}$。6 剂,水煎服。

一周后打电话自诉无不适症状,痊愈。

第五节　胎死不下

胎死胞中,历时过久,不能自行产出者,称为"胎死不下",亦称"子死腹中"。

关于死胎的记载,最早见于《后汉书·华佗传》,记述了华佗凭脉诊断死胎且以针药并用下死胎的医案。巢元方在《诸病源候论·妊娠胎死腹中候》中已有胎死的病因及证候的记载:"此或因惊动倒仆,或染瘟疫伤寒,邪毒入于胞脏,致令胎死。其候,当胎处冷,为胎已死也。"据此,胎死腹中的原因,有因母患热病伤胎,或跌仆外伤,或母体极虚,胎元失养所致。也可发生在临产时,如《妇人良方大全》云:"产难,子死腹中,多因惊动太早,其血先下,胎干涸而然也。"《圣济总录·产难门》云:"子死腹中,危于胞之未下。"已认识到胎死不下有危急之预后。张景岳在《景岳全书·妇人规》中认识到"胎动欲堕",可因"胎气薄弱,不成而殒"。并明确提出"若胎已死,当速去其胎,以救其母"的治则。王肯堂《女科证治准绳·胎前门》则补充了辨证施治的原则:"寒者热以行之,热者凉以行之,燥者滑以润之,危急者,毒药下之。"

西医学死胎及稽留流产可参照本病辨证治疗。

【病因病机】 本病病机不外虚实两端,虚者气血虚弱,无力运胎外出;实者瘀血、湿浊阻滞,塞而不行,碍胎排出。

1.气血虚弱 素体虚弱,或饮食劳倦伤脾,化源不足,气血虚弱,冲任空虚,胎失气载血养,遂致胎死胞中;又因气虚推动无力,血虚产道不润,故死胎难以产出,遂为胎死不下。

2.瘀血阻滞 孕期跌仆外伤,或寒凝血滞,或感染邪毒,热结血瘀,或湿浊内停,湿浊瘀阻,损及冲任,胎失所养,以致胎死胞中;复因瘀血内阻,产道不利,碍胎排出,故而胎死不下。

【诊断要点】

1.病史 有早期妊娠史,或有胎漏、胎动不安病史。

2.临床表现 妊娠早期可无症状,或早孕反应、乳胀等感觉消失;中晚期自觉胎动消失,子宫不再增大。若胎儿死亡时间较长,可出现口中恶臭,腰酸腹坠,阴道流血,脉涩等症。

3.检查

(1)腹部检查:妊娠中晚期腹围减小,宫底下降,胎动、胎心消失。

(2)妇科检查:子宫颈口闭合,子宫小于妊娠月份;若妊娠中晚期胎死不久,子宫大小可与妊娠月份相符。

(3)辅助检查:B超检查可见妊娠囊不规则、无胎心、胎动。妊娠中晚期胎死日久,可见胎头塌陷,胎盘肿胀。必要时进行凝血功能检查。

【辨证论治】

(一)辨证要点

根据妊娠月份、胎死时间、全身症状及舌脉,以分虚实,积极对因下胎益母。一般阴道出血量少,色淡红,质稀薄,伴气短无力或少腹下坠或隐痛者,多属气血虚弱;下腹刺痛,色暗红,舌暗红或青紫或有瘀斑为血瘀,或伴胀痛,脉沉或弦涩为气滞血瘀;或伴少腹冷痛,脉沉紧为寒凝血瘀;或伴胸腹满闷,苔厚腻,脉濡细多为湿浊瘀阻。

(二)治疗原则

临床上多采用手术治疗、中药治疗以益气养血,活血祛瘀。

(三)分型论治

1.气血虚弱证

临床表现:胎死不下,小腹隐痛,或有冷感,或阴道流淡红色血水;头晕眼花,心悸气短,精神倦怠,面色苍白;舌淡,苔白,脉细弱。

病机:气血亏虚,胎失濡养。

治法:益气养血,活血下胎。

方药:救母丹(《傅青主女科》)。

人参、当归、川芎、益母草、赤石脂、荆芥穗。

方中人参大补元气为君;当归、川芎补血,使气充血旺为臣;益母草活血又善下死胎;赤石脂化恶血,使恶血去而胎自下;荆芥穗引血归经,使胎下而不致流血过多。全方有补气血,下死胎之效。

2.瘀血阻滞证

临床表现:胎死不下,小腹或刺痛或胀痛,或阴道流血,紫暗有块;面色青暗,口气恶臭;舌紫暗,舌苔厚腻,脉沉涩。

病机:瘀血内阻,损及胎气。

治法:活血祛瘀,燥湿行气。

方药:脱花煎合平胃散(《太平惠民和剂局方》)加芒硝。

当归、肉桂、车前子、川芎、川牛膝、红花、苍术、厚朴、陈皮、甘草、生姜、大枣。

方中脱花煎活血祛瘀,通利下行。结合平胃中苍术燥湿健脾,健运中州;甘草健脾和中,厚朴、陈皮燥湿行气,芒硝润下,使中州健运,湿浊、瘀邪得以运行,则死胎自下。

【其他疗法】

(一)西医治疗

死胎一经确诊,首先应该详尽完善病史,包括家族史、既往史、本次妊娠情况。尽早引产。建议尸体解剖及胎盘、脐带、胎膜病理检查及染色体检查,尽力寻找死胎原因。做好产后咨询和心理支持。

引产方法有多种,包括米索前列醇,经羊膜腔注入依沙吖啶及催产素引产等,应根据孕周及子宫有无瘢痕,结合孕妇意愿,知情同意下选择。原则是尽量经阴道分娩,剖宫产仅限于特殊情况下使用。对于妊娠28周前有子宫手术史者,应制定个体化引产方案。妊娠28周后的引产应根据产科指南制定执行。

胎儿死亡4周尚未排出者,应行凝血功能检查。若纤维蛋白原<1.5 g/L,血小板<$100×10^9$/L时,可用肝素治疗,可使纤维蛋白原和血小板恢复到有效止血水平,然后再引产,并备新鲜血,注意预防产后出血和感染。

即使经过全面、系统评估,仍至少有1/4的病例无法明确病因。对于不明原因的低危孕妇,37周之前死胎的再次发生率为7.8%～10.5%;37周之后的再次发生率仅为1.8%。有合并症或并发症的高危孕妇,死胎的再次发生率明显增加。

（二）中医疗法（中成药）

血府逐瘀颗粒:1次1袋,1日3次,温开水冲服。适用于瘀血阻滞之实证。

【临证经验探讨】 本病为胎已死胞中,一经确认,应遵"速祛其胎,以救其母"的治疗原则。下胎之法应辨虚实,或补而下胎,或攻而下胎,或先补后攻。本病处理不当,或胎死停胞过久,会导致凝血功能障碍而危及孕妇生命,治疗时应结合妇科检查及实验室检查积极抢救。本病早发现处理,预后大多良好。若胎死日久不下,则易宫内感染,或导致凝血障碍,发生宫内感染和弥漫性血管内凝血,甚至危及孕妇生命。现代多采用西医手术方式尽早行清宫术,尽快清除胎物,迅速止血,以免重伤气血,变生他证。

第六节　滑胎

凡堕胎或小产连续发生3次或以上者,称为"滑胎",亦称"数堕胎"。但明代以前有些医著所言滑胎是指临床催生的方法,不属本节讨论范畴。

本病首见于《诸病源候论·妊娠数堕胎候》:"血气虚损者,子脏为风冷所居,则血气不足,故不能养胎,所以致胎数堕,候其妊娠,而恒腰痛者,喜堕胎。"滑胎病名则始于清代,《医宗金鉴·妇科心法要诀》曰:"数数堕胎,则谓之滑胎。"

西医学复发性流产可参照本病辨证治疗。

【病因病机】 本病主要发病机制是冲任损伤,胎元不固,或胎元不健,不能成形,故而屡孕屡堕。

1. 肾虚　父母先天禀赋不足,精气亏虚,两精虽能相合,致胎不成实;或因孕后房事不节伤肾,以致肾气亏虚,冲任不固,系胎无力,而致滑胎;或大病久病伤肾,肾精匮乏,胎失濡养,而致滑胎。

2. 气血虚弱　素体脾胃虚弱,气血不足,或饮食、劳倦伤脾,气血化源不足,或大病久病,耗气伤血,致气血两虚,冲任失养,故使屡孕屡堕而为滑胎。

3. 血瘀　母体胞宫原有癥瘕,瘀滞于内,冲任损伤,气血不调,且瘀滞日久伤肾,胎元失养不固,遂致滑胎。

【诊断要点】

1. 病史　堕胎或小产连续发生3次或3次以上者且多数发生在同一个妊娠月。应注意其连续性、自然性和应期而下的发病特点。注意是否合并全身性疾病,如高血压、慢性肝肾疾病、血栓性疾病等。

2. 临床表现　孕前多有腰酸乏力的症状。孕后可无明显症状,或有腰酸腹痛,或阴道有少量流血等胎漏、胎动不安的症状。子宫颈内口松弛的中晚期流产者,多无自觉症状,突然阵发腹痛,胎儿随之排出。

3.检查

(1)体格检查:测血压,检查全身情况,妇科检查了解有无合并子宫畸形、子宫肌瘤、子宫腺肌病、子宫颈内口松弛,是否存在子宫颈手术史或宫颈重度裂伤等病史。

(2)辅助检查:①血常规、垂体、卵巢功能、甲状腺激素等检查。②夫妇双方染色体和血型检查。③男方精液检查。④免疫功能检查。⑤其他风疹病毒、巨细胞病毒、弓形虫等病原体相关检查有助于诊断。⑥B超检查观察子宫形态、大小,有无畸形,子宫颈内口的宽度。有较大月份小产史应注意是否存在宫颈机能不全。非孕期,8号宫颈扩张器可顺利通过宫颈内口,妊娠期B超检查子宫颈内口宽>15 mm者,有助于诊断宫颈功能不全。子宫输卵管造影、子宫腹腔镜检查可了解生殖道畸形、子宫肌瘤、子宫腺肌病、宫腔粘连等情况。

【辨证论治】

(一)辨证要点

本病主要以滑胎者伴随的全身脉症为其辨证要点,根据相关检查,排除男方因素或女方非药物所能奏效的因素,针对病因辨证论治。

(二)治疗原则

治疗应"预防为主,防治结合"。孕前需检查相关流产原因,治疗以补肾健脾、益气养血、调理冲任为主,预培其损。经不调者,当先调经;若因他病而致滑胎者,当先治他病。另外,再次受孕应距上次殒堕1年左右,以利于恢复健康。一旦妊娠或怀疑有孕,应按"胎动不安治疗"。

(三)分型论治

孕前需预培其损。

1.肾虚证

临床表现:屡孕屡堕,甚或应期而堕;精神萎靡,头晕耳鸣,腰酸膝软,小便频数,目眶暗黑,或面色晦暗;舌质淡,苔白,脉沉弱。

病机:肾气亏虚,冲任不固。

治法:补肾益气固冲。

方药:补肾固冲丸(《中医学新编》)加减。

菟丝子、枸杞子、续断、当归、熟地黄、白术、巴戟天、杜仲、鹿角霜、阿胶、砂仁、党参、大枣。

方中菟丝子补肾益精,固摄冲任;续断、巴戟天、杜仲补肾益精固冲;当归、熟地黄、枸杞子、阿胶滋肾填精养血,加鹿角霜血肉之品以增强补肾养血填精之功;党参、白术、大枣健脾益气以资化源;砂仁理气调中,使补而不滞。

全方合用,使肾气健旺,冲任巩固,胎有所系,则自无殒堕之虑。

随症加减:若偏于阳虚,兼见畏寒肢凉,小便清长,大便溏薄,舌质淡,苔薄,脉沉迟或弱,治宜温补肾阳,固冲安胎,方可用肾气丸加菟丝子、杜仲、白术;若偏于阴虚,兼见心烦少寐,便结溲黄,形体消瘦,舌质红,苔薄黄,脉细滑而数者,治宜养血清热固冲,方用保阴煎加菟丝子、桑寄生、杜仲。

2.气血虚弱证

临床表现:屡孕屡堕;头晕眼花,神倦乏力,心悸气短,面色苍白;舌质淡,苔薄,脉细弱。

病机:气血两虚,冲任不固。

治法:益气养血固冲。

方药:泰山磐石散(《景岳全书》)加减。

黄芪、党参、当归、黄芩、续断、杜仲、菟丝子、炒白术、熟地黄、川芎、砂仁(后下)。

方中党参、黄芪、白术益气健脾以固胎气,当归、川芎、熟地黄补血调血以养胎元,续断补益肝肾,砂仁调气和胃,杜仲、菟丝子有固肾之作用,黄芩、白术同为安胎要药。诸药合用,使气血调和,冲任得固,胎孕得安。本方从表面上分析着重补养气血,以后天脾胃为根本,但是从深层次看,必须由脾及肾,以后天充养先天,才能固胎,肾实则胎元亦实,始达到稳如泰山磐石。

随症加减:兼肝郁化火,症见胸闷烦躁,乳房胀痛,舌苔黄腻,脉弦者,加黑山栀;兼心火偏旺,症见心烦失眠,情绪紧张,舌质偏红,脉细数者,去川芎、当归,加钩藤(后下)、黄连、炒枣仁;兼脾胃薄弱,症见腹胀便溏,矢气频频者,去当归、熟地黄,加苏梗、煨木香、炒谷芽、茯苓。

3.血瘀证

临床症状:素有癥瘕之疾,孕后屡孕屡堕;时有少腹隐痛或胀痛,肌肤无华;舌质紫暗或有瘀斑,苔薄,脉细弦或涩。

病机:瘀血阻滞,冲任损伤。

治法:祛瘀消癥,固冲安胎。

方药:桂枝茯苓丸合寿胎丸加减。

桂枝、茯苓、赤芍、阿胶(烊化)、桃仁、白芍、牡丹皮、续断、桑寄生、菟丝子。

方中桂枝温经通阳,以促血脉运行而散瘀为君;白芍养肝和营,缓急止痛,或用赤芍活血化瘀消癥为臣;牡丹皮活血化瘀为佐;茯苓健脾益气,宁心安神,与桂枝同用,通阳开结,伐邪安胎为使;菟丝子补肾益精,固摄冲任;续断、桑寄生补肾益精固冲;阿胶滋肾填精养血。诸药合用,共奏活血化瘀,消癥散结,固冲补肾安胎,攻补兼施,邪去胎安。

随症加减:腰酸,加杜仲、狗脊;小腹作痛明显者,加木香、延胡索;腹痛有漏红者,去桃仁、赤芍,加炒蒲黄^(包煎)、茜草炭;神疲乏力,加炒白术,黄芪、党参,孕后,立即参照"胎动不安"辨证安胎治疗。对于宫颈功能不全者,可在孕前或孕后行宫颈内口环扎术,配合补肾健脾,益气固冲治疗。

【其他疗法】

(一)西医治疗

1.染色体异常夫妇,应于妊娠前进行遗传咨询,确定是否可以妊娠。夫妇一方或双方有染色体结构异常,其胎儿有可能遗传异常的染色体,必须在妊娠中期行产前诊断。

2.黏膜下肌瘤应在宫腔镜下行摘除术,影响妊娠的肌壁间肌瘤可考虑行剔除术。

3.纵隔子宫、宫腔粘连应在宫腔镜下行纵隔切除、粘连松解术。

4.宫颈功能不全应在妊娠 12～14 周行预防性宫颈环扎术,术后定期随诊,妊娠达到 37 周或以后拆除环扎的缝线。若环扎术后有阴道流血、宫缩,经积极治疗无效,应及时拆除缝线,以免造成宫颈撕裂。

5.抗磷脂抗体阳性患者可在确定妊娠以后使用低分子肝素皮下注射,或加小剂量阿司匹林口服。继发于自身免疫性疾病(如 SLE 等)的抗磷脂抗体阳性患者,除了抗凝治疗之外,还需要使用免疫抑制剂。

6.黄体功能不全者,应肌内注射黄体酮 20～40 mg/天,也可考虑口服黄体酮,或使用黄体酮阴道制剂,用药至妊娠 12 周时可停药。

7.甲状腺功能低下者应在孕前及整个孕期补充甲状腺素。

8.原因不明的复发性流产妇女,尤其是怀疑同种免疫性流产者,可行淋巴细胞主动免疫、或静脉注射免疫球蛋白治疗,但仍有争议。

(二)中医疗法

1.中成药

(1)固肾安胎丸口服,适用于肾阴虚证。

(2)滋肾育胎丸口服,适用于脾肾两虚证。

2.针灸疗法 取百会、足三里、外关、行间、三阴交、血海、关元等穴,治疗习惯性流产。

【预防与调护】

1.染色体异常的夫妇应于孕前进行遗传咨询,确定可否妊娠,还需行夫妇血型鉴定及丈夫精液检查,并明确女方有无生殖道畸形、肿瘤、宫腔粘连等疾病。

2.宫颈内口松弛者应在妊娠前行宫颈内口修补术,或于孕 12～18 周行宫颈内口环扎术。

3.一旦确诊妊娠,应立即治疗并休息,安定情志,适当增减衣物,避免外感。

4.饮食宜营养丰富,易消化吸收,以保证胎儿发育。

【临证经验探讨】 本病以连续自然发生堕胎、小产,即"屡孕屡堕"为特点。且每次发生堕胎、小产的时间多在同一妊娠月份,即"应期而堕"。临证时应结合有关检查,查清导致流产的原因,排除男方或女方非药物所能奏效的因素,审因论治,谨守病机,抓住主要脉症,综合判断分析,予以辨证论治。滑堕之虞有母体、父体两方面因素。巢氏认为,胎怀十月,经养各有所主,而母体因素最与十二经中肾、肝、脾三脏及气血相关。正如《景岳全书》中所云:"所以屡见小产堕胎者,多在三个月及五月七月之间,而下次之堕必如期复然,正以先次伤此一经,而再值此经,遇阙不能过矣。"故滑胎之关键在于堕后虚损未复,治"必当察此养胎之源,而预培其损",即寻找病因,预防为主,重在未孕时。四时之令,必始于春木,故十二经之养始于肝木。妊娠早期胎未成形,赖阴血荫胎,肝体阴用阳,肝体柔和则胎安,否则肝血虚,肝气旺,胎失所养,并热扰胎气,则殒堕。故早期殒堕者,责之肝经虚热。孕前宜常服逍遥散加生地黄、续断、桑寄生。滑胎特别注意强调防治并重,孕前调治,预培其损,消除引起滑胎的因素。孕后及早保胎治疗,卧床休息,避免劳累,严禁房事,增加营养,保持大便通畅,务求治疗期限应超过以往殒堕的时间,同时予以心理疏导,方可求得佳效。虽滑胎定义为连续3次自然堕胎、小产,但如发生2次以上的患者即应重视,予以评估,调理冲任气血。对于滑胎者,如非器质性因素引起,经过系统治疗,预后良好;如因宫颈功能不全引起者,可在孕前或孕后行宫颈内口环扎术,同时在孕前、孕后配合补肾健脾,益气固冲治疗。对于合并全身性疾病者应审症求因,治疗得当,善后调治,或有较好预后。

 医案

田某,女,29岁,已婚。工人。

初诊:2020年3月10日。

主诉:停经43天,要求保胎治疗。

病史:平素月经规律,月经持续5~6天,周期25~28天经来量可,无痛经。末次月经:2020年1月26日,停经38天,自测早孕试纸阳性,做彩超确诊宫内早孕,患者既往自然流产3次,约妊娠50天胚胎停止发育,与配偶做彩超、染色体、免疫、内分泌等相关检查,未发现明显异常。现无腹痛及阴道流血,偶有头晕耳鸣,腰酸膝软,神疲乏力,进食量少,小便频数,面色晦暗;

查体:舌质淡,苔白,脉沉弱。

超声检查:宫内早孕。

中医诊断:滑胎。

西医诊断:习惯性流产。

中医辨证:肾虚脾弱,胎元不固。

治法:补肾固冲,益气健脾。

处方:党参15 g,白术15 g,黄芪30 g,白芍15 g,熟地黄9 g,桑寄生15 g,菟丝子15 g,阿胶^(烊化)15 g,杜仲15 g,川断15 g,苏梗9 g,砂仁^(后下)6 g,陈皮10 g,甘草6 g。5剂,水煎服。2天一剂。

嘱其每隔3天复查血HCG,多卧床休息,放松紧张情绪。

二诊:2020年3月18日。

自诉服药后精神饮食改善,复查血HCG上升在正常范围,彩超示孕囊及胎芽发育正常,继服上方5剂,服法同前。

三诊:2020年3月25日。

停经57天,复查彩超及血HCG均正常,偶有恶心,上方加生姜5片同煎,服法同前。

四诊:2020年4月11日。

停经74天,自诉精神及饮食尚可,无阴道流血,无腹痛。复查彩超:宫内活胎,符合妊娠月份,继服上方5剂,服法同前。

五诊:2020年4月21日。

已妊娠84天,复查彩超:宫内活胎,符合妊娠孕周。

第七节　葡萄胎

妊娠数月,腹部异常增大,隐隐作痛,阴道反复流血,或下水泡者,称为"葡萄胎",亦称"伪胎""鬼胎"。

葡萄胎是滋养细胞疾病的一种,是由绒毛不典型增生而成的串珠状绒毛胎块,故称为"葡萄胎",也称为"水泡状胎块"。临床表现为妊娠数月,腹部异常增大,隐隐作痛,恶阻症状明显,阴道不规则出血或见血中有水泡状物。在三千年的中国古代史中曾有"女子生子六百"的记载,《景岳全书》《胎产心法》等中医著作均有论述,《诸病源候论·妊娠鬼胎候》:"夫脏腑调和,则血气充实,风邪鬼魅不能干之,若荣卫虚损,则精神衰柔,妖魅鬼精得入于脏,状如怀娠,故曰鬼胎也。"认为本病的形成与素体脏腑功能失调,或孕后感受外邪,导致冲任失调,精血不能成胎,瘀浊留滞有关。

西医学的葡萄胎、侵蚀性葡萄胎,可参照本病辨证治疗。本病多被认为是滋养层发育异常,其病理特点和生物学行为不同于一般肿瘤,其可以发生于生育期的任何年龄,而以 20~30 岁的妇女最多见。发病原因至今尚不清楚,有人认为与精子及卵子的异常受精有关,胚胎死亡、营养不良、病毒感染、卵巢功能失调也是发生本病的因素。葡萄胎有家族易感性及再发倾向,并有一定的潜在恶性倾向,即可发展为恶性葡萄胎或绒毛膜癌。据报道恶变率约为 15%,尤以 40 岁以上的妇女恶变机会多,应予积极治疗。

【病因病机】 本病主要发病机制是素体虚弱,七情郁结,痰浊凝滞不散,精血虽凝而终不成形,遂为葡萄胎。

1. 气血虚弱 素体虚弱,气血不足,孕后邪思蓄注,血随气结而不散,冲任滞逆,胞中壅瘀,则腹部胀大,瘀伤胞脉则流血,发为葡萄胎。

2. 气滞血瘀 素性抑郁,孕后情志不遂,肝郁气滞,血与气结,冲任不畅,瘀血结聚胞中,腹大异常,瘀血伤胎则胎坏,瘀伤胞脉则流血,发为葡萄胎。

3. 寒湿瘀滞 孕妇久居湿地,或贪凉饮冷,或经期、产后感受寒湿,寒湿之邪客于冲任胞宫,气血瘀滞,发为葡萄胎。

4. 痰浊凝滞 孕妇素体肥胖,或恣食厚味,或脾虚不运,湿聚成痰,痰浊内停,冲任不畅,痰浊郁结胞中,腹大异常,痰浊凝滞伤胎,瘀伤胞脉则流血,发为葡萄胎。

【诊断要点】

1. 病史 有停经史,早孕反应史,孕后不规则阴道流血史。

2. 临床表现 孕早中期出现阴道不规则流血,有时大量流血,偶可在血中发现水泡状物;流血前常有隐隐的阵发性腹痛;腹大异常;约半数患者早期出现严重呕吐,持续时间长,少数患者在孕 24 周前出现高血压、蛋白尿和水肿。

3. 检查

(1)妇科检查:多数患者子宫大于停经月份,质软,有时可触及一侧或双侧卵巢呈囊性增大。

(2)辅助检查:①彩超检查见"落雪状"图像,而无妊娠囊、胎心搏动或胎体。②血 HCG 值高于相应孕周的正常值,且持续不降。③多普勒未听到胎心,可闻及子宫血管杂音。

【辨证论治】

(一)辨证要点

辨证以孕期阴道流血、腹大异常为主,结合全身症状及舌脉等综合分析。

(二)治疗原则

治疗以下胎祛瘀益母为主,佐以调补气血。葡萄胎一经确诊,应及时清宫,术后给予中药益气养血祛瘀以善其后。若为恶证或有恶性倾向,可采用化疗等治疗手段。

（三）分型论治

1.气血虚弱证

临床表现:孕期阴道不规则流血,量多,色淡,质稀,腹大异常,无胎动、胎心音;时有腹部隐痛,神疲乏力,头晕眼花,心悸失眠,面色苍白;舌质淡,苔薄,脉细弱。

病机:气血虚弱,胞中壅滞。

治法:益气养血,活血下胎。

方药:救母丹加枳壳、川牛膝。

人参、川芎、益母草、当归、赤石脂、荆芥穗、枳壳、川牛膝。

2.气滞血瘀证

临床表现:孕期阴道不规则流血,量或多或少,血色紫暗有块,腹大异常,无胎动、胎心音;时有腹部胀痛,拒按,胸胁胀满,烦躁易怒;舌质紫暗或有瘀点,脉涩或沉弦。

病机:气滞血瘀,瘀聚伤胎。

治法:理气活血,祛瘀下胎。

方药:荡鬼汤(《傅青主女科》)加减。

党参、川牛膝、牡丹皮、生大黄[后下]、当归、桃仁、红花、厚朴、枳壳、雷丸[研细冲服]、紫草。

方中枳壳、厚朴理气行滞;桃仁、红花、牡丹皮、川牛膝活血化瘀以下胎;大黄、雷丸、行瘀血,荡积滞,以下胎,紫草杀胚散结;党参、当归补气养血,使攻积而不伤正。全方共奏行气活血,祛瘀下胎之效。

随症加减:腹胀明显,加大腹皮、青皮;恶心呕吐,加苏梗、姜半夏;乳房胀痛,加八月札、郁金。

3.寒湿瘀滞证

临床表现:孕期阴道不规则流血,量少色紫暗有块,腹大异常,无胎动、胎心音;小腹冷痛,形寒肢冷;舌质淡,苔白腻,脉沉紧。

病机:寒湿结聚,胞宫瘀滞。

治法:散寒除湿,逐水化瘀下胎。

方药:芫花散(《妇科玉尺》)加减。

芫花、吴茱萸、川乌、秦艽、巴戟天、白僵蚕、柴胡。

方中芫花醋炒入血分,逐水下胎为君;吴茱萸、川乌、巴戟天温经散寒为臣;秦艽、白僵蚕除湿通络为佐;柴胡理气,协理癥积为使。全方共奏散寒除湿,逐水化瘀下胎之效。

4.痰浊阻滞证

临床表现:孕期阴道不规则流血,量少色暗,腹大异常,无胎动、胎心音;形体肥胖,胸胁满闷,呕恶痰多;舌质淡,苔腻,脉滑。

病机:痰浊内停,瘀伤胞宫。

治法:化痰除湿,行气下胎。

方药:平胃散合桃红四物汤加减。

苍术、白术、川牛膝、当归、厚朴、陈皮、枳壳、红花、川芎、三棱、莪术、熟地黄、炙甘草。

随症加减:呕恶较重,加砂仁、半夏;下肢浮肿,加茯苓、泽泻;小腹胀痛,加香附、八月札;大便干结,加生大黄[后下]、全瓜蒌;小腹冷痛,加小茴香、巴戟天;胸胁胀满,加柴胡、枳壳。

【其他疗法】

(一)西医治疗

1.清宫 葡萄胎诊断一经成立,应及时清宫。但清宫前首先应注意有无休克、子痫前期、甲状腺功能亢进及贫血等合并症,出现时应先对症处理,稳定病情。清宫应由有经验的妇科医师操作。停经大于16周的葡萄胎清宫术应在超声引导下进行。一般选用吸刮术,其具有手术时间短、出血少、不易发生子宫穿孔等优点。由于葡萄胎清宫时出血较多,子宫大而软,容易穿孔,所以清宫应在手术室内进行,在输液、备血准备下,充分扩张宫颈管,选用大号吸管吸引。待葡萄胎组织大部分吸出、子宫明显缩小后,改用刮匙轻柔刮宫。为减少出血和预防子宫穿孔,可在充分扩张宫颈管和开始吸宫后静脉滴注缩宫素,应用缩宫素一般不增加发生滋养细胞转移和肺栓塞的风险。通常一次刮宫即可刮净葡萄胎组织。若有持续子宫出血或超声提示有妊娠物残留,需要第二次刮宫。

在清宫过程中,若发生滋养细胞进入子宫血窦造成肺动脉栓塞,甚至出现急性呼吸窘迫、急性右心衰竭时,要及时给予心血管及呼吸功能支持治疗,一般在72小时内恢复。急性呼吸窘迫也可由甲状腺功能亢进、子痫前期等合并症引起。为安全起见,建议子宫大于妊娠16周或有合并症者应转送至有治疗经验的医院进行清宫。

组织学是葡萄胎的最终诊断依据,所以葡萄胎每次刮宫的刮出物,必须送组织学检查。取材应注意选择近宫壁种植部位、新鲜无坏死的组织送检。

2.预防性化疗 不常规推荐。预防性化疗仅适用于有高危因素和随访困难的完全性葡萄胎患者,但也非常规。预防性化疗应在葡萄胎排空前或排空时实施,选用单一药物,一般为多疗程化疗至HCG阴性。部分性葡萄胎不作预防性化疗。

3. 子宫切除术　单纯子宫切除不能预防葡萄胎发生子宫外转移,所以极少应用,除非患者合并其他需要切除子宫的指征,绝经前妇女应保留两侧卵巢。当子宫小于妊娠 14 周大小时可直接切除子宫。手术后仍需定期随访。

葡萄胎患者清宫后必须定期随访,以便尽早发现滋养细胞肿瘤并及时处理。随访应包括以下内容:①定期 HCG 测定,葡萄胎清宫后每周 1 次,直至连续 3 次阴性,以后每个月 1 次,共 6 个月,然后再每 2 个月 1 次,共 6 个月,自第 1 次阴性后共计 1 年;②询问病史,包括月经状况,有无阴道流血、咳嗽、咯血等症状;③妇科检查,必要时可选择超声、X 线胸片或 CT 检查等。

葡萄胎患者随访期间应可靠避孕。由于葡萄胎后滋养细胞肿瘤极少发生在 HCG 自然降至正常以后,所以避孕时间为 6 个月。若发生随访不足 6 个月的意外妊娠,只要 HCG 已经正常,也不需考虑终止妊娠。但妊娠后,应在妊娠早期作超声检查和 HCG 测定,以明确是否正常妊娠,产后也需 HCG 随访至正常。避孕方法可选用阴茎套或口服避孕药。不选用宫内节育器,以免混淆子宫出血的原因或造成穿孔。

(二)中医疗法

1. 中成药　大黄䗪虫丸:每次 8 g,每日 2 次,饭后温开水冲服。

2. 针灸疗法　取足三里、三阴交穴,电针,持续强刺激(服中药后出现腹痛时加用针灸)。

【预防调护】

(一)预防

1. 准备怀孕之前要注意营养和休息,治疗有关的慢性疾病,如甲亢等。

2. 孕妇应注意身体,增加体质,预防外邪入侵。

3. 有葡萄胎家族史者,孕后注意随访。

(二)调护

1. 孕妇要注意营养和休息,如有异常应及时去医院诊治。

2. 中药治疗后若出血量大,胎块不下,应立即采取刮宫术。

【临证经验探讨】　本病的特点是妊娠后腹大异常和阴道反复出血,彩超和血 HCG 测定是重要诊断方法。临床多为急症,"急则治其标",一经确诊,应及时清除宫腔内容物,防止病情延误。但若伴有严重的并发症,如高血压、重度贫血等应积极处理并发症,待情况好转后行清宫术。葡萄胎排空后仍应中医药治疗,益气养血祛瘀结合兼夹证进行辨证处理,以善其后,防止恶变。并应进行定期随访,可靠避孕 1 年。

第八节　胎萎不长

妊娠腹形小于相应妊娠月份，胎儿存活而生长迟缓者，称为"胎萎不长"，亦称"胎不长""妊娠胎萎"。本病的特点是妊娠中晚期后，腹形明显小于妊娠月份，B超提示胎儿存活而生长缓慢。严重时可致胎死腹中或过期不产。

本病始见于《诸病源候论·妊娠胎萎燥候》："胎之在胞，血气资养，若血气虚损，胞脏冷者，胎则萎燥，萎伏不长。其状，儿在胎内都不转动，日月虽满，亦不能生，是其候也。而胎在内萎燥，其胎多死。"

西医学的胎儿生长受限可参照本病辨证治疗。

【病因病机】　本病主要发病机制是父母禀赋虚弱，或孕后将养失宜，以致胞脏虚损，胎养不足，而生长迟缓。

1.气血虚弱　素体气血不足，或久患宿疾，气血暗损；或孕后恶阻较重，气血化源不足；或胎漏下血日久耗伤气血，冲任气血不足，胎失所养，以致胎萎不长。

2.脾肾不足　禀赋脾肾不足，或孕后房事不节，损伤肾气；或劳倦伤脾，致精血化源不足，胎失所养而生长迟缓，遂致胎萎不长。

3.血热　素体阳盛或阴虚内热，或久病失血伤阴；或孕后过服辛辣食物及辛热暖宫药物；或感受热邪，以致邪热灼伤阴血，胎为邪热所伤，又失阴血的濡养，因而发生胎萎不长。

4.血瘀　母体胞宫原患癥瘕，瘀滞于内，冲任损伤，气血不调，且瘀滞日久伤肾，胎元失养，遂致胎萎不长。

【诊断要点】

1.病史　可伴有胎漏、胎动不安史，或有妊娠剧吐、妊娠期高血压、慢性肝肾疾病、心脏病、贫血或营养不良等病史，或孕期有高热、接触放射线史，或服用妊娠禁忌的药物，或有烟酒、吸毒、偏食等不良嗜好等。

2.临床表现　妊娠中晚期，其腹形明显小于相应妊娠月份。

3.检查

（1）产科检查：宫底高度、腹围与孕期不符合，明显小于妊娠月份，宫高、腹围连续3周测量均在第10百分位数以下，或胎儿发育指数小于-3。

（2）辅助检查：B超测量头围与腹围比值（HC/AC）小于正常同孕周平均值的第10百分位数，胎儿双顶径增长缓慢、羊水过少、胎盘老化，或孕晚期每周测量体重增长不足0.5 kg，有诊断意义。彩色多普勒超声检查脐动脉舒张期末波缺失或倒置，提示有胎萎不长可能。

【辨证论治】

（一）辨证要点

辨证主要依据全身证候、舌苔、脉象等。

（二）治疗原则

治疗重在养精血,益胎元;补脾胃,滋化源。若发现畸胎、死胎情况时,则应下胎益母。

（三）分型论治

1.气血虚弱证

临床表现:妊娠腹形小于妊娠月份,胎儿存活;身体羸弱,头晕心悸,少气懒言,面色萎黄或苍白;舌质淡,苔少,脉细滑弱。

病机:血虚气弱,胎元失养。

治法:补益气血养胎。

方药:胎元饮加减。

人参、陈皮、炙甘草、白术、当归、白芍、熟地黄、杜仲。

随症加减:若兼气滞,酌加苏梗、砂仁理气行滞;大便秘结者,加玄参、肉苁蓉润肠通便。

2.脾肾不足证

临床表现:妊娠腹形小于妊娠月份,胎儿存活;头晕耳鸣,腰膝酸软,纳少便溏,或形寒畏冷,手足不温,倦怠无力;舌质淡,苔白,脉沉迟。

病机:脾肾不足,精血乏源,胎失所养。

治法:补益脾肾养胎。

方药:寿胎丸合四君子汤(《太平惠民和剂局方》)。

菟丝子、桑寄生、续断、阿胶(烊化)、人参、白术、茯苓、炙甘草。

方中重用菟丝子、人参补肾益精,益气健脾以养胎;桑寄生、续断补益肝肾,养血安胎;白术健脾燥湿,加强益气助运功效;阿胶补血,茯苓、炙甘草健脾和中为佐使。诸药配伍,共奏补益脾肾以养胎之功。

3.血热证

临床表现:妊娠腹形小于妊娠月份,胎儿存活;口干喜饮,心烦不安,或颧赤唇红,手足心热,便结溺黄;舌质红,苔黄,脉滑数或细数。

病机:血热伤胎,胎失濡养。

治法:滋阴清热,养血育胎。

方药:保阴煎加减。

生地黄、熟地黄、白芍、黄芩、黄柏、山药、续断、甘草。

随症加减:若阴虚内热重者,可用两地汤加枸杞子、桑椹滋阴壮水以平抑虚火。

4. 血瘀证

临床表现:素有癥瘕,或孕时不慎跌仆闪挫,或手术创伤,妊娠腹形小于妊娠月份,胎儿存活,时有下腹腹痛或坠痛;肌肤无华;舌质暗红或存瘀斑,脉弦滑或沉弦。

病机:瘀血阻滞,气血受阻,胎元失养。

治法:祛瘀消癥,固冲育胎。

方药:桂枝茯苓丸合寿胎丸。

菟丝子、桂枝、茯苓、赤芍药、牡丹皮、桃仁、桑寄生、续断、阿胶^(烊化)。

【其他治疗】

(一)西医治疗

1. 左侧卧位休息,或吸氧,以改善子宫胎盘循环。

2. 饮食要注意营养。

3. 补充营养物质:口服多种氨基酸,每次 1 片,每日 1~2 次;脂肪乳剂静脉滴注 250~500 mL,3 天一次,连用 1~2 周;10% 葡萄糖溶液 500 mL 加维生素 C 或能量合剂,每日 1 次,连用 10 天;叶酸,每次 5~10 mg,每日 3 次,连用 15~30 天。适当补充维生素 E、维生素 B 族、氨基酸整合钙、硫酸亚铁、葡萄糖酸锌等。

4. 改善微循环:低分子右旋糖酐 500 mL 加复合丹参注射液 4 mL 静脉滴注;阿司匹林,每天 50 mg,口服。从孕 28~30 周开始,持续 6~8 周。

5. 积极治疗慢性病。

6. 监测胎儿宫内情况,必要时终止妊娠。36 周前终止妊娠,应行羊水测定胎儿肺成熟度,并可在终止妊娠前 2 天,肌内注射或经腹羊膜腔内注射。

7. 适时、安全分娩;并做好新生儿处理工作,如抢救准备、补液、抗感染等。

(二)中医疗法

1. 中成药

(1)乌鸡白凤补精:每次 3 粒,每日 2 次。用于肾虚精亏,气血不足者。

(2)保胎无忧散:每次 5 g,每日 2 次。用于气血两虚之胎萎不长。

(3)龟鹿八珍丸:每次 6 g,每日 3 次。用于肾虚精亏,气血不足者。

2. 针灸疗法　气血不足者针刺双侧足三里,用补法,也可以用艾灸法。

3. 饮食疗法

(1)当归生姜羊肉汤:当归 12 g,生姜 10 g,羊肉 250 g,炖汤,加调味品服用。

(2)枸杞子牛肉汤:枸杞子 30 g,牛肉 250 g,小火煲汤,加调味品少许,常服。

（3）阿胶芝麻胡桃：芝麻 150 g，胡桃肉 150 g，炒熟而不焦；冰糖 100 g，加适量水烊开；阿胶 250 g，加水 250 g 后浸泡一夜，隔水蒸烊，倒入冰糖和炒好的芝麻胡桃肉，置小火上搅匀浓缩，冷却后成膏。每天服 3 次，每次 1 匙。

【预防调护】

（一）预防

1. 孕后要注意营养，保护脾胃。

2. 注意气候冷热变化，预防感冒。

3. 积极治疗慢性病。

（二）调护

1. 做好孕期检查工作，发现有胎萎不长的情况，应抓紧时间治疗。如不及时治疗，会导致胎儿宫内死亡，或逾期不产。

2. 治疗期间严密监测宫高、腹围、羊水、胎盘、胎动及胎心音等情况。

3. 关心孕妇，加强护理，增加营养，防止感染。

4. 分娩时应有新生儿科医生在旁，并做好新生儿窒息抢救准备。

【临证经验探讨】 本病以妊娠中晚期胎儿存活，但其生长明显小于妊娠月份为主症，结合兼症、舌脉进行辨治。胎萎不长多属虚证，分为气血虚弱和脾肾亏虚，前者宜益气养血，后者宜健脾温肾。若发现畸胎、死胎，则应从速下胎益母，以防变生他病。治疗胎萎不长，除从脾肾论治外，还应注意到寒凝与血热的证候，寒凝证用暖宫丸加人参、续断、桑寄生、菟丝子、阿胶，血热证用保阴煎。热证还应考虑心肝火旺或火盛伤阴，不利胎儿生长，可选滋水清肝饮，清热养阴，保持宫内环境正常，以利胎儿正常发育成长。临床在补肾健脾、益气养血的同时，还应考虑到调畅宫内气血，特别是妊娠中晚期，宜加强宫内血液循环，促进宫内新陈代谢。宜用丹参、当归、白芍、鸡血藤等药物。《金匮要略》在妊娠篇提到，妇人养胎，宜常服当归散。当归养血活血，助胎发育甚佳，但在胎漏时应慎用。治疗中，怀疑有染色体病变、病毒感染、射线伤害等情况时，应于孕 16 周后做出产前诊断，防止畸形胎儿的出生。对妊娠并发症，应以治疗母病为主，《妇人大全良方》就提出"当治其疾，益其气血，则胎自长"的治疗大法。并发症严重者，必要时及时终止妊娠。胎萎不长，经过调治，胎儿可继续顺利正常发育生长；若未及早诊治或调治不当，则会影响胎儿生长发育，甚至胎死腹中，或新生儿出生后预后不良。本病的预防与调护亦很重要，嘱孕妇左侧卧位以增加子宫血流量，改善胎盘灌注，可定期吸氧；积极治疗妊娠并发症，定期产检，若发现胎儿畸形，应及早终止妊娠；选择营养丰富、易于消化的食物，纠正不良生活习惯，保持心情舒畅，戒烟忌酒，禁止滥用药物，避免接触有害物质。

医案

张某,女,36 岁,农民,已婚。

初诊:2017 年 9 月 8 日。

主诉:停经 6 个月余,发现胎动减少 1 天。

病史:患者停经 36 天自测早孕试纸阳性,孕 45 天做彩超示宫内早孕,孕 4 个月感胎动正常,孕 5 个月做四维彩超未见明显异常,1 天前,自觉胎动减少,做彩超提示胎儿发育孕周小 2 周,羊水指数 80 mm,可见腹形小于正常妊娠月份,孕妇面色萎黄,自觉头晕心悸,纳少乏力,二便尚可。

查体:舌质淡、苔薄,脉细滑无力。

中医诊断:胎萎不长。

西医诊断:胎儿发育迟缓。

中医辨证:血虚气弱,胎失所养。

治法:补益气血养胎。

处方:人参 9 g,黄芪 20 g,炒白术 15 g,茯苓 9 g,当归 9 g,川芎 6 g,续断 15 g,桑寄生 15 g,炙甘草 9 g,陈皮 9 g,菟丝子 15 g,砂仁(后下)6 g,神曲 12 g,阿胶(烊化)9 g。共 5 剂,水煎服,每日 1 剂。并嘱其每日最低饮水不少于 2000 mL。

二诊:2017 年 9 月 15 日。

患者现自觉头晕、乏力等症状较前好转,食纳增加,偶有胎动,未诉其他特殊不适。继续服用上方 7 剂。

三诊:2017 年 9 月 23 日。

患者自觉精神及饮食可,彩超提示羊水指数 120 mm,胎儿发育孕周小于 1 周余,继续服用此药加减,巩固治疗 2 个月,后随诊,患者足月经阴道分娩一健康男婴。

第九节 子肿、子晕、子痫

妊娠中晚期,肢体、面目发生肿胀者,称为"子肿",亦称"妊娠肿胀"。若出现头晕目眩,状若眩晕,甚者眩晕欲厥者,则称为"子晕",亦称"妊娠眩晕""子眩"。若妊娠晚期临产时,或新产后,突然发生眩晕倒仆,昏不知人,两目上视,牙关紧闭,四肢抽搐,全身强直,须臾醒,醒后复发,甚或昏迷不醒者,称为"子痫",亦称"妊娠痫证""子冒"。子肿、子晕、子痫虽为不同病证,但三者在病因病机及疾病演变上有相互内在的联系,故归属一类疾病进行论述。

西医学的妊娠期高血压疾病根据不同阶段的临床表现,可参照本类疾病进行辨证论治。

【病因病机】 主要病机为脾虚、肾虚或气滞,导致水湿痰聚发为子肿;阴虚阳亢,或痰浊上扰,发为子晕;若子肿、子晕进一步发展,肝风内动,痰火上扰,发为子痫。本病主要以脏腑虚损,阴血不足为本,风、火、湿、痰为标。

1.脾虚 脾气素弱,或劳倦忧思,或过食生冷,脾阳受损,运化失职,水湿停滞,溢于四肢肌肤,发为子肿;水湿停聚,精血传输受阻;脾虚化源不足,营血亏虚;孕后阴血养胎,精血愈虚,肝失濡养,脾虚肝旺,发为子晕;肝阳上亢,肝风内动,遂发子痫。

2.肾虚 素体肾虚,孕后阴血下聚养胎,有碍肾阳敷布,不能化气行水,且肾为胃之关,肾阳不布,则关门不利,聚水而从其类,水湿泛溢四肢、肌肤而为子肿;或素体肝肾阴虚,加之孕后血聚养胎,阴血益亏,肝失所养,肝阳上亢,上扰清窍,发为子晕;血不荣筋,则肝风内动;精不养神,则心火偏亢;风火相扇,遂发子痫。

3.气滞 素多抑郁,肝失疏泄,气机不畅,孕后胎体渐长,阻碍气机,升降失司,气滞湿郁,泛溢肌肤,遂致子肿;气滞湿停,痰浊中阻,清阳不升,则发为子晕;气郁痰滞,蕴久化火,痰火交织,上蒙清窍,发为子痫。

一、子肿

妊娠中晚期,孕妇肢体面目发生肿胀者,称为"子肿",亦称"妊娠肿胀"。依据肿胀部位、性质及程度不同,分别有"子气""皱脚""脆脚"等名称。如《医宗金鉴·妇科心法要诀》云:"头面遍身浮肿,小水短少者,属水气为病,名曰子肿;自膝至足肿,小水长者,属湿气为病,故名子气……但两脚肿而肤厚者,属湿,名曰皱脚;但两脚肿,皮薄光亮者,属水,名曰脆脚。"如妊娠七八月后,仅脚部浮肿,休息后自消,且无其他不适者,为妊娠晚期常见现象,可不必治疗。

本病始见于《金匮要略方论·妇人妊娠病脉证并治》:"妊娠有水气,身重小便不利,洒淅恶寒,起即头眩,葵子茯苓散主之。"《经效产宝·治妊娠水气水肿腹胀方论》明确指出"脏气本弱,因产重虚,土不克水"的发病机制。《医学入门》提出"子肿"的病名沿用至今。《沈氏女科辑要》认为子肿"不外有形之水病,与无形之气病而已",将肿胀分为水病和气病,为该病的病因奠定了基础。

西医学之妊娠期高血压疾病出现水肿,可参照本病辨证治疗。

【诊断要点】

1. 病史　慢性肾炎、高血压、糖尿病、心脏病、贫血、营养不良等病史;高龄初孕、多胎妊娠、羊水过多史。

2. 临床表现　妊娠 20 周后出现水肿,多由踝部开始,渐延至小腿、大腿、外阴部、腹壁,甚至全身水肿或有腹水。若无明显水肿,但每周体重增加异常也是临床表现之一。

3. 检查

(1)体格检查:根据水肿部位,确定水肿的严重程度。水肿局限于膝以下为"+",水肿延及大腿为"++",外阴腹壁水肿为"+++",全身水肿或伴有腹水为"++++"。

(2)辅助检查:注意体重、血压、尿蛋白、血红蛋白含量、肝肾功能等检测,及时发现子肿的原因。若尿蛋白≥0.3 g/24 小时,或随机尿蛋白≥3 g/L,或尿蛋白定性"+"以上为蛋白尿。若每周体重增加≥0.9 kg,或每四周体重增加≥2.7 kg 是子痫前期的信号。

【辨证论治】

(一)辨证要点

子肿辨证时需辨明水病和气病,病在有形之水,皮薄,色白而光亮,按之凹陷难起;病在无形之气,皮厚而色不变,随按随起。病在脾者,以四肢、面目浮肿为主;病在肾者,面浮肢肿,下肢尤甚。

(二)治疗原则

子肿的治疗原则以利水化湿为主,脾虚者健脾利水,肾虚者温肾利水,气滞者理气化湿。并根据"治病与安胎并举"的原则,随证加入养血安胎之品。

(三)分型论治

1. 脾虚证

临床表现:妊娠数月,面浮肢肿,甚则遍身俱肿,皮薄光亮,按之凹陷;脘腹胀满,气短微言,口中淡腻,食欲不振,小便短少,大便溏薄;舌体胖嫩,边有齿痕,苔白润,脉沉缓。

病机:脾虚不运,水湿停聚。

治法:健脾除湿,行水消肿。

方药:白术散(《全生指迷方》)加减。

白术、茯苓、大腹皮、生姜皮、陈皮。

方中白术、茯苓健脾除湿利水;生姜皮温中理气化饮;大腹皮下气宽中行水;陈皮理气和中。全方有健脾除湿,行水消肿之效。

随症加减:若肿势明显,酌加猪苓、泽泻、防己以利水消肿;肿甚并伴胸闷而喘者,酌加杏仁、厚朴以宽中行气,降逆平喘;食少便溏严重者,酌加山药、薏苡仁、扁豆、芡实以实脾利湿;气短懒言、神疲乏力重者,酌加人参、黄芪以补脾益气。

2. 肾阳虚证

临床症状:妊娠数月,面浮肢肿,下肢尤甚,按之没指;头晕耳鸣,腰酸无力,下肢逆冷,心悸气短,小便不利,面色晦暗;舌淡,苔白润,脉沉迟。

病机:肾阳不足,水湿内停。

治法:补肾温阳,化气行水。

方药:济生肾气丸(《济生方》)加减。

熟地黄、山药、泽泻、附子、山茱萸、牡丹皮、桂枝、车前子、茯苓、牛膝。

方中车前子、茯苓、泽泻利水渗湿;桂枝、附子温阳化气以助膀胱气化,使水湿自小便排出;山药、熟地黄、山茱萸补肾益精化气;牛膝、牡丹皮防血中之滞且引水下行。全方共奏温阳化气,行水消肿之效。

随症加减:若腰痛甚者,酌加杜仲、续断、桑寄生固肾强腰安胎。

3. 气滞证

临床表现:妊娠数月,肢体肿胀,先由脚肿,渐及于腿,皮色不变,压痕不显;头晕胀痛,胸胁胀满,饮食减少;舌暗红,苔白滑或腻,脉弦或滑。

病机:气机郁滞,浊阴下滞。

治法:理气行滞,化湿消肿。

方药:正气天香散加减(《证治准绳》)。

香附、陈皮、乌药、甘草、紫苏、干姜。

正气天香散主治寒邪内阻腹痛。香附理气行滞;陈皮、干姜温中行气;紫苏宣上焦之源;乌药开下焦之郁滞;甘草调和诸药。全方共奏理气行滞,化湿消肿之效。

随症加减:若兼肝郁者,酌加柴胡、佛手疏肝理气。

【其他治疗】

(一)西医治疗

根据临床表现,完善相关检查找出妊娠肿胀的原因,有基础疾病者,要积极治疗基础疾病,增加产前检查次数,以防病情发展,保证充分休息,取左侧卧位,增加营养,适当限制食盐摄入量,补充铁和钙剂。尿少,全身水肿明显,血细胞比容<35%,适当加用利尿药物。氢氯噻嗪,每次 25 mg,每日 1～2 次,口服,加氯化钾缓释片,每次 0.5～1 g,每日 2～3 次,餐后服用。

(二)中医疗法

1. 中成药

(1)五苓散:每次 1 袋,每日 3 次。适用于脾虚证。

(2)济生肾气丸蜜丸:每次 1 丸,每日 2～3 次,适用于肾阳虚证。

2.针灸疗法 ①脾肾两虚者取足三里、阴陵泉、三阴交穴。②脾阳不振者取穴脾俞、三焦俞、足三里、阴陵泉穴。

3.饮食疗法

(1)赤小豆苡仁汤:赤小豆100 g,薏苡仁100 g,煎水代茶饮,用于各种水肿。

(2)赤小豆鲤鱼汤:红鲤鱼1条(350 g左右),赤小豆50 g,炖鱼汤,用于脾肾两虚所致的水肿。

【预防调护】

(一)预防

1.重视孕期保健宣教,做好产前检查,加强营养,注意休息。

2.一旦发生妊娠水肿,应及时有效地予以控制,以减轻本病的发展。

(二)调护

1.密切注意体重与水肿的变化情况,定期做小便检查。

2.水肿较明显者,应采用低盐饮食,卧床休息。

3.适当选用食疗或单方验方,如用薏苡仁、赤小豆煮服或用冬瓜皮、玉米须煎汤代茶饮。

【临证经验探讨】 子肿表现为妊娠中晚期孕妇肢体面目发生肿胀,可见于多种疾病,诊断时必须详细了解病史,仔细检查,明确病因。对于水肿伴有高血压或蛋白尿者要予以重视。《素问·水热穴论》曰:"其本在肾,其末在肺,皆积水也。"子肿主要发生机制不外虚实两个方面,虚者脾肾阳虚,水湿内停;实者气滞湿阻,泛溢肌肤,以致肿胀。其根本原因在于脾肾两虚,其病理因素在于水湿,属本虚标实之证。子肿的治疗以利水化湿为主,脾虚者健脾除湿,利水消肿,脾虚水肿,临证亦多用加减鲤鱼汤(方药组成:鲤鱼1条,白术、生姜、白芍、当归、茯苓皮、大腹皮、猪苓),四君五皮饮加当归、白芍(方药组成:党参、白术、茯苓、甘草、陈皮、茯苓皮、姜皮、桑白皮、大腹皮)。中阳亏虚者,加干姜、桂枝;肾阳虚者补肾温阳,化气行水,临证亦可用真武汤(方药组成:附子、生姜、茯苓、白术、白芍)加人参、车前草、泽泻,附子可易为桂枝;气滞者理气行滞,化湿消肿。临证亦可用天仙藤散(《妇人良方大全》)合四苓散(《丹溪心法》)(方药组成:天仙藤、香附、陈皮、甘草、乌药、生姜、木瓜、紫苏叶、茯苓、猪苓、白术、泽泻)。如偏于湿阻者,证见头昏头重,胸闷呕恶,纳少便溏,苔厚腻,脉沉滑者,用茯苓导水汤(《医宗金鉴》)去槟榔(方药组成:茯苓、槟榔、猪苓、砂仁、木香、陈皮、泽泻、白术、木瓜、大腹皮、桑白皮、苏梗)。"诸湿肿满,皆属于脾",水湿为病,其制在脾,重用白术,配以茯苓、防己等健脾利湿之品,可提高利水消肿之功效。但利水不可太过,行气温阳不可太燥,有毒之品宜慎用,以免损伤胎元。并根据"治病与安胎并举"的原则,随证加入养血安胎之品。

本病是孕妇的多发病，做好产前检查是十分必要的，另外加强营养、适当休息对本病的发展程度也有一定意义。临床中妊娠肿胀为一些疾病所共有，如妊娠并发肾炎、心脏病、贫血、葡萄胎、糖尿病及妊娠高血压综合征等。为了不延误诊治，保全母亲与胎儿，必须详细询问病史，根据临床表现，及有关的辅助检查找出妊娠肿胀的原因。注意严密观察病情，增加产检次数，保证休息和营养。单纯性妊娠水肿预后良好。若肿胀严重并伴有高血压、蛋白尿，则可发展为子晕或子痫。

医案

宋某，女，42 岁，已婚，农民。

初诊：2016 年 10 月 14 日。

主诉：孕 7 个月余，下肢浮肿半月。

病史：患者既往月经正常。末次月经 2016 年 3 月 4 日，停经 52 天时，超声检查宫内妊娠，并见早孕反应。孕 4 个月觉胎动至今，现孕 7 个月余，半月前因丈夫脑卒中住院，照顾病患，行走时间过长时，水肿加重，心情抑郁，劳累后气短乏力，周身不适，腰酸痛胀，纳差，小便清，大便正常，故前来就诊。

查体：舌质淡边有齿痕，苔薄白微腻，脉弦滑而细。血压 90/61 mmHg。双下肢四陷性水肿。

产科检查：宫底脐上二指，触及胎动，胎心音 146 次/分。

辅助检查：①血常规未见明显异常。②尿常规未见明显异常。③超声检查示子宫增大，宫内可探及一胎儿，双顶径：76 mm，胎心音 145 次/分。羊水最大深度 85 mm，提示：单胎，晚期妊娠，羊水过多。

中医诊断：子肿。

西医诊断：妊娠浮肿。

中医辨证：脾肾阳虚，水湿内停，泛溢肌肤。

治法：健脾补肾，行水安胎。

处方：党参 15 g，白术 15 g，黄芪 30 g，陈皮 9 g，木香 9 g，茯苓皮 15 g，生姜皮 9 g，醋香附 9 g，桑白皮 9 g，大腹皮 9 g，桑寄生 15 g，续断 15 g，甘草 9 g。5 剂，水煎服。

嘱其低盐饮食，卧床休息，下肢抬高，密切观察血压。

二诊：2016 年 10 月 22 日。

用药后诸症减轻，仍觉身重不适，尿频，但程度不重。

查体：舌质淡红，苔薄，脉弦滑细。

处理：中药继服 5 剂，肿消停药，生活、饮食调理。

二、子晕

子晕,又称妊娠眩晕。常发生在妊娠中晚期,以眩晕为主症。轻者,除血压升高外无明显自觉症状。重者,头晕目眩伴血压升高、面浮肢肿等症。

子晕始见于《陈素庵妇科补解·胎前杂症门》云:"妊娠头晕目眩,忽然视物不明……风火相搏,伤血动胎,热甚则头旋目晕,视物不明。"《叶氏女科证治·子晕》:"妊娠七、八月,忽然猝倒僵仆,不省人事,顷刻即醒,名曰子晕,宜葛根汤。亦有血虚阴火炎上,鼓动其痰而眩晕者,宜葛根四物汤。亦有气血两虚而眩晕者,宜八珍汤。"

《女科证治约旨·妊娠门》:"妊娠眩晕之候,名曰子眩,如因肝火上升,内风扰动,致昏眩欲厥者,宜桑丹杞菊汤主之……如因痰涎上涌,致眩晕欲呕者,宜加味二陈汤主之。"皆详细阐明了子晕的病因、病机、症状,并列举了其治疗方药。

西医学的妊娠期高血压疾病等引起的眩晕,可参照本病辨证治疗。

【诊断要点】

1. 病史 本病主要发生在妊娠中、晚期,初产妇多见;有营养不良、贫血、双胎、羊水过多及葡萄胎等病史。

2. 临床表现 头目眩晕,视物昏花,甚至失明,常兼浮肿,小便短少等。如头晕眼花,头痛剧烈,往往是子痫的前期症状,应引起重视。

3. 检查

(1)产科检查:中晚期妊娠腹形,可伴不同程度水肿或血压升高,收缩压≥140 mmHg 和(或)舒张压≥90 mmHg。

(2)辅助检查:血常规、尿常规、肝肾功能、心电图、B 超等检查,了解母体与胎儿状况。对可疑子痫前期孕妇应测 24 小时尿蛋白定量。病情需要时,应酌情增加眼底检查、凝血功能、电解质及影像学等检查。

【辨证论治】

(一)辨证要点

子晕以眩晕为特征,属本虚标实之证,辨证时应根据眩晕的特点、舌脉等辨别阴虚肝旺,或脾虚肝旺。阴虚肝旺者以头晕目眩为主;脾虚肝旺者头晕而重,伴肢肿,胸闷泛呕。还应注意检测水肿、蛋白尿、高血压异常程度,估计病情轻重。妊娠眩晕进一步发展常致子痫。

(二)治疗原则

治疗以平肝潜阳为主,或佐以滋阴潜降,或健脾利湿等法。

（三）分型论治

1. 阴虚肝旺证

临床表现：妊娠中晚期，头目眩晕，视物模糊；心中烦闷，颧赤唇红，口燥咽干，手足心热，甚或猝然昏倒；舌红，苔少，脉弦细数。

病机：肝阳偏亢，上扰清窍。

治法：滋阴补肾，平肝潜阳。

方药：镇肝熄风汤（《医学衷中参西录》）加减。

杭芍、玄参、天冬、川楝子、生麦芽、生龙骨、生牡蛎、生龟板、生茵陈、甘草、牛膝、赭石。

随症加减：若热象明显者，酌加知母、黄柏滋阴泻火；若口苦心烦重，酌加黄芩、竹茹清热除烦。

2. 脾虚肝旺证

临床表现：妊娠中晚期，头晕眼花；头胀而重，面浮肢肿，胸闷欲呕，胸胁胀满，纳差便溏；舌红，苔白腻，脉弦滑。

病机：脾虚湿停，肝阳上亢。

治法：健脾利湿，平肝潜阳。

方药：半夏白术天麻汤加白蒺藜、钩藤、石决明。

半夏、天麻、白术、蔓荆子、陈皮、茯苓、炙甘草。

随症加减：蛋白尿明显者，加猪苓、土茯苓、白茅根；血压甚高者，加珍珠母、生牡蛎^{（先煎）}。

【其他疗法】

（一）西医治疗

1. 妊娠期高血压　可住院或在家治疗。

（1）休息：取左侧卧位，每日休息不少于10小时。

（2）镇静：保证充足的睡眠，对于精神紧张、焦虑、失眠者可给予镇静剂，如地西泮2.5～5 mg，每日3次，或5 mg睡前服。

（3）饮食：保证充足的蛋白量和热量，不建议限制食盐摄入。

（4）间断吸氧：每日2次，每次30分钟，可增加血氧含量，改善全身主要脏器和胎盘供氧。

（5）密切监护母儿状态：每日测体重和血压，隔日复查尿蛋白，定期监测血液、胎儿发育状况和胎盘功能。注意孕妇有无头痛、眩晕、视力改变、上腹不适等症状。

2. 子痫前期　应住院治疗，防止子痫及并发症出现。治疗原则为休息、镇静、解痉、降压、合理扩容，必要时利尿、密切监测母胎状态、适时终止妊娠。

（1）休息：保证充足的睡眠，取左侧卧位，以解除妊娠子宫对下腔静脉的压迫，改善子宫胎盘循环。

（2）镇静：适当镇静能解除患者的焦虑与紧张，达到降压、缓解症状、预防子痫发作的作用。

1）地西泮：具有较强的镇静、抗惊厥、肌肉松弛作用，对胎儿和新生儿影响较小。予 2.5 ~ 5 mg 口服，每日 3 次或睡前顿服；或 10 mg 肌内注射或静脉缓慢推入（>2 分钟），可用于预防子痫发作。1 小时内用量>30 mg 可能发生呼吸抑制，24 小时总量应<100 mg。

2）冬眠合剂：具有解痉降压、控制子痫抽搐的作用。冬眠合剂由哌替啶100 mg、氯丙嗪 50 mg、异丙嗪 50 mg 组成，通常以 1/2 或 1/3 的量肌内注射或加入 5% 的葡萄糖 250 mL 内静脉滴注。氯丙嗪可使血压急剧下降，导致肾及子宫胎盘血供减少，可引起胎儿缺氧，对母儿肝脏亦有一定损害，故现仅用于硫酸镁治疗。

3）苯巴比妥钠：具有较好的镇静、抗惊厥、控制抽搐作用。子痫发作时，予 0.1 g 肌内注射；预防子痫发作时，30 mg 口服，每日 3 次。由于该药可致胎儿呼吸抑制，故分娩前 6 小时应慎用。

（3）防治子痫：硫酸镁是首选药物。硫酸镁控制子痫再度发作的效果优于地西泮、苯巴比妥钠和冬眠合剂等镇静药物。除非存在硫酸镁应用禁忌或硫酸镁治疗效果不佳，否则不推荐使用苯二氮䓬类和苯妥英钠用于子痫的预防或治疗。对于轻度子痫前期患者也可考虑应用硫酸镁。

1）用药指征：①控制子痫抽搐，防止再抽搐。②预防重度子痫前期发展为子痫。③子痫前期临产前用药可预防抽搐。

2）用药方案：采用静脉给药结合肌内注射。①控制子痫：首次负荷剂量硫酸镁 2.5 ~ 5 g 溶入 10% 葡萄糖液 20 mL 中，缓慢静脉推注（15 ~ 20 分钟）；或者溶入 5% 的葡萄糖 100 mL 快速静脉滴注，继而 1 ~ 2 g/小时静脉滴注维持；或者夜间睡前停用静脉给药，可改用肌内注射，25% 硫酸镁 20 mL、2% 利多卡因 2 mL 臀肌深部注射。24 小时应用硫酸镁总量 25 ~ 30 g，疗程24 ~ 48 小时。②预防子痫发作：负荷和维持剂量同控制子痫处理。用药时间长短依病情而定，一般每日静脉滴注 6 ~ 12 小时，24 小时总量不超过25 g。用药期间需每日评估病情变化，以决定是否继续用药。

3）毒副反应：血清镁离子有效治疗浓度为 1.8 ~ 3 mmol/L，超过3.5 mmol/L 即可出现中毒症状。首先为膝反射减弱或消失，继之全身肌张力减退、呼吸困难、复视、语言不清，严重者呼吸抑制、心跳停止且危及生命。部分患者出现发热、烦躁、出汗、口干、恶心、心悸、无力等副反应。

4）注意事项：用药前及用药过程中均应注意，定时检查膝反射有无减弱或消失;呼吸每分钟应不少于 16 次;尿量 24 小时应不少于 400 mL 或每小时不少于 17 mL;治疗时,需备 10% 葡萄糖酸钙作为解毒剂。当出现镁中毒时,立即停用硫酸镁并静脉缓慢推注 10% 葡萄糖酸钙 10 mL。1 g 葡萄糖酸钙可以逆转轻至中度呼吸抑制。如患者同时合并肾功能不全、心肌病、重症肌无力等,则硫酸镁应慎用或减量使用。条件允许者,用药期间可监测血清镁离子浓度。

(4)降压:当血压≥160/110 mmHg,或舒张压≥110 mmHg 或平均动脉压≥140 mmHg 时,以及原发性高血压、妊娠前高血压已用降压药者,需应用降压药物以延长孕周、改善围生期结局。选择药物的原则有:①对胎儿无毒副反应;②不影响心搏出量、肾血流量及子宫胎盘灌注量;③不使血压过低或下降过速。

目标血压:无并发脏器功能损伤者,收缩压应控制在 130 ~ 155 mmHg、舒张压在 80 ~ 105 mmHg 范围;并发脏器功能损伤者,则收缩压应控制在 130 ~ 139 mmHg、舒张压应控制在 80 ~ 89 mmHg 范围。降压过程力求下降平稳,不可波动过大。为保证子宫胎盘血流灌注,血压不可低于 130/80 mmHg。

1)血管扩张剂:肼屈嗪可使外周小血管扩张而降压,并能增加心排血量、肾血流量及子宫胎盘血流量。每 15 ~ 20 分钟给药 5 ~ 10 mg,直至舒张压控制在 90 ~ 100 mmHg;或口服 10 ~ 20 mg,每日 2 ~ 3 次;或 40 mg 加于 5% 葡萄糖液 500 mL 中静脉滴注。妊娠期高血压、疾病性心脏病、心力衰竭者不宜应用;妊娠早期慎用;不良反应为头痛、心率加快、潮热等。

2)α、β肾上腺素能受体阻断剂:降压但不影响肾及胎盘血流量,还可对抗血小板凝集,促进胎肺成熟。拉贝洛尔 50 ~ 150 mg 口服,每日 3 ~ 4 次;或盐酸拉贝洛尔静脉注射。

3)钙离子通道阻滞剂:解除外周血管痉挛,使全身血管扩张,血压下降。常用硝苯地平 10 mg 口服,每日 3 次,24 小时不超过 60 mg,一般不主张舌下含化,紧急时可舌下含服 10 mg。不良反应为心悸、头痛,与硫酸镁有协同作用。

4)中枢性降压药:可兴奋血管运动中枢的 α 受体,抑制外周交感神经,使血压下降,妊娠期使用效果良好。甲基多巴 250 mg 口服,每日 3 次。副反应为嗜睡、便秘、口干、心动过缓。还可选用尼卡地平、酚妥拉明、硝酸甘油、硝普钠等。

(5)利尿:子痫前期患者一般不主张常规应用利尿剂,仅当患者出现全身性水肿、急性心衰、肺水肿、脑水肿、肾功能不全、血容量过多且伴有潜在性肺水肿时,酌情使用呋塞米等快速利尿剂。甘露醇主要用于脑水肿,该药属于高渗性利尿剂,患者心衰或者潜在心衰时禁用。①呋塞米:20 ~ 40 mg

溶于 25% 葡萄糖液 20 mL 中缓慢静脉推注,最大剂量每次可达 60 mg。②甘露醇:20% 甘露醇 250 mL 静脉推注,15～20 分钟内滴注完。出现急性心衰竭、肺水肿时禁用。

(6)终止:妊娠时机和期待治疗:子痫前期病人经积极治疗母胎状况无改善或者病情持续进展时,终止妊娠是唯一有效的治疗措施。

1)终止妊娠的时机:①妊娠期高血压、无严重表现子痫前期(轻度)可期待治疗至 37 周终止妊娠。②伴严重表现子痫前期(重度):妊娠<24 周经治疗病情不稳定者,建议终止妊娠;妊娠 24～28 周根据母胎情况及当地母儿诊治能力决定是否期待治疗;妊娠 28～34 周,如病情不稳定,经积极治疗 24～48 小时病情仍加重,促胎肺成熟后终止妊娠;如病情稳定,可以考虑继续期待治疗,并建议转至早产儿救治能力较强的医疗机构;妊娠≥34 周病人应考虑终止妊娠。③子痫:子痫控制且病情稳定,应尽快终止妊娠。④妊娠合并慢性高血压:可期待治疗至 38 周终止妊娠。⑤慢性高血压并发子痫前期:伴严重表现子痫前期(重度)者,≥34 周则终止妊娠;无严重表现子痫前期(轻度)者,37 周可终止妊娠。

2)早发型子痫前期的期待治疗:入院后经过充分评估病情,明确有无严重的器官损害表现,以决定是否进行期待治疗。

3)期待治疗期间终止妊娠的指征:①孕妇指征:血压持续不降(≥160/110 mmHg);子痫前期症状(头痛、眼花、少尿等)的反复发作;进行性肾功能不全(血肌酐≥97.2 μmol/L 或为正常值 2 倍以上);持续性血小板减少;HELLP 综合征;肺水肿;子痫;疑似胎盘早剥;临产;胎膜早破。②胎儿指征:≥34 孕周;严重 FGR;持续性羊水过少;胎儿生物物理评分≤4 分;脐动脉舒张末期反流;NST 反复性变异或晚期减速;死胎。

4)终止妊娠方式:妊娠期高血压疾病患者,如无产科剖宫产指征,原则上应考虑阴道试产。但如果不能短时间内阴道分娩,病情有可能加重,可考虑放宽剖宫产指征。

5)分娩期间注意事项:注意观察自觉症状变化;监测血压并继续降压治疗;产时可使用硫酸镁预防子痫发作;监测胎心变化;积极预防产后出血;产时不可使用任何麦角和慎用前列腺素类药物。

3.产后处理　妊娠期高血压可延续至产后,但也可在产后首次发生高血压,子痫前期甚至子痫。产后新发生的高血压称为产后高血压,虽然其未被归类为妊娠期高血压疾病,但仍需重视。当血压持续≥150/100 mmHg 时建议降压治疗,当出现重度子痫前期和子痫时,降压的同时应使用硫酸镁。

4.早发型重度子痫前期的处理　重度子痫前期发生于妊娠 34 周之前者称为早发型,发生于妊娠 34 周及之后者为晚发型。对于早发型重度子痫前期,建议住院治疗,解痉、降压治疗并给予糖皮质激素促胎肺成熟,严密监测母儿情况,充分评估病情以明确有无严重的脏器损害,从而决定是否终止妊娠。当出现以下情况时建议终止妊娠:①患者出现持续不适症状或严重高血压;②子痫、肺水肿、HELLP 综合征;③发生严重肾功能不全或凝血功能障碍;④胎盘早剥;⑤孕周太小无法存活的胎儿;⑥胎儿窘迫。

（二）中医疗法

1. 中成药

（1）杞菊地黄丸:每次 8 丸,每日 3 次。用于妊娠高血压症状较轻,证属肝肾阴虚。

（2）珍菊降压片:每次 1 片,每日 3 次。用于各种证型的高血压。

（3）复方罗布麻片:每次 2 片,每日 3 次。用于妊娠高血压。

2. 针灸疗法　取风池、内关、太阳、太冲穴,平补平泻法,用于治疗阴亏肝旺者。

【预防调护】

（一）预防

1. 孕妇应注意休息,勿过度疲劳。

2. 饮食宜清淡而富有营养。

3. 避免情绪波动,保持心情愉快。

4. 原有慢性肾炎或原发性高血压者,应在治愈后再妊娠,以防加重原来病情。

5. 妊娠期应定期检查身体,如发现高血压、水肿、蛋白尿,应积极治疗,做到无病先防,有病早治。

（二）调护

1. 发现妊娠期高血压后,应采取积极有效的治疗方法,如用饮食疗法、民间验方,或在医生的指导下进行治疗。

2. 避免不良情志刺激,注意休息。

3. 监测血压情况。

4. 若病人出现头晕、眼花、胸闷、恶心、呕吐等症状,表明疾病在发展,要及时处理,严密观察。

【临证经验探讨】　子晕常见于妊娠中晚期,以头晕目眩,甚则昏眩欲厥为主要症状。可见于西医学的妊娠期高血压疾病等引起的眩晕。《素问·至真要大论》:"诸风掉眩,皆属于肝。"本病多见于素体肝肾阴虚、肝阳偏亢之孕妇。于妊娠中末期,由于阴血聚于下,精血愈亏,浮阳上越而发子晕,其治疗方法应着重养血息风,滋阴潜阳。临证常以自拟平肝育阴汤加减,药用钩藤、菊花、天麻、石决明、竹茹、当归、生地黄、天冬、麦冬、续断片、杜仲等,以平肝息风、育阴潜阳之功。若肝火上炎较甚,见有颜面潮红、目赤烦躁等症,可选加清肝泄热、滋阴潜阳之品,如龙胆草、黄芩、炒山栀等。若心火亢盛,见有心烦、口苦尿赤、舌尖红等症,可加清心利尿之品,如黄连、淡竹叶、灯心草等。在辨证的基础上,酌情配以行气化痰、养血活血、利水消肿之品。若血压增高者,可选用钩藤、石决明、白蒺藜等平肝潜阳。蛋白尿者,可加用生黄芪、芡实等健脾固肾涩精。尿少浮肿者,酌加车前草、泽泻、灯心草。育阴潜阳之龟板、鳖甲、生牡蛎,亦为常用药物。

妊娠期高血压初期,血压时高时低,如果注意休息和治疗,多可恢复正常。反之,病情进展可转入先兆子痫。诊断时需详询病史,明确病因。子晕常为子痫前期表现,及时有效的治疗可控制和预防子痫的发作,必要时需配合西医治疗。本病属本虚标实之证。针对其肝阳上亢,易于化火生风的病机特点,平肝潜阳为治疗之首要,以防其传变。

医案

赵某,女,25 岁,已婚。

初诊:2017 年 3 月 18 日。

主诉:停经 8 个月余,发现血压高伴头晕 7 天。

病史:既往月经正常,末次月经 2016 年 7 月 14 日,孕$_1$产$_0$,停经 38 天时,早孕试纸阳性,孕 45 天,超声检查确定宫内早孕,孕 4 个月觉胎动至今,1 周前无诱因出现血压升高,最高时 150/90 mmHg,伴头目眩晕,耳鸣,心烦,且下肢浮肿,休息后诸症不能缓解。患者平时性情急躁,易发火,便干溲赤。

查体:舌质红、苔薄黄,舌下静脉曲张淤紫,脉弦滑。

辅助检查:①血常规未见明显异常。②尿常规尿蛋白++。③肝功能示白蛋白 30 g/L,余无异常。④超声检查示单胎晚孕。

中医诊断:子晕。

西医诊断:子痫前期轻症。

中医辨证:阴虚阳亢,瘀热互结。

治法:滋肝潜阳,清热化瘀。

处方:紫草 15 g,决明子 15 g,钩藤$^{(后下)}$15 g,生地黄 15 g,丹参 9 g,牡丹皮 9 g,菊花 9 g,枸杞子 20 g,山茱萸 12 g,龟甲 15 g,生牡蛎$^{(先煎)}$20 g,车前子$^{(包煎)}$15 g。共 7 剂,水煎服,每日 1 剂。嘱其低盐饮食,忌辛辣刺激食物,少生气。西药:拉贝洛尔 1 次 50 mg,每日 3 次,口服。

二诊:2017 年 3 月 30 日。

患者血压降至正常范围,尿蛋白阴性。头晕目眩较前明显好转,下肢浮肿消失,另诉口渴多饮,大便干、小便黄。守上方基础上加石斛 15 g,麦冬 15 g,玉竹 12 g。共 7 剂,巩固治疗。

后至足月分娩,血压未再回升。

三、子痫

子痫始见于《诸病源候论·妇人妊娠诸侯》云:"体虚受风,而伤太阳之经,停滞经络,后复遇寒湿相搏,发则口噤背强,名之为痉。妊娠而发者闷冒不识人,须臾醒,醒复发,亦是风伤太阳之经作痉也。亦名子痫,亦名子冒也。"

本病多数在重症妊娠眩晕的基础上发作,也可不经此阶段而突发妊娠痫证。最常发生在妊娠晚期及临产前,称为产前子痫;部分发生在分娩过程中,即产时子痫。产后一般发生在 24 小时内,较少见。

西医学的妊娠高血压疾病中的子痫可参照本病辨证治疗。《沈氏女科辑要笺正·妊妇似风》沈尧封曰:"妊娠病源有三大纲。一曰阴亏,人身精血有限,聚以养胎,阴分必亏。二曰气滞,腹中增一障碍,则升降之气必滞。三曰痰饮,人身脏腑接壤,腹中遽增一物,脏腑之机括为之不灵,津液聚为痰饮。知此三者,庶不为邪说所惑。妊妇卒倒不语,或口眼歪斜,或手足疭,皆名中风。或腰背反张;时昏时醒,名为痉,又名螈。古来皆作风治,不知卒倒不语,病名为厥。阴虚失纳,孤阳逆上之谓。口眼歪斜,手足螈,或因痰滞经络,或因阴亏不吸,肝阳内风暴动。至若腰背反张一证,临危必见戴眼,其故何欤? 盖足太阳膀胱之经脉,起于目内眦,上额交巅,循肩膊内,夹脊抵腰中;足太阳主津液,虚则经脉时缩,脉缩,故腰背反张。经云:'瞳子高者,太阳不足',谓太阳之津液不足也。脉缩急则瞳子高,甚则戴眼。治此当用地黄、麦冬等药,滋养津液为主。胎前病,阳虚者绝少,慎勿用小续命汤。"

【诊断要点】

1. 病史　妊娠中晚期有高血压、水肿或蛋白尿史。

2. 临床表现　妊娠晚期,或临产时及新产后,突然眩晕倒仆,昏不知人,两目上视,牙关紧闭,四肢抽搐,腰背反张,须臾醒,醒复发,甚或昏迷不醒。

3. 检查　子痫发作前血压可明显升高≥160/110 mmHg,蛋白尿≥5 g/24 小时,或有血小板减少,血清转氨酶升高,凝血障碍等。

【辨证论治】

(一)辨证要点

本病辨证要特别注意昏迷与抽搐发作程度和频率,结合兼症和舌脉,辨别肝风内动证和痰火上扰证。一般昏迷深、发作频者病情较重。

（二）治疗原则

平肝息风,安神定痉,豁痰开窍。要配合西医抢救治疗措施,主要是控制抽搐,纠正缺氧和酸中毒,控制血压,防治并发症,密切监测母胎状况,适时终止妊娠。

（三）分型论治

1.肝风内动证

临床表现:妊娠晚期,或临产时及新产后,头痛眩晕,突然昏仆不知人,两目上吊,牙关紧闭,四肢抽搐,腰背反张,时作时止,或良久不醒;手足心热,颧赤息粗;舌红或绛,苔无或花剥,脉弦细而数或弦劲有力。

病机:阴虚阳亢,肝风内动。

治法:养阴清热,平肝息风。

方药:羚角钩藤汤加减。

羚羊角、钩藤、桑叶、菊花、贝母、竹茹、生地黄、白芍、茯神、甘草。

随症加减:心肝火旺者,加龙胆草、黄芩、夏枯草;昏迷痰多者,加天竺黄、陈胆星、炙远志。

2.痰火上扰证

临床表现:妊娠晚期,或临产时及新产后,头痛胸闷,突然昏仆不知人,两目上吊,牙关紧闭,口流涎沫,面浮肢肿,息粗痰鸣,四肢抽搐,腰背反张,时作时止;舌红,苔黄腻,脉弦滑而数。

病机:痰火内盛,肝阳偏亢,火盛风动。

治法:清热开窍,豁痰息风。

方药:黄连温胆汤（《备急千金要方》）加白术、天麻送服安宫牛黄丸（《温病条辨》）。

黄连温胆汤:黄连、枳实、竹茹、半夏、陈皮、茯苓、甘草、大枣。

安宫牛黄丸:牛黄、郁金、栀子、冰片、珍珠、水牛角、黄连、黄芩、金箔衣、朱砂、雄黄、麝香。

安宫牛黄丸方:中牛黄、水牛角、麝香清心开窍、解毒;黄连、黄芩、栀子清热泻火;冰片、郁金辟秽化浊通窍;雄黄辟秽解毒;朱砂镇心安神。两方共奏清热开窍,豁痰息风之效。

随症加减:时有抽搐者,加钩藤^(后下)、全蝎^(研末冲服)、蜈蚣^(研末冲服);昏迷者,加服至宝丹或苏合香丸,每次1丸,每日2次。

【其他疗法】

（一）西医治疗

子痫是子痫前期-子痫最严重的阶段,发作前可有不断加重的严重表现,也可发生于无血压升高或升高不显著,尿蛋白阴性的病例。通常产前子痫较多,产后 48 小时约占 25%。子痫抽搐进展迅速,是造成母儿死亡的最主要原因,应积极处理。

1. 一般急诊处理　子痫发作时需保持气道通畅,维持呼吸、循环功能稳定,密切观察生命体征,留置导尿管监测尿量等。避免声、光等刺激。预防坠地外伤、唇舌咬伤。

2. 控制抽搐　硫酸镁是治疗子痫及预防复发的首选药物。当患者存在硫酸镁应用禁忌或硫酸镁治疗无效时,可考虑应用地西泮、苯妥英钠或冬眠合剂控制抽搐。子痫患者产后需继续应用硫酸镁 24～48 小时。

3. 降低颅压　可以 20% 甘露醇 250 mL 快速静脉滴注降低颅压。

4. 控制血压　脑血管意外是子痫患者死亡的最常见原因。当收缩压持续≥160 mmHg,舒张压≥110 mmHg 时要积极降压以预防脑血管并发症。

5. 纠正缺氧和酸中毒　面罩和气囊吸氧,根据动脉血气 pH、二氧化碳分压、碳酸氢根浓度等,给予适量 4% 碳酸氢钠纠正酸中毒。

6. 终止妊娠　一旦抽搐控制后即可考虑终止妊娠。

(二)中医疗法

1. 中成药

(1)安宫牛黄丸:每次 1 粒,每日 2 次,适用于昏迷型子痫。

(2)苏合香丸:每次 1 丸,每日 2 次,适用于痰湿蕴阻型子痫。

(3)羚羊角粉:每次 0.3～0.6 g,每日 2～3 次,适用于风火型子痫。

2. 针灸疗法　①抽搐者,取人中、曲池、合谷、承山、太冲穴。②昏迷者,取人中、百会、涌泉、风池穴。

【预防与调护】

1. 重视孕期保健,定期做产前检查。调节情志,保持心情舒畅,勿受精神刺激。注意休息,左侧卧位,保持环境安静。

2. 子痫患者要密切观察体温、脉搏、呼吸、血压、神志、尿量等,及早发现心力衰竭、肺水肿、脑出血、肾功能衰竭、DIC 等并发症,并给予积极处理。

3. 禁辛辣,宜服富含高蛋白、维生素类及钙、铁的食物,低盐饮食,控制饮水量。

【临证经验探讨】　本病主要病机是肝阳上亢,肝风内动;或痰火上扰,蒙蔽清窍。治疗以平肝息风,安神定痉为主。肝风内动者养阴清热,平肝息风,痰火上扰者清热开窍,豁痰息风。临床诊治时应树立防重于治的思想,"上工治未病",及时诊断与治疗子肿、子晕,预防子痫的发生和控制病情的发展。子痫是这类病中最严重的阶段,病情发展迅速,病势危重,危及母子生命,应密切观察病情变化,尤其是孕妇全身情况,胎儿发育情况与胎盘功能,中西医结合积极救治,适时终止妊娠。妊娠痫证未及时抢救,可因肝阳上亢、风火相扇，或痰火走窜脏腑、经络之间，以致出现昏迷不醒，呼吸困难，小便不利等症，如治疗不及时，可导致患者死亡。亦可因火热内灼胎儿，致胎儿宫内窘迫，死胎，死产。

🖐 医案

谭某，女，35 岁，已婚。

初诊：2018 年 5 月 3 日。

主诉：停经 9 个月余，突发晕厥、抽搐 5 分钟。

病史：妊娠 37 周余，近 3 天时作头痛眩晕，如立舟车，视物不清，心烦不宁，口干，手足心热，今晨突然神志不清，四肢抽搐，牙关紧咬，抽搐持续时间约 5 分钟而自止。

查体：舌红绛，无苔，脉弦滑有力。血压 200/150 mmHg，蛋白尿++，下肢轻度浮肿。

辅助检查：①血常规未见明显异常。②尿常规示蛋白++。③肝功能、肾功能、心肌酶未见明显异常。④超声检查示单胎晚孕。

中医诊断：子痫。

西医诊断：子痫。

中医辨证：肝阳偏亢，肝风内动。

治法：滋阴清热，平肝息风。

处方：山羊角 30 g，生地黄 15 g，怀牛膝 15 g，石决明 20 g，牡蛎^{（先煎）}20 g，龟甲^{（先煎）}20 g，白芍 20 g，菊花 15 g，钩藤^{（后下）}15 g，黄芩 15 g，夏枯草 15 g，杜仲 20 g，山萸肉 20 g，麦冬 15 g。3 剂，水煎服，每日 1 剂，早晚分服。西药：盐酸拉贝洛尔 100 mg，每日 3 次，口服。并给予吸氧。

二诊：2018 年 5 月 8 日。

服药后自觉诸症减轻，近两日未出现抽搐现象，查血压 160/130 mmHg，舌质红润，脉弦滑。

处方：山羊角 60 g，生地黄 15 g，怀牛膝 15 g，石决明 20 g，牡蛎^{（先煎）}20 g，龟甲^{（先煎）}20 g，白芍 20 g，甘菊花 9 g，钩藤^{（后下）}9 g，黄芩 9 g，杜仲 15 g，山萸肉 12 g，桑叶 15 g，女贞子 9 g。4 剂，水煎服。每日 1 剂，早晚分服。

三诊：2018 年 5 月 13 日。

诸症消失，血压 130/90 mmHg，舌红苔薄，脉象滑。继用上方 7 剂。5 月 22 日自觉有动产迹象，家属考虑患者属于大龄产妇，血压不稳定，为确保安全，选择行剖宫产术，产下 1 男婴，母子平安。

第十节　胎水肿满

妊娠 5～6 个月后出现胎水过多,腹大异常,胸膈胀满,甚或遍身浮肿,喘不得卧,称为"胎水肿满",亦称"子满"。本病常与胎儿畸形、多胎妊娠、巨大胎儿、孕妇合并症(如妊娠合并高血压病、糖尿病、贫血等)等因素有关。

本病始见于《诸病源候论·脏腑胎间水气子满体肿候》:"胎间水气,子满体肿者,此由脾胃虚弱,脏腑之间有停水,而夹以妊娠故也……水气流溢于肌,故令体肿;水渍于胞,则令胎坏。"《医宗金鉴·妇科心法要诀》曰:"遍身俱肿,腹胀而喘,在六七个月时者,名曰子满……大凡水之为病多喘促,气之为病多胀满。喘促属肺,胀满属脾也。"

西医学的羊水过多可参照本病辨证治疗。

【病因病机】　本病主要发生机制是水湿无制,水渍胞中。

1. 脾气虚弱　素体脾虚,孕后饮食失调,血气下聚冲任养胎,脾气益虚,水湿无制,湿渗胞中,发为胎水肿满。

2. 气滞湿阻　素多抑郁,孕后胎体渐大,阻碍气机,气机不畅,气滞湿阻,蓄积于胞中以致胎水肿满。

【诊断要点】

1. 病史　有糖尿病史,病毒感染史,或有胎儿畸胎、多胎妊娠史,以及母儿血型不合等病史。

2. 临床表现　腹大异常,胸膈胀满,腹部胀痛,甚或喘不得卧,发生紫绀,甚或下肢、外阴浮肿及静脉曲张。

3. 检查

(1)产科检查:腹形显著大于正常妊娠月份,皮肤张力大,有液体震颤感,胎位不清,胎心音遥远或听不清。

(2)辅助检查:①胎儿染色体检查。羊水生化检查,羊水甲胎蛋白(AFP)平均值超过同期正常妊娠平均值 3 个标准差以上,有助于诊断胎儿畸形;羊水中胎儿血型检查可预测胎儿有无溶血性疾病;PCR 技术检测胎儿是否感染病毒。②B 超检查。羊水过多的标准包括羊水最大暗区垂直深度(AFV)≥8 cm 诊断为羊水过多,其中 8～11 cm 为轻度羊水过多,12～15 cm 为中度羊水过多,>15 cm 为重度羊水过多;羊水指数(AFI)≥25 cm 诊断为羊水过多,其中 25～35 cm 为轻度羊水过多,36～45 cm 为中度羊水过多,>45 cm 为重度羊水过多。B 超对诊断无脑儿及脑积水、脊柱裂等胎儿畸形和多胎妊娠有重要意义。

【辨证论治】

(一)辨证要点

本病辨证重在分辨虚实,根据肢体和腹皮肿胀的特征进行辨证,如皮薄光亮,按之有凹陷者,一般为脾虚;皮色不变,按之压痕不显者,一般为气滞。临证时还需结合全身症状、舌苔、脉象综合分析。本病以本虚标实证居多,治宜标本兼顾。

(二)治疗原则

利水除湿,益气行气。若胎水肿满伴有胎儿畸形者,应及时终止妊娠,下胎益母。

(三)分型论治

1.脾气虚弱证

临床表现:孕期胎水过多、腹大异常、腹部皮肤发亮,下肢及阴部水肿,甚或全身浮肿;食少腹胀,神疲肢软,面色淡黄;舌淡,苔白,脉沉缓。

病机:脾虚失运,水湿留聚,浸淫胞中。

治法:健脾渗湿,养血安胎。

方药:当归芍药散(《金匮要略》)去川芎,或鲤鱼汤(《备急千金要方》)。

当归芍药散:当归、白术、白芍、茯苓、川芎、泽泻。

鲤鱼汤:鲤鱼、白术、白芍、茯苓、当归、生姜。

当归芍药散中当归、白芍养血安胎,白术、茯苓健脾益气生血,泽泻淡渗行水。全方共奏养血安胎止痛之功。

鲤鱼汤主治妊娠腹大,胎间有水气,通身肿满。方中鲤鱼善行胞中之水而消肿;白术、茯苓、生姜健脾益气渗湿以行水;当归、白芍养血安胎,使水行而不伤胎。全方共奏健脾渗湿,养血安胎之效。

随症加减:若兼畏寒肢冷者,酌加黄芪、桂枝以温阳化气行水;腰痛者,酌加杜仲、续断、菟丝子固肾安胎。

2.气滞湿阻证

临床表现:孕期胎水过多,腹大异常,胸膈胀满,甚则喘不得卧,肢体肿胀,按之压痕不显;舌红,苔白滑,脉弦滑。

病机:气机郁滞,水湿聚胞。

治法:理气行滞,利水除湿。

方药:茯苓导水汤(《医宗金鉴》)去槟榔、木瓜。

茯苓、泽泻、陈皮、白术、大腹皮、猪苓、紫苏叶、砂仁、桑白皮、木香。

方中茯苓、猪苓、白术、泽泻健脾行水;木香、砂仁、紫苏叶醒脾理气;大腹皮、桑白皮、陈皮消胀行气;全方共奏理气行滞,利水除湿之效。

随症加减:腹胀甚者,酌加枳壳理气消胀满;下肢肿甚者,酌加防己除湿消肿。

【其他疗法】

（一）西医治疗

1. 胎儿正常

（1）一般治疗：低盐饮食、减少孕妇饮水量。应左侧卧位卧床休息，改善子宫胎盘循环，预防早产。每周复查羊水指数及胎儿生长情况。

（2）羊膜穿刺：对压迫症状严重，孕周小、胎肺不成熟者，可行经腹羊膜穿刺放羊水，以缓解症状。放水时需在 B 型超声监测下进行，避开胎盘部位穿刺，速度应缓慢，每小时约 500 mL，一次放水应<1500 mL；密切观察孕妇血压、心率、呼吸及胎心变化；严格消毒，防止感染，酌情用镇静药预防早产；放水后 3 ~ 4 周如症状重，可再次重复降低宫腔内压力。

（3）前列腺素合成酶抑制剂：吲哚美辛可抑制胎儿排尿、减少羊水量，2.2 ~ 2.4 mg/(kg·d)，分 3 次口服。密切观察羊水量（B 型超声每周测一次 AFI）。该药可致动脉导管狭窄，故不宜长期使用。

（4）病因治疗：积极治疗妊娠糖尿病或糖尿病合并妊娠；母胎血型不合而 B 型超声检查提示胎儿水肿，或脐血显示血红蛋白<60 g/L，应予胎儿宫内输血。

（5）分娩期处理：妊娠足月或自然临产后，应尽早人工破膜，终止妊娠，注意放水速度，防止脐带脱垂。若破膜后宫缩仍乏力，可给予低浓度缩宫素静脉滴注以增强宫缩，并密切观察产程进展。胎儿娩出后应及时应用宫缩剂，预防产后出血。

2. 胎儿异常　确诊胎儿畸形、染色体异常者，应及时终止妊娠。

（1）依沙吖啶引产：孕妇一般状况尚好，可经腹羊膜腔穿刺放出适量羊水后，注入依沙吖啶 50 ~ 100 mg 引产。

（2）人工破膜引产：可采用高位破膜器自宫口沿胎膜向上 15 ~ 16 cm 处刺破胎膜，使羊水以每小时 500 mL 速度缓慢流出，严密监测孕妇血压、心率、阴道流血及宫高变化，羊水流出后腹部置沙袋维持腹压，避免宫腔内压突然降低而引起胎盘早剥和休克。应用抗生素预防感染。12 小时后仍未临产，予缩宫素静脉滴注诱发宫缩。

（二）中医疗法（中成药）

（1）五皮丸：每次 9 g，每日 2 次。适用于气滞湿阻证。

（2）五苓散：每次 4.6 g，每日 2 次。适用于脾气虚弱证。

（3）金匮肾气丸：每次 4 ~ 6 g，每日 2 ~ 3 次。适用于肾阳虚之羊水过多。

【预防调护】

(一)预防

1.重视孕期保健宣教,做好产前检查,加强营养,注意休息。

2.一旦发生妊娠水肿,应及时有效地予以控制,以减轻本病的发展。

(二)调护

1.密切注意体重与水肿的变化情况,定期做小便检查。

2.水肿较明显者,应采用低盐饮食,卧床休息。

3.适当选用食疗或单方验方,如用赤小豆煮服或用冬瓜皮、玉米须煎汤代茶饮。

【临证经验探讨】 《素问·至真要大论》:"诸湿肿满,皆属于脾。"本病的发生机制是水湿无制,水渍胞中。其病机多本虚标实,常由脾气虚弱,脾肾阳虚,气滞湿阻所致。脾气虚弱,中运不健,水湿停留,内蓄胞中,外渍肌肤,故生子肿,治以健脾渗湿,养血安胎。五皮饮、四苓散合《金匮要略》之当归芍药散加减。如有心烦烘热等胎热症状,加黄芩清热安胎;脾肾阳虚,运化无权,水湿泛溢,浸淫胞胎,而发子肿。治以健脾温肾,利水养胎。方用真武汤加大腹皮、冬瓜皮、陈皮。方中干姜、附子其作用温中散寒,温阳化气,扶阳抑阴,益水之源以消阴翳,但干姜、附子属大辛大热,性燥之品,且附子有毒,为妊娠禁忌药物,但治阴水非此不可,阳固之后即停用干姜、附子,以免损伤胎儿;若孕期情志抑郁,气滞水停,聚于胞中。治以理气行滞,利水除湿。自拟方:香附、乌药、青皮、佛手、茯苓、大腹皮、冬瓜皮、陈皮、泽泻、生姜皮、当归、白芍。每日 1 剂,水煎服。

子肿之病,多伴喘咳,可加桑白皮、甜杏仁,宣肺止咳,利水安胎。子肿易继发眩晕、呕恶、脉弦等子冒症状,治疗以平肝潜阳为法,可选钩藤、菊花、草决明、石决明、半夏等药平肝潜阳和胃,白芍、当归、旱莲草益肾柔肝,麦冬、桑白皮润金制木兼行水。要积极有效给予治疗,预防控制子痫的发作。

胎水肿满属西医羊水过多范畴。部分是由于胎儿畸形、多胎妊娠、妊娠合并糖尿病、妊娠高血压疾病等所致。因此,首先要判断胎儿是否正常。若胎儿畸形,则应下胎益母。本病主要发生机制是水湿无制,水渍胞中。其病机多属本虚标实,常由脾气虚弱和气滞湿阻所致。本着治病与安胎并举的原则,佐以养血安胎,使水行而不伤胎。对于糖尿病等引起的胎水肿满,要积极治疗原发疾病,对症处理。及时有效的治疗,可明显降低早产率,减少胎膜早破,胎盘早期剥离,产后出血等并发症的发生,降低围生儿死亡率。胎儿无畸形,症状较轻者,经治疗多能维持妊娠至足月;症状严重,或有妊娠合并症者,可能易出现胎盘早剥、胎膜早破及产后出血,早产及围生儿死亡率增高;羊水过多合并胎儿畸形者,应及时终止妊娠。

医案

张某,女,39岁,农民,已婚。

初诊:2018年9月12日。

主诉:停经8个月余,下肢浮肿1周。

病史:末次月经:2018年1月5日,停经45天时,彩超示:宫内早孕,早孕反应不明显,孕4个月觉胎动至今,孕18周查无创DNA低风险,现孕8个月余,近1周下肢及阴部水肿明显,腹大异常、腹部皮肤发亮,小便量少,便溏,每日2~3次,神疲肢软,腰膝酸软,面色淡黄;查体:舌淡,苔白,脉沉缓。血压:130/80 mmHg。双下肢凹陷性水肿。

产科检查:腹围增大,腹部皮肤发亮,腹部及会阴部水肿,宫底脐上二指,触及胎动,胎心音146次/分。

辅助检查:①血常规未见明显异常。②尿常规示尿蛋白+。③空腹葡萄糖测定示4.8 mmol/L。④肝功能示白蛋白32 g/L,肾功能正常。⑤超声检查示子宫增大,宫内可探及一胎儿,双顶径85 mm,胎心147次/分。羊水指数260 mm,提示:单胎晚孕,羊水过多。

中医诊断:胎水肿满。

西医诊断:羊水过多。

中医辨证:脾肾两虚,水湿内停。

治法:健脾益肾,化湿行水。

处方:白术15 g,茯苓20 g,猪苓9 g,泽泻9 g,黄芪20 g,山药9 g,杜仲12 g,续断9 g,菟丝子15 g,防己9 g,木香6 g,陈皮9 g,扁豆9 g,炙甘草6 g。5剂,水煎服。每日1剂。

二诊:2018年9月18日。

下肢水肿稍退,小便增多,大便正常,体重较前减轻;查体:舌质淡,苔白腻,脉滑弱。原方去扁豆,木香,防己。

处方:白术15 g,茯苓15 g,猪苓9 g,泽泻9 g,黄芪20 g,山药9 g,杜仲12 g,续断9 g,菟丝子15 g,陈皮6 g,炙甘草6 g。5剂,水煎服。每日1剂。

三诊:2018年9月25日。

肿势大消,足背微肿,小便增多,大便可,腹部皮肤有皱褶,会阴部水肿好转。做彩超示:单胎晚孕。羊水指数230 mm,近两日自觉心中抑郁,口渴明显,舌质淡、苔薄黄,脉弦滑。治以理气行水。

处方:制香附6 g,青皮9 g,白术9 g,山药9 g,茯苓9 g,橘皮6 g,炙甘草6 g,乌药9 g。连服7剂后痊愈。

第十一节　胎气上逆

妊娠期,胸腹胀满,甚或喘急,烦躁不安者,称为"胎气上逆",亦名"胎上逼心""子悬"。

本病始见于《妇人大全良方·妊娠门》:"紫苏饮,治妊娠胎气不和,怀胎逼上胀满疼痛,谓之子悬。兼治临产惊恐气结,连日不下。"《医学心悟·子悬(子眩)》:"子悬者,胎上逼也。胎气上逆,紧塞于胸次之间,名曰子悬。其症由于恚怒伤肝者居多,亦有不慎起居者,亦有脾气郁结者,宜用紫苏饮加减主之。"《医宗金鉴·妇科心法要诀》云:"孕妇胸膈胀满,名曰子悬,更加喘甚者,名曰胎上逼心。"《沈氏女科辑要笺正》:"子悬是胎元之上迫,良由妊妇下焦气分不疏,腹壁逼窄,所以胎渐居上,而胀满疼痛乃作。"

【病因病机】　本病主要机制是气血失和,以致胎气上逆,气机不利,壅塞胸腹而致病。

1.肝气犯脾　素性抑郁或恚怒伤肝,气机逆乱,肝气犯脾,脾失运化,湿浊内停;孕后血聚冲任养胎,冲脉气盛,夹肝气、湿浊上犯,遂致胸腹胀满而为子悬。

2.肺胃积热　平素阳盛,肺胃积热,孕后血聚冲任养胎,冲脉气盛,冲气夹热上扰心胸,以致胸腹胀满而病子悬。

【诊断要点】

1.病史

(1)既往有心脏病史,过去发病情况,诊疗情况,有无心力衰竭史。

(2)妊娠中晚期有情志不调、饮食失节病史。

(3)是否有呼吸系统感染史等。

2.临床表现　多见于妊娠中、晚期,发作时胸腹胀满,甚或心悸、喘息气急、烦躁不安,劳作后症状加重。

3.检查

(1)产科检查:无异常发现。

(2)辅助检查:①妊娠合并呼吸道感染者血常规可见异常。②心电图提示心律失常或心肌损害。③心、肺听诊等,有重要诊断意义。

【辨证论治】

(一)辨证要点

胎气上逆辨证依据胸腹胀满,甚或喘息气急的主症,结合伴随症、舌脉进行综合分析,判断疾病的标本虚实。

（二）治疗原则

理气行滞，健脾清热。

（三）分型论治

1.肝气犯脾证

临床表现：妊娠期，胸腹胀满，甚或喘急不安；心悸乏力，烦躁易怒，食少嗳气，大便溏薄；舌淡红，苔薄腻，脉弦滑。

病机：肝气犯脾，气血失和。

治法：疏肝健脾，理气行滞。

方药：紫苏饮（《普济本事方》）加减。

紫苏、陈皮、大腹皮、白芍、川芎、人参、当归、甘草。

方中紫苏、陈皮、大腹皮宽中下气；当归、白芍养血柔肝，川芎活血行气；人参、甘草益气扶脾。全方共奏疏肝健脾，理气行滞之功。

随症加减：若湿浊上泛，胎气迫肺，喘息不安者，加茯苓、瓜蒌皮降逆平喘。

2.肺胃积热证

临床症状：妊娠期，胸腹胀满，甚或喘息不安；咳痰黄稠，口渴口臭，小便短赤，大便秘结；舌红，苔黄，脉滑数。

病机：肺胃积热，热气逆上。

治法：清肺胃热，降逆化痰。

方药：芦根汤加减。

芦根、木通、栀子、桔梗、黄芩、甘草。

【其他疗法】

（一）西医治疗

心力衰竭和严重感染是妊娠合并心脏病的主要死亡原因，对心衰与感染的早期诊断与积极治疗极为重要。对于有心脏病的育龄妇女，首先应确定能否耐受妊娠；妊娠者应从妊娠早期开始定期产前检查。心脏病的治疗及妊娠、分娩、产褥等不同时期的处理应以西医为主。中医治疗则应以益气养血、通阳活血为大法。

1.妊娠期处理

（1）决定是否妊娠：凡不宜妊娠者，应于孕12周前行人工流产。妊娠超过12周者，终止妊娠需行比较复杂的手术，其危险性不亚于继续妊娠和分娩，因此应密切监护，积极防治心力衰竭，使之度过妊娠期和分娩期。对于顽固性心衰患者，应与内科医生配合，在严密监护下行剖宫取胎术。

（2）定期产前检查：能及早发现心衰的早期征象。孕20周前，每2周产前检查1次；孕20周以后，每周1次产前检查。注意休息，保证合理饮食，积极防治诱发心衰的诱因，密切动态观察心脏功能，如发现早期心衰征象，应立即住院。孕期经过顺利者,亦应在 36~38 周提前住院待产。

(3)防治心力衰竭

1)避免过劳及情绪激动,保证充分休息,每日睡眠至少 10 小时。

2)孕期应适当控制体重,以免加重心脏负担。进食高蛋白、高维生素、低盐、低脂肪食品。孕 16 周后,每日摄入食盐量应为 4~5 g。

3)治疗各种引起心力衰竭的诱因,预防感染,尤其是上呼吸道感染;纠正贫血;治疗心律失常;防治妊娠期高血压疾病和其他合并症与并发症。

4)心力衰竭的治疗与未孕者基本相同。但孕妇对洋地黄类药物的耐受力较差,需注意毒性反应。为防止产褥期组织内水分与强心药同时回流入体循环引起毒性反应,常选用作用和排泄较快的制剂,如地高辛。妊娠晚期严重心力衰竭的病人,可与内科医生联合控制心力衰竭同时紧急行剖宫产娩出胎儿,减轻心脏负担,以挽救孕妇生命。

2.分娩期处理　孕妇应于妊娠晚期提前选择好适宜的分娩方式。

(1)经阴道分娩及分娩期的处理:心功能Ⅰ~Ⅱ级、胎儿不大、胎位正常、宫颈条件良好者,可考虑在严密监测下经阴道分娩。

1)第一产程:安慰及鼓励产妇,消除紧张情绪。密切监测生命体征,可适当给予地西泮、哌替啶等镇静剂,一旦出现心衰,取半卧位,高浓度面罩给氧,立即予以去乙酰毛花苷 0.4 mg 加入 25% 葡萄糖注射液 20 mL 缓慢静脉注射。产程开始即应使用抗生素预防感染。

2)第二产程:避免用力屏气增加腹压,应行会阴侧切术、胎头吸引术或产钳助产术,尽可能缩短第二产程。

3)第三产程:胎儿娩出后,腹部压沙袋,以防腹压骤降诱发心衰;给予缩宫素 10~20 U 预防产后出血,禁用麦角新碱,以防静脉压增高;如产后出血过多,应及时输血、输液,注意输液速度不可过快。

(2)剖宫产:对有产科指征及心功能Ⅲ~Ⅳ级者,均应择期剖宫产,主张对妊娠合并心脏病患者放宽剖宫产指征,可选择连续硬膜外阻滞麻醉,麻醉剂中不应加用肾上腺素,麻醉平面不宜过高。术中、术后应严格控制输液量;不宜再妊娠者,可同时行输卵管结扎术。

3.产褥期处理　产后 3 天内,尤其是产后 24 小时内仍是发生心衰的危险时期,应充分休息并密切监护生命体征。产后出血、感染和血栓栓塞是严重的并发症,极易诱发心力衰竭,应重点防范。心功能在Ⅲ级及以上者,不宜哺乳。不宜再妊娠者,可于产后 1 周进行绝育手术。

4.心脏手术指征　一般不主张在妊娠期手术,尽可能在幼年、妊娠前、分娩后进行心脏手术。妊娠期必须手术,且手术操作不复杂者,宜在孕 12 周前进行。手术前后注意保胎及预防感染。

（二）中医疗法（中成药）

（1）归脾丸：每次 8 丸，每日 3 次。适用于心血虚证。

（2）参附强心丸：每次 9 g，每日 2 次。适用于心肾阳衰者。

【预防与调护】

妊娠合并心脏病的孕妇，应作为高危妊娠加强监护。全面检查以评估心功能情况。患者应注意休息，保持心情舒畅，生活规律，饮食宜清淡营养，保证充足的睡眠。注意预防感冒。适当限制食盐量，一般每日食盐量不超过 4 ~ 5 g。

如患者心脏病变较轻，心功能Ⅰ级和Ⅱ级，妊娠后经适当治疗，一般可以承受妊娠和分娩的负担，但须加强孕产期保健，注意监护。心功能Ⅲ级和Ⅲ级以上、既往有心力衰竭史、严重心律失常、风湿热活动期、有肺动脉高压、右向左分流型心脏病、心脏病并发细菌性心内膜炎、急性心肌炎患者，孕产期易发生心衰，不宜妊娠。若已妊娠，则应在妊娠早期终止妊娠，以防在孕产期发生心力衰竭而危及生命。

【临证经验探讨】 《女科证治约旨》："妊娠胀满之候，名曰子悬……"《沈氏女科辑要笺正》："子悬是由胎元之上迫，良由妊妇下焦气分不疏，腹壁逼窄，所以胎渐居上，而胀满疼痛乃作。《济生》紫苏饮，用苏叶、腹皮、橘皮、川芎、当归疏通下焦之气，再加姜葱，亦是通阳作用，不可以作发散通套……"本病主要由于气血失和，以致胎气上逆，气机不利，壅塞胸腹而致病，情志内伤往往可以诱发本病的发生。本病病本在气血失和，气机不利；胸膈胀满，甚或喘急为标，治疗应理气行滞为主，佐以健脾，或清肺胃热等法。

本病的预后与心脏病的类型、心功能分级、临床表现的轻重程度密切相关，心功能差、临床表现严重者预后差。

医案

李某，女，34 岁，职工，已婚。

初诊：2018 年 6 月 3 日。

主诉：孕 8 个月余，胸闷疼痛 1 天。

病史：末次月经 2017 年 10 月 1 日，停经 40 天时，彩超示宫内早孕，早孕反应不明显，孕 4 个月觉胎动至今，整个孕期顺利，现孕 8 个月余，1 天前，胸腹胀满，心悸乏力，心情抑郁，善太息，食少嗳气，大便干。

查体：舌苔薄黄，脉弦滑。

辅助检查：①心电图心率 72 次/分。窦性心律不齐。②心肌酶无异常。

中医诊断：胎气上逆。

西医诊断:妊娠合并窦性心律不齐。

中医辨证:肝气郁结,心脾两虚。

治法:疏肝解郁,健脾养心,宽胸下气。

处方:苏梗9 g,陈皮9 g,大腹皮9 g,枳壳9 g,党参12 g,炒枣仁12 g,白术9 g,茯苓15 g,当归9 g,白芍9 g,川芎4 g,炙甘草6 g。5 剂,水煎服。每日1 剂。

二诊:2018 年6 月10 日。

患者自诉胸腹胀满,心悸乏力,精神状态好转,上方继续服用15 剂。后电话随访,患者诉无不适症状。复查心电图无异常。

第十二节　妊娠小便不通

妊娠期间,小便不通,甚至小腹胀急疼痛,心烦不得卧,古名"妊娠小便不通",或"转胞"。常见于妊娠中晚期。

本病首见于《金匮要略·妇人杂病脉证并治》:"妇人病饮食如故,烦热不得卧,而反倚息者,何也? 师曰:此名转胞,不得溺也,以胞系了戾,故致此病,但利小便则愈,宜肾气丸主之。"

西医学的妊娠合并尿潴留可参照本病辨证治疗。

【病因病机】　本病的主要病机为肾虚或气虚无力举胎,压迫膀胱,致膀胱不利,水道不通,溺不得出,属本虚标实证。

1.肾虚　素有肾气不足,胞系于肾,孕后肾气愈虚,无力系胞,胎压膀胱,溺不得出,或肾虚不能化气行水,故小便不通。

2.气虚　素体虚弱,中气不足,妊娠后胎体渐长,气虚无力举胎,胎压膀胱,溺不得出。

【诊断要点】

1.病史　了解有无多胎妊娠、糖尿病、巨大胎儿等情况。

2.临床表现　多发生在妊娠中晚期,以小便不通、小腹胀满疼痛等为主症。

3.检查　尿液常规检查基本正常,B超检查显示有尿液潴留可协助诊断。

【辨证论治】

(一)辨证要点

本病以小便不通为主,伴腰膝酸软,畏寒肢冷者,多属肾虚;伴神疲倦怠,头重眩晕者,多属气虚。

（二）治疗原则

治疗本着"急则治其标,缓则治其本"的原则,以补气升提助膀胱气化为主,不可妄用通利之品,以免影响胚胎。

（三）分型论治

1. 肾虚证

临床表现:妊娠期间,小便不通,或频数量少;小腹胀满而痛,坐卧不安,腰膝酸软;舌淡,苔薄润,脉沉细无力。

病机:肾气亏虚,溺蓄胞中。

治法:温肾助阳,化气行水。

方药:肾气丸去牡丹皮、附子,加巴戟天、菟丝子。

熟地黄、山茱萸、山药、茯苓、泽泻、白术、巴戟天、菟丝子、甘草。

因附子为妊娠禁忌之药,牡丹皮泻水伤阴,故去之。

2. 气虚证

临床表现:妊娠期间,小便不通,或频数量少;小腹胀急疼痛,坐卧不安,面色㿠白,神疲倦怠,头重眩晕;舌淡,苔薄白,脉虚缓。

病机:中气亏虚,水道不利。

治法:补中益气,导溺举胎。

方药:益气导溺汤(《中医妇科治疗学》)加减。

党参、桂枝、升麻、桔梗、白术、通草、乌药、白扁豆、茯苓。

党参、白术、白扁豆、茯苓补气健脾以载胎;升麻升提举胎;乌药温肾散寒;桂枝温阳化气;桔梗、通草化气行水而通溺。全方共奏益气导溺之效。若气虚甚者,加黄芪、山药等。

【其他疗法】

（一）西医治疗

1. 精神安慰　局部按揉,或用热水袋热敷小腹部。

2. 对症治疗　溴化新斯的明,注射剂:每次 0.25 mg,肌内注射;片剂:每次 15 mg,每日 3 次,口服。也可考虑用溴化吡啶斯的明注射剂:每次 1～2 mg,4～6 小时 1 次,皮下或肌内注射。

3. 膀胱胀急,对症治疗效果不佳,用导尿法,注意清洁卫生,以防感染。

（二）中医疗法

1. 中成药

（1）金匮肾气丸:每次 9 g,每日 2 次。适用肾阳虚证。

（2）补中益气丸:每次 6 g,每日 3 次。适用气虚证。

2. 针灸疗法　取气海、百会、足三里、阴陵泉、膀胱俞穴,针刺行法,或加灸气海、百会。

3. 热熨　四季葱(大葱连须用)每天用1斤,洗净,用手截断,放入锅内炒热,分2次轮流使用。每次取半斤用布或毛巾包裹,热熨下腹部,冷则易之。每天1次(不拘时),每次约30分钟。

【预防调护】

(一)预防

1. 妊娠期间孕妇要动静相宜,劳逸适度。在妊娠七八个月后要适当走动,以利气血流通。

2. 饮食宜淡不宜咸,衣衫要宽松,身体有不适要随时与医生联系。

(二)调护

1. 腹部胀急者,可轻柔按摩下腹部或以热水袋敷于下腹部。

2. 取平卧位,抬高臀部使胎头上浮不致下压膀胱,有助于小便排出。

3. 妊娠小便不通有别于妊娠小便淋痛,治疗上主要采取利小便之法,根据气虚与阳虚的不同,结合益气或补阳。除内服汤药外,也可采用外治之法。如用葱白和盐炒热熨脐下,简便有效。

【临证经验探讨】　《金匮要略·妇人杂病脉证并治》:"妇人病饮食如故,烦热不得卧,而反倚息者,何也? 师曰:此名转胞,不得溺也,以胞系了戾,故致此病,但利小便则愈,宜肾气丸主之。"对于此病的治疗,《医宗金鉴·妇科必法要诀》:"令稳婆香油涂手举胎起,则尿自出,以暂救其急。然后以四物汤加升麻、人参、白术、陈皮煎服。服后以指探吐,吐后再服再吐,如此三、四次,则胎举而小便利矣。如不应,则是有饮,用五苓散加阿胶以清利之。"古代医家对本病的发病及治疗已有比较成熟的经验。

妊娠小便不通表现为妊娠七八月小便不通,饮食如常,小腹胀急,心烦不得卧。临床虽不多见,但中医药治疗效果较好。通过病史、临床表现、尿常规或B超检查等可明确诊断,但需排除泌尿系统结石、肿瘤等病变。妊娠小便不通为本虚标实证,临床上有气虚、肾虚之分,治疗以补气升提、温肾通阳,助膀胱气化为主,不可妄用通利之品,以免犯虚虚之戒,影响胚胎。若小便胀痛难忍,可本着"急则治其标,缓则治其本"的原则,采用导尿术等法以救其急,待病情缓解,再调理善后。本病在临床较少见,属急证,通过对症处理可迅速缓解,但易反复。孕后勿强忍小便,孕后小便不通者,可取仰卧高臀位,缓解先露部对膀胱的压迫。若小便不通时间长,尿潴留过多,使用导尿法排出尿液时,应注意控制速度,不可过急,以免引起患者昏厥或出现血尿。

医案

马某,女,32 岁,农民,已婚。

初诊:2017 年 7 月 14 日。

主诉:停经 8 个月余,小便不通半天。

病史:妊娠 8 个月余,1 个月前小便短少,右足背部始浮肿。今日无诱因出现小便不通,溺不得出,小腹胀急疼痛,当地卫生院经导尿,留置尿管,小便涓细如丝,撤除尿管后,小便仍不通,遂来求诊。现症见:欲小便而不得,小腹胀急疼痛,坐卧不安,面白,气短懒言,时痛苦呻吟。

查体:右下肢、足背呈凹陷性水肿。舌质淡、苔薄白而润,脉沉滑无力。

辅助检查:①血尿常规未见明显异常。②超声检查见单胎晚孕,肾、膀胱、输尿管未见明显异常。

中医诊断:妊娠小便不通。

西医诊断:妊娠合并尿潴留。

中医辨证:脾虚气陷,水道不通。

治法:补中益气,导溺举胎。

处方:党参 15 g,黄芪 30 g,白术 15 g,茯苓 15 g,扁豆 15 g,炙升麻 8 g,柴胡 6 g,桂枝 9 g,桔梗 9 g,通草 6 g,乌药 9 g。3 剂,水煎服。每日 1 剂,分 2 次服。

1 剂症减,3 剂后小便如常人。为善其后,嘱服补中益气丸两周,后病未再发。

随访:足月顺产一女婴,母女健康。

第十三节　妊娠小便淋痛

妊娠期间,尿频、尿急、淋沥涩痛者,称为"妊娠小便淋痛",亦称"子淋"。

本病始见于《金匮要略·妇人妊娠病脉证并治》:"妊娠小便难,饮食如故,当归贝母苦参丸主之。"《诸病源候论·妇人妊娠诸侯》云:"淋者,肾虚膀胱热也。肾虚不能制水,则小便数也;膀胱热,则水行涩,涩而且数,淋沥不宜。妊娠之人,胞系于肾,肾患虚热成淋,故谓子淋。"《沈氏女科辑要笺正》:"小便频数,不爽且痛,乃谓之淋。妊妇得此,是阴虚热炽,津液耗伤者为多,不比寻常淋痛,皆由膀胱湿热郁结也……"

西医学的妊娠合并尿道炎、膀胱炎、肾盂肾炎等泌尿系统感染的疾病可参照本病辨证治疗。

【病因病机】 本病主要的发病机制是膀胱郁热,气化失司。其热有虚实之分,虚者阴虚津亏,实证由心火偏亢,湿热下注所致。

1. 阴虚津亏 素体阴虚,肾水不足,孕后阴血下注冲任养胎,阴血愈亏,阴虚火旺,移热膀胱,灼伤津液,则小便淋沥涩痛。

2. 心火偏亢 素体阳盛,孕后阴血下注冲任养胎,或嗜食辛辣,或感受热邪,热蕴于内,引动心火、心火偏亢,移热小肠,传入膀胱,热灼津液,则小便淋沥涩痛。

3. 湿热下注 孕期摄生不慎,感受湿热之邪,湿热蕴结,下注膀胱,灼伤津液,发为小便淋沥涩痛。

【诊断要点】

1. 病史 孕前可有尿频、尿急、淋沥涩痛的病史或不洁性生活史。

2. 临床表现 妊娠期间出现尿频、尿急、淋沥涩痛,甚则点滴而下,小腹坠胀疼痛等,或有腰痛。

3. 检查 尿常规检查见红细胞、白细胞或少量蛋白。

【辨证论治】

(一)辨证要点

本病根据尿频、尿痛的情况及病程的长短情况等辨别虚实,结合兼症、舌脉综合分析。虚热者小便淋沥不爽,量少色淡黄;实热者小便艰涩刺痛,尿短赤。

(二)治疗原则

治疗大法以清润为主,不宜过于通利,以免损伤胎元。必须予以通利者,应佐以固肾安胎之品。

(三)分型论治

1. 阴虚津亏证

临床表现:妊娠期间,小便频数,淋沥涩痛,量少色黄;午后潮热,手足心热,大便干结,颧赤唇红;舌红,苔少或无苔,脉细数。

病机:阴虚水旺,热灼津伤,气化失司。

治法:滋阴清热,润燥通淋。

方药:知柏地黄丸加减。

知母、黄柏、熟地黄、山茱萸、山药、茯苓、泽泻、牡丹皮。

随症加减:若潮热显著者,酌加麦冬、五味子、地骨皮滋阴清热;尿中带血者,酌加女贞子、旱莲草、小蓟滋阴清热,凉血止血。

周雪林女科治要

2. 心火偏亢证

临床表现:妊娠期间,小便频数,艰涩刺痛,尿短赤;面赤心烦,渴喜冷饮,甚则口舌生疮;舌红,苔薄黄,脉滑数。

病机:心火偏亢,热移膀胱,气化失司。

治法:清心泻火,润燥通淋。

方药:导赤散(《小儿药证直诀》)加麦冬、玄参。

生地黄、甘草梢、木通、淡竹叶、麦冬、玄参。

生地黄清热养阴生津;麦冬、玄参养阴生津,降心火;木通清心火,通利小便;淡竹叶清心除烦,引热下行;甘草梢清热止淋,直达病所。全方共奏清心泻火,润燥通淋之功。

随症加减:小便热痛甚者,酌加黄芩、栀子以清热解毒;尿中带血者,酌加地榆、大蓟、小蓟以凉血止血。

3. 湿热下注证

临床表现:妊娠期间,小便频数,尿色黄赤,艰涩不利,灼热刺痛;口苦咽干,渴喜冷饮,胸闷食少,带下黄稠量多;舌红,苔黄腻,脉滑濡数。

病机:湿热下注,蕴结膀胱。

治法:清热利湿,润燥通淋。

方药:加味五淋散(《医宗金鉴》)加减。

黑栀子、当归、车前子、赤茯苓、白芍、甘草梢、泽泻、木通、黄芩、生地黄、滑石。

黑栀子、黄芩、滑石、木通清热泻火通淋;赤茯苓、泽泻、车前子利湿通淋;白芍、甘草梢养阴清热,又可缓急止痛;当归、生地黄养血安胎。全方共奏清热利湿,润燥通淋之功。

随症加减:若热盛毒甚者,酌加金银花、野菊花、蒲公英、紫花地丁清热解毒;尿中带血者,酌加大蓟、小蓟、侧柏叶、地榆炭以凉血止血。

【其他疗法】

(一)西医治疗

1. 抗生素治疗　无症状性菌尿,用尿中浓度高的抗菌药做短程治疗,头孢克肟胶囊0.1 g,每日两次,口服;阿莫西林胶囊0.5～1.0 g,每日3次,口服,3～5天。急性期病情较急,则边尿检,边予抗菌治疗,首先给予对革兰氏阴性菌敏感或广谱抗菌药物,待药敏试验提示敏感抗生素后,再选择敏感药物,抗菌治疗以10～14天为1个疗程。头孢噻肟钠注射剂2 g加入0.9%氯化钠注射液100 mL静脉滴注,每日2～4次。头孢曲松注射液2 g加入0.9%氯化钠注射液100 mL静脉滴注,12小时1次。若治疗后,细菌培养仍阳性,则继续治疗直至尿液培养连续3次阴性为止。

2.一般治疗　急性期需卧床休息,注意营养,多喝水,每日尿量保持在2000 mL以上。一侧肾盂肾炎时,采取对侧卧,双侧肾盂肾炎时,则取左、右侧轮换侧卧,以减轻对患侧输尿管的压迫。

3.精神安慰　做好解释工作,消除患者紧张情绪。

(二)中医疗法

1.中成药

(1)尿感宁冲剂:每次 15 g,每日 3~4 次。治实热子淋。

(2)三金片:每次 5 片,每日 3~4 次。治实热子淋。

(3)金钱草冲剂:每次 10 g,每日 3~4 次。治实热子淋。

2.针灸疗法　针刺取中极、三阴交、阴陵泉、膀胱俞等穴,针刺行泻法,不宜灸。适用于湿热瘀结之产后小便淋痛。

【预防调护】

1.嘱患者卧床休息,取侧卧位,左右轮换以减少子宫对输尿管的压迫。如为右侧肾盂肾炎,则应左侧卧位。鼓励孕妇多饮水以稀释尿液。

2.注意阴部卫生,节制性生活,防湿热秽浊之邪上犯膀胱。

3.持续高热时要积极采取降温措施。

4.治疗应及时彻底,3 次尿液培养均无细菌生长方可停药。慎重选用抗生素,尤其是在孕 3 个月以内。

5.饮食宜清淡,富有营养,禁食温燥、辛辣及油腻之品。

6.密切观察胎儿情况,发现异常及时处理。

【临证经验探讨】　妊娠小便淋痛表现为妊娠期间出现小便频数、淋沥涩痛等症状,中医药治疗本病不良反应少,疗效满意。通过临床表现、尿常规或中段尿液培养即可确诊。本病以热证居多,心火偏亢、阴虚津亏、湿热下注等症常见。因本病于妊娠期发病,谨遵“急则治标,缓则治本”的原则,清热利湿的药物应中病即止,不可太过,避免损伤胎元。可酌加生地黄、麦冬、玉竹等养阴扶正、清润之品,以生阴津,润养胎元。应用通利之品时应加续断、桑寄生等固肾安胎药物以护胎元。本病应注意阴部卫生,节制性生活,注意休息,多饮水,饮食宜清淡。本病是常见的妊娠并发症,如能及时正确治疗,预后较好。治疗不及时或不彻底,易致邪气久羁,缠绵难愈,应予以足够重视。严重者可出现高热、寒战,甚至可由高热引起流产、早产,如果反复发作,可发展成慢性肾盂肾炎,必要时可中西医结合治疗。

医案

李某,女,30 岁。

初诊:2018 年 8 月 2 日。

主诉:停经 3 个月余,尿急、尿频、尿痛 3 天。

病史:患者现妊娠 3 个月余,1 周前出现尿急、尿频、尿痛症状,尿色深黄,伴面红心烦,口渴喜冷饮,大便干燥。查体:舌红,苔白少津,脉滑数。

辅助检查:①尿常规示白细胞(+),红细胞(+),蛋白质(-)。②超声检查结果如下。①单胎中孕;②泌尿系统膀胱壁毛糙,余未见明显异常。

中医诊断:子淋。

西医诊断:急性膀胱炎。

中医辨证:心火偏亢,传入膀胱。

治法:清心泻火,润燥通淋。

处方:生地黄 15 g,竹叶 9 g,黄芩 9 g,栀子 9 g,白茅根 15 g,莲子心 6 g,麦冬 12 g,五味子 6 g,茯苓 15 g,甘草梢 6 g。5 剂,水煎服。每日 1 剂,早晚分服。

忌食辛辣之品,勿过急。服药 5 剂后,患者不适症状消失,复查尿常规正常。

第十四节　妊娠咳嗽

妊娠期间,咳嗽不已,称为"妊娠咳嗽",亦称"子嗽""子咳"。本病的发生、发展与妊娠期母体内环境的特殊改变有关。若妊娠咳嗽剧烈或久咳不已,可损伤胎气,严重者可致堕胎、小产。

早在《诸病源候论》中就有"妊娠咳嗽候"的记载,初步认为本病主要责之于肺,但随四时气候的变更,五脏应之,皆能令人咳。朱丹溪认为"胎前咳嗽,由津液聚养胎元,肺失濡润,又兼痰火上炎所致",治疗上主张润肺为主。《女科证治准绳·胎前门》提出:"盖肺属辛金,生于己土,咳久不愈者,多因脾土虚而不能生肺气……或因肺气虚不能生水,以致阴火上炎所致。治法当壮土金、生肾水为善。"《医宗金鉴·妇科心法要诀》:"妊娠咳嗽,谓之子嗽,嗽久每致伤胎。有阴虚火动、痰饮上逆,有感冒风寒之不同。因痰饮者,用二陈汤加枳壳、桔梗治之;因感冒风寒者,用桔梗汤,即紫苏叶、桔梗、麻黄、桑白皮、杏仁、赤茯苓、天冬、百合、川贝母、前胡也。若久嗽,属阴虚,宜滋阴润肺以清润之,用麦味地黄汤治之。"

西医学妊娠期合并慢性支气管炎、肺炎可参照本病辨证治疗。

【病因病机】 本病病位主要在肺,关系到脾,主要病机为阴虚肺燥、脾虚痰饮、痰火犯肺导致肺失宣降而致咳嗽。

1.阴虚肺燥 素体阴虚,孕后阴血下聚养胎,阴血愈亏,虚火内生,灼伤肺津,肺失濡润,肃降失职而成咳嗽。

2.脾虚痰饮 素体脾胃虚弱,痰湿内生,孕后饮食失宜伤脾,脾失健运,水湿内停,聚湿生痰,上犯于肺发为咳嗽。

3.痰火犯肺 素有痰湿,郁久生热化火,加之孕后阴血下聚养胎,阳气偏亢,两因相感,火邪刑金,肺失宣降,发为咳嗽。

【诊断要点】

1.病史 孕前有慢性咳嗽史或孕后有贪凉饮冷史。

2.临床表现 妊娠期间,咳嗽不已,甚或胸闷气促、不得平卧等。

3.检查 可行血常规、痰培养等检查。胸部 X 线摄片有助于本病的诊断及鉴别诊断,但放射线可能对胎儿造成伤害,故应权衡利弊施行。

【辨证论治】

(一)辨证要点

本病辨证时根据咳嗽的特征,有无咳痰及痰的质地、颜色,同时结合兼证、舌脉进行。干咳无痰或少痰,多属阴虚肺燥;咳嗽痰多,痰色白多,属脾虚痰饮;咳嗽不已,咳痰不爽,痰液黄稠,则多为痰火犯肺。

(二)治疗原则

本病治疗以清热润肺,化痰止咳为主,重在治肺,兼顾治脾。因本病发生在妊娠期间,须遵循治病与安胎并举的原则,治咳兼顾胎元,必要时加用安胎之药,慎用降气、豁痰、滑利之品。

(三)分型论治

1.阴虚肺燥证

临床表现:妊娠期间,咳嗽不已,干咳无痰或少痰,甚或痰中带血;口燥咽干,手足心热;舌红,苔少,脉细滑数。

病机:虚火内生,灼肺伤津。

治法:养阴润肺,止咳安胎。

方药:百合固金汤(《医方集解》)加减。

百合、麦冬、贝母、熟地黄、生地黄、玄参、白芍、桔梗、生甘草、当归。

方中百合滋阴清热,润肺止咳;生地黄、熟地黄滋肾壮水,其中生地黄兼能凉血止血。三药相伍,为润肺滋肾,金水并补的常用组合,共为君药。麦冬协百合以滋阴清热,润肺止咳;玄参助二地滋阴壮水,以清虚火,兼利咽喉,共为臣药。当归治咳逆上气,伍白芍以养血和血;贝母清热润肺,化痰止咳,俱为佐药;桔梗宣肺利咽,化痰散结,并载药上行;生甘草清热泻火,调和诸药,共为佐使药。

随症加减:若咳嗽带血严重者,酌加侧柏叶、仙鹤草、旱莲草养阴清热止血;若颧红潮热,手足心热甚者,酌加地骨皮、白薇、十大功劳叶滋阴清热;若伴大便干结者,酌加肉苁蓉、胡麻仁润肠通便。

2. 脾虚痰饮证

临床表现:妊娠期间,咳嗽痰多,胸闷气促,甚则喘不得卧;神疲纳呆;舌质淡胖,苔白腻,脉濡滑。

病机:痰饮犯肺,肺失肃降。

治法:健脾除湿,化痰止咳。

方药:六君子汤(《校注妇人良方》)加减。

党参、白术、茯苓、甘草、半夏、陈皮、生姜、大枣。

方中四君子汤加生姜、大枣调和脾胃,脾胃健运,痰湿自除;陈皮、法夏加强化痰止咳之功,标本同治,子嗽自愈。

随症加减:若胸闷痰多甚者,加陈皮、紫菀、苏梗、枇杷叶以宽胸顺气,化痰止咳。

3. 痰火犯肺证

临床表现:妊娠期间,咳嗽不已,咳痰不爽,痰液黄稠;面红口干,胸闷烦热;舌质偏红,苔黄腻,脉弦滑而数。

病机:痰火犯肺,灼肺伤津,肺失宣降。

治法:清热降火,化痰止咳。

方药:清金化痰汤(《杂病广要》引《医学统旨》)。

黄芩、栀子、桑白皮、知母、瓜蒌仁、麦冬、橘红、茯苓、贝母、桔梗、甘草。

方中黄芩、栀子、桑白皮清泻肺火,麦冬、知母养阴清热,润肺止咳;橘红理气化痰,使气顺则痰降;茯苓健脾利湿,湿去则痰自消;更以瓜蒌仁、贝母、桔梗清热涤痰,宽胸开结;甘草补土而和中。

随症加减:若痰火甚,咳逆不得卧者,加知母、青蛤壳;若痰中带血,加仙鹤草、蒲黄炭;若纳食不香,脘痞不舒,加陈皮、炒谷芽、炒麦芽。

【其他疗法】

(一)西医治疗

1. 注意休息,多饮水,饮食易于消化。

2. 维生素 C 片,每次 100 mg,每日 3 ~ 4 次。

3. 一般不用抗生素治疗。如有感染,可选对母婴较安全的药物,如青霉素、头孢菌素类抗生素。

（二）中医疗法（中成药）

（1）桑菊感冒颗粒：每次 1 袋，每日 2 ~ 3 次。

（2）金花清感颗粒：每次 1 袋，每日 3 次。

【预防调护】

（一）预防

1. 孕妇要慎起居，气候变化之时及时添减衣衫，以防邪气入侵。尽量不去空气污浊的公共场所。

2. 夏季空调的温度与室外温度不宜相差太多，空调与电风扇的风口不宜直接对着人体吹。

3. 若孕妇平素容易感冒，宜在医生的指导下，用益气固表的中药加以调理。

（二）调护

1. 感冒时勿随便服药，应在医生的指导下合理用药，以免某些药物对胎儿造成不良后果。

2. 孕妇要注意营养与休息，多喝开水。

3. 医生用药要注意妊娠期的特殊情况，不宜过热过寒，以免伤及胎儿。

4. 注意居室通风，适当锻炼，勿贪凉或取暖太过，以免招致外邪犯肺。

5. 饮食宜清淡、有营养，忌辛辣刺激之品，可常食生梨、百合等滋阴润肺之品。

6. 忌恼制怒，保持乐观情绪。

【临证经验探讨】 咳嗽有外感、内伤之分，其病位在肺，病机为肺失宣肃，气逆而咳，外感者与内科咳嗽治疗方法相同，但因在妊娠期间，用药不宜太过，以免劫津伤阴而犯虚虚之戒，滑利、燥热、活血、动胎、有毒之品禁用。内伤者，因孕后阴血下聚养胎，阴虚之体，易阴虚火旺，虚火灼肺，故见阴虚火旺证型。"产前多热"，素有痰湿，郁久生热，痰热壅肺，灼肺伤津而见痰火犯肺证型，临床此二型多见，亦可兼见。其咳嗽的特点是咽痒、阵咳、顿咳、干咳或痰少质黏，入夜咳剧，夜不能卧，胎动频繁，小便失禁，治宜清热化痰，肃肺止咳，待火降痰化、苔腻得退后，再给予润肺养阴、固护胎元之麦冬、百合等清润之品，不可滋腻太过，以免聚湿生痰，致久病难愈。服药治疗的同时，应嘱妊妇保持心情舒畅、饮食清淡、寒热适宜，忌辛辣刺激之品。本病经过适当的治疗和休息，一般预后良好。若久咳不已，或失治、误治，或原有流产甚至习惯性流产病史患者，病情进一步发展，损伤胎气，可导致胎漏、胎动不安，甚至堕胎、小产。

医案

苏某,女,28 岁,已婚,农民。

初诊:2018 年 11 月 10 日。

主诉:孕 5 个月余,咳嗽 1 周。

病史:患者既往月经正常。末次月经 2018 年 6 月 8 日,停经 45 天彩超提示宫内早孕,孕 4 个月觉胎动至今。现孕 5 个月余,因受寒后出现咳嗽、少量清痰,自行口服鲜竹沥口服液,病情未愈而反加重,伴头痛、鼻塞、流涕,无发热,纳差,小便清,大便秘结。

查体:舌质淡红略暗,苔薄白,脉弦滑略数。

产科检查:宫底平脐,触及胎动,胎心音 136 次/分。

辅助检查:①血常规示中性粒细胞略高,余尚正常。②超声检查为单胎,中期妊娠。

中医诊断:子嗽。

西医诊断:妊娠合并上感。

中医辨证:风寒束表,肺失宣降。

治法:疏风散寒,益气养胎。

处方:苏叶 6 g,麻黄 4 g,茯苓 9 g,杏仁 6 g,桑白皮 9 g,白术 6 g,黄芩 6 g,川贝母 6 g,陈皮 6 g,生姜 9 g,前胡 4 g,桔梗 6 g,甘草 6 g。5 剂,水煎服。

二诊:2018 年 11 月 16 日。

用药后诸症减轻,偶有刺激性干咳。

查体:舌质淡红,苔薄,脉弦滑。

给予罗汉果泡茶喝,饮食清淡。

第八章　临产病

　　妊娠足月,出现分娩征兆至产程结束期间,发生的与分娩有关的疾病,称"临产病"。临产常见病有气血失调难产、交骨不开难产、胎位异常难产、胎儿异常难产、胞衣先破、胞衣不下、产时晕厥、产时血崩、产时痛证、子死腹中等病。本章着重论述气血失调难产、胞衣不下、子死腹中的辨证论治。

　　临产病的发病机制比较复杂,主要有先天不足,房事不节,损伤肾气;饮食失节,劳逸过度,损伤脾气,中气不足;素多抑郁,情志不畅,气滞血瘀等,影响了冲任、胞宫的功能,导致临产病的发生。

　　先天不足,或房事不节,损伤肾气,丹田气弱,胞宫收缩乏力,可导致气血失调难产;母体先天的骨盆狭窄,可导致交骨不开或胎位异常难产;胎儿先天畸形、脑积水、巨大胎儿等可导致胎儿异常难产。饮食失节,劳逸过度,损伤脾气,中气不足可致气血失调难产;湿浊内停,可致胎肥(巨大胎儿)难产;气虚失摄,可致产时血崩或产时晕厥;素多抑郁,情志不畅,气滞血瘀,可致产时血崩、子死腹中、气血失调难产。

　　临产病有两个显著特点:一是发生突然,来势急;二是处理不当可危及母子性命。在临床上通过产前检查,可在产前发现部分临产病,如交骨不开(骨盆狭窄)、胎位异常、胎儿异常等,综合孕妇年龄、产次、健康情况及发现的异常情况,确定分娩方式。但有相当一部分临产病,如胞衣先破、胞衣不下、产时晕厥、子死腹中是在生产过程中发生的,因此在临产时必须严密观察,发现异常及时采取应变措施。为了使临产病得到准确治疗和预防,尤应注意产前检查

　　临床的处理原则除按中医辨证论治给予补肾填精、健脾益气、疏肝理血等调理冲任治疗外,还应配合必要的手法或手术治疗。

第一节　难产

　　难产是指妊娠足月临产时,胎儿不能顺利娩出。古称"产难"。

　　早在《诸病源候论·产难候》中就有难产的记载:"产难者,或先因漏胎,去血脏躁,或子脏宿夹癥病,或触禁忌,或始觉腹痛,产时未到,便即惊动,秽

露早下,致子道干涩,产妇力疲,皆令难也。"孙思邈对妇人临产时的情志因素尤为重视,提出临产时"特忌多人瞻视,为得二三人在旁……"这些论述与西医学的产力因素、产道因素、胎儿因素和产妇精神心理因素异常导致难产的理论是一致的。难产可直接威胁产妇和胎儿的安全,或可导致严重的并发症、后遗症。

西医学中因产道因素和胎儿因素所导致的难产非药物所能及,因产力因素、精神心理因素导致的难产可参照本病辨证治疗。

【病因病机】 难产的机理主要为气血失调,可分为虚、实两方面,虚者是无力运胎而难产,常由气血虚弱而致;实者为气滞血瘀碍胎外出而难产。

1.气血虚弱 孕妇素体虚弱,气血不足,产时用力过早耗气伤力,汗出伤津,气血大伤,冲任不足,胞宫无力运胎;或临产胞水早破,浆干液竭,滞涩难产。

2.气滞血瘀 素性忧郁,或产前安逸过度,气血运行不畅,或临产过度忧惧紧张,气结血滞,或产时感寒,寒凝血滞,气机不利,皆使冲任失畅,胞宫瘀滞,碍胎外出,以致难产。

【诊断要点】

1.病史 妊娠足月临产,产程进展缓慢,甚至停滞。

2.临床表现 临产后子宫收缩虽协调但无力,宫缩持续时间短,间歇时间长,产妇神倦乏力,并见气血虚弱的征象。或可见子宫收缩不协调(或强直),产妇持续腹痛,烦躁不安,不得休息,精神紧张,伴见气滞血瘀的征象。

3.检查

(1)产科检查:子宫收缩虽协调,宫缩力弱,持续时间短,间歇期长且不规律,当宫缩高峰时,宫体隆起不明显,用手指按压宫底部肌壁仍可出现凹陷,子宫颈不能如期扩张,胎先露部下降缓慢,使产程延长甚至停滞。

(2)辅助检查:B超检查了解胎位、胎儿、胎盘、羊水等情况。

【辨证论治】

(一)辨证要点

难产一症有虚有实,辨证首先根据腹痛及宫缩的情况辨明虚实。虚者表现为腹部阵痛微弱,坠胀不甚,宫缩持续时间短,间歇时间长,宫缩不强,伴有腰膝酸软,头晕耳鸣或神疲乏力,心悸气短;实者表现为阵痛剧烈,腹痛不已,子宫收缩不协调(或强直),伴有精神紧张、烦躁不安等。

(二)治疗原则

本病的处理原则是协调子宫的收缩,促进产程进展,使胎儿能以恰当而安全的方式娩出。治疗以调和气血为大法。虚者补而调之,使气血得复,产力正常,产道润畅,以利顺产;实者行而调之,使气机通畅,宫缩协调,自然分娩。但补虚不可过用滋腻之药,以防滞产;化瘀不可过用破血耗气之品,以防伤胎。

(三)分型论治

1.气血虚弱证

临床表现:产时阵痛微弱,宫缩持续时间短,间歇时间长,宫缩不强,努责无力,产程进展缓慢,或下血量多,色淡;神倦乏力,心悸气短,面色苍白;舌质淡,苔薄,脉虚大或细弱。

病机:气血虚弱,无力运胎。

治法:补气养血,润胎催产。

方药:佛手散(《删补名医方论》)加人参、龟甲。

人参、龟甲、当归、川芎。

方中当归性温而味甘辛,以养血和血;川芎辛散,行气活血,共奏养血行气催产之功。加人参大补元气,以补气摄血,助其产力;加龟甲填精补血,润胎催生。

2.气滞血瘀证

临床表现:产时腰腹持续胀痛剧烈,按之痛甚,子宫收缩不协调,宫缩虽强,但间歇不均,无推力,久产不下,血色暗红;精神紧张,烦躁不安,胸闷脘胀,时欲呕恶,面色紫暗;舌暗红,苔薄白,脉弦涩。

病机:胞宫瘀滞,碍胎外出。

治法:行气化瘀,滑胎催产。

方药:催生顺气饮(《陈素庵妇科补解》)加减。

当归、冬葵子、川芎、肉桂、车前子、枳壳、生芝麻、木香、乌药、红花、陈皮。

方中当归、川芎、红花活血行气;木香、乌药、陈皮、枳壳行气顺气;车前子、生芝麻、冬葵子滑胎;肉桂温经通脉,催生下胎。全方共奏活血顺气催产之功。

随症加减:若血瘀甚者,加延胡索、没药、姜黄温经化瘀,行气止痛,滑胎催产。

【其他疗法】

(一)西医治疗

首先应解除产妇的思想顾虑,消除紧张情绪,鼓励产妇适当休息和睡眠,保持产妇有充沛的精力,排空膀胱,全身情况改善后,产力常可恢复正常。如经上述处理,产程仍进展缓慢,视其病情,必要时需手术助产。

(二)中医疗法

1.针灸疗法 ①体针取穴合谷、三阴交、太溪、太冲、支沟、中极、关元等。②耳针取穴子宫、交感、内分泌。以上针刺方法仅用于气血虚弱所致宫缩乏力。

【预防调护】 分娩时久产不下,对母婴健康危害甚大,易于发生胎儿宫内窒息,产后血晕,产后发热等。因此,做好产前检查,如发现异常,及时纠正和处理,是预防难产发生的重要保证。

【临证经验探讨】 难产对母婴危害大,是严重威胁产妇和胎儿健康与生命安全的一种病证。一旦发生,必须细致检查,分清引起难产的原因是产力异常、产道异常还是胎儿、胎位异常。做出正确诊断,及时处理。如相对头盆不称、产道异常或产力异常等因素得不到有效纠正,估计不能从阴道分娩者,应及时施以剖宫产。若出现胎儿窘迫,应尽快结束分娩,必要时手术助产。如属于一般的产力异常,无明显胎儿窘迫征象,可按中医辨证处理,必要时中西医结合治疗。临证要辨清虚实,虚者阵痛微弱,宫缩持续时间短,间歇时间长,宫缩不强;实者阵痛剧烈,腹痛不已,子宫收缩不协调,宫缩虽强,但间歇不均,无推力。治以调和气血为主,虚者补而调之,实者行而调之,但不宜过于攻破以免耗气伤血。情绪对孕妇的影响很大,分娩期间应解除孕妇的思想顾虑,消除紧张情绪,鼓励孕妇多进食,适当休息和睡眠,保持充沛的精力,以减少分娩并发症,降低难产率。难产对母婴健康危害很大,临产时要注意观察产程进展,发现异常,及时纠正和处理,多可自然分娩。如经处理产程进展仍缓慢,出现难产,现代多行剖宫产结束分娩,可降低母婴的并发症和后遗症。

第二节　胞衣不下

胎儿娩出后,经过半小时胎盘不能自然娩出者,称为"胞衣不下",又称"胞衣不出""息胞"。本病始见于《诸病源候论》。该书"卷之四十三"云:"有产儿下,苦胞衣不落者,世谓之息胞。"

胞衣,即今之胎盘与胎膜的总称。若出现胞衣不下,易导致产妇出血,临床应积极处理,或配合手法、手术治疗。西医学胎盘滞留、胎盘嵌顿、胎盘粘连、部分妊娠组织物残留、胎盘植入等可参照本病辨证治疗。

【病因病机】 本病的机制,虚者由于气虚不能传送,实者由于血瘀阻碍,或寒凝血滞,以致胞衣不下。

1.气虚　素体虚弱,中气不足,或产时用力过度,或产程过长而耗伤气血,冲任虚衰,无力送出胞衣,而胞衣不下。

2.血瘀　素体虚弱,气不运血,或素多抑郁,经脉失畅,均可导致瘀血内停,冲任不畅,瘀结胞中,胞衣阻滞,而胞衣不下。

3.寒凝　素体阳气不足,阴寒内盛,或产室寒温失宜,寒邪袭胞,以致寒凝而冲任瘀阻,胞衣凝滞,而胞衣不下。

【诊断要点】

1.病史　在产程中,胎儿娩出半小时后,胎盘仍未娩出。

2.临床表现　常伴有大量外出血或大量内出血,内出血时子宫底升高。严重失血可致心悸气短,面色苍白,肢冷汗出,脉微细欲绝。

3.检查

(1)胎盘剥离而滞留:子宫底上升,倾向右侧,阴道流血,多少不定,牵引脐带或压迫宫底均不见胎盘娩出。处理时导尿排空膀胱,按摩子宫底使子宫收缩后,将拇指放在子宫体前,其余四指放在子宫后方,沿产轴方向向下推压子宫,即可将胎盘送出,并可据此明确诊断。

(2)胎盘嵌顿:很少见,因子宫局部有收缩环,使已剥离的胎盘或部分剥离的胎盘阻于环的上部。行阴道检查时发现脐带进入一孔内,可容 1 或 2 指,有时紧裹脐带。处理时用药(如阿托品 0.5 mg,或肾上腺素 1 mg,皮下注射)并等待收缩环缓解后立即取出胎盘。

(3)胎盘粘连:由于子宫内膜炎或蜕膜组织发育不良致胎盘完全粘连或部分粘连,部分粘连时常可发生严重出血,这是常见的一型。处理时可行徒手剥离胎盘术。

(4)植入胎盘:很少见,当徒手剥离有困难时,应考虑到植入胎盘。处理原则为施行子宫切除术,无出血者也可考虑保守治疗。

【辨证论治】

(一)辨证要点

本病发生在新产之际,辨证要点除了全身症状之外,应注意本病常伴有阴道不同程度的出血。若伴阴道大量出血,可致血虚气脱而晕厥。有时阴道出血甚少,但胞宫内积血甚多,按压腹部或胞宫,可有大量血块和血液涌出,产妇同样可因血虚气脱而晕厥。

(二)治疗原则

治疗以下胞为主,佐以补气养血,活血化瘀,温经行滞。检查胎盘情况,可试行徒手剥离胎盘术,若胎盘植入,应切除子宫。

(三)分型论治

1.气虚证

临床表现:产儿后,胞衣久不娩出,小腹坠胀,有包块,按之不硬,阴道流血量多色淡,或有血块,神倦乏力,头晕眼花,心悸气短,面色苍白;舌淡,苔白,脉缓弱。

病机:气血亏耗,无力运胞。

治法:补气养血,理气下胞。

方药:生化加参汤(《傅青主女科》)加减。

人参、当归、川芎、白术、香附。

方中人参、白术大补元气以摄血下胞;当归、川芎、香附养血活血,理气下胞。全方共奏补气养血、理气下胞之效。

2. 血瘀证

临床表现:产儿后,胞衣久不娩出,小腹疼痛,有包块拒按,阴道出血量多,色暗有块,血块下后痛减;舌紫暗,或有瘀斑、瘀点,苔薄,脉弦涩有力。

病机:冲任不畅,瘀阻胞宫,胞衣不下。

治法:活血化瘀,通利下胞。

方药:牛膝汤(《妇人大全良方》)加减。

牛膝、瞿麦、当归、通草、滑石、葵子。

方中当归、牛膝活血化瘀下胞;瞿麦、通草、滑石、葵子通利行水,滑润下胞。全方共奏活血化瘀、通利下胞之效。

3. 寒凝证

临床表现:产儿后,胞衣久不下,小腹冷痛,有包块拒按,得温痛减,阴道流血量少,血色暗红,形寒肢冷,面色青白;舌暗,苔白,脉沉紧。

病机:寒凝冲任,胞宫瘀滞,胞衣不下。

治法:温经行滞,活血下胞。

方药:八味黑神散(《卫生家宝产科备要》)加减。

熟地黄、白芍、当归、干姜、肉桂、蒲黄、黑大豆、炙甘草。

方中干姜、肉桂温经散寒,以通血脉;白芍补血缓急止痛;炙甘草益气和中。全方共奏温经行滞、活血下胞之效。

随症加减:若胞久不下,神倦乏力者,加人参、黄芪,使气旺则邪易去而血易行,胞衣可下。

【其他治疗】

(一)西医治疗

1.胎儿娩出后,疑有胎盘滞留时,立即作宫腔检查。若胎盘已剥离则应立即取出胎盘;若胎盘粘连,可试行徒手剥离胎盘后取出。若剥离困难疑有胎盘植入,停止剥离,根据患者出血情况及胎盘剥离面积行保守治疗或子宫切除术。

1)保守治疗:适应于孕产妇一般情况良好,无活动性出血;胎盘植入面积小、子宫收缩好、出血量少者。可采用局部切除、经导管动脉栓塞术、米非司酮、甲氨蝶呤等治疗。保守治疗过程中应用彩色多普勒超声监测胎盘周围血流变化、观察阴道流血量,若出血增多,应行清宫术,必要时行子宫切除术。

2）切除子宫：若有活动性出血、病情加重或恶化、穿透性胎盘植入时应切除子宫。完全性胎盘植入可无活动性出血或出血较少，此时切忌强行剥离胎盘而造成大量出血，可直接切除子宫。特别强调瘢痕子宫合并前置胎盘，尤其胎盘附着于子宫瘢痕时（即凶险性前置胎盘），临床处理较为棘手，必要时及时转诊至有条件的医院。

（二）中医疗法

1. 用蓖麻油 30 g，研细成膏，涂产妇足心，胞衣即下，衣下即洗去。

2. 针灸：中枢（脐下四寸），先针后灸。

【临证经验探讨】 胞衣不下，古人对此比较重视，如《宝庆方》说："产科之难，临产莫重于催生，既产莫重于胞衣不下。"这便指出了本病的严重性。因本病在临床上多伴有不同程度的阴道出血，如在短时间内出血不多，可按此辨证论治。如大量出血者，则易导致失血性休克。此时就应及时取出胎盘，以免危及生命。有时也可表现为阴道出血甚少，或无阴道出血，而表现为宫腔内积血，子宫底逐渐升高，当按压子宫或加腹压时，可有大量血块或血液涌出。严重者也可休克，危及产妇生命，应百倍警惕，积极处理或配合西医之手法、手术治疗。

第三节　子死腹中

妊娠足月，临产前或产程中子死腹中，历时过久，不能自行产出者，称为"子死腹中"。

本病始见于《诸病源候论·卷四十三》："产难子死腹中者，多因惊动过早，或触犯禁忌，致令产难。产难则秽沃下，产时未到，秽露已尽，而胎枯燥，故子死腹中。"

西医学的死产可参照本病辨证治疗。

【病因病机】 子死腹中的机制不外虚实两方面，虚者气血虚弱，胎儿缺少气血供应；实者气滞血瘀，阻滞气血供应，最后导致子死腹中。

1. 气血虚弱　孕期久病体弱，气血不足，或产程过长，耗伤气血，致气血虚弱，冲任气血衰少，不能送胎养胎，故令久产不下，子死腹中。

2. 气滞血瘀　素多抑郁，或临产忧虑紧张，气结血滞，或产时感寒，冲任血瘀气滞，以致阻碍胎儿，久不下，加之气滞血瘀阻碍气血养胎，故令子死腹中。

【诊断要点】

1. 病史　妊娠足月或近足月，或临产后的产程进行中，孕妇可自觉胎动停止，胎儿死于腹中。胎儿在宫内死亡时间愈长，分娩时愈易发生 DIC。

2.临床表现　胎死数日不产,胎动消失,乳房松软变小,食欲不振,恶心,畏寒,腹中异物感。

3.检查

(1)产科检查:胎动消失,听不到胎心音。

(2)超声检查:无胎动,无胎心搏动。若胎儿死亡已久,可见颅骨重叠、颅板塌陷,颅内结构不清,胎儿轮廓不清,胎盘肿胀。

(3)新生儿尸检与胎儿附属物检查:染色体核型分析和染色体微阵列分析。

【辨证论治】

(一)辨证要点

本病发生在临产前或产程中,根据腹痛性质及全身证候辨别虚实。虚者小腹隐痛,伴神疲乏力等证候,实者小腹疼痛剧烈,伴精神紧张等证候。

(二)治疗原则

本病的治疗原则重在催产下胎,一旦确诊子死腹中,应积极行药物引产,促进胎儿尽快娩出。由于胎儿已死,勿采用损害产妇健康的手术助产(如剖宫产),应尽可能从阴道分娩。

(三)分型论治

1.气血虚弱证

临床表现:临产前或临产中子死腹中,久产不下,小腹隐痛或冷感,疲倦乏力,头晕眼花,心悸气短,或阴道流血量多,色淡,面色苍白,舌暗淡,苔薄白,脉虚大。

病机:气血虚弱,胎失送养。

治法:益气养血,活血下胎。

方药:救母丹加减。

人参、川芎、益母草、当归、赤石脂、荆芥穗。

气虚甚者,酌加黄芪、牛膝补气活血下胎;小腹冷痛,酌加吴茱萸、乌药、艾叶温暖下元而行气下胎。

2.气滞血瘀证

临床表现:临产前或临产中子死腹中,久产不下,小腹胀痛剧烈,并感冷凉,精神紧张,烦躁不安,时欲呕恶,口干不欲饮,面色紫暗,舌青黑,苔白腻,脉弦涩有力。

病机:气血瘀滞,碍胎养送。

治法:行气活血,祛瘀下胎。

方药:脱花煎加减。

当归、肉桂、川牛膝、川芎、红花、车前子、苍术、厚朴、陈皮。

【其他治疗】

(一)西医治疗

参考胎死不下章节。

(二)中医疗法

1. 中成药

(1)血府逐瘀颗粒:每次1袋,每日3次。适用于瘀血阻滞之实证。

(2)少腹逐瘀颗粒:每次1袋,每日3次。适用于寒凝瘀血阻滞之实证。

【预防调护】

本病一经确诊应积极行药物引产,必要时可选择剖宫产以保证产妇健康,处理及时得当多预后良好,同时,要注意宫腔感染及胎儿的附属物残留等相关并发症。

【临证经验探讨】 本病发生在临产前或产程中,发病机制为虚实两方面,一经确诊,应速下胎救母。下胎之法须顾及正气,临证时应辨别虚实,虚者益气养血,活血下胎;实者行气活血,祛瘀下胎。《胎产心法·子死腹中论》:"子死腹中,急于胎之未下,盖胞衣未下,子与母气尚通乎呼吸,若子死腹中,则躯形已冷,胞脏气寒,胎血凝沍,气不升降。欲下死胎,若以至寒之药用之,不唯无益,则害母命多矣。所之古人有用附子汤使胞脏温暖,凝血流动,以附子能破寒气堕胎也。"临证下死胎,忌用寒凉之品。

第九章　产后病

产妇在产褥期内发生与分娩或产褥有关的疾病,称为"产后病"。从胎盘娩出至产妇全身各器官(除乳腺外)恢复至孕前状态的一段时期,称为"产褥期",一般需 6~8 周;产后 7 天内,称为"新产后"。

常见的产后病有产后血晕、产后痉证、产后发热、产后腹痛、产后恶露不绝、产后身痛、产后自汗盗汗、产后大便难、产后小便异常(产后小便不通、产后小便淋痛)、产后乳汁异常(缺乳、乳汁自出)及产后情志异常等。古代医家对产后常见病和危重症概括为"三病""三冲""三急"。《金匮要略·妇人产后病脉证治》曰:"新产妇人有三病,一者病痉,二者病郁冒,三者大便难。"论述了亡血伤津所致的"新产三病"。《张氏医通·妇人门》云:"败血上冲有三,或歌舞谈笑,或怒骂坐卧,甚者逾墙上屋,口咬拳打,山腔野调,号佛名神,此败血冲心,多死……若饱闷呕恶,腹满胀痛者曰冲胃……若面赤呕逆欲死曰冲肺……大抵冲心者,十难救一;冲胃者,五死五生;冲肺者,十全一二。"同时指出:"产后诸病,唯呕吐、盗汗、泄泻为急,三者并见必危。"前人所说的产后"三冲",与西医产科的"羊水栓塞"有相似之处,应为产时危急重症。

产后病的病因病机可以概括为四个方面。①亡血伤津。由于分娩用力、出汗、产创出血,导致阴血暴亡,虚阳浮散,易致产后血晕、产后痉证、产后发热、产后大便难、产后小便淋痛等。②元气受损。由于产时用力耗气,或产程过长、耗气更甚,或失血过多、气随血耗,或产后操劳过早,导致气虚失摄,冲任不固,易致产后发热、产后恶露不绝、产后自汗、产后小便不通、产后乳汁自出等。③瘀血内阻。分娩创伤,脉络受损,血溢脉外,离经成瘀;产后百脉空虚,起居不慎,寒热入侵,寒凝血瘀或热灼成瘀;元气亏虚,运血无力,血滞成瘀;情志所伤,气机不畅,气滞成瘀;胞衣残留,瘀血内阻,败血为病,易致产后血晕、产后发热、产后腹痛、产后恶露不绝、产后身痛、产后情志异常等。④外感六淫或饮食房劳所伤。产后元气受损,气血俱伤,腠理疏松,卫表不固,所谓"产后百节空虚",稍有不慎或调摄失当,便可发生产后痉证、产后发热、产后腹痛、产后恶露不绝、产后身痛等。总之,产后病以"虚""瘀"居多,故形成了产后"多虚多瘀"的病机特点。

产后病的诊断:在应用四诊采集病史、体征资料,进行八纲、脏腑、气血辨证的基础上,还须根据新产的生理、病理特点注意"三审",即先审小腹痛与不痛,以辨恶露有无停滞;次审大便通与不通,以验津液之盛衰;再审乳汁的行与不行和饮食多少,以察胃气的强弱。同时,结合舌、脉证及产妇体质,必要时配合妇科检查及辅助检查,进行全面的综合分析,才能做出正确的诊断。

产后病的治疗原则:应根据亡血伤津、元气受损、瘀血内阻、多虚多瘀的特点,本着"勿拘于产后,亦勿忘于产后"的原则,结合病情进行辨证论治。《景岳全书·妇人规》曰:"产后气血俱去,诚多虚证。然有虚者,有不虚者,有全实者,凡此三者,但当随证随人,辨其虚实,以常法治疗,不得执有诚心,概行大补,以致助邪。"此立法颇为中肯,实为产后病辨证论治之要领。具体治法有补虚化瘀、益气固表、清热解毒、调理肾肝脾等。补虚化瘀以补益气血为主,佐以化瘀,使瘀去血生;益气固表,以补肺健脾为主,佐以调和营卫,使卫气固、腠理实;清热解毒,以清泄产后邪毒感染为主,佐以凉血化瘀,使邪毒无法深入营血;调理肾肝脾,佐以调和气血,以恢复肾肝脾之功能,使气血充盈调顺。掌握补虚不滞邪,攻邪不伤正的原则,勿犯虚虚实实之戒。妇人产后气血大亏,百脉空虚,选方用药,必须兼顾气血。行气勿过于耗散,化瘀勿过于攻逐;寒证不宜过用温燥,热证不宜过用寒凉;解表不过于发汗,攻里不过于削伐。同时应掌握产后用药"三禁",即禁大汗以防亡阳,禁峻下以防亡阴,禁通利小便以防亡津液。此外,对产后急危重症,如产后血晕、产后痉证、产后发热等,须及时明确诊断,必要时中西医结合救治。

产后病的调护:居室宜寒温适宜,空气流通,阳光充足;衣着宜温凉合适,厚薄得当,以防受凉或中暑;饮食宜清淡,富含营养,容易消化,不宜过食生冷、辛辣、肥腻和煎炒之品;注意劳逸结合,以免耗气伤血;保持心情舒畅,以防情志致病。产后百日内不宜交合,以防房劳所伤;保持外阴清洁,以防邪毒滋生。

第一节　产后血晕

产妇分娩后突然头晕眼花,不能起坐,或心胸满闷,恶心呕吐,痰涌气急,心烦不安,甚则神昏口噤,不省人事,称为"产后血晕",又称"产后血运"。产后血晕多发生在产后数小时内,属急危重症之一,若救治不及时,往往危及产妇生命。

《诸病源候论·产后血运闷候》对产后血晕已有一定的认识,书中指出:"运闷之状,心烦气欲绝是也。亦有去血过多,亦有下血极少,皆令运。若产去血过多,血虚气极,如此而运闷者,但烦闷而已;若下血过少,而气逆者,则血随气上,掩于心,亦令运闷,则烦闷而心满急。二者为异。亦当候其产妇血下多少,则知其产后应运与不运也。然烦闷不止,则死人。"基本概括了虚实两类血晕之病因病机、症状鉴别及预后。《经效产宝·产后血晕闷绝方论》首见"产后血晕"一词,并从病机证治方面进行论述:"产后血晕者,其状心烦,气欲绝是也……若下血多晕者,但烦而已。下血少而气逆者,则血随气上搏,心下满急……若不急疗,即危其命也。"首次提出以烧秤锤江石令赤,淬醋熏气促其苏醒的外治法。《妇人大全良方》对该病的症状描述为"眼见黑花,头目旋晕,不能起坐,甚至昏闷不省人事",主张"下血多而晕者……补血清心药治之,下血少而晕者……破血行血药治之"。并载治本病方药颇多,其中夺命丹内服、烧干漆闻烟、醋韭煎熏气,至今仍被采用。《景岳全书·妇人规》指出本病有虚实两端:"但察其面白、眼闭、口开、手冷、六脉细微之甚,是即气脱证也。"亦说:"如果形气脉气俱有余,胸腹胀痛上冲,此血逆证也。"主张虚者以人参急煎浓汤,实者宜失笑散治之。《傅青主女科·正产血晕不语》说:"急用银针刺其眉心,得血出则语矣,然后以人参一两煎汤灌之,无不生者。"历代医家对产后血晕的论述,给后人奠定了良好的基础,一些中医急救措施沿用至今,影响甚远。

西医学的产后出血和羊水栓塞,可参照本病辨证治疗。

【病因病机】 本病主要病机不外虚、实两端,虚者多为阴血暴亡,心神失守;实者多因瘀血上攻,扰乱心神。

1. 血虚气脱　产妇素体气血虚弱,复因产时失血过多,以致营阴下夺,气失所附,阳气虚脱,而致血晕。

2. 瘀阻气闭　产后胞脉空虚,因产感寒,血为寒凝;或情志不遂,气滞血瘀,瘀滞冲任;或产后元气亏虚,运血无力,滞而成瘀,以致恶露涩少,血瘀气逆,上扰神明,而致血晕。

【诊断要点】

1. 病史　产妇既往有严重的贫血、血小板减少、凝血功能障碍,或产时软产道裂伤、产后宫缩乏力、胎盘剥离不全、剥离后滞留、胎盘嵌顿、胎盘植入或胎盘残留等。

2. 临床表现　产妇新产之后数小时内,突然头晕目眩,不能起坐,神昏口噤,或晕厥,甚则昏迷不省人事。

3. 检查

(1)产科检查:胎盘、胎膜是否完整,子宫收缩情况,软产道有无损伤,阴道出血过多(分娩后,尤其在24小时内的大量出血),或恶露甚少。

(2)辅助检查:血常规、凝血酶原时间、纤维蛋白原定量、纤维蛋白降解产物等有关凝血功能的实验室检查,有助于诊断。血压测量、B超、心电图、心脏功能检测等可辅助诊断。

【辨证论治】

(一)辨证要点

产后血晕,首当辨其虚实,虚者为脱证,实者为闭证。脱证多见于产时、产后大出血,面色苍白,冷汗淋漓,心悸愦闷,甚者昏厥,目闭口开,手撒肢冷;闭证多见恶露量少或不下,面色紫暗,心腹胀痛,神昏口噤,两手握拳。

(二)治疗原则

血虚气脱者,以益气固脱为主;瘀阻气闭者,以行血逐瘀为主。本病无论虚实都属急危重症,均须及时救治。必要时进行中西医结合抢救,以免延误病情,危及产妇生命。

(三)分型论治

1. 血虚气脱证

临床表现:产时或产后失血过多,突然晕眩,面色苍白,心悸愦闷,甚则昏不知人,眼闭口开,手撒肢冷,冷汗淋漓;舌淡,无苔,脉微欲绝或浮大而虚。

病机:气血暴脱,神明失守。

治法:益气固脱。

方药:参附汤(《校注妇人良方》)。

人参、附子。

参附汤主治阳气暴脱之证。方中人参大补元气,固脱生津;附子温里散寒,回阳救逆。

随症加减:若阴道下血不止,加黑芥穗、姜炭以收涩止血;若患者神志昏迷,无法口服药物时,可行鼻饲;待患者神志清醒后,应大补气血,方用当归补血汤(《医理真传》)。

2. 瘀阻气闭证

临床表现:产后恶露不下,或下亦甚少,少腹疼痛拒按,突然头晕眼花,不能起坐,甚则心下急满,气粗喘促,痰涌气急,神昏口噤,不省人事,两手握拳,牙关紧闭,面色青紫;唇舌紫暗,脉涩。

病机:气滞血瘀,瘀阻冲任。

治法:行血逐瘀。

方药:夺命散(《妇人大全良方》)加当归、川芎。

没药、血竭。

方中没药、血竭活血理气,逐瘀止痛;加当归、川芎以增强行血逐瘀之力。瘀去则气机调畅,逆气可平,晕厥亦除,则神自清。

随症加减:若兼胸闷呕哕者,加半夏、胆南星以降逆化痰。

【其他疗法】

（一）西医治疗

查找产晕原因。

1. 如出血过多引起　排除子宫收缩乏力、胎盘因素、软产道裂伤及凝血功能障碍等引起出血的主要原因。根据出血原因分别治疗，必要时给予输血。

2. 如羊水栓塞引起　①要增加氧合；②血流动力学支持；③抗过敏；④纠正凝血功能障碍；⑤全面监测包括血压、呼吸、心率、血氧饱和度等；⑥急救处理：心搏骤停者应实施心肺复苏，出现凝血功能障碍时，应果断快速地实施子宫切除术。

（二）中医疗法

针刺取穴印堂、人中、涌泉等穴；艾灸百会。实证者不宜针刺。

【临证经验探讨】　产后血晕属产后危急重症，以产妇分娩后突然头晕目眩，甚或神志不清为特点。临证首当辨其虚实，分清脱证、闭证。如属产后出血，应尽快查明出血原因，针对性地给予治疗，以达到迅速止血的目的。对产后血晕昏迷不醒者，可先用针灸或熏鼻促醒，同时采用中西医结合的方法积极迅速治疗，尽快促其苏醒，以免延误病情。待病情稳定后再行辨证论治，切勿在昏迷中强灌中药，以免误吸入气管，发生意外。产后出血是导致产妇死亡的首位原因。由于出血量多，阳气暴脱，稍有延误则可危及产妇生命；即使挽回生命，亦可因血气虚衰而致产后缺乳、闭经，或因产妇的抵抗力削弱，容易继发产褥感染。如病情较轻，及时处理，多能痊愈；若产时发生羊水栓塞，引发急性肺栓塞、过敏性休克、弥散性血管内凝血、肾衰竭等，则死亡率高，预后不良。

医案

李某，女，30 岁，已婚。

初诊：2016 年 5 月 21 日。

主诉：足月产后 3 小时，出血量大 1 小时。

病史：患者足月顺产后，子宫收缩可，1 小时前出血量大，无阴道及宫颈裂伤，子宫收缩不具体，出血量较多，眩晕，心慌气短，面色苍白，大汗淋漓，肢冷不温；查体：舌质淡，少苔，脉浮大而虚。渐神志不清，血压 60/40 mmHg。

中医诊断：产后血晕。

西医诊断：出血性休克。

中医辨证：心神失养，神不内守，虚阳外溢。

治法：回阳救逆，兼以止血。

处方:人参12 g,附子9 g,姜炭9 g,黑地榆12 g。水煎服。

同时采用中西医结合的方法,快速静脉扩容、输血,纠正休克。治疗3小时后,血压102/68 mmHg,休克得到纠正。

第二节　产后痉证

产褥期内,产妇突然发生四肢抽搐,项背强直,甚则口噤不开,角弓反张,称为"产后痉证",又称"产后病痉""产后痉风"。产后痉证为新产三病之一,可因阴血虚而发病,亦可因产创、感染邪毒而发病。感染邪毒而痉者,为产后破伤风,是产后危急重症之一。

本病始见于《金匮要略·妇人产后病脉证并治》:"新产血虚,多汗出,喜中风,故令病痉。"同时指出,产后血虚、汗出过多、风邪乘虚侵入为其发病原因。《诸病源候论·产后中风证候》曰:"产后中风痉者,因产伤动血脉,脏腑虚竭,饮食未复,未满日月,荣卫虚伤,风气得入五脏,伤太阳之经,复感寒湿,寒搏于筋,则发痉。其状口急噤,背强直,摇头马鸣,腰为反折,须臾十发,气急如绝,汗出如雨,手拭不及者,皆死。"从病因病机、症状及预后进行了论述。《妇人大全良方》认为:"产后汗多变痉,因气血亏损,肉理不密,风邪所乘,以小续命汤速灌之。"《景岳全书·妇人规》强调:"凡遇此证,速当察其阴阳,大补气血。用大补元煎或理阴煎及十全大补汤之类,庶保其生。若认为风痰而用发散消导之剂,则死无疑矣。"《傅青主女科》以加减生化汤专治有汗变痉者。由此可见,历代医家对本病已有明确的认识。

西医学的产后手足搐搦症、产后破伤风,可参照本病辨证治疗。

【病因病机】　本病的发生,主要是亡血伤津,筋脉失养;或感染邪毒,直窜筋脉所致。

1.阴血亏虚　素禀阴血不足,因产重虚,失血伤津,营阴耗损,津液虚竭,筋脉失养,阴虚风动,而致发痉。

2.感染邪毒　产时接生不慎,产创护理不洁,邪毒乘虚而入,损伤脉络,直窜筋脉,以致发痉。

【诊断要点】

1.病史　有素体血虚阴亏,产时、产后失血过多,复多汗出;或接生、护理不慎,产褥用品不洁,产创感染等病史。

2.临床表现　产后突然口角搐动,四肢抽搐,项背强直,牙关紧闭,角弓反张,面色苍白;或呈苦笑面容,发热恶寒。

3. 检查

（1）产科检查：阴道出血量多，或见软产道损伤。

（2）辅助检查：血常规、血钙测定、宫腔分泌物细菌培养等有助于诊断。

【辨证论治】

（一）辨证要点

根据发病特点、全身证候辨其虚实。产后四肢抽搐，牙关紧闭，面色苍白者，属阴血亏虚证；若四肢抽搐，项背强直，牙关紧闭，角弓反张，苦笑面容者，属感染邪毒证。

（二）治疗原则

治疗总以"息风镇痉"为主。阴血亏虚者，以养血息风为主；感染邪毒者，以解毒镇痉为要。注意不可过用辛温之品，以防燥血伤津，变生他疾。

（三）分型论治

1. 阴血亏虚证

临床表现：产后出血过多，突然发痉，头项强直，四肢抽搐，牙关紧闭，面色苍白或萎黄；舌淡红，少苔或无苔，脉虚细无力。

病机：亡血伤津，筋脉失养。

治法：滋阴养血，柔肝息风。

方药：三甲复脉汤（《温病条辨》）加天麻、钩藤、石菖蒲。

阿胶、牡蛎、白芍、干地黄、鳖甲、龟甲、麦冬、火麻仁、炙甘草。

方中阿胶、白芍、干地黄、麦冬、火麻仁滋阴养血为君药，取"治风先治血"之意；龟甲、鳖甲、牡蛎（三甲）育阴潜阳为臣药；天麻、钩藤平肝息风，石菖蒲芳香开窍，共为佐药；炙甘草健脾和中为使药。全方共奏滋阴养血，育阴潜阳，柔肝息风，镇痉开窍之功，使津充血足，筋脉得养，诸证自愈。

随症加减：若阴道出血不止者，加党参、黄芪益气摄血，山茱萸敛阴止血；汗出过多者，加浮小麦、山茱萸、麻黄根收敛止汗。

2. 邪毒感染证

临床表现：产后头项强痛，发热恶寒，牙关紧闭，口角抽动，面呈苦笑，继而项背强直，角弓反张；舌质淡红，苔薄白，脉浮大而弦。

病机：产后血气亏损，感染风毒。

治法：解毒镇痉，理血祛风。

方药：玉真散（《外科正宗》）加僵蚕、蜈蚣。

白附子、天南星、羌活、天麻、防风、白芷。

方中白附子、天南星祛风化痰，定搐解痉；天麻息风解痉；羌活、防风、白芷疏散经络风邪，导邪外出；僵蚕、蜈蚣解毒镇痉，息风定搐。全方合用，共奏解毒化痰，息风镇痉，祛风定搐之效，使邪毒清，痰得化，抽搐止。

若邪毒内传攻心,病情急重,伴高热不退,抽搐频繁发作者,应当中西医结合抢救,控制抽搐。

【其他疗法】

(一)西医治疗

1. 环境安静,防止光、声刺激,以免引起或加重痉挛发作。

2. 病情较轻者,可口服安定 5 mg,每日 3 ~ 4 次,效果较好;也可肌内注射苯巴比妥 0.1 ~ 0.2 g 或直肠灌注 10% 水合氯醛 20 ~ 40 mL。可交替给药,以减少单一药物的蓄积作用。

3. 病情较重者,可用氯丙嗪 50 ~ 100 mg,加入 5% 葡萄糖溶液 250 mL,缓慢静脉滴注,每日 3 ~ 4 次。

4. 抽搐严重者,可用 2.5% 硫贲妥纳溶液 3 ~ 5 mL 缓慢静脉注射。

5. 补充水和电解质,注意酸碱平衡,补钙、蛋白质和各种维生素。饮食以高热量、高营养、易消化饮食为宜。亡血者可适当输血。

6. 对症状严重或抽搐频繁时,应及早做气管切开,以利气道畅通及分泌物的排出,防止窒息和肺部并发症的发生。

7. 对破伤风患者,应立即给予大剂量青霉素,或加用其他有效抗生素静脉滴注;少量多次输血等全身支持疗法;尽早使用破伤风抗毒素,一般第 1 天用 2 万 ~ 5 万 U 加入 5% 葡萄糖溶液 500 ~ 1000 mL 内静脉滴注,以后每日再肌注或静脉滴注破伤风抗毒素 1 万 ~ 2 万 U,共 3 ~ 5 天;有条件者可一次深部肌注人体破伤风免疫球蛋白 3000 ~ 6000 U;有明显伤口者应予处理;高压氧舱治疗,有条件者也可使用。

(二)中医疗法

1. 中成药

(1)安宫牛黄丸:每次 1 丸,每日 1 ~ 2 次。清热解毒,芳香化秽浊以利诸窍。

(2)至宝丹:顿服 2 粒。能使神志转清,烦躁减轻,抽搐减少。

(3)羚羊角粉:每次 0.6 g,每日 2 ~ 3 次。能熄风止痉。

(4)紫雪丹:顿服 1 丸(或 3 g)。能清热解毒,镇痉开窍。

2. 针灸疗法　针刺取穴大椎、百会、阳陵泉、合谷、人中、曲池、颊车、风府等穴,采取强刺激手法,轮换针刺以控制抽搐。

【预防调护】

(一)预防

1. 加强孕产妇的保健指导,特别是围产期的卫生保健,进行必要的监护和检查。

2. 提高产科手术质量,减少分娩过程中的出血量,必需时可补液输血治疗,以预防产后手足搐搦症的发生。

3.免疫接种破伤风类毒素是预防产后破伤风的最佳方法。

4.在接生过程中,应严格执行无菌操作。对于破伤风的可疑感染患者,及时使用足量的抗生素与破伤风抗毒血清进行预防性治疗。

(二)调护

1.产褥期应进食富有营养、足够热量、高蛋白质食物和多吃汤汁食物,并适当补充维生素、铁剂和钙质。

2.计划生育指导,产褥期内禁止性交。

3.进行产后访视和健康检查。

【临证经验探讨】 新产后(多发生于产后24小时至产后数日内)突发四肢抽搐,项背强直,甚者口噤不开,角弓反张则为产后痉证。本病有虚实、轻重之分,轻者乃产后阴血亏虚,筋脉失养,治以滋阴养血,柔肝息风。重者乃产后破伤风,由于产后本虚,邪毒入侵,直窜经脉所致,症急势危,中医治以解毒镇痉,理血祛风,可内服中药,配合针灸等治疗;同时必须采用中西医结合救治,以免贻误病情,导致产妇死亡。产后痉证有轻重之分,若属阴血亏虚,病情较轻,经治疗多可痊愈;若为感染邪毒之产后破伤风,病势险急,难以速效,其发生发展过程甚为迅速,死亡率高,预后不良。

医案

周某,女,34岁,农民,已婚。

初诊:2018年4月2日。

主诉:足月顺产7天,晕厥2小时。

病史:患者自诉7天前,足月顺产一女活婴,恶露已净,产时出血甚多,产后头晕目眩,胸闷,口渴,甚至四肢抽搐。今日午前,突发晕厥,不省人事,约一刻钟后自行苏醒,此后2小时又发作;查体:舌质淡红、苔薄白,脉弦细。

中医诊断:产后痉证。

西医诊断:产后手足搐搦症。

中医辨证:气血大亏,风阳上越。

治法:大补气血,平肝息风。

处方:红参(另炖)9 g,炙黄芪20 g,当归15 g,熟地黄20 g,生地黄12 g,炒白芍15 g,琥珀(冲服)2 g,龟甲(先煎)12 g,贝齿(先煎)20 g,钩藤(后下)12 g,天麻9 g,石菖蒲9 g,远志9 g。共1剂,急煎频服。嘱患者饮食清淡为宜,多喝温水。

二诊:服上药,夜里未见晕厥、抽搐,精神尚可。继续投以滋阴养血,安神潜阳之剂善后。

处方：当归 15 g，生地黄 12 g，炒白芍 12 g，龟甲^{（先煎）}9 g，麦冬 9 g，桑寄生 12 g，酸枣仁 15 g，柏子仁 9 g，炙甘草 6 g。3 剂，水煎服。每日 1 剂。

后患者不适症状好转，随访半年，痊愈。

第三节　产后发热

产后发热是指产褥期内，出现发热持续不退，或低热持续，或突然高热寒战，并伴有其他症状者。产后 1 ~ 2 天内，由于产妇阴血骤虚，营卫暂时失于调和，常有轻微的发热，不兼有其他症状者，属生理性发热，一般能在短时间内自退。亦有在产后 3 ~ 4 天泌乳期间有低热，俗称"蒸乳"，也非病态，在短期内会自然消失。

本病始见于《素问·通评虚实论》："乳子而病热……手足温则生，寒则死。"《金匮要略·妇人产后病脉证并治》载有产后发热条文三条，载方三首，但只言其临床症状及方药，未论及病机。《诸病源候论》最早论述本病病因病机，提出产后发热病因有风邪、阴阳不和、寒伤、热伤、瘀血等。病机为"阳盛则热，阴盛则寒，阴阳相加"。"其腹时刺痛"是辨瘀血的要点。《陈素庵妇科补解·产后众疾门》有多篇产后发热专论，其论病因病机颇为全面，将病因分为外因、内因两大类，补充了蒸乳、伤食、劳伤肾气均可引起产后发热的病因病机，且针对不同病因，分别治之。遣方用药皆以四物汤加味。《景岳全书·妇人规》对本病的认识更加深入，将发热分为外感风寒、邪火内盛、水亏阴虚、劳倦虚烦、去血过多等，其分型论治至今仍基本沿用。《医宗金鉴·妇科心法要诀》则将产后发热分为伤食、外感、血瘀、血虚、蒸乳等类型，亦颇合临床实际。感染邪毒致病者，根据其症情严重、传变迅速的特点，属温热病的范畴，故叶天士在《外感温热篇》中指出："产后之法……当如虚怯人病邪而治，总之无犯实实虚虚之禁。"吴又可《温疫论》指出"新产亡血过多，冲任空虚……皆能受邪，与经水适断同法"，可选用热入血室的代表方小柴胡汤治疗产后发热。温病学家为产后发热感染邪毒证提供了有实践意义的施治原则和用药准绳。

本病以产后发热持续不退，且伴有小腹疼痛或恶露异常为特点，严重者常可危及产妇生命，应当引起高度重视。

西医学的产褥感染、产褥中暑、产褥期上呼吸道感染等可参照本病辨证治疗。

【病因病机】　引起产妇发热的原因很多，而与本病关系密切的主要病因病机有感染邪毒,正邪交争;外邪袭表,营卫不和;阴血骤虚,阳气外散;败血停滞,营卫不通。

1.感染邪毒 产后气血耗伤,血室正开,产时接生不慎,或产后护理不洁,或不禁房事,致使邪毒乘虚而入,稽留于冲任、胞脉,正邪交争,因而发热。若邪毒炽盛,与血相搏,则传变迅速,直犯胞宫,热入营血,甚则逆传心包,出现危急重症。

2.外感 产后耗伤气血,百脉空虚,腠理不密,卫阳不固,以致风寒暑热之邪,乘虚而入,正邪相争,营卫不和,因而发热。如明·龚信《古今医鉴·产后》曰:"产后荣卫俱虚,腠理不密,若冒风发热者,其脉浮而微,或自汗。"

3.血虚 素体血虚,因产伤血,血虚愈甚;或产时产后血去过多,阴血暴虚,阳无所附,以致虚阳越浮于外,而令发热。

4.血瘀 产后情志不遂,或为寒邪所客,瘀阻冲任,恶露不下,败血停滞,阻碍气机,营卫不通,而致发热。如《陈素庵妇科补解·产后众疾门》云:"产后瘀血陆续而至,十日外血海未有不净者……一遇风冷外袭,则余血凝结,闭而不行,身即发热,所谓血瘀发热也。"

上述病因病机充分体现了产后发热总的发病机理,即阴血骤虚,阳易浮散;瘀血内阻,败血为患;元气虚弱,易感外邪。若邪从肌表入侵,则主外感发热;如外感邪毒从阴户直犯胞宫,则为感染邪毒发热。若邪毒炽盛,与血相搏,传变迅速,症情危重,治不及时,可热入营血,内陷心包,或出现高热、神昏谵语等危重证候,临证必须密切观察。

【诊断要点】

1.病史 素体虚弱,营养不良;孕期贫血、子痫、阴道炎,孕晚期不禁房事;分娩产程过长,胎膜早破,产后出血,剖宫产、助产手术及产道损伤或胎盘、胎膜残留,消毒不严,产褥不洁等;或产时、产后当风感寒,不避暑热,或情志不畅。

2.临床表现 产褥期内,尤其是新产后出现发热,表现为持续发热,或突然寒战高热,或发热恶寒,或乍寒乍热,或低热缠绵。

3.检查

(1)妇科检查:如外阴、阴道、宫颈创面或伤口感染,可见局部红肿、化脓或伤口裂开、压痛,脓血性恶露,气臭;若出现子宫内膜炎或子宫肌炎,则子宫复旧不良,压痛,活动受限;若炎症蔓延至附件及宫旁组织,检查时可触及附件增厚、压痛或盆腔肿物,表现出盆腔炎性疾病和腹膜炎的体征。

(2)辅助检查:①血液检查。血常规检查可见白细胞总数及中性粒细胞升高;血培养可发现致病菌,并做药敏试验。检测血清C反应蛋白>8 mg/L(速率散射浊度法),有助于早期诊断产褥感染。②宫颈分泌物检查。分泌物检查或培养并做药敏试验,可发现致病菌。③B超检查。有助于盆腔炎性肿物、脓肿的诊断。

【辨证论治】

(一)急症处理

感染邪毒所致的产后发热,是产科危急重症,若治疗不当或延误治疗可使病情进一步发展,邪毒内传,热入营血,或热陷心包,甚则发展至热深厥脱危重之候。此时,应参照"产褥感染",积极进行中西医救治。①支持疗法:加强营养,纠正水、电解质平衡紊乱,病情严重者或贫血者,多次少量输血或输血浆。②热入营血:治宜解毒清营,凉血养阴。以清营汤(《温病条辨》)加味,或用清开灵注射液滴注,以清热解毒,醒神开窍。③热入心包:治宜凉血解毒,清心开窍。清营汤送服安宫牛黄丸(《温病条辨》)或紫雪丹(《温病条辨》)。或醒脑静静脉滴注。④热深厥脱:急当回阳救逆,方用独参汤、生脉散(《内外伤辨惑论》)或参附汤。或用参附注射液肌内注射或静脉注射。此时病情复杂,势急症重,必须根据病情合西医治疗,给予足够的抗生素或糖皮质激素,纠正电解质紊乱,抗休克。若有盆腔脓肿,则切开引流。当病情稳定后,应检查原因,及时处理。

(二)辨证要点

产后发热,虚实轻重有别,临证应根据发热的特点、恶露、小腹痛等情况及伴随症状,综合分析明辨。若高热寒战,持续不退,恶露紫暗秽臭,小腹疼痛拒按,心烦口渴,舌红苔黄,脉数有力,多属感染邪毒;若恶寒发热,头痛身痛,苔薄白,脉浮,为外感发热;如正值盛夏炎热季节,高热多汗,口渴心烦,体倦少气,为外感暑热发热;寒热时作,恶露量少,色暗有块,小腹疼痛拒按,舌紫暗,脉弦涩,属血瘀发热;若低热不退,恶露量少,色淡,腹痛绵绵,头晕心悸,舌淡,苔薄白,脉细数,乃血虚发热。

(三)治疗原则

本病的治疗总以扶正祛邪、调气血、和营卫为主。感染邪毒者,宜清热解毒,凉血化瘀;外感风寒者,宜扶正解表,疏邪宣肺;外感风热者,宜辛凉解表,肃肺清热;外感暑热者,宜清暑益气,养阴生津;血瘀发热者,宜活血化瘀,清热解毒;血虚发热者,宜补血益气,养阴清热。

治疗时要时时照顾正气,以扶正为主,但要辨证明确,辨外感与内伤发热,外感当辨风寒、风热、暑热;内伤发热当辨瘀血发热和血虚发热。不要片面拘于产后而过用补虚,忽视外感和里实之证,而犯虚虚实实之戒,应牢记"勿拘于产后,勿忘于产后"的原则。用药时不能不分寒热虚实而妄投辛温滋腻之品,以致闭门留寇;或妄投活血逐瘀之品,以伤正气。清热勿过于苦寒,疏风勿过于发散,化瘀勿过于攻破。对于感染邪毒者,其证危急且重,必须采用中西医结合治疗。

（四）分型论治

1.感染邪毒证

临床表现：产后发热恶寒，或高热寒战，小腹疼痛拒按，恶露初时量多，继则量少，色紫暗，质如败酱，其气臭秽；心烦不宁，口渴喜饮，小便短赤，大便燥结；舌红，苔黄而干，脉数有力。

病机：感染邪毒，损及胞脉，耗血伤津。

治法：清热解毒，凉血化瘀。

方药：解毒活血汤（《医林改错》）加金银花、黄芩。

连翘、当归、生地黄、葛根、柴胡、甘草、枳壳、赤芍、红花、桃仁。

方中连翘清热解毒，泻火散结；柴胡、葛根清热疏泄，升散退热；生地黄、赤芍清热凉血；枳壳理气行滞止痛；当归养血和营，活血行滞；桃仁、红花活血散瘀，去瘀生新；甘草清热解毒，调和药性。诸药合用，共奏清热解毒，凉血祛瘀之效。

随症加减：若高热不退，烦渴汗多，尿少色黄，脉虚大而数，为热入气分，耗气伤津之候，应于上方加入石膏、北沙参、石斛或配合白虎加人参汤（《伤寒论》），以清热养阴生津；若症见壮热不退，下腹胀痛，痛而拒按，恶露不畅，秽臭如脓，大便燥结，苔黄而燥，脉弦数，此乃热毒与瘀血互结胞中，阳明腑实，治宜清热解毒，化瘀通腑，方用大黄牡丹汤（《金匮要略》）加蒲公英、败酱草、连翘；若正不胜邪，热入营血，高热不退，心烦汗出，斑疹隐隐，舌红绛，苔黄燥，脉弦细数，治宜清营解毒，凉血养阴，方用清营汤（《温病条辨》）加蒲公英、败酱草、紫花地丁以增清热解毒之功；若热入心包，持续高热，神昏谵语，甚则昏迷，面色苍白，四肢厥冷，脉微欲绝，热深厥深，治宜凉血解毒，清心开窍，方用清营汤（《温病条辨》）送服安宫牛黄丸（《温病条辨》）或紫雪丹（《温病条辨》）；若冷汗淋漓，四肢厥冷，脉微欲绝，为阴竭阳亡，生命垂危，急当回阳救逆，方用生脉散（《内外伤辨惑论》）、参附汤（《世医得效方》）。

2.外感证

（1）外感风寒证

临床表现：产后恶寒发热；头痛身疼，鼻塞流涕，咳嗽，无汗；舌淡，苔薄白，脉浮紧。

病机：产后血虚，风寒袭表，肺气失宣。

治法：养血祛风，散寒解表。

方药：荆穗四物汤（《医宗金鉴》）加苏叶、防风。

荆芥穗、川芎、白芍、当归、熟地黄。

方中四物汤养血扶正；荆芥穗、防风、苏叶祛风散寒解表。全方共奏养血祛风,散寒解表之功。

（2）外感风热证

临床表现:产后发热,微汗或汗出恶风;头痛,咳嗽或有黄痰,咽痛口干,口渴,恶露正常,无下腹痛;舌红,苔薄黄,脉浮数。

病机:产后血虚,外感风热,卫表失和。

治法:辛凉解表,疏风清热。

方药:银翘散(《温病条辨》)。

金银花、连翘、竹叶、牛蒡子、荆芥穗、桔梗、薄荷、淡豆豉、甘草、芦根。

方中金银花、连翘清热解毒,轻宣透表;荆芥穗、薄荷、淡豆豉辛散表邪,透热外出;牛蒡子、桔梗、甘草合用,能解毒利咽散结,宣肺祛痰;竹叶、芦根甘凉轻清,清热生津止渴。全方共奏辛凉解表,疏风清热之功。

随症加减:若外邪客于少阳之半表半里,症见往来寒热,胸胁痞满,口苦,咽干作呕,舌苔薄白,脉弦,治宜和解表里,方用小柴胡汤(《伤寒论》);若外感暑热者,症见身热多汗,口渴心烦,倦怠乏力,舌红少津,脉虚数,治宜清暑益气,养阴生津,方用清暑益气汤(《温热经纬》),并迅速改善居处环境,降温通风。

3. 血瘀证

临床表现:产后乍寒乍热,恶露不下,或下亦甚少,色紫暗有块,小腹疼痛拒按;舌紫暗,或有瘀点、瘀斑,苔薄,脉弦涩有力。

病机:瘀血内阻,营卫不通,阴阳失和。

治法:活血祛瘀,和营除热。

方药:生化汤(《傅青主女科》)加牡丹皮、丹参、益母草。

当归、炙甘草、川芎、桃仁、炮姜。

方中重用当归养血活血,化瘀生新为君;川芎、桃仁行瘀为臣;炮姜性温入血分,温经止痛为佐;炙甘草补中缓急为使,用黄酒助药力直达病所,加牡丹皮、丹参、益母草强活血祛瘀之功。诸药相合,具有活血祛瘀,和营除热之效,可使瘀血去而新血生。

4. 血虚证

临床表现:产时、产后失血过多,身有微热;头晕眼花,心悸少寐,恶露或多或少,色淡质稀,小腹绵绵作痛,喜按;舌淡红,苔薄白,脉细弱。

病机:产后血虚,阳无所依,虚阳越浮。

治法:养血益气,和营退热。

方药:八珍汤加枸杞子、黄芪。

当归、川芎、白芍、熟地黄、人参、白术、茯苓、炙甘草。

随症加减:若血虚阴亏者,症见午后热甚,两颧红赤,口渴喜饮,小便短黄,大便秘结,舌嫩红,脉细数,治宜滋阴养血清热,方用加减一阴煎(《景岳全书》)加白薇、青蒿。

【其他疗法】

(一)西医治疗

1.注意营养,补充铁剂和维生素C,纠正贫血,增强抗病能力。

2.一般治疗:半卧位有利于炎性渗出物局限于盆腔,亦有利于恶露的排出。适当补充液体,注意纠正电解质紊乱,根据病情可少量多次输血。

3.给予合理的抗生素治疗。

4.口服益母草膏或生化汤,亦可肌注或静脉滴注催产素,有促进宫缩和利于炎性分泌物的排出。

5.外科治疗:对外阴、阴道的局部感染,热敷有利炎症吸收,感染伤口应及时拆线引流;对盆腔脓肿应根据部位行经腹或经阴道后穹隆的切开引流;对腹膜炎腹腔内积脓者,应立即行剖腹探查引流术。

6.对栓塞性静脉炎患者,除一般支持和抗炎治疗外,如疑有肺栓塞时,应立即使用肝素治疗。

(二)中医疗法

1.中成药

(1)安宫牛黄丸:每次1丸,每日2次。治感受邪毒型产后发热。

(2)神犀丸:每次1丸,每日2~3次。治外感暑热型产后发热。

(3)生化汤:每次1袋,每日2~3次。治血瘀型产后发热。

(4)银翘片:每次4~6片,每日3次。治外感发热。

(5)八珍丸:每次10g,每日2次。治血虚型产后发热。

(6)补中益气丸:每次6g,每日3次。治气血虚弱型产后发热。

(7)知柏地黄丸:每次8粒,每日3次。治阴虚火旺型产后发热。

2.针灸疗法　①感染邪毒型产后发热取曲池、合谷、阳陵泉、腰骶部压痛点。②外感暑热型产后发热取曲池、合谷行泻法,针刺气海、足三里、太溪用补法。③血瘀型产后发热取中极、气海、膈俞、血海、合谷穴,针刺行泻法,可灸。④血虚型产后发热取关元、肾俞、足三里、三阴交、太溪穴,针刺行补法,并施灸。

【预防与调护】

1.加强孕期卫生宣传,临产前2个月避免性生活及盆浴。及时治疗外阴阴道炎及宫颈炎等慢性疾病和并发症。

2.避免胎膜早破、滞产、产道损伤与产后出血。严格消毒产妇用品,正确掌握手术指征,严格无菌操作,保持外阴清洁。

3.加强营养,增强全身抵抗力,积极治疗贫血等内科并发症。

4.产褥期保持会阴清洁,每日清洗 2 次。

5.卧床休息,有盆腔感染时宜采取半卧位以利于引流,亦可使炎症局限。若有血栓性静脉炎时应抬高下肢。

【临证经验探讨】 产后发热是临床常见病,有感染邪毒、外感、内伤之不同,其发病机理不一。虚实夹杂证多见,纯实证不多,临床各证型可互相转化,或相兼出现,临证时要仔细辨证,分清主次,辨证求因,审因论治。发热中感染邪毒型属急重症(西医之产褥感染在此范畴),证候复杂多样,变化迅速,应结合西医诊疗手段。其感染多有溶血性链球菌、葡萄球菌、肺炎双球菌、大肠杆菌所致,选用合理的抗生素治疗对控制病情大有裨益。同时,及时给予营养支持及对症处理,高热时可给予物理降温、输液;对脓毒血症、菌血症以及重症产褥感染患者,应给予激素或输液疗法;血压低者应给予升压药物;病情重者,可选用两种抗生素联用,一直用到患者体温正常、一般情况良好、血常规检验白细胞正常,酌情减量或停用。另外,还要注意产后"多虚""多瘀"的特点,扶正祛邪,"勿拘于产后,勿忘于产后",如病情需要攻下者,虽石膏、大黄亦可大胆应用,唯当"中病即止"。充分做好预防和产后调护工作,以避免本病的发生:①加强孕期保健,注意均衡营养,增强体质,孕晚期应禁房事。②正确处理分娩,产程中严格无菌操作,尽量避免产道损伤和产后出血,及时仔细缝合。③产褥期应避风寒,慎起居,保持外阴清洁,严禁房事,以防外邪入侵。④产后取半卧位,有利于恶露排出。⑤防患于未然,凡有产道污染、产道手术、胎膜早破、产后出血等有感染可能者,给予抗生素或清热解毒之品,预防病邪入侵。产后发热的预后由于病因不同而各异。若属血虚、血瘀、外感发热者,病情较缓,积极合理有效治疗,很快即可痊愈。中暑发热,病势较急,若治不及时,可致阴阳离决,危及生命。感染邪毒发热是产后发热中的危急重症,及时治疗抢救,可痊愈。若失治、误治,以致邪毒内传,热入营血,逆传心包,甚则热深厥脱,可危及生命,预后不良,即使抢救成功,亦可造成多器官功能损伤而成产后虚损。

医案

许某,女,26 岁,职工,已婚。

初诊:2018 年 3 月 10 日。

主诉:足月分娩 8 天,发热 3 天。

病史:患者于 2018 年 3 月 2 日正常分娩一重 4 kg 的婴儿,自 3 月 7 日开始低热不退,腹痛绵绵,恶露量多,色淡、质稀,稍活动即气短汗出,头晕;查体:舌质淡、苔薄白,脉细弱。

辅助检查:①血常规化验无异常。②超声检查示子宫附件未见异常。

中医诊断：产后发热。

西医诊断：产褥期发热。

中医辨证：气血亏虚。

治法：补气养血。

处方：黄芪 30 g，党参 15 g，升麻 6 g，柴胡 9 g，白术 9 g，当归 9 g，陈皮 9 g，青蒿 9 g，鳖甲 12 g$^{(先煎)}$，知母 9 g，甘草 6 g。共 5 剂，水煎服。每日 1 剂。

二诊：2018 年 3 月 16 日。

患者体温恢复正常，恶露已净，腹不痛，却诉口渴烦闷，大便干燥，舌质红、苔少，脉细。

处方：生地黄 12 g，麦冬 9 g，知母 9 g，青蒿 9 g，鳖甲$^{(先煎)}$12 g，白薇 6 g，白芍 12 g，枸杞子 9 g，甘草 6 g。共 5 剂，水煎服。每日 1 剂。服用 5 剂后，患者诸症自愈。

第四节 产后腹痛

产后腹痛是指产妇在产褥期，发生与分娩或产褥有关的小腹疼痛，又称"儿枕痛""儿枕腹痛""产后腹中痛"等。孕妇分娩后，由于子宫的缩复作用，小腹呈阵阵作痛，于产后 1 ~ 2 天出现，持续 2 ~ 3 天自然消失，属生理现象，一般无须治疗。若腹痛阵阵加剧，难以忍受，或腹痛绵绵，疼痛不已，影响产妇的康复，则为病态，应予以治疗。

本病始见于《金匮要略·妇人产后病脉证并治》。"产后腹中疼痛，当归生姜羊肉汤主之""产后腹痛，烦满不得卧，枳实芍药散主之""产后腹痛，法当以枳实芍药散，假令不愈者，此为腹中有干血著脐下，宜下瘀血汤主之"。

西医学的产后宫缩痛及产褥感染引起的腹痛可参照本病辨证治疗。

【病因病机】 本病主要病机是气血运行不畅，不荣则痛，或"不通则痛"。

1.气血两虚 素体虚弱，气血不足，复因产时、产后失血过多，因产重虚，冲任血虚，胞脉失养；或血少气弱，运行无力，血行迟滞，不荣则痛。

2.瘀滞子宫 产后情志不畅，肝气郁结，疏泄失常，气滞则血瘀，瘀血内停，阻滞冲任、子宫，不通则痛。《万氏妇人科·产后章》云："腹中有块，上下时动，痛不可忍，此由产前聚血，产后气虚，恶露未尽，新血与故血相搏而痛，俗谓之儿枕痛。"

3.寒凝血瘀 素体阳虚，阴寒内生，因产重虚，胞脉失于温煦，气血运行不畅,或因产后起居不慎,感受寒邪,风寒乘虚而入,血为寒凝,胞脉受阻,发生腹痛。

【诊断要点】

1. 病史　好发于经产妇,可有难产、胎膜早破、产后出血(如顺产后、剖宫产后及引产后)等病史。

2. 临床表现　表现为分娩 1 周以上,小腹疼痛仍不消失,或产后不足 1 周,但小腹阵发性疼痛加剧,或伴有恶露异常。

3. 检查

(1)体格检查:可有子宫复旧不全。

(2)妇科检查:注意恶露的量、色、质、气味有无异常;有无伤口感染;宫颈口有无组织物嵌顿;盆腔有无触痛包块。

(3)辅助检查:①血液检查:必要时行血常规检查、分泌物培养,排除产褥感染的可能。②B 超检查:了解子宫复旧情况。

【辨证论治】

(一)辨证要点

根据腹痛性质和程度、恶露性状及伴随症状以辨虚实。一般实痛拒按,虚痛喜按。血虚者,小腹隐痛喜按,恶露色淡;血瘀者,小腹疼痛拒按,恶露色暗有块。

(二)治疗原则

补血化瘀,调畅气血。虚者补而调之,实者通而调之,促使气充血畅,胞脉流通,则腹痛自除。根据产后多虚多瘀的特点,药贵平和,补虚不可碍实,泻实不可伤正,总用攻下破血之品。

(三)分型论治

1. 气血两虚证

临床表现:产后小腹隐隐作痛,数日不止,喜按喜揉,恶露量少,色淡红,质稀无块;面色苍白,头晕眼花,心悸怔忡,大便干结;舌质淡,苔薄白,脉细弱。

病机:气血不足,胞脉失养。

治法:补血益气,缓急止痛。

方药:肠宁汤(《傅青主女科》)加减。

当归、山药、熟地黄、肉桂、阿胶、人参、续断、麦冬、甘草。

方中当归补血和营,活血行滞,既补虚又止痛;熟地黄、阿胶滋阴养血,以助当归补养阴血而调理冲任;麦冬养阴润燥;人参、山药、甘草补气健脾,以资阴血之生化;续断补肾养肝,强壮腰膝;肉桂温通血脉,散寒止痛。诸药合用,共奏补益气血,温行止痛之效,使血气旺盛,冲任得养,则诸症可除。

随症加减:若血虚津亏便秘较重者,去肉桂,加肉苁蓉、火麻仁润肠滋液通便;若腹痛兼有下坠感,为血虚兼气不足,加黄芪、白术益气升提;若腹痛喜热熨者,加吴茱萸、艾叶、小茴香、炮姜温阳行气,暖宫止痛。

2.瘀滞子宫证

临床表现:产后小腹疼痛,拒按,得热痛缓;恶露量少,涩滞不畅,色紫暗有块,块下痛减;面色青白,或伴胸胁胀痛;舌质紫暗,苔薄,脉沉紧或弦涩。

病机:气血瘀滞,胞脉不通。

治法:活血化瘀,温经止痛。

方药:生化汤加乌药、延胡索、川楝子。

当归、炙甘草、川芎、桃仁、炮姜。

随症加减:若小腹冷痛、绞痛较甚者,酌加小茴香、吴茱萸以增温经散寒之功;若瘀滞较甚,恶露血块多,块出痛减,加五灵脂、炒蒲黄、延胡索增强化瘀止痛之效;若小腹胀痛,加香附、乌药、枳壳理气行滞;伴胸胁胀痛者,加郁金、柴胡疏肝理气止痛;伴气短乏力,神疲肢倦者,加黄芪、党参益气补虚。

对于瘀阻子宫所致产后腹痛,可借助 B 超观察是否有胎盘、胎衣残留,若有胎盘、胎衣残留,伴血性恶露延长,或出血量多,或量少而腹痛剧烈,服上方未效者,可行清宫术,刮出物送病检,以明确诊断。术后给予生化汤加减补虚化瘀,预防感染。

3.寒凝血瘀证

临床表现:产后小腹冷痛,得热痛减,不喜揉按;恶露量少,色紫暗有块,面色青白,四肢不温;舌质暗淡,苔白,脉沉紧。

病机:寒凝血瘀,胞脉滞涩。

治法:温经散寒,化瘀止痛。

方药:少腹逐瘀汤加减。

肉桂、小茴香、干姜、当归、川芎、赤芍、蒲黄、五灵脂、没药、延胡索。

【其他疗法】

(一)西医治疗

1.消除恐惧情绪,注意饮食温凉。

2.对症治疗,可用去痛片、芬必得片,适用于3～4天痛未缓者。

3.使用前列腺素拮抗剂,可用消炎痛口服,也可用消炎痛栓剂纳入肛门,适用于疼痛剧烈者。

4.清除宫腔残留物,如有胎盘、胎膜残留,应于常规消毒下行清宫术,术后予抗感染治疗。

（二）中医疗法

1. 中成药

（1）益母草冲剂：每次 1～2 包，每日 2 次。治血瘀腹痛。

（2）艾附暖宫丸：每次 6 g，每日 2 次。治寒凝腹痛。

（3）桂枝茯苓丸：每次 6 g，每日 2 次。治寒凝腹痛。

（4）复方生化汤：每次 20～25 mL，每日 2 次。治血虚、血瘀腹痛。

（5）云南白药胶囊：每次 2～3 粒，每日 2 次。治血瘀腹痛。

2. 针灸疗法

（1）针刺取中极、三阴交、关元、足三里穴。用强刺激抑制手法，痛剧者留针 1～2 小时，也可留针 24 小时，每日 1 次。

（2）艾条灸：取关元穴。方法：用艾条温和灸，每次 5～10 分钟，每日 1～2 次。

（3）隔盐灸：取神阙穴。方法：取研细的食盐适量，均匀地平铺于脐中，将绿豆大的艾柱置于盐层的中央点燃施灸，每灸 3～7 壮，一般用 3 壮。

【预防与调护】

（一）预防

1. 孕期应加强营养，纠正贫血。饮食有节，防止伤食腹痛发生。血虚者以甘温养血为主，血瘀者饮食宜清淡、易消化，忌食辛辣生冷寒凉之品。

2. 忌恼怒，保持心情舒畅，以利气血畅行。注意保暖，勿受寒凉。

3. 注意观察恶露排出的量、色、质及腹痛情况，及早发现胎膜残留等病变。

4. 要提高助产人员技术水平，防止分娩过程中的损伤。

（二）调护

1. 给予精神安慰，消除恐惧心理。

2. 可用热水袋等热敷（因热而致腹痛者忌用）。

3. 可给产妇红糖、生姜水趁热服。

4. 腹痛恶露不畅者，可轻柔按摩下腹部。

5. 保持会阴清洁，预防产褥感染，一旦有感染，应及时抗菌治疗。

【临证经验探讨】 产后腹痛又称"儿枕痛"，西医称之为产后痛。产后腹痛需结合手术史、临床表现及相应的西医检查以区别产褥感染等原因引起的腹痛。

《金匮要略·妇人产后病脉证治》："产后腹痛，烦满不得卧，枳实芍药散主之。"又曰："产妇腹痛，法当以枳实芍药散，假令不愈者，此为腹中有干血著脐下，宜下瘀血汤主之。亦主经水不利。"《医宗金鉴·妇科心法要诀》："产后腹痛，若因去血过多而痛者，为血虚痛；若因恶露去少及瘀血壅滞而痛者,为有瘀痛;若因伤食而痛者,必恶食胀闷;若因风寒乘虚入于胞中而作痛者,必见冷痛形状。"《景岳全书·妇人规》:"产后腹痛,最当辨察虚实。血有留瘀而痛者,实痛也;无血而痛者,虚痛也。大都痛而且胀,或上冲胸胁,或拒按而手不可近者,皆实痛也,宜行之散之;若无胀满或喜揉按或喜热熨,或得食稍缓者,皆属虚痛。"根据腹痛的性质及恶露的量、色、质、气味等,产后腹痛可分为血虚与血瘀两型。治疗原则是实则通之,虚则养之,稍加止痛。血虚者补血益气,缓急止痛;血瘀者活血化瘀,通络止痛。产后腹痛常虚实兼夹,多虚多瘀,且在虚证中亦常夹寒,俗语云"产后一块冰",所以不仅要虚实兼顾,而且还要照顾到脾胃,以利产后恢复。同时消除恐惧与精神紧张,注意保暖,切忌饮冷受寒。产后腹痛为产后常见病,经积极治疗后大多能痊愈。若失治、误治,瘀血日久而成瘀热;或瘀血不去,新血不生,血不归经,致产后恶露淋沥不尽,应引起重视。

医案

陆某,女,30岁,职工,已婚。

初诊:2017年3月15日。

主诉:足月顺产1个月余,腹痛5天。

病史:1个月余前,经阴道分娩一女活婴,产程顺利,无阴道、宫颈撕裂伤,会阴1度裂伤,5天前出现阵发性下腹部隐隐作痛,渐为较长时间疼痛,偶或攻窜样痛,牵引胃部胀痛。近2天,每日发作2~3次,每次疼痛长达3小时,按之或热敷则痛减,有时夜里可在睡眠中痛醒,自觉腹中有肠鸣作响。现阴道少量血性恶露,头痛眩晕,倦怠乏力,言语无力,食纳不佳。

查体:腹部平软,舌质淡红、苔薄白,脉沉缓。

辅助检查:①血常规未见异常。②超声检查示子宫附件未见异常。

中医诊断:产后腹痛。

西医诊断:产后宫缩痛。

中医辨证:产后血虚,胞脉挛急。

治法:健脾养血,缓急止痛。

处方:黄芪20 g,党参12 g,当归12 g,川芎9 g,白芍15 g,茯苓12 g,白术9 g,鸡血藤15 g,炒芥穗6 g,醋延胡索15 g,桂枝15 g,炙甘草9 g。共5剂,水煎服。每日1剂。

二诊:2017年3月23日。

患者服用上药后,下腹痛大减,每日痛1~2次,每次疼痛2~3分钟左右,眩晕胃胀减轻,食纳增加,偶有头痛,舌脉同前。原方加白芷6 g,藁本6 g。共5剂,水煎服。每日1剂。

三诊:2017 年 3 月 30 日。

患者服完上药后诸症悉除,偶有乏力,遂予以补中益气丸调后。

第五节 产后恶露不绝

产后血性恶露持续 10 天以上,仍淋沥不尽者,称为"产后恶露不绝",又称"产后恶露不尽""产后恶露不止"。

本病始见于《金匮要略·妇人产后病脉证并治》。《诸病源候论·产后崩中恶露不尽候》明确了本病的病因病机为"风冷搏于血""虚损""内有瘀血"所致,对瘀血治疗提出"不可断之,断之终不断"的观点。《医宗金鉴·妇科心法要诀》提出根据恶露的色、质、气味辨虚实的原则。《傅青主女科·产后编》加减生化汤为治。《医学心悟·恶露不绝》:"产后恶露不绝,大抵因产时,劳伤经脉所致也。其症,若肝气不和,不能藏血者,宜用逍遥散。若脾气虚弱,不能统血者,宜用归脾汤。若气血两虚,经络亏损者,宜用八珍汤。若瘀血停积,阻碍新血,不得归经者,其症腹痛拒按,宜用归芎汤,送下失笑丸,先去其瘀而后补其新,则血归经矣。"

西医学因产后子宫复旧不全、胎盘胎膜残留、子宫内膜炎所致晚期产后出血及中期妊娠引产、人工流产、药物流产后表现为恶露不尽者,均可参照本病辨证治疗。

【病因病机】 恶露出于胞中,乃血所化,而血源于脏腑,注于冲任。本病发病机制主要为胞宫藏泻失度,冲任不固,气血运行失常。

1.气虚 素体气虚,正气不足,复因产时气随血耗,或产后操劳过早,劳倦伤脾,中气不足,冲任不固,血失统摄,以致恶露日久不止。

2.血热 素体阴虚,因产后亡血伤津,营阴更亏,阴虚则内热;或产后感受热邪;或因情志不遂,肝郁化热,热扰冲任,迫血妄行,而致恶露不绝。

3.血瘀 产后胞宫胞脉空虚,寒邪乘虚而入,血为寒凝,结而成瘀;或七情内伤,气滞而血瘀,瘀阻冲任,血不归经,以致恶露淋沥不尽。

4.湿热 产后胞宫胞脉空虚,湿热之邪与瘀血相结蕴阻胞脉,扰乱气机,恶露泄而不畅,日久不止,而致恶露不绝。

【诊断要点】

1.病史 体质素弱;或产时感邪、操作不洁;或有产程过长、胎盘胎膜残留、产后子宫复旧不良等病史。

2.临床表现 产后血性恶露逾 10 天仍淋沥不止,或有恶臭味,可伴神疲懒言,气短乏力,小腹空坠,或伴小腹疼痛拒按。出血多时可合并贫血,严重者可致昏厥。

3.检查

(1)妇科检查:子宫复旧不良者,子宫较同期正常产褥子宫大而软,或伴压痛;胎盘残留者,有时可见胎盘组织堵塞于子宫颈口处。

(2)辅助检查:血象呈贫血或有炎性改变;超声检查或可发现宫腔内有残留物。

【辨证论治】

(一)辨证要点

辨证应以恶露的量、色、质、气味等,并结合全身症状辨别寒热、虚实。如恶露量多,色淡,质稀,无臭气者,多为气虚;色红或紫,黏稠而臭秽者,多为血热;色暗有块,小腹疼痛者,多为血瘀。

(二)治疗原则

治疗应遵循虚者补之,瘀者攻之,热者清之的原则分别施治,并随证选加相应止血药以达标本同治。

(三)分型论治

1.气虚证

临床表现:产后恶露过期不止,量多,色淡红,质稀,无臭味;面色㿠白,精神倦怠,四肢无力,气短懒言,小腹空坠;舌淡,苔薄白,脉缓弱。

病机:冲任不固,血失气化。

治法:益气摄血固冲。

方药:补中益气汤加阿胶、艾叶、乌贼骨。

人参、甘草、黄芪、当归、白术、陈皮、升麻、柴胡。

随症加减:若症见恶露过期不止,腰膝酸软,头晕耳鸣者,此乃肝肾不足,酌加菟丝子、金樱子、续断、巴戟天等补肝肾,固冲任。

2.血热证

临床表现:产后恶露过期不止,量较多,色鲜红,质黏稠;口燥咽干,面色潮红;舌红苔少,脉细数无力。

病机:虚热内生,气郁化热。

治法:养阴清热,凉血止血。

方药:保阴煎加煅牡蛎、地榆。

生地黄、熟地黄、白芍、黄芩、黄柏、山药、续断、甘草。

随症加减:若兼乳房、少腹胀痛,心烦易怒,恶露夹血块,口苦咽干,脉弦数者,此属肝郁血热之证,治宜疏肝解郁,清热止血,方用丹栀逍遥散加生地黄、旱莲草、茜草清热凉血止血。

3. 血瘀证

临床表现:产后恶露过期不止,淋沥量少,或突然量多,色暗有块,或伴小腹疼痛拒按,块下痛减;舌紫暗,或有瘀点,苔薄,脉弦涩。

病机:瘀血阻滞,瘀血内阻。

治法:活血化瘀,理血归经。

方药:生化汤加益母草、茜草、三七、蒲黄。

当归、炙甘草、川芎、桃仁、炮姜。

随症加减:若兼口干咽燥,舌红,脉弦数者,酌加地榆、黄柏以清热止血;若气虚明显,伴小腹空坠者,加党参、黄芪补气摄血;若瘀久化热,恶露臭秽,兼口干咽燥,加紫草、马齿苋、蒲公英清热化瘀;若为胞衣残留者,视具体情况,可行清宫术,并配合中西药物治疗。

4. 湿热蕴结证

临床表现:恶露泄而不畅,日久不止,量或多或少,色暗红,质稠夹黏液,气秽臭,小腹及腰骶胀痛、拒按,身困体倦,口腻纳呆,舌质红,苔黄腻,脉濡数。

病机:瘀热蕴阻胞脉,扰乱气机。

治法:清热化湿,行气化瘀。

方药:清经散(《傅青主女科》)去熟地黄加红藤、败酱草、金银花炭、连翘、生薏苡仁。

牡丹皮、地骨皮、白芍、青蒿、黄柏、茯苓。

随症加减:若恶露量多加蒲黄炭、益母草化瘀止血;口腻纳呆,身体困倦较甚者,加白蔻、佩兰、茵陈芳化湿热。

【其他疗法】

(一)西医治疗

1. 对产后阴道出血量少,检查未发现明显异常者,可应用子宫收缩剂治疗。对出血时间较长者,应予抗生素预防感染。

2. 对子宫复旧不全或疑有胎盘胎膜残留,或出血较多者,应行刮宫术,术前后应用宫缩剂及抗生素治疗,刮出组织应全部送病理检查。

3. 对明确诊断的子宫肌瘤、妇科恶性肿瘤、凝血功能障碍性疾病的患者,应按具体情况给予相应的处理。

(二)中医疗法

1. 中成药

(1)补中益气丸:每次8粒,每日2次。治气虚型恶露不绝。

(2)云南白药胶囊:每次2粒,每日2~3次。治瘀血阻滞型恶露不绝。

(3)益母草膏:每次服20 mL,每日3次。治血瘀型恶露不绝。

2. 外治法　热敷疗法:取吴茱萸适量,将其炒热,布包熨敷小腹部,每日2~3次,治热瘀型产后恶露不净。

3. 针灸疗法　①气虚型产后恶露不绝取关元、足三里、三阴交穴,针刺行补法,并灸。②血热型产后恶露不绝取气海、中极、血海、中都、阴谷穴,针刺补泻兼施。③瘀阻型产后恶露不绝取中极、石门、地机穴,针刺行泻法,并可施灸。

【预防调护】

1. 剖宫产时应合理选择切口,避免子宫下段横切口两侧角部撕裂,合理缝合。

2. 产后出血可追溯到第3产程和产后2小时,阴道流血较多或怀疑胎盘胎膜残留者,应仔细检查胎盘、胎膜。若有残缺,应及时取出;不能排出胎盘残留时,应探查宫腔。

3. 卧床休息,采用半卧位以利恶露排泄,保持外阴清洁卫生。

4. 积极安慰患者,消除紧张焦虑情绪,避免不良情志刺激。

5. 产褥期禁止性生活与盆浴。

6. 坚持母乳喂养,以利子宫恢复。

7. 饮食宜清淡且富有营养,忌辛辣、煎炸及寒凉生冷之物。

【临证经验探讨】　产后自阴道不断有瘀血浊液流出,称为恶露,正常情况下除有血腥味外,无特殊气味。妇人在正常分娩后,即有恶露排出。恶露先为暗红色的血液,称为血性恶露,一般持续3~4天,以后逐渐由深变浅,其量也由多变少,一般在1周内血性恶露消失,逐渐转为浆液性恶露,3周内浆液性恶露断绝。如果产后血性恶露持续10天以上,仍淋沥不尽者称产后恶露不绝。恶露迁延日久淋沥不尽,必伤血耗液,损伤正气,致令气血亏虚,而气虚则无力摄血,更易出血,如此恶性循环则病难自愈。此外,出血时间过长,也易招致邪毒逆犯胞宫,与瘀浊相结,邪正交争,湿热胶结而变生他证,应引起重视。

冲为血海,任主胞胎,恶露为血所化,而血源于脏腑,注于冲任。气为血帅,气行则血行,气调血畅,胞宫功能正常则恶露应期而尽。其病因病机为产妇分娩之时,失血耗气或产后操劳过早,劳倦伤脾,中气受损,统摄失职,冲任不固,以致恶露持续不尽;产时亡血伤津,产后阴血愈亏,虚火内炽,迫血妄行,导致恶露淋沥不净;产后胞脉空虚,湿热之邪乘虚内袭,与瘀血浊液互结,瘀热蕴阻胞脉,扰乱气机,致使恶露泄而不畅,日久不止。本病辨证当依据恶露的量、色、质、气味辨其寒热虚实。恶露量多色淡,质清稀,小腹空坠者多属气虚;恶露时多时少,色紫暗夹块,小腹疼痛拒按者多属血瘀;恶露量少色红,质稠,有气味者,多为虚热;恶露或多或少,排泄不畅,色暗红,质稠夹黏液,气秽臭,腹痛拒按者,多为湿热蕴结。其治则当虚则补之,热则清之,瘀则消之,重在除病因,调理机体功能。临床常见气虚型、虚热型、血瘀型,亦可见湿热蕴结型。

由于产后多瘀多虚的病理特点,本病的治疗应着重补虚和祛瘀。因产后营血亏耗,元气大伤,冲任亏损,肾气不固,气虚无力摄血,肾虚冲任不固而致病,是以补虚以益气固肾为主。气能摄血,气能生血,此"阳生阴长"之义也,又冲任系于肾,补肾则能调养冲任,以司封藏之职,则恶露自止。但补虚不宜太过,防止留瘀,祛瘀勿攻破太过,以防动血耗血,以补虚不留瘀,祛瘀不伤正为度。临证之时补气药常用党参、黄芪,若气虚下陷者,可稍佐升麻以益气升提,补肾多用狗脊、杜仲、续断、桑寄生、菟丝子、补骨脂等,祛瘀多用益母草、赤芍、牡丹皮、蒲黄、桃仁,并适当配合香附、乌药、木香等气分药,取气行则血行之义。

其次,临证用收涩止血药时,多与活血化瘀之法配合应用,一收一化,动静结合,相辅相成,则止血不留瘀。常用止血药:贯众炭、地榆炭、荆芥炭、棕榈炭、白及、蒲黄炭、三七等。产后抵抗力低下,容易继发感染,湿热内蕴胞宫而形成子宫内膜炎,以致恶露持续不止。临证之时应据证辨治,但应固护产后多虚之体质特点,选用清热解毒药时多用药性平和之品,如忍冬藤、红藤、金银花、连翘、蒲公英等,且中病即止,以免邪去正伤,影响疗效。

分娩或人工流产后阴道出血量较多,或淋沥不止,病因复杂,病情轻重不一,临床诊疗中应结合现代诊疗技术,衷中参西,明确诊断,及时治疗,以免延误病情。若发现有胎盘胎膜残留,有活动性出血者,应尽快清宫。对于久治不愈者,需警惕变生他病。临证中,根据产后恶露不绝的中医理法方药治疗引产后、人工流产后、药物流产后的阴道异常出血,亦可取得很好的疗效。本病若及时治疗,大多可愈。若出血日久可导致贫血,如有胎盘胎膜残留,可继发感染,严重者可因出血过多而昏厥,应积极抢救。对于产后出血淋漓不止,达2~3个月者,应高度警惕滋养细胞疾病,宜做相关检查。

医案

李某,女,28岁,已婚,农民。

初诊:2019年3月19日。

主诉:剖宫产术后,阴道出血50天。

病史:50天前因巨大儿,行剖宫产术,手术顺利,腹部伤口愈合良好。产后阴道流血一直淋漓不净至今,曾在某医院做彩超示子宫下段瘢痕处少量积液,考虑子宫收缩不良,给予缩宫素、抗炎等治疗,效果不佳,现阴道少量出血,色淡,身疲乏力,头晕眼花,纳少便溏,乳汁甚少,小腹隐痛,腰酸膝软。

查体:舌淡胖、苔薄白,脉沉细无力。

妇科检查:阴道内有少量淡血水,宫颈光滑,子宫前位,稍大质软,无压痛,双侧附件未见明显异常。

辅助检查:①血常规示血红蛋白 90 g/L。②超声检查示宫腔内下端切口处少量积液,余未见异常。

中医诊断:恶露不绝。

西医诊断:产后宫缩乏力。

中医辨证:脾肾气虚,冲任不固。

治法:益气补肾,固冲止血。

处方:黄芪30 g,党参15 g,山药15 g,炒白术15 g,煅龙骨^(先煎)20 g,三七粉6 g^(冲服),川断15 g,杜仲15 g,仙鹤草15 g,乌贼骨20 g,炮姜10 g,山楂炭12 g,益母草15 g。

7 剂,水煎服。每日 1 剂。并给予硫酸亚铁片及维生素 C 片,每次 1 片,每日 3 次。

二诊:2019 年 3 月 27 日。

服药后流血减少,偶现淡血水,精神饮食及其余症状均有改善。上方续服 1 周。

三诊:2019 年 4 月 5 日。

阴道流血已干净 5 天,临床症状明显好转。给予归脾丸巩固服用 2 个月。

第六节　产后身痛

产妇在产褥期内,出现肢体、关节酸痛、麻木、重着者,称为“产后身痛”,亦称“产后关节痛”“产后遍身疼痛”“产后痹证”“产后痛风”,俗称“产后风”。

本病始见于《诸病源候论·妇人产后病诸候》:“产则伤动血气,劳损脏腑,其后未平复,起早劳动,气虚而风邪乘虚伤之,致发病者,故曰中风。若风邪冷气,初客皮肤经络,疼痹不仁,若乏少气。”《医宗金鉴·妇科心法要诀》概括本病病因主要有血虚、外感与血瘀。《沈氏女科辑要笺正》根据产后多虚多瘀的特点进一步指出本病的治疗当以“养血为主,稍参宣络,不可峻投风药”。叶天士女科有趁痛散、如神汤治疗产后身痛病:“产后遍身疼痛,因气血走动,升降失常,留滞于肢节间,筋脉引急,或手足拘挛不能屈伸,故遍身肢节走痛,宜趁痛散。若瘀血不尽,流于遍身,则肢节疼痛。"

趁痛散:当归、白术、牛膝、黄芪、生姜、肉桂、薤白、独活、桑寄生。

如神汤:当归、延胡索、桂心。

西医学产褥期因风湿、类风湿引起的关节痛、产后坐骨神经痛、多发性肌炎等病可参照本病辨证治疗。

【病因病机】 产后百脉空虚,气血不足为其发病的重要内在因素,风、寒、湿之邪乘虚而入,为其外在因素。主要病机为产后气血虚弱,风、寒、湿之邪乘虚而入,经脉痹阻,不通则痛;或经脉失养,不荣则痛。

1.血虚 素体血虚,或产时、产后失血过多,阴血愈虚,四肢百骸、筋脉关节失之濡养,而致肢体酸楚、麻木、疼痛。

2.血瘀 产伤血瘀,或产后恶露去少,余血未净,瘀血留滞经络、筋骨之间,气血运行受阻,以致产后身痛。

3.外感 产后百节空虚,卫表不固,起居不慎,风、寒、湿邪乘虚而入,客于经络、关节、肌肉,凝滞气血,经脉痹阻,瘀滞作痛。

4.肾虚 素体肾虚,复因产伤动肾气,耗伤精血,胞脉失养,则腰腿疼痛。

【诊断要点】

1.病史 产时、产后血去过多,或产褥期汗出过多,或当风感寒,或居处环境潮湿阴冷,或有痹证史。

2.临床表现 产褥期间出现肢体关节酸楚、疼痛、麻木、重着,甚至活动不利,关节肿胀;或痛处游走不定,或关节刺痛,或腰腿疼痛。可伴面色不华,神疲乏力,或恶露量少色暗,小腹疼痛拒按,恶风怕凉等。

3.检查

(1)体格检查:关节活动度减低,或关节肿胀,病久不愈者可见肌肉萎缩、关节变形。

(2)辅助检查:血常规、血钙、红细胞沉降率、抗"O"、类风湿因子等检查。

【辨证论治】

(一)辨证要点

本病辨证首以疼痛的部位、性质为主要依据,结合兼症与舌脉。肢体酸痛、麻木者,多属虚证;疼痛游走不定者,为风;冷痛而得热痛减者,为寒;肿痛灼热者,为热;重着而痛者,多湿;若疼痛较重,痛有定处,麻木,发硬,重着,屈伸不利,属血瘀;若产后腰酸,足跟疼痛,伴头晕耳鸣,属肾虚。本病的特点,以虚证多见,虽挟外感,但宜扶正祛邪,养血为主,适当佐以祛风散寒或除湿通络之品,切不可重伤其阴。

（二）治疗原则

本病以内伤气血为主,而兼风、寒、湿、瘀,临床表现往往本虚标实,治疗当以养血益气补肾为主,兼活血通络,祛风止痛。养血之中,应佐以理气通络之品以标本同治;祛邪之时,当配养血补虚之药以助祛邪而不伤正。本病与一般痹证不同,因产后气血俱虚,虽夹外感,也应以调理气血为主。

（三）分型论治

1. 血虚证

临床表现:产褥期遍身关节酸痛,肢体酸楚、麻木,面色萎黄,头晕目眩,心慌气短,失眠多梦,神疲乏力,舌质淡红,苔薄白,脉细弱。

病机:失血过多,百骸空虚,经脉失养。

治法:补血益气,通络止痛。

方药:黄芪桂枝五物汤(《金匮要略》)加秦艽、当归、丹参、鸡血藤。

黄芪、桂枝、白芍、生姜、大枣。

方中黄芪益气固表,补益卫气,为君药。桂枝温通血脉,白芍养血补血,共为臣药。生姜温阳散寒;大枣益气补中,化生气血,并调和诸药;秦艽祛风湿,舒筋络;当归、丹参养血活血;鸡血藤补血,活血,通络,共为佐使药。全方共奏益气和营,温经通痹之功。

随症加减:若关节疼痛较重兼有外邪者,加威灵仙、羌活、独活以疏风活络止痛;若上肢疼痛为主,加桑枝宣络止痛;下肢疼痛加怀牛膝补肝肾、强筋骨,引药下行。

2. 血瘀证

临床表现:产后遍身疼痛,或关节刺痛,屈伸不利,按之痛甚;恶露量少色暗,或小腹疼痛拒按;舌紫暗,苔薄白,脉弦涩。

病机:产后多瘀,瘀血稽留,脉络不畅。

治法:养血活络,行瘀止痛。

方药:身痛逐瘀汤(《医林改错》)加毛冬青、忍冬藤、益母草、木瓜。

川芎、当归、五灵脂、桃仁、甘草、香附、牛膝、地龙、秦艽、红花、羌活、没药。

方中当归、川芎养血和血为君。桃仁、红花、五灵脂、没药活血逐瘀为臣。香附行气,使气行则血行;秦艽、羌活、地龙祛风胜湿,通络止痛;牛膝强筋壮骨;毛冬青、忍冬藤、益母草、木瓜活血通络,共为佐。甘草调和诸药为使。全方共奏养血活血,化瘀祛湿之功。

随症加减:若痛处不温,加姜黄、桂枝以温经散寒止痛;若小腹疼痛拒按者,加炮姜、益母草以温经通络,化瘀止痛。

3.外感证

临床表现:产后遍身疼痛,项背不舒,关节不利,或痛处游走不定,或冷痛剧烈,恶风畏寒,或关节肿胀、重着,或肢体麻木;或足不任地,得热则舒,恶风怕冷,纳谷不香;舌淡,苔薄白,脉浮紧。

病机:产后血虚,外邪侵袭,经脉不利。

治法:养血祛风,散寒除湿。

方药:独活寄生汤(《千金要方》)加减。

独活、桑寄生、茯苓、当归、干地黄、川芎、防风、细辛、秦艽、杜仲、怀牛膝、人参、白芍、甘草、肉桂。

方中独活辛苦微温,善祛下焦与筋骨间之风寒湿邪;桑寄生补肝肾,强筋骨,祛风湿,止痹痛,合为君药。细辛、肉桂辛温散寒,温经止痛,防风、秦艽祛风胜湿,舒利关节;杜仲、怀牛膝补肝肾,强筋骨,共为臣药。当归、白芍、干地黄、川芎养血活血;人参、茯苓、甘草补气健脾,扶助正气,均为佐药。甘草调和诸药,又为使药。综合全方,祛邪扶正,标本兼顾。

随症加减:若关节疼痛恶风,游走不定者,加羌活祛风通络;若关节重着麻木明显者,酌加苍术、木瓜以除湿;若关节疼痛,活动不利者,加青风藤、伸筋草、络石藤以宣络止痛。

4.肾虚证

临床表现:产后腰膝、足跟疼痛,艰于俯仰,双下肢软弱无力,头晕目眩,耳鸣如潮,按之可缓,夜尿多;舌淡暗,苔薄,脉沉细弦。

病机:产伤肾气,耗伤精血,经脉失养。

治法:补肾填精,壮骨祛风。

方药:养荣壮肾汤(《叶氏女科证治》)加熟地黄、秦艽、山茱萸。

当归、杜仲、续断、川芎、防风、独活、肉桂、桑寄生、生姜。

方中杜仲、续断、桑寄生补肾强腰,壮筋骨,共为君药。防风、独活祛风湿而止痛;山茱萸、熟地黄补益肝肾,为臣药。秦艽祛风湿,舒筋络;肉桂、生姜温经散寒;当归、川芎养血活血止痛,是为佐药。全方可收补肾填精,强腰壮骨、祛风止痛之效。

【其他疗法】

(一)西医治疗

1.加强产褥期保健,多食容易消化且富含蛋白质、维生素及钙、磷的食物,不可偏食。

2.产后注意休息,避免劳累,温暖适度,慎避风寒潮湿。

3.对症治疗,可服芬必得、双氯芬酸钠肠溶片等药止痛。

（二）中医疗法

1. 中成药

（1）益母草冲剂：每次1~2包，每日2次。适用于血瘀者。

（2）金鸡虎补丸：每次6 g，每日2次。适用于气虚血亏，肾精不足者。

（3）安络解痛片：每次3~5片，每日3次。适用于血滞经脉者。

（4）黄芪注射液：每次4 mL，每日2次，肌内注射。适用于气血虚损，产后身痛者。

（5）人参再造丸：每次3 g，每日2次。能益气补血，舒筋活络，调治产后身痛。

2. 外治法

（1）热敷法：透骨草30 g，虎杖15 g，威灵仙15 g，千年健15 g，豨莶草15 g，刘寄奴15 g，苏木15 g，寻骨风20 g。上药煎沸，用热毛巾浸透药汁，趁热敷于关节肌肉疼痛处（慎防烫伤），每次敷20~30分钟，每日1~2次。

（2）外敷法：三棱12 g，莪术12 g，威灵仙12 g，防风12 g，木瓜20 g，杜仲10 g，独活10 g，冰片3 g，研细末，调拌凡士林，外敷贴痛处。治产后腰痛。

（3）洗浴法：老茅草叶、石菖蒲、陈艾叶各适量，水煎外洗。治产后身痛。

（4）敷贴法：麝香镇痛膏。

3. 针灸疗法　肾虚证取脾俞、膈俞、阴陵泉、足三里等穴；血瘀证取膈俞、血海、气海等穴；外感风寒取风池、曲池、膈俞、阴陵泉等穴。

【预防调护】

（一）预防

1. 注意产妇的起居调摄和保健锻炼。

2. 防止感受风寒与四肢躯体肌肉关节的过度疲劳、劳损。

3. 针对产妇的体质，做必要的营养调补。

4. 产后身痛与气虚血滞密切相关，故产后应加强调养，使耗损的气血早日复原，同时还应使恶露早尽，气血运行通畅，以免发生产后身痛。

（二）调护

1. 治疗之中，应注意保暖，避免外邪入侵或使病情加重而难以痊愈。

2. 治疗时养血之中，应掺入理气通络之品以标本同治。

3. 活血祛瘀，又宜与养血药同用，勿破血以伤正。祛邪之时，当配补虚之药以助祛邪之效，且据感邪之偏胜不同而分别加入祛风、散寒、除湿之品，但不宜选用辛热性燥的药物，恐重伤阴液。

4. 若体虚病久，应多与补益肝肾药共方以增加药效。

【临证经验探讨】　产后身痛的主要原因是气血虚弱，筋脉失养，不荣则痛，但其痛不剧，治疗以补气养血为主。产后身痛与痹证相似，但病在产后，与产褥期密切相关;也有因产后发热余邪未净,后遗而来。故本病与痹证同中有异,症状延续至产褥期以后,当属痹证论治。本病病因各异,但总因产后失血过多,气血虚弱不能濡养经脉为其根本,故治疗应以养血为主,纵有外感也不可峻投风药,只宜稍佐宣络之品,临证大多以补益气血、兼祛外邪进行调治。临证中常用《金匮要略》黄芪桂枝五物汤治疗本病。养血之品多甘腻,兼脾虚失运者,方中尚需加鸡血藤、当归等养血活血、舒筋和络之品,以助气血流动,并碍脾腻膈。不可误认气血亏虚之骨节酸痛、肌肤麻木为风寒侵袭所致,而妄投祛风散寒之品。"治风先治血,血行风自灭",只有益气养血、活血和络方为得当。因产伤肾,精血不足,外府失于濡养,腰背酸痛者,巴戟天、骨碎补为良品,可益肾壮阳,祛风除湿。精血已伤,肾性恶燥,附子、干姜等大辛大热之品有耗精灼液之弊,不可轻投,若需用之,用量宜小。临证时,祛风、寒、湿、瘀诸邪,"勿拘于产后",但又要"勿忘于产后"。顾护气血,扶正祛邪,使气血流通,筋脉得养,则身痛自愈。此外,临证常见产后情怀不畅,肝郁不舒,气机壅滞,以致外则营卫气血失和,内则阴阳失调。气血失和而骨节酸痛,阴阳失调而寒差寒热者,治之既不可祛风燥湿,又不宜温肾助阳,当以丹栀逍遥散合桂枝汤调之,并辅以心理疏导和暗示。正如《理瀹骈文》所云:"情欲之感,非药能愈;七情之病,当以情治。"食疗亦非常重要,应嘱产妇多服红枣、桂圆、黄芪、当归、生姜、羊肉等以助药力。本病若及时治疗,预后良好。如果失治、误治,日久不愈,正气愈虚,经脉气血瘀阻愈甚,转虚实夹杂之证,可致关节肿胀不消,屈伸不利,僵硬变形,甚则肌肉萎缩,筋脉拘急,而成痿痹残疾。

医案

许某,女,33岁,已婚,工人。

初诊:2016年9月14日。

主诉:产后40天,腰背关节疼痛半月。

病史:患者40天前足月顺产一女婴,产时出血量多约800 mL,产后恶露20天结束,半月前,因天气炎热,穿衣盖被较薄。后感腰背酸痛,手足关节疼痛,遇冷加重,休息后无明显减轻,未治疗,现乳汁不足,身痛症状如前,微恶风寒,面色无华,神疲乏力,纳谷不香,大便不实,白带量多,色白清稀,无异味。

查体:舌淡胖,边有齿痕,苔薄白,脉细缓。

辅助检查:①风湿三项示未见明显异常。②血常规示血红蛋白80 g/L。

中医诊断:产后身痛。

西医诊断:产后身痛。

中医辨证:气血虚弱,风寒外袭,经脉挛急。

治法:补益气血,调和营卫,通络止痛。

处方:炙黄芪 20 g,桂枝 15 g,白芍 15 g,烫狗脊 15 g,桑寄生 15 g,鸡血藤 20 g,羌活 6 g,独活 6 g,当归 15 g,川芎 12 g,补骨脂 15 g,砂仁^(后下)6 g,阿胶^(烊化)10 g,生姜 3 片,大枣 5 枚,炙甘草 6 g。7 剂,水煎。每日 1 剂。嘱其注意保暖,少食生冷。

二诊:2016 年 9 月 23 日。

服药后身痛恶寒症状渐感减轻,精神饮食尚可,大便正常。上方去补骨脂、砂仁,续服 7 剂。

三诊:2016 年 10 月 2 日。

服药后身痛及其他症状改善明显。上方去羌活、独活,续服 10 天巩固疗效。

1 个月后随访,不适症状悉除。

第七节　产后自汗、盗汗

产妇于产后涔涔汗出,持续不止,动则益甚者,称为"产后自汗";若寐中汗出湿衣,醒来自止者,为"产后盗汗",统称为产后汗证。

《金匮要略·妇人产后病脉证并治》已有"新产血虚,多汗出,喜中风,故令病痓"的论述,并把多汗视为产后三病的病因病机之一。《诸病源候论·妇人产后诸病候》:"夫汗由阴气虚,而阳气加之,里虚表实,阳气独发于外,故汗出也。血为阴,产则伤血,是为阴气虚也。气为阳,其气实者,阳加于阴,故令汗出。而阴气虚弱不复者,则汗出不止也。凡产后皆血虚故多汗,因之遇风则变为痓,纵不成痓,则虚乏短气,身体柴瘦,唇口干燥,久变经水断绝,津液竭故也。"首立"产后汗出不止候",指出其发病主要为产时伤血致"阴气虚而阳气加之,里虚表实,阳气独发于外"。《医宗金鉴·妇科心法要诀》:"产后血去过多则阴虚,阴虚则阳盛。若微微自汗,是营卫调和,故虽汗无妨。若周身无汗,独头汗出者,乃阴虚阳气上越之象也。若头身俱大汗不止,则恐有亡阳之虑也。"亦论述了产后汗出乃阴虚所致,并指出头身俱大汗不止乃亡阳之征象。《经效产宝·产后汗不止方论》以玉屏风散加味治疗,为后世奠定了治疗产后汗证的方药基础。《校注妇人良方·产后门》明确提出"产后自汗、盗汗"病名。《傅青主女科》:"产后睡中汗出,醒来即止,犹盗瞰人睡,而谓之盗汗,非汗自至之比。杂症论云,自汗阳亏,盗汗阴虚,然当归六黄汤又非产后盗汗方也,惟兼气血而调治之,乃为得耳。"用当归六黄汤治疗盗汗证,至今仍为临床广泛应用。有些产妇在新产后汗出较平时多,尤以进食、活动后或睡眠时为著,此因产后气血骤虚,腠理不密所致,可在数天后营卫自调而缓解,不作病论。

【病因病机】 气虚、阴虚为本病主因。多由素体虚弱,产后耗气伤血,气虚腠理不密;或阴血骤虚,阳气外越,迫津外泄而致。

1.气虚 素体虚弱,复因产时伤气耗血,气虚益甚,卫阳不固,腠理不实,阳不敛阴,阴津外泄,乃致自汗不止。

2.阴虚 营阴素亏,加之因产失血伤津,阴血益虚,阴虚内热,寐时阳乘阴分,迫津外泄,致令盗汗。醒后阳气卫外,充腠理,实皮毛而汗自止。亦有因气随血伤,醒后卫阳仍不固而自汗不止者。

【诊断要点】

1.病史 注意询问患者平素体质情况,有无结核、贫血等慢性病史。

2.临床表现 产后出汗量过多或持续时间长。产后自汗者,白昼汗多,动则益甚;产后盗汗者,寐中汗出,醒后自止。

3.检查 产后盗汗疑有肺结核者,应进行肺部 X 线检查。

【辨证论治】

(一)辨证要点

本病以产后出汗量多和持续时间长为特点。根据出汗发生时间之不同分自汗和盗汗。白昼汗多,动则尤甚为气虚自汗;寐中出汗,醒后即止为阴虚盗汗。

(二)治疗原则

治疗产后自汗、盗汗,气虚者,治以益气固表,和营止汗;阴虚者,治以益气养阴,生津敛汗。

(三)分型论治

1.气虚证

临床表现:产后汗出过多,不能自止,动则加剧;时有恶风身冷,气短懒言,面色㿠白,倦怠乏力;舌质淡,苔薄白,脉细弱。

病机:气随血耗,腠理不密,卫阳不固。

治法:益气固表,和营止汗。

方药:黄芪汤(《济阴纲目》)加减。

黄芪、白术、防风、熟地黄、煅牡蛎、茯苓、麦冬、大枣、甘草。

方中黄芪益气固表为君;白术、茯苓、甘草健脾补气为臣;熟地黄、麦冬、大枣养血滋阴,煅牡蛎固涩敛汗,防风走表,助黄芪、白术以益气御风,共为佐药。全方共奏补气固表止汗之效。

随症加减:若汗出过多,可加浮小麦、麻黄根、五味子固涩敛汗;若头晕心悸,唇甲苍白者,加党参、何首乌、阿胶益气养血。

2. 阴虚证

临床表现:产后睡中汗出,甚则湿透衣衫,醒后即止;面色潮红,头晕耳鸣,口燥咽干,渴不思饮;或五心烦热,腰膝酸软;舌质红,苔少,脉细数。

病机:因产伤血,阴虚内热,迫津外泄。

治法:益气养阴,生津敛汗。

方药:生脉散加煅牡蛎、浮小麦、山茱萸、糯稻根。

人参、麦冬、五味子。

随症加减:若口燥咽干甚者,加石斛、玉竹生津滋液;五心烦热甚者,加地骨皮、生地黄、栀子滋阴清热除烦。

【其他疗法】

(一)西医治疗

1. 如出汗过多,应适当补液,以防止虚脱和纠正电解质紊乱。

2. 如有合并症存在,应给予相应的治疗。

(二)中医疗法

1. 中成药

(1)麦味地黄丸:每次 8 粒,每日 3 次。治肾阴虚产后盗汗。

(2)左归丸:每次 6 g,每日 2～3 次。治肾阴不足产后盗汗。

(3)清身饮冲剂:每次 1 袋(1.5 g),每日 2～3 次。治气虚产后自汗。

(4)生脉饮:每次 10 mL,每日 2 次。治气阴虚产后自汗。

2. 外治法

(1)敷脐疗法:五倍子 1.5 g,研末加醋调,敷脐部,每日 1 次,共敷 3 天,治产后阴虚盗汗。

(2)熏洗疗法:生牡蛎 30 g,生地黄 30 g,知母 10 g,黄芩 10 g,麻黄根 15 g,茯苓 20 g,加水适量,煎至 3000 mL,去渣取汁,趁热熏蒸涌泉、神阙穴。待药液温度适中后用纱布沾药液擦洗肺俞、心俞及神阙穴,每次擦洗 10 分钟,每日 1 次。治产后阴虚盗汗。

(3)沐浴疗法:麦冬 30 g,艾叶 30 g,五味子 50 g,黄柏 40 g,上药煎煮 1 桶,沐浴全身,3 天 1 次。治产后汗出。

【预防调护】

(一)预防

1. 注意产后身体调养,对于身体虚弱的患者给予及时的补养,进补高蛋白、高热量等富有营养的食品,并补充适量的维生素、铁剂和钙质。

2. 注意休息,及时更换干净衣裤,注意保暖,谨防感受风寒。保持居室空气流通,尤其在炎热高温时,应敞开门窗,减少衣着。

3.进食时不宜过烫,以温为宜,就餐速度不可过快,忌食有刺激性的食物,如辣椒、大蒜等。

(二)调护

1.提倡科学的产褥期调养,切忌老法坐月子。

2.讲究科学调养,要慎起居、调情志、节饮食、禁房事,讲究卫生,空气流通,勤换洗,适寒温。

3.在治疗产后汗出的同时,务必要注意心理疏导,特别是对神经质或个性敏感者,稳定情绪,安定心神,平降肝火,显得十分重要。故一般在解释安慰的同时,在治疗自汗、盗汗的方药中加入淮小麦、炙远志、青龙齿、五味子等药物将有助于加强和巩固止汗的作用。

4.凡对出汗患者,要鼓励病人多喝糖盐开水,卧床休息,避免过冷过热刺激,不宜过多饮用白开水或茶叶水,饮食忌椒、姜、葱、蒜等辛辣发散而有刺激的食品。除亡阳者外,不宜服用热烫的饮料和食品。

【临证经验探讨】 产后自汗,稍劳则加剧;产后盗汗,遇烦则益甚,所以然者,自汗主在气虚,卫外失固;盗汗主在阴虚火旺,津液被迫外溢。自汗、盗汗常兼而有之,但必须注意以下情况。①汗出过多,将有亡阴亡阳之危;②汗出过多,腠理玄府空疏,卫外失固,外邪乘虚入侵,易成虚中夹实之候;③汗为心液,汗出过多,心烦躁怒、紧张恐惧更使心液外溢,益发汗出不止;④产后调补失当,治疗失常,以致继发湿热蕴蒸,亦可使自汗、盗汗加剧。本病的治疗,既要尽快控制汗出,以免发生传变,又要注意脉因症治,给予辨证论治。气虚自汗虽应以《经效产宝》黄芪汤治疗,但如兼有外邪者,在补气固表中应酌加散邪和营之品,桂枝汤亦较为合适。产后因汗出较多而感受外邪者,用玉屏风散和桂枝汤常收到较好疗效。对汗出特多,形寒肢冷,脉细欲绝者,必须以大剂量参附汤稍加桂枝汤和之,同时配合输液以抢救之,迟则亡脱之变在即。本病必须注意到有无兼夹湿热,如有湿热蕴蒸者,急则治标,首当清热,可稍佐辛温疏化之品。可用甘露消毒丹加减治疗。治疗自汗、盗汗,在辨证的基础上,可酌加麻黄根、浮小麦、炙远志、煅龙骨、五味子、乌梅等敛汗生津之品以增疗效。

总之,产后自汗、盗汗因虚所致,前者主要责之于气虚,后者主要责之于阴虚。临床辨证时,除根据出汗时间在昼、在夜外,尚须结合兼症及舌脉进行分析。治疗时,针对病因或补气或滋阴,并宜酌加敛汗之品,标本兼治,方收良效。基于气与津互根互生的生理关系,治疗自汗时,勿忘佐以补津化气之品;治疗盗汗时,勿忘佐以补气生津之物。如此,"阴中求阳,阳中求阴",相得益彰,其效更佳。产后自汗、盗汗,有气虚和阴虚之分。但临床上阳损及阴,阴损及阳,故自汗、盗汗并非绝对的分属气虚、阴虚。正如《景岳全书·汗证》云:"诸古法云自汗者属阳虚……盗汗者属阴虚……自汗、盗汗亦各有阴阳之征,不得谓自汗必属阳虚,盗汗必属阴虚也。"产后自汗、盗汗及时治以补虚敛汗,预后良好。但若汗出不止,日久不瘥者应预防气随津脱,变生他疾。对于长期盗汗者,应借助胸部 X 线摄片等检查,除外结核病变。

🐾 医案

丁某,女,35 岁,农民,已婚。

初诊:2018 年 3 月 25 日。

主诉:剖宫产术后,汗多 1 个月余。

病史:1 个月前,患者剖宫产产下 1 男婴,产时子宫收缩乏力,出血约 500 mL,产后汗出增多,每吃饭或稍活动即出汗,夜间汗出更甚。分娩时值冬末春初,较寒冷,常换衣,偶受寒,自此至今常有畏寒恶风肢冷,自汗,动则加重,感四肢酸楚,神疲无力,头昏心悸,现神疲乏力,面色少华,气短困倦,自汗明显,畏寒恶风,心悸少眠。

查体:舌胖、色淡红,苔薄白,脉沉细无力。

中医诊断:产后自汗、盗汗。

西医诊断:褥汗。

中医辨证:气血亏虚,腠理不密,卫阳失固。

治法:补气养血,调和营卫,固表止汗。

处方:人参10 g,麦冬9 g,五味子9 g,黄芪20 g,防风9 g,白术9 g,鳖甲(先煎)15 g,桑枝 12 g,当归 15 g,白芍 15 g,煅龙骨(先煎)20 g,煅牡蛎(先煎)20 g,制附子(先煎)9 g,酸枣仁15 g,浮小麦30 g,炙甘草6 g。5 剂,水煎服。

二诊:2018 年 4 月 2 日。

服药后出汗量渐少,亦不恶风畏寒,手足较前有温热感,精神食欲尚可。效不更方,守原方续服 3 剂,巩固疗效。

三诊:2018 年 4 月 10 日。

出汗畏寒皆止,手足温,食欲可,但感身困乏力,形体倦怠。补中益气汤加减以善其后。

第八节　产后大便难

产后饮食如常,大便数日不解,或艰涩难以排出者,称为"产后大便难",又称"产后大便不通""产后便秘"。

本病始见于《金匮要略·妇人产后病脉证并治》:"新产妇人有三病,一者病痉,二者病郁冒,三者大便难……亡津液,胃燥,故大便难。"《诸病源候论》列有"产后大便不通候"。《圣济总录》:"大肠者,传导之官,变化出焉,产后津液减耗,胃中枯燥,润养不足,糟粕壅滞,故令大便难,或致不通,盖新产之人喜病者,由去血过多,内亡津液故也。"

西医学的产后便秘可参照本病辨证治疗。

【病因病机】　本病主要病机为血虚津亏,肠燥失润;或脾肺气虚,传导无力;或阳明腑实,肠道阻滞。

1.血虚津亏　素体阴血亏虚,因产时或产后失血过多,或产后多汗,津液亏耗,或阴虚内热,火灼津液,肠失濡润,无水行舟,故令大便难,甚至不通。

2.脾肺气虚　素体气虚,因产失血耗气,脾肺之气益虚,脾气虚则升降无力,肺气虚则肃降失司,大肠传送无力,致令大便难解。

3.阳明腑实　因产正气耗伤,复伤饮食,食热内结,糟粕壅滞,肠道阻滞,阳明腑实,以致大便艰涩。

【诊断要点】

1.病史　滞产或难产,产时、产后失血过多,或汗出过多,或素体气虚、血虚,大便困难。

2.临床表现　新产后或产褥期,饮食如常,大便数日不解,或艰涩难下,或大便不坚,努责难出。

3.检查　体格检查腹软无压痛,或可触及肠型;妇科检查无异常。

【辨证论治】

(一)辨证要点

辨证重在辨其在气、在血。大便干燥,艰涩难下者,多属阴血亏虚;大便不坚,努责难解者,多属气虚;脘腹胀满,大便燥结不下,属阳明腑实。

(二)治疗原则

针对产后血虚津亏的特点,血虚者,以养以润;气虚者,以补以行;腑实者,通补兼施。不宜妄行苦寒通下,徒伤中气。

（三）分型论治

1. 血虚津亏证

临床表现：产后大便干燥，数日不解，或解时艰涩难下，腹无胀痛；饮食正常，或伴心悸少寐，肌肤不润，面色萎黄；舌淡，苔薄白，脉细弱。

病机：素体血虚，阴津耗伤，肠道失养。

治法：滋阴养血，润肠通便。

方药：四物汤加肉苁蓉、柏子仁、火麻仁。

熟地黄、当归、川芎、白芍。

随症加减：若兼阴虚内热者，症见产后数日不解大便，解时艰涩，大便坚结，伴颧赤咽干，五心烦热。脘中痞满，腹部胀满，小便黄赤，舌质红，苔薄黄，脉细数，方用两地汤合麻子仁丸（《伤寒论》）。若精神倦怠，气短乏力者，酌加白术、黄芪以益气；口燥咽干者，酌加玄参、麦冬、玉竹、石斛以养阴润燥。

2. 脾肺气虚证

临床表现：产后大便数日不解，或努责难出；神倦乏力，气短汗多；舌淡，苔薄白，脉缓弱。

病机：脾肺气虚，大肠传送无力。

治法：补脾益肺，润肠通便。

方药：润燥汤（《万氏妇人科》）加减。

人参、甘草、生地黄、火麻仁、枳壳、当归、桃仁、槟榔。

方中人参补脾气而益肺气，为君药。枳壳、槟榔理气行滞，以利传导；当归、生地黄养血育阴以润肠；火麻仁、桃仁润肠通便，共为臣药。甘草补脾气，调和诸药，为佐使药。全方共奏补脾益肺，润肠通便的功效。

随症加减：若大便秘结难解者，重用白术、生何首乌以益气润肠通便。

3. 阳明腑实证

临床表现：产后大便艰结，多日不解；身微热，脘腹胀满疼痛，或时有矢气臭秽，口臭或口舌生疮；舌红，苔黄或黄燥，脉弦数。

病机：食热内结，糟粕壅滞，肠道阻塞。

治法：通腑泄热，养血通便。

方药：四物汤合小承气汤。

熟地黄、当归、川芎、白芍、大黄、厚朴、枳实。

方中熟地黄养血调血，大黄泻下通便，两者共为君药；当归、白芍滋阴养血，川芎活血行气，厚朴、枳实下气除满，共为臣药；甘草调和诸药，为佐使药。合用共奏通腑泄热，养血通便的功效。

随症加减：若脘腹胀甚者，加鸡内金、佛手；心烦口臭、口疮者，加黄芩、栀子、竹叶。

【其他疗法】

(一)西医治疗

1. 给病人以精神安慰和鼓励,解除其思想顾虑和急躁情绪,养成每日1次的定时大便的习惯。

2. 饮食调治,忌辛辣烟酒等动火、刺激之品。

3. 多食蔬菜和新鲜水果,多饮水。

4. 适当下床活动,增加肠蠕动。

5. 开塞露 20 mL,由肛门注入。

6. 以上方法无效时,可用温肥皂水灌肠。

(二)中医疗法

1. 中成药

麻仁丸:每日 2 次,每次 5 g。适用于血虚津亏证。

2. 针灸疗法　①实秘证者,取中脘、足三里、内关等穴,针刺行泻法。②虚秘者,取膈俞、肝俞、天枢等穴,针刺行补法。

【预防与调护】

1. 积极安慰患者,解除其思想顾虑和急躁情绪,养成每日 1 次定时大便的习惯。

2. 积极治疗产后汗证,多饮水,增加食物中蔬菜和粗纤维的比例。

3. 清淡饮食,戒烟戒酒,忌食辛辣刺激性食物。

4. 鼓励产妇尽早下床活动,增加肠蠕动。

【临证经验探讨】　产后便难系指产后大便数日不解或艰涩难下,而饮食如故,腹无胀痛之苦者。病因为血去过多,津液亏耗,肠道失润。《金匮要略·妇人产后病脉证治》有"亡津液,胃燥,故大便难"之说。本病治疗原则应以养血增液、润燥滑肠为主,一般选用四物汤加肉苁蓉、麻仁、郁李仁之类。如果兼见神疲乏力、气短自汗、头晕目眩等气虚症状,又应补气养血,佐以利气通幽之法,如八珍汤酌加杏仁、佩兰、黑芝麻、郁李仁之类。也有血虚火燥,症见腹胀、口干、小便黄赤等,则以养血生津,佐以泄热,方如麻仁丸,或量其虚实,参用各种外导法,不可轻用苦寒泻下,以免重伤津液,戕伐胃气,以生滑泄之变。故薛立斋说:"产后大便不通,因去血过多,大肠干涸,或血虚火燥,不可计期,饮食数多,用药通润之,必待胀满,觉胀自欲去。不能去,乃结在直肠,宜胆导之。若服苦寒药通之,反伤中焦元气,或逾难通,或通而泻不止,必成败证。"对此等证候,常于养血生津药中配用番泻叶 3 ~ 5 g,收效甚好。番泻叶虽属苦寒,少用则健胃缓下,不似川军之走而不守,有伤胃气。据报道,番泻叶用于产褥便秘,通便后可使子宫复旧良好,恶露减少,并无乳汁减少、恶露增多,或全身不适等不良反应。但本品究属苦寒泻下药,不可久用与重用,且脾胃素弱者,用之宜慎。

以上是治疗产后便秘之常法。但如确属燥热结滞肠道,而便结难下,其证属实者,不可因产后多虚而畏用攻下,致燥结不去,阴津愈耗。《女科经纶》引叶以潜之言:"产后虽为不足,亦有有余之证,不当限于产后无热,胎前无虚之说……如产后伤寒热病,烦渴秘结,不用苦寒,何以解利。"故张仲景治产后胃实大便难,也用大承气而毫不怵手。也就是说,虽然产后最忌妄投苦寒之品,但只要辨证正确,用之即可取效,所谓"有故无殒,亦无殒也"。产后病证虽有伤血亡津的特点,治不可猛攻峻逐,但病势急迫,岂能畏缩手脚。倘因循逡巡,反误病机。唯产后攻邪应中病即止,且邪去即转予扶正,腑气畅通后即予滋阴养液之麦冬、石斛、玉竹等,所谓"勿拘泥于产后,勿忘于产后"也。

防止产后大便难的发生,关键要注意饮食调养,要多饮水,多食清淡新鲜蔬菜,少食辛辣、煎炒、炙煿之品;产后应早期起床活动;同时养成每日定时排便的习惯。同时,要注意产伤的护理,以免会阴肿胀影响产妇排便。产后大便难是新产三病之一,只要辨证准确,用药得当,心情舒畅,适当锻炼,合理饮食,预后良好。病情顽固者,需灌肠通腑以缓其苦。如控制不佳,可继发肛肠疾病。

医案

刘某,女,30岁,已婚,职工。

初诊:2018年6月20日。

主诉:顺产后20天,大便难解5天。

病史:自述20天前,经阴道分娩一女活婴,产程顺利,无大出血现象,产后常数日不解大便,5天前,大便难解,解出干结如羊粪,用开塞露可稍缓解,停用如常,因哺乳未用其他方法通便。产后食蔬菜较少,下床活动不多。现患者腹胀不适,精神焦虑,疲乏口干,饮食不多,乳汁不丰,睡眠不实,小便黄少,血性恶露已干净。

查体:舌红,苔少,脉沉细。

中医诊断:产后大便难。

西医诊断:产后便秘。

中医辨证:气阴两虚,肠道传运失常。

治法:益气养阴,润肠通便。

处方:黄芪15 g,白术15 g,生地黄15 g,麦冬12 g,当归12 g,麻子仁20 g,白芍15 g,枳实15 g,生大黄(后下)6 g,厚朴12 g,杏仁15 g。3剂,水煎内服,每日1剂。嘱其多食蔬菜,适当下床活动。便通则停用大黄。

二诊:2018年6月25日。

服药第二天大便下,腹胀减轻。续服3剂巩固疗效。

三诊:2018年7月1日。

二便通畅,精神良好。嘱调理饮食起居以善后。

第九节　产后小便异常

一、产后小便不通

新产后产妇发生排尿困难,小便点滴而下,甚或闭塞不通,小腹胀急疼痛者,称为"产后小便不通",又称"产后癃闭"。《素问·宣明五气篇》:"膀胱不利为癃,不约为遗溺。"本病多发生于产后3天内,亦可发生在产褥期中,以初产妇、滞产及手术助产后多见,为产后常见病。

本病始见于《诸病源候论·产后小便不通候》:"因产动气,气冲于胞,胞转屈辟,不得小便故也。亦有小肠本夹于热,因产水血俱下,津液竭燥,胞内热结,则小便不通也。然胞转则小腹胀满,气急绞痛,若虚热津液竭燥者,则不甚胀急,但不通,津液生,气和,则小便也。"

西医学的产后尿潴留可参照本病辨证治疗。

【病因病机】　小便的正常排出,有赖于膀胱的气化调节。肺气的通调、脾气的转输和肾气的开阖失调,影响膀胱气化功能,而致小便不通为其主要病机。

1.气虚　素体虚弱,肺脾气虚,或产时耗气伤血,或新产后忧思劳累过度,脾肺之气亦虚,不能通调水道,膀胱气化不利,而致小便不通。

2.肾虚　素禀薄弱,元气不足,复因产时劳伤肾气,以致肾阳不振,失于温煦,气化失司,膀胱气化不利,致小便不通。或素体肾阴虚,产时耗血伤津,阴虚更甚,虚热移于膀胱,州都气化失常,溺不得出。

3.气滞　素性抑郁,或产后情志不遂,肝失疏泄,气机阻滞,膀胱气化不利,而致小便不通。

4.血瘀　多因滞产,膀胱受压过久,血瘀内伤,或产后恶露不下,败血停滞,气血运行不畅,膀胱气化不利,而致小便不通。瘀久化热,瘀热互结,影响膀胱气化功能,亦可导致小便不通。

5.湿热　因摄生不慎,外感湿热之邪,湿热下注,致膀胱气化不利,亦可导致小便不通。

【诊断要点】

1. 病史　禀赋不足,或素体虚弱,或有难产、产程延长、手术助产、产时产后失血过多等病史。

2. 临床表现　新产后,尤以产后 6 ~ 8 小时或产褥期,产妇发生排尿困难,小便点滴而下,甚则癃闭不通,小腹胀急疼痛。

3. 检查

(1)腹部检查:下腹部膨隆,膀胱充盈,可有触痛。

(2)妇科检查:未见明显异常。

(3)辅助检查:尿常规检查多无异常。

【辨证论治】

(一)辨证要点

根据产后小便情况,结合全身证候,辨其虚实。若伴神疲乏力,多为肺脾气虚;若伴腰膝酸软者,多为肾阳亏虚;若伴小腹胀满刺痛,多为血瘀;若伴情绪抑郁,多为气滞;若伴尿道灼热涩痛,多为湿热。

(二)治疗原则

以通利小便为治疗原则,虚者补气温阳以化之,实者疏利决渎以通之。

(三)分型论治

1. 气虚证

临床表现:产后小便不通,小便胀急疼痛;精神萎靡,气短懒言,倦怠乏力,面色少华;舌淡,苔薄白,脉缓弱。

病机:肺脾气虚,膀胱气化不利。

治法:益气生津,宣肺行水。

方药:补中益气汤加通草、车前子。

党参、炙黄芪、白术、甘草、当归、陈皮、升麻、柴胡。

方中党参、炙黄芪、白术补益脾肺之气,转输水液以通调水道;升麻、柴胡升举阳气,提壶揭盖,通调水道,调畅气机;陈皮理气化湿,使停于脬中之水液得以气化而通溺;当归补血,使血足气旺;甘草补脾益气,调和诸药。

随症加减:肺气虚者,加桔梗,升提肺气,下病上取,提壶揭盖;若多汗,咽干口渴者,酌加沙参、麦冬、生地黄、葛根以生津益肺;伴腰膝酸软者,酌加杜仲、巴戟天、桑寄生、续断以补肾壮腰膝。

2. 肾虚证

临床表现:产后小便不通,小便胀急疼痛,坐卧不宁;腰膝酸软,面色晦暗;舌淡,苔白,脉沉细无力,尺脉弱。

病机:肾阳不足,膀胱气化不利。

治法:补肾温阳,化气利水。

方药:济生肾气丸加减。

熟地黄、山药、泽泻、附子、山茱萸、牡丹皮、桂枝、车前子、茯苓、牛膝。

随症加减:若腰痛甚者,酌加巴戟天、杜仲、续断以补肾强腰;小腹下坠者,酌加黄芪、党参、升麻以益气温阳。

3. 气滞证

临床表现:产后小便不通,小腹胀痛;情志抑郁,或胸胁、乳房胀痛,烦闷不安;舌淡红,苔薄白,脉弦。

病机:肝郁气滞,膀胱气化不利。

治法:疏肝理气,行水利尿。

方药:木通散(《妇科玉尺》)加减。

枳壳、滑石、冬葵子、槟榔、木通、甘草。

方中枳壳、槟榔理气行滞,气行则水行;木通、滑石、冬葵子利水通小便;甘草和中。全方合用,有理气行滞,调畅气机,通利小便之效。

随症加减:若腹胀、纳差者,酌加党参、茯苓、白术健脾益气;若心烦急躁易怒者,酌加炒山栀、牡丹皮清肝泻火;若失眠多梦者,酌加酸枣仁、茯神养心安神。

4. 血瘀证

临床表现:产程不顺,产时损伤膀胱,产后小便不通或点滴而下,尿色略混浊带血丝;小腹胀满刺痛,乍寒乍热;舌暗,苔薄白,脉沉涩。

病机:瘀血阻滞,膀胱气化不利。

治法:养血活血,祛瘀利尿。

方药:加味四物汤(《医宗金鉴》)加减。

熟地黄、当归、牛膝、瞿麦、白芍、川芎、木香、滑石、甘草梢、蒲黄、桃仁、木通。

方中熟地黄、白芍养血缓急止痛;当归、川芎养血活血;蒲黄、桃仁、牛膝活血祛瘀止痛;木香宣通气机;瞿麦、滑石、木通、甘草梢通利小便。

随症加减:若小腹胀满刺痛者,酌加山甲片、红花、川牛膝,增强其活血化瘀作用;若气血亏虚,面色不华,头晕目眩者,酌加黄芪、丹参、当归益气养血行瘀。

5. 湿热证

临床表现:产后尿意频数,尿道灼热涩痛,甚则癃闭,口干或苦,舌红苔白或黄腻,脉数。

病机:湿热下注,膀胱气化不利。

治法:清热利湿,通利小便。

方药:八正散加蒲公英、紫花地丁。

瞿麦、萹蓄、车前子、滑石、大黄、山栀、泽泻、木通、甘草梢、灯芯草、蒲公英、紫花地丁。

方中山栀清利三焦之热;大黄通腑泄热;车前子、泽泻、滑石、瞿麦、萹蓄、木通、灯芯草清热利湿,通淋利尿;合甘草梢缓解小腹胀急,使利湿而无伤阴之弊。

随症加减:恶露不尽者,加益母草、泽兰;湿重于热,小腹胀急,排尿不畅或癃闭者,加台乌药、肉桂^(后下)、黄柏。

【其他疗法】

(一)西医治疗

1.一般治疗　叮嘱产妇产后4~6小时自行起床排尿,并多饮水,尽快使膀胱充盈,引起尿意刺激,促进排尿。或温开水冲洗外阴及尿道口,听流水声,诱导产妇排尿;或热水熏蒸外阴,使尿道括约肌放松,促进排尿反射。

2.药物治疗

1)药物治疗可用新斯的明0.5~1 mg肌内注射,15分钟后观察效果。

2)导尿术尿潴留过久,膀胱过度充盈,其他疗法无效,可在无菌操作下留置导尿管。

(二)中医疗法

1.中成药　滋肾通关丸:每次9 g,每日2~3次。治产后阴亏,气虚下陷,膀胱不能气化之尿潴留。

2.外治法

(1)敷脐疗法:炒盐,加麝香150 mg,填脐中,外用葱白10余根,作一束,切如半指厚,置盐脐上,用艾灸,小便即通。

(2)粗盐热敷:以粗盐500 g炒热,用布包裹后外熨下腹部。可使尿通。

(3)煎汤坐浴:陈瓜蒌60 g,煎汤坐浴20分钟。可使尿通。

3.针灸疗法　取穴足三里、气海、阴陵泉、三阴交、中极、关元、肾俞等。

4.推拿疗法　掌揉小腹或推拿关元穴。

5.敷贴法　以盐炒热敷于下腹部或神阙穴。

6.灌肠　枳实、厚朴、生大黄等水煎取汁,保留灌肠。

【预防调护】

(一)预防

1.加强孕期卫生宣传,认真做好孕期保健和监护,摄取足够营养及充分休息,以增强孕产妇的体质。

2.正确处理分娩,防止产道损伤和滞产,接产时要严格无菌操作。

3.产褥期必须保持外阴清洁,使用消毒会阴垫或卫生纸防止感染。

（二）调护

1.由神经因素所造成的非梗阻性尿潴留等，皆可采用经络针灸或新针、耳针、穴位封闭、推拿疗法等，均有满意的效果。

2.冬葵子、栀子各15 g，通草6 g，水煎服。栀子、冬葵子等份为末，加田螺肉捣为膏，或生姜汁调膏，贴脐中，防治产后尿潴留，使小便通。

3.产后要及时帮助病人排尿。有人采用产后短时间内让产妇进600～900 mL水，使膀胱充盈，产生较强烈的刺激，从而引起尿意，在产后2～3小时内即可自动排尿，减少尿潴留发生。

4.发生尿潴留时，应尽量设法让病人自己排尿，不要轻易采用导尿方法，以免造成泌尿系统感染。

5.若以上各种方法均不能达到自动排尿者，应行导尿，先将膀胱放空，保留尿管24小时以后，一般可自动排尿。若仍不能自解，还须辨证施治。

【临证经验探讨】　产后小便异常是指新产后产妇发生以排尿困难、小便点滴而下，甚则闭塞不通、小腹胀急疼痛为主要临床表现的一种病证，又称"产后癃闭"。其多发生于产后3天内，亦可发生在产褥期中，以初产、滞产及手术产者多见。本病相当于西医学之产后尿潴留。如不及时治疗或治疗不当，可因水道闭塞，水气上侵脾胃，发为腹胀呕吐；或水气上逆犯肺而发生喘急；或流溢肌肤而发为浮肿；若数日不通，甚或胀闷闭厥而致危殆。故本病一旦发生必须积极进行治疗。

产后小便异常的主要病机是膀胱气化功能失司。《素问·灵兰秘典论》云："膀胱者，州都之官，津液藏焉，气化则能出矣。"膀胱为贮尿之器，而尿液之排泄，则与肺、脾、肾三脏关系密切。肺主气，通调水道，下输膀胱，具有疏通和调节体内津液输布、运行及排泄的作用，有"水之上源"之称。脾主运化水液，具有推动和调节人体水液代谢的作用。肾主水，司二便，与膀胱互为表里，具有主持和调节人体津液代谢的作用。因此，肺、脾、肾三脏功能正常与否与膀胱的气化功能密切相关。若肺脾气虚，肾阳不足，或瘀血阻滞，邪热蕴结，皆可导致膀胱气化失常，发为小便不通。《万氏妇人科·产后小便不通》云："产后气虚，不能运化流通津液，故使小便不通，虽通而亦短少也。"盖产时去血较多，气随血耗，或新产后忧思劳累过度，以致肺脾之气不足，肺气虚则不能通调水道，转输水液，脾气虚则不能升清降浊，水液潴留，不得下泄，膀胱气化不利，致产后小便不通。诚如《沈氏女科辑要笺正》谓："中州清阳之气下陷，反致膀胱窒塞不通，即所谓州都之气化不行者。"若先天禀赋不足，复因产时劳伤肾气，肾阳不足，不能温煦膀胱而使膀胱气化不行，开合失常，水液内停，遂令小便不通。此外，由于产后血室正开，正气亏虚，摄生不慎，外感湿热之邪，内侵膀胱，膀胱气化不利，致使产后小便不通，淋沥涩痛；

或产程过长,膀胱受压过久,气血运行不畅,膀胱气化不利而致小便不通。临床上本病以虚证为多见。

产后小便异常主要症状为产妇发生排尿困难,小便点滴而下,甚则癃闭不通,小腹胀急疼痛,下腹部膨隆,脉缓弱或沉细无力或涩。尿常规检查多无异常。本病的辨证根据尿色、尿质、全身症状及舌、脉以辨虚实。若产后小便不通,小腹胀急疼痛,小便清白,伴见精神疲惫,少气懒言,语音低弱,舌质淡,苔薄白,脉缓弱者,多属气虚;小便清白,伴见面色晦暗,腰膝酸软,舌质淡,苔薄白,脉沉细无力者,多属肾阳虚;若产后小便点滴不通,淋沥涩痛,伴口渴心烦,舌红,苔黄腻,脉滑数者,多属湿热蕴结之证;产后小便不通,小腹胀痛;情志抑郁,或胸胁、乳房胀痛,烦闷不安,舌淡红,苔薄白,脉弦,多属气滞。若尿色混浊而略带血丝,伴小腹胀急疼痛,舌暗,苔薄,脉涩者,多属血瘀。

本病的治疗以通利小便为原则,本着"虚则补之,实则泻之"的原则,虚者宜益气温阳、化气行水以助膀胱气化复常,实者应清化湿热、理气祛瘀、通利水道以利膀胱。

本病治疗的关键是调整膀胱之气化功能。由于本病发生于产后,因产伤肾,且产时努力耗气,产后多见气虚肾亏之证,故临床治疗中特别要重视益肾补气。据上述致病机理,自拟益气温阳利水汤[肉桂^(后下)3 g、车前子^(包煎)10 g,生黄芪15 g,冬葵子、川牛膝9 g。水煎服]用于临床治疗本病,获得了良好疗效。临床疗效甚好。

本病治疗还应内外同治,可配合针灸足三里、三阴交、关元、中极、膀胱俞、阴陵泉等穴,药、针结合,临床疗效显著。

产后应鼓励产妇尽早自解小便,产后4小时即让产妇排尿。排尿困难者,应消除产妇紧张怕痛心理,多饮水,鼓励产妇坐起排尿。可用温开水冲洗外阴及尿道口周围诱导排尿。下腹部按摩或放置热水袋,刺激膀胱肌肉收缩。产后多虚,临症治疗以补元温阳,化气行水为主,不可滥用通利之品,以免伤正。必要时导尿治疗。本病经及时治疗后,预后良好。若延治,膀胱过度膨胀可致破裂,或肌肉失去张力而难以恢复。膀胱积尿过久,易感染邪毒致产后小便淋痛,严重影响产妇生活及产褥期恢复。

医案

王某,女,30岁,工人,已婚。

初诊:2017年7月12日。

主诉:产后排尿困难8小时。

病史:患者于8小时前足月顺产1女婴,产程中阴道宫颈裂伤,均缝合,现外阴水肿,产后至今,小便点滴未出,且用热敷、诱导排尿均无效,伴下腹坠胀,神疲少气,语音低弱。

查体:舌质淡、苔薄白,脉缓弱。

中医诊断:产后癃闭。

西医诊断:产后尿潴留。

中医辨证:肺脾气虚,膀胱气化不利。

治法:补脾益气,化气利水。

处方:桂枝15 g,白术12 g,茯苓12 g,人参10 g,黄芪30 g,升麻6 g,枳壳15 g,通草10 g,甘草梢10 g。3剂,每日1剂,分3次温服。

配合白芥子5 g研末,纱布包裹,置神阙穴,胶布固定后热敷30分钟,每日3次,同时配合流水诱导法。

后患者诉当日服药及配合白芥子热敷后,即有小便点滴而出,1天后,已能正常小便,其他症状也明显改善。

二、产后小便淋痛

产后出现尿频、尿急、淋沥涩痛等症状,称为"产后小便淋痛",又称"产后淋""产后溺淋"。

早在《诸病源候论·产后淋候》指出:"因产虚损,而热气客胞内,虚则起数,热则泄少,故成淋也。"《经效产宝·产后淋病诸方论》认为:"产后患淋,因虚损后有热气客于孵中。"《妇人大全良方·产后门》云:"产后诸淋,因热客于唇,虚则频数,热则涩痛,分虚实论治。"《女科证治准绳·产后门》云:"产妇小水淋沥或时自出,用分利降火之剂二年不愈,余以肺肾之气虚,用补中益气汤、六味地黄丸而愈。"《沈氏女科辑要笺正》:"小便频数,不爽且痛,乃谓之淋。妊妇得此,是阴虚热炽,津液耗伤者为多,不比寻常淋痛,皆由膀胱湿热郁结也。故非一味苦寒胜湿,淡渗利水可治。"

西医学的产褥期泌尿系统感染可参照本病辨证治疗。

【病因病机】 本病主要病机是膀胱气化失司,水道不利。

1.湿热蕴结 产后血室正开,胞脉空虚,若摄生不慎,外阴不洁,或多次导尿消毒不严,或产时不顺,阴部创伤,秽浊湿热之邪乘虚入侵膀胱,或过食辛辣肥甘厚腻,酿成湿热,流注膀胱,气化不利,致小便淋痛。

2.肾阴亏虚 素体肾虚,复因产时、产后失血伤阴,肾阴亏虚,虚火旺盛,热灼膀胱,气化不利,致小便淋痛。

3.肝经郁热 素体肝旺,复因产后失血伤阴,肝失所养,或产后情志所伤,肝失条达,气机郁滞,郁而化火,气火郁于下焦,热移膀胱,气化失司,致小便淋痛。

【诊断要点】

1. 病史　多有产后尿潴留,多次导尿史;外阴伤口愈合不良,或分娩及产后失血过多史;或情志所伤史。

2. 临床表现　以产后出现尿频、尿急、淋沥涩痛为主要症状。

3. 辅助检查

(1)妇科检查:可见外阴伤口愈合不良,尿道口、阴道口充血。

(2)辅助检查:尿常规检查可见白细胞、脓球,甚则红细胞;尿细菌培养可见致病菌。

【辨证论治】

(一)辨证要点

产后小便淋痛以尿频、尿急、淋沥涩痛为主要特点,病位在膀胱,病性为热,故临床辨证主要根据全身症状和舌脉以分虚实。实证者多见小便涩痛,尿黄赤色深,伴口渴心烦,舌红,苔黄腻,脉滑数;虚证者多见小便短涩,淋沥灼痛,伴腰酸,手足心热,头晕耳鸣,舌红,少苔,脉细数。

(二)治疗原则

本病以热证、实证居多,临证以清热通淋为主,根据虚实的不同,实则清利,虚则补益。但鉴于产后多虚多瘀的特点,清热不可过于苦寒,除湿不宜过于通利,补虚不忘化瘀。

(三)分型论治

1. 湿热蕴结证

临床表现:产时不顺,产后突感小便频急,淋沥不畅,灼热刺痛,小腹疼痛胀急,尿黄赤或混浊;口渴不欲饮,心烦;舌红,苔黄腻,脉滑数。

病机:湿热熏蒸,膀胱气化不行,水道不利。

治法:清热利湿通淋。

方药:加味五淋散加益母草。

黑栀子、赤茯苓、当归、白芍、黄芩、甘草梢、生地黄、泽泻、车前子、木通、滑石。

随症加减:若热伤胞络,尿色红赤者,加小蓟、地榆、白茅根、益母草、旱莲草以清热利尿止血;若口舌生疮,心烦者,加竹叶以清心除烦;若小便混浊者,加萆薢、石菖蒲以分清泌浊;若肝经郁热,口苦便干,心烦易怒者,加龙胆草、茵陈以清肝泄热;若口渴引饮,舌红少津者,加知母、玉竹、石斛以养阴生津。

2. 肾阴亏虚证

临床表现:产后小便频数淋沥,尿道灼热疼痛,尿少,尿色深黄;五心烦热,腰膝酸软,头晕耳鸣;舌红,少苔,脉细数。

病机:阴虚火旺,移热膀胱,气化不利。

方药:知柏地黄丸加猪苓、川牛膝。

知母、黄柏、熟地黄、山茱萸、山药、茯苓、泽泻、牡丹皮。

随症加减:若虚火内盛,潮热明显者,加地骨皮、生地黄、玄参以滋阴清热;心烦少寐者,加酸枣仁、柏子仁以滋阴安神,交通心肾;尿中带血者,加白茅根、小蓟等以清热凉血止血。

3.肝经郁热证

临床表现:产后小便艰涩而痛,余沥不尽,尿色红赤;情志抑郁或心烦易怒,小腹胀满,甚或两胁胀痛,口苦咽干,大便干结;舌红,苔黄,脉弦数。

病机:失血伤阴,肝郁气滞,膀胱气化不利。

治法:疏肝清热通淋。

方药:沉香散(《医宗必读》)加减。

沉香、瞿麦、王不留行、白术、甘草、石韦、冬葵子、当归、赤芍、滑石。

方中沉香理气行滞;石韦、滑石、瞿麦、冬葵子行水通淋;当归、赤芍、王不留行养血化瘀;白术健脾行水;甘草缓急止痛,调和诸药。

随症加减:若小腹胀满,胸胁胀痛明显者,加青皮、柴胡、枳壳以疏肝理气止痛;若恶露日久不止,小腹疼痛者,加益母草、泽兰、炒蒲黄以化瘀止痛。

【其他疗法】

(一)西医治疗

治疗参考妊娠小便淋痛。

(二)中医疗法

1.中成药

三金片:每次5片,日服3~4次。用于下焦湿热之小便淋痛。

黄葵胶囊:每次4片,每日3次。用于下焦湿热之小便淋痛。

2.针灸疗法 取中极、三阴交、阴陵泉、膀胱俞等穴,针刺行泻法,不宜灸。适用于湿热瘀结之产后小便淋痛。

【预防与调护】

1.注意外阴清洁,不憋尿,多饮水,每2~3小时排尿1次,孕期、产后更应注意外阴卫生,以免虚体受邪。

2.养成良好的饮食起居习惯,饮食宜清淡,忌肥腻辛辣酒醇之品。

3.保持心情舒畅,以提高机体抗病能力。

【临证经验探讨】 注意孕期与产褥期卫生,保持外阴清洁,预防感染湿热之邪。积极治疗产后小便不通,若确需导尿,必须严格无菌操作。鼓励产妇多喝水,饮食宜清淡,忌食肥甘辛辣之品。尿常规检查白细胞、红细胞数值高甚至有脓球,伴有发热,当及时抗感染治疗。临床辨证治疗时,以通为主,但不可滥用通利之品;另外,应当酌情选用滋阴之品以防过利伤阴,更耗气伤津。尚须注意产后多虚多瘀的特点,清热不可过于苦寒,除湿不宜过于通利,补虚不忘化瘀,免犯虚虚实实之戒。本病预后与证型和病情的轻重有关,一般初起证轻,多易治愈。但少数病重者,可热入营血,出现高热等,治疗不及时可日久不愈或反复发作。

医案

董某,女,35 岁,工人,农民。

初诊:2018 年 5 月 18 日。

主诉:产后尿急、尿频、尿痛 2 天。

病史:2 天前,患者经阴道顺产一男婴,产程及产后顺利,今晨,患者突然出现小便短涩疼痛,尿道灼热,尿频尿点滴,尿色深黄,腹中微热,伴口干、黏苦,大便干结。

查体:舌质红、苔黄腻,脉数。

辅助检查:①尿常规示亚硝酸盐+。②超声检查示泌尿系统膀胱壁毛糙,余未见异常。

中医诊断:产后小便淋痛。

西医诊断:产褥期泌尿系统感染。

中医辨证:湿热阻滞之产后淋证。

治法:清热利湿通淋。

处方:当归10 g,车前子(包煎)15 g,炒栀子9 g,蒲公英9 g,滑石12 g,瞿麦18 g,萹蓄15 g,泽泻10 g,通草6 g,灯心草6 g,酒大黄(后下)6 g,甘草梢6 g。5 剂,水煎服。每日 1 剂。并嘱患者清淡饮食,多饮水,每日饮水量2000 mL左右,少吃辛辣肥甘厚味之品,注意保持外阴卫生。

二诊:2018 年 5 月 25 日。

服上药后小便涩痛基本已除,大便已通,口中渴,胃中不适;考虑为热淋耗伤阴液所致。

查体:舌质淡红、苔薄黄,脉数。治以滋阴清热,利湿通淋。

处方:生地黄9 g,当归9 g,北沙参9 g,麦冬12 g,玄参12 g,陈皮9 g,灯心草6 g,淡竹叶9 g,车前子(包煎)9 g,炒川楝子6 g,大枣10 g,甘草6 g。共5 剂,每日 1 剂。水煎服。

后电话随访,病情痊愈。

第十节　产后乳汁异常

一、缺乳

哺乳期内,产妇乳汁甚少,或无乳可下,称为"缺乳",又称"乳汁不足""乳汁不行"。

《诸病源候论》最早列有"产后乳无汁候",其云:"妇人手太阳、少阴之脉,下为月水,上为乳汁……既产则水血俱下,津液暴竭,经血不足者,故无乳汁也。"《三因极一病证方论》:"产妇有二种乳脉不行。有气血盛而壅闭不行者;有血虚气弱,涩而不行者。虚当补之;盛当疏之。盛者当用通草、漏芦、土瓜根辈;虚者当用钟乳、猪蹄、鲫鱼之属,概可见矣。"《傅青主女科》:"妇人产后绝无点滴之乳,人以为乳管之闭也,谁知是气与血之两涸乎!夫乳乃气血之所化而成也,无血固不能生乳汁,无气亦不能生乳汁。然二者之中,血之化乳,又不若气之所化为尤速。新产之妇,血已大亏,血本自顾不暇,又何能以化乳?乳全赖气之力,以行血而化之也。今产后数日,而乳不下点滴之汁,其血少气衰可知。气旺则乳汁旺,气衰则乳汁衰,气涸则乳汁亦涸,必然之势也。世人不知大补气血之妙,而一味通乳,岂知无气则乳无以化,无血则乳无以生。不几向饥人而乞食,贫人而索金乎!治法宜补气以生血,而乳汁自下,不必利窍以通乳也。"本病的特点是产妇哺乳期完全无乳或乳汁甚少,不足以喂养婴儿。多发生在产后2~3天至半个月内,也可发生在整个哺乳期。

西医学产后缺乳、泌乳过少等可参照本病辨证治疗。

【病因病机】　缺乳的主要病机为乳汁化源不足,无乳可下;或乳汁运行受阻,乳不得下。

1.气血虚弱　素体气血亏虚,或脾胃虚弱,气血生化不足,或产后操劳过度,耗伤气血,复因分娩失血耗气,以致气血虚弱,不能化生乳汁,因而乳汁甚少或无乳可下。

2.肝郁气滞　素性抑郁,加之产时失血,肝失所养,肝郁更甚;或产后情志不遂,肝失条达,气机不畅,致乳络不通,乳汁运行不畅,因而缺乳。

此外,精神紧张、劳逸失常、营养不良或哺乳方法不当等,均可造成乳汁分泌不足。

【诊断要点】

1.病史　素体气血不足,或脾胃虚弱,或素性抑郁,或产后情志不遂,或产时、产后失血过多等。

2.临床表现　哺乳期乳汁甚少,不足以喂养婴儿,或乳汁全无。

3.检查　乳腺发育正常,乳房柔软,不胀不痛,挤出乳汁点滴而下,质稀;或乳房胀满而痛,挤压乳汁难出,质稠;或有乳腺发育不良者。此外,还应注意有无乳头凹陷和乳头皲裂造成的哺乳困难而致乳汁壅塞不通。

【辨证论治】

(一)辨证要点

缺乳有虚实两端,如乳汁清稀,乳房柔软,属虚证,多为气血虚弱;若乳汁浓稠,乳房胀硬疼痛,属实证,多为肝郁气滞。

(二)治疗原则

治疗以调理气血,通络下乳为主。虚者补益气血,实者疏肝解郁,均宜佐以通乳之品。

(三)分型论治

1.气血虚弱证

临床表现:产后乳少,甚或全无,乳汁清稀,乳房柔软,无胀感;面色少华,倦怠乏力,神疲食少;舌质淡,苔薄白,脉细弱。

病机:气虚血少,脾虚失运。

治法:补气养血,佐以通乳。

方药:通乳丹(《傅青主女科》)加路路通。

人参、黄芪、当归、麦冬、木通、桔梗、猪蹄。

方中人参、黄芪补气;当归、麦冬养血滋阴增液;桔梗、木通利气通络;猪蹄补血滋养通乳。全方共奏补气养血,通络下乳之功。

随症加减:若食少便溏者,加炒白术、茯苓、炒扁豆健脾渗湿;头晕心悸者,加阿胶、白芍、何首乌养血安神。

2.肝郁气滞证

临床表现:产后乳少,甚或全无,乳汁浓稠,乳房胀硬、疼痛;胸胁胀满,情志抑郁,食欲不振;舌质正常,苔薄黄,脉弦或弦数。

病机:情志不舒,肝气郁结。

治法:疏肝解郁,通络下乳。

方药:下乳涌泉散(《清太医院配方》)加减。

柴胡、白芍、白芷、穿山甲、漏芦、生地黄、甘草、青皮、当归、川芎、天花粉、桔梗、王不留行、通草。

方中柴胡、青皮疏肝解郁;当归、白芍、川芎养血行血;生地黄、天花粉补血滋阴;白芷入阳明,气芳香以散风通窍;穿山甲、王不留行、漏芦通络下乳;桔梗、通草理气通络;甘草调和诸药。全方共奏疏肝理气,补血养血,通络行乳之效。

随症加减:若乳房胀痛甚者,酌加橘络、丝瓜络、香附以增理气通络,行气止痛之效;乳房胀硬疼痛,局部有热感,触之有块者,加蒲公英、夏枯草、赤芍、路路通以清热散结通络;若乳房红肿掣痛,伴高热恶寒,或乳房结块有波动感者,应按"乳痈"诊治。

【其他疗法】

(一)西医治疗

1.保证充足睡眠,保持精神愉快,避免精神上的不良刺激。

2.营养丰富,多进高蛋白流质饮食,如鸡汤、鱼汤、肉汤等。

3.授乳方法正确,定时哺乳,排空乳房。

4.超声波、紫外线或红外线乳房照射,促生乳汁。

5.增加多种维生素的摄入,尤其多服 B 族维生素 B。

(二)中医疗法

1.中成药

(1)下乳涌泉散:每次 1 袋(30 g),水煎 2 次,煎液混合后分 2 次口服。适用于肝郁气滞者。

(2)逍遥丸:每次 6 g,每日 3 次。治肝郁缺乳。

(3)八珍丸:1 次 8 丸,每日 3 次。适用于气血两虚者。

(4)十全大补丸:每次 6 g,每日 2 次。治虚证缺乳。

2.针灸疗法　主穴膻中、乳根;配穴少泽、天宗、合谷。

3.局部熏洗　局部用陈皮煎水外敷乳房,或用热水、葱汤熏洗乳房,以宣通气血。

4.饮食疗法

(1)猪蹄 2 只,通草 24 g,同炖,去通草,食猪蹄饮汤。

(2)生黄芪 30 g,当归 9 g,炖猪蹄。

(3)鸡血藤 20 g,红枣 15 g,桑寄生 10 g,煎水代茶饮。

【预防与调护】

1.保证充足睡眠和精神愉快,避免不良精神因素的刺激。

2.鼓励母婴同室,做到早接触、早吸吮,掌握正确的哺乳姿势。使婴儿反复吸吮刺激乳头,加快乳腺排空。

3.指导和纠正产妇喂奶姿态,尤其注意婴儿含接乳头的方式,夜间可以多吮吸,因夜间催乳素分泌较白天旺盛。

4.产妇产后以清淡饮食,易消化为主,一周后逐渐添加高蛋白、高热量、易消化及富含胶原蛋白饮食,充分补充汤汁,忌辛辣酸咸。保持心情舒畅,切忌情绪抑郁,并充分休息。孕期应注意乳头护理及卫生,常用肥皂擦洗乳头,防止乳头皲裂。若乳头凹陷,可嘱孕妇经常将乳头向外牵拉或做乳头"十"字保健操。

【临证经验探讨】 产后缺乳有虚实两证。虚者,气血虚弱,乳汁化源不足,无乳可下;实者,肝气郁滞,乳汁排出不畅。治疗以调理气血,通络下乳为主。虚者,补益气血,同时佐以滋液之品,以增乳汁之化源;实者,疏肝解郁,佐以补血之品,以养血调肝。然而无论虚实,均宜佐以通络下乳之品,以助乳汁分泌。

此外,产妇的营养和休息非常重要,凡属虚证或虚实夹杂者,营养极端重要,猪蹄、鲫鱼、糯米、赤豆、酒酿等是主要的食疗品,同时食物宜淡不宜咸,因咸能耗血,并要忌辛辣之品。争取多休息,足够的睡眠是乳汁充足的保证;早期哺乳,早期治疗一般在产后当天即可开始哺乳,1周内可知乳汁是否充足。有些产妇因为早期乳房不胀而自行中断或减少哺乳次数,往往造成缺乳。也有难产者,因过迟哺乳而影响乳汁的生成。如早期发现缺乳,应及时治疗。一般来说,产后半个月内治疗效果较好。若产后一两个月才来治疗,往往效果不佳;注意恶露情况如恶露过多或不止,势必耗血影响乳汁化生,需同时治疗;注意乳房乳腺发育,乳房乳腺发育差者,正如古人所说,虽经治疗亦无益也。如有乳头凹陷或乳头皲裂,授乳困难,可用乳罩帮助;注意精神情志的变化,若产后情志不畅、忧郁、恐惧、紧张,必然影响乳汁分泌,此时需要进行心理疏导,非单纯的逍遥散或下乳涌泉散所能治愈。在治疗实证时亦要考虑虚证,可在疏通方中加入少量补血药,在补养方剂中加入少量通乳药,在补血方剂中加入滋阴药,在补气方剂中加入补阳药,同时配合饮食营养,注意休息,调畅情绪,才能获得较佳效果。

本病无论虚实,预后均较好。若治疗及时,脾胃功能、气血津液恢复正常,则乳汁可下;但若身体虚弱,虽经治疗,乳汁无明显增加或先天乳腺发育不良"本生无乳者",则疗效不佳;若肝气郁滞,乳汁壅滞,经治疗乳汁仍然排出不畅,化热成脓,可发展为乳痈。

医案

李某,女,33岁,已婚,农民。

初诊:2019年7月18日。

主诉:产后1个月,乳汁量少半月。

病史:自诉1个月前足月顺产1名男活婴,生产过程顺利,出血量正常,产后母乳适量,半月前,乳汁量少,不能满足婴儿需要,需要配合奶粉人工喂养,乳房无胀感、纳食不多、神疲乏力,夜眠可,二便和。血性恶露至今未净,量不多,色淡红,无明显腹痛。

查体:舌质红,苔薄,脉沉细弱,面色无华。

中医诊断:缺乳。

西医诊断:产后乳少。

中医辨证:失血伤气,化源不足。

治法:补气养血,佐以通乳。

处方:党参15 g,黄芪20 g,白术15 g,山药15 g,熟地黄12 g,当归12 g,白芍12 g,麦冬9 g,青皮9 g,漏芦9 g,木通6 g,桔梗9 g,王不留行9 g,阿胶^(烊化)9 g,仙鹤草20 g,炙甘草6 g。6 剂,水煎服。日 1 剂。

二诊:2019 年 7 月 28 日。

用药后乳汁量较前增多,饮食量、疲乏无力较前改善。

查体:舌质淡红,苔薄,脉弦细略滑。

效守原方,继服6 剂后痊愈。

二、乳汁自出

哺乳期内,产妇乳汁不经婴儿吸吮而自然流出者,称"乳汁自出",亦称"漏乳"。

本病始见于《诸病源候论·产后乳汁溢候》:"经血盛者,则津液有余,故乳汁多而溢出也。"《妇人大全良方》指出"产后乳汁自出"乃"胃气虚"之故。《校注妇人良方》则进一步提出本病除"气血俱虚"外,"肝经血热""肝经怒火"亦可引起乳汁自溢。《医宗金鉴·妇科心法要诀》:"产后乳汁暴涌不止者,乃气血大虚,宜十全大补汤,倍用人参、黄芪。若食少乳多,欲回其乳者,宜免怀散,即红花、归尾、赤芍、牛膝也。若无儿食乳,欲断乳者,用麦芽炒熟,熬汤作茶饮之。"

若乳母身体健壮,气血旺盛,乳汁充沛,乳房饱满,由满而溢,或断乳之时乳汁难断而自出者,均不属病态。

西医学产后溢乳可参照本病辨证治疗。

【病因病机】 本病主要病机为胃气不固,气虚失摄;或肝经郁热,迫乳外溢。

1.气虚失摄 因产耗气失血,中气不足;或饮食劳倦伤脾,脾胃虚弱,摄纳无权,而致乳汁随化随出。

2.肝经郁热 产后情志抑郁,郁久化火;或大怒伤肝,肝火亢盛,火盛令肝疏泄太过,迫乳外溢,而致本病。

【诊断要点】

1.病史 素体脾胃虚弱,劳倦过度,或素性抑郁,五志过极化火。

2.临床表现 产妇在哺乳期中,乳汁不经婴儿吸吮或挤压而自然溢出。

3.检查 双侧乳头或一侧乳头乳汁点滴而下,乳汁清稀或浓稠,渗湿衣衫。乳头未见皲裂,乳房柔软或胀满。

【辨证论治】

(一)辨证要点

本病分虚实两端。应根据乳房有无胀痛、是否柔软及乳汁稀稠进行辨证。乳汁清稀,乳房柔软者,为气虚失摄;乳汁浓稠,乳房胀痛者,为肝经郁热。

(二)治疗原则

本病治法,虚者宜补气摄乳;实者宜清热敛乳。

(三)分型论治

1.气虚失摄证

临床表现:产后乳汁自出,量少,质清稀,乳房柔软无胀感;面色少华,神疲乏力;舌质淡,苔薄白,脉细弱。

病机:气血虚弱,中气不足。

治法:补气养血,佐以固摄。

方药:补中益气汤加芡实、五味子。

人参、甘草、黄芪、当归、白术、陈皮、升麻、柴胡。

2.肝经郁热证

临床表现:产后乳汁自出,量多,质稠,乳房胀痛;胸胁胀满,情志抑郁或烦躁易怒,口苦咽干,便秘尿黄;舌质红,苔薄黄,脉弦数。

病机:肝郁化热,迫乳外溢。

治法:疏肝解郁,清热敛乳。

方药:丹栀逍遥散去生姜,加生地黄、夏枯草、生牡蛎。

黑山栀、牡丹皮、当归、白芍、白术、茯苓、醋炒柴胡、甘草。

【其他疗法】

(一)西医治疗

西医无特殊治疗,主要是增加营养,增强体质,精神安慰,心理疏导,保持心情舒畅等。哺乳结束后,应以手挤或吸奶器、奶泵辅助将乳房内乳汁排出。

(二)中医疗法

1.中成药

(1)补中益气丸:每次9 g,每日2~3次。适用于气虚失摄者。

（2）加味逍遥丸：每次 9 g，每日 2 次。适用于肝经郁热证者。

2. 针灸疗法　①取膻中、气海、少泽、乳根、膈俞、行间以固摄止乳。②气虚失摄证加足三里、脾俞、胃俞、肺俞、心俞。③肝经郁热证加太冲、中都、期门、肝俞、肩井、足临泣。

【预防调护】

（一）预防

1. 产妇在产前就要注意增强体质，加强营养，注意休息。

2. 饮食要科学合理，食物要相互搭配，食谱要广，营养要多方面。忌食辛辣动火及甘腻助湿生痰之品。

3. 调畅情志，心情舒畅，情绪愉快，从而顺利地度过分娩。

4. 产后月子里应注意睡眠充足，避免气愤、烦恼，要持乐观情绪、开朗的性格、高尚的情操、良好的涵养。

（二）调护

若发生产后乳汁自出现象，要积极治疗，同时勤换衣衫，上衣宜宽松适度，不宜过紧，以免乳房受压，保持乳头清洁，以防乳痈的发生及皮肤产生湿疹。

【临证经验探讨】　本病临床辨证时应注意乳汁量、质及乳房柔软或胀痛等要点。治疗以敛乳为主。产后乳汁自出主要由于气虚，治当补气为主，养血为辅，补血药不可过于滋腻，以防伤胃碍脾。如气虚日久，肾阳不足者，加巴戟天、附子、肉桂等温肾壮阳。实者疏肝清热，凉血敛乳。肝经郁热者，宜投疏肝解郁、清热固涩药物，如效仍欠佳者，应考虑两方面：一是肾阴亏虚，水不涵木，需大补肾阴，如滋水清肝饮、三甲地黄汤等，始能获效；二是心理欠稳定，君火不静，肝胆相火不能平降，除服药外，更需心理疏导，改情易性。临证见素体胃热，或产后嗜食辛热炙煿以致胃热熏蒸，乳汁外溢者，可用玉女煎合沙参麦门冬汤加减，去大寒之石膏。本病在辨证论治的基础上，需加芡实、五味子、龙骨、牡蛎等固涩之品，避麦芽、山楂、六曲等回乳之剂。若辨证准确，用药得当，仍乳漏不止或不欲哺乳者，可用山楂、神曲、麦芽合免怀散回乳，或单味麦芽回乳，用炒麦芽 60 g 煎作茶饮，每日 1 剂，连服 3 ~ 5 天，生麦芽亦可。《济阴纲目》免怀散是根据"妇人手少阳少阴之脉，下为月水，上为乳汁"之论所创立，取红花、赤芍、当归尾、川牛膝活血通经、引血下行以回乳。

本病一般预后良好。及时治疗，加强营养，多可痊愈。但若溢出为血性液，乳房有块者，应警惕乳癌。

医案

刘某,女,29 岁,农民。

初诊:2017 年 7 月 9 日。

主诉:乳汁自出半月。

病史:患者平素性情急躁,多抑郁,孕₁产₁。产后半月,双乳乳汁自出,色微黄,质稠,就诊时症见:乳房胀痛,烦躁易怒,夜不安寐,咽干口苦,溲黄便干。

查体:舌边红,苔白,脉弦细。

中医诊断:乳汁自出。

西医诊断:漏乳。

中医辨证:肝郁化热,热迫乳溢。

治法:疏肝解郁,清热养阴。

处方:牡丹皮 9 g,炒栀子 9 g,当归 9 g,赤芍 12 g,玄参 9 g,玉竹 9 g,茯苓 12 g,炒白术 9 g,佛手 12 g,柴胡 6 g,山药 15 g,生牡蛎^(先煎)20 g。5 剂,水煎服。日 1 剂。

二诊:2017 年 7 月 16 日。

药后溢乳减少,诸证减轻,舌边红,苔白,脉弦。原方加夏枯草 9 g,续服 7 剂。

三诊:2017 年 7 月 25 日。

溢乳现象明显减少,药已中病,嘱其按原方随症加减再服半个月。

四诊:2017 年 8 月 11 日。

上述诸症悉减,溢乳现象已基本停止,精神状态及饮食二便良好,已正常哺乳。

附:回乳

若产妇不欲哺乳,或产妇体质虚弱,或因病不宜授乳,或已到断乳之时,可予回乳。常用方法如下。

1. 炒麦芽 60 ~ 120 g,水煎代茶饮。

2. 免怀散(《济阴纲目》):红花 20 g,赤芍 12 g,当归尾 12 g,川牛膝 15 g。水煎服,连服 3 ~ 7 剂。

3. 皮硝 120 g 装于布袋,排空乳汁后,敷于乳部(暴露乳头),扎紧,待湿

4.针刺足临泣、光明、悬钟等穴位,两侧交替,每日1次,7天为1个疗程。

妇人分娩后,即有乳汁分泌哺养婴儿,母乳喂养有众多优点,但并不表示哺乳时间越长越好。一般认为哺乳时间以8~12个月为宜,时间过长,不但母乳营养成分不能满足小儿的生理需要,影响小儿的生长发育,而且会导致母亲生殖器官的退化或萎缩。断乳的方法以自然断乳为妥,即不宜骤然停止。骤然停止哺乳,对小儿与母体都不利。断乳最好选在春、秋季节,先逐步减少哺乳次数,缩短每次哺乳时间,乳母少进食汤水和鱼肉之类的高蛋白饮食,小儿此时可增加辅助食品,于是乳汁渐渐减少,而达到回乳的目的。为了能顺利地回乳,不出现乳腺炎等并发症,在回乳期间要保持大小便通畅,同时注意休息也很重要,睡眠要充足,情志要调畅。

中医认为乳汁是由水谷精气所化生,乳血同源,薛立斋说:"血者,水谷之精气也,和调五脏,洒陈六腑,在男子则化为精,在女子上为乳汁,下为血海。"用山楂、麦芽及其他活血药,使饮食水谷尽快地化以为血,下注血海,从而可以减少乳汁的分泌,促使经水来潮。现代药理研究认为,山楂、麦芽等可降低血中催乳素的含量,使乳腺腺泡停止分泌乳汁,从而达到回乳目的。

第十一节　产后情志异常

产妇在产褥期出现精神抑郁,沉默寡言,情绪低落,或心烦不安,失眠多梦,或神志错乱,狂言妄语等症者,称为"产后情志异常",通常在产后2周内出现症状。

《诸病源候论·产后风虚癫狂候》较早论述了类似病证:"产后血气俱虚,受风邪入并于阴则癫忽发……邪入并于阳则狂,发则言语倒错,或自高贤,或骂詈不避尊卑是也。"《妇人大全良方》较广泛地论述相关病证,分列有"产后癫狂""产后狂言谵语如有神灵""产后不语""产后乍见鬼神"等方论,为后世奠定了基础。

西医学的产褥期抑郁症,可参照本病辨证治疗。

【病因病机】　本病主要发病机制为产后多虚,心血不足,心神失养;或情志所伤,肝气郁结,肝血不足,魂失潜藏;或痰火上扰心神,神明昏乱;或产后多瘀,瘀血停滞,上攻于心。

1.心血不足　素体血虚,或产后失血过多,或产后思虑太过,所思不遂,心血暗耗,血不养心,心神失养,故致产后情志异常。

2. **肝气郁结** 素性忧郁,胆怯心虚,气机不畅,复因产后情志所伤或突受惊恐,加之产后血虚,肝血不足,肝不藏魂,魂不守舍,而致产后情志异常。

3. **痰火上扰** 产后阴血亏虚,心肝失养,心神不宁,气火偏旺,炼液成痰,痰火上扰心神,神明昏乱,而致产后情志异常。

4. **血瘀** 产后元气亏虚,复因劳倦耗气,气虚无力运血,血滞成瘀,或产时、产后感寒,寒凝血瘀,或产后胞宫瘀血停滞,败血上攻,扰乱心神,神明失常,而致产后情志异常。

【诊断要点】

1. **病史** 产时或产后失血过多,产后忧愁思虑,过度劳倦,或素性抑郁,以及既往有精神病史、难产史。

2. **临床表现** 精神抑郁,情绪低落,伤心落泪,默默不语,悲观厌世,失眠多梦,易感疲乏无力,或内疚、焦虑、易怒,甚则狂言妄语,如见鬼神,喜怒无常,哭笑不休,登高弃衣,不认亲疏等。严重者甚至绝望,有自杀或杀婴倾向。多在产后 2 周内发病,产后 4~6 周症状逐渐明显。

3. **检查**

(1)妇科检查:多无明显异常变化。

(2)辅助检查:血常规检查正常或血红蛋白低于正常。

【辨证论治】

(一)辨证要点

应重视产后多虚多瘀及气血变化的特点,根据产后全身症状及舌脉,辨明虚实及在气在血,分而治之。产后情绪低落,忧郁焦虑,悲伤欲哭,不能自制,心神不安,失眠多梦,气短懒言,舌淡,脉细者,多属虚;产后忧郁寡欢,默默不语,失眠多梦,神志恍惚,狂言妄语,舌暗有瘀斑,苔薄,脉弦或涩,多属实。

(二)治疗原则

治疗以调和气血,安神定志为主。同时配合心理治疗。临证还需注意观察,及时发现情志异常程度的变化,尽量早给予干预,防止不良事件的发生。

(三)分型论治

1. 心血不足证

临床表现:产后精神抑郁,沉默寡言,情绪低落,悲伤欲哭,心神不宁,失眠多梦,健忘心悸,恶露量多;神疲乏力,面色苍白或萎黄;舌质淡,苔薄白,脉细弱。

病机:心血暗耗,心失所养。

治法:养血滋阴,补心安神。

方药:天王补心丹加减。

黄连、先砂、人参、茯苓、玄参、丹参、桔梗、远志、当归、五味子、麦冬、天冬、柏子仁、酸枣仁、生地黄。

生地黄、玄参、麦冬、天冬滋阴清热;当归、丹参补血养心;人参、炙甘草补益心气;黄连清热泻火;朱砂、茯苓、远志、酸枣仁、柏子仁安养心神;五味子收敛耗散之心气;桔梗引药上行,以通心气。

随症加减:胸闷抑郁者,加郁金、佛手、石菖蒲;头痛甚者,加川芎、白芷;寐差者加合欢皮、夜交藤、龙骨、牡蛎。

2. 肝气郁结证

临床表现:产后心情抑郁,或心烦易怒,心神不安,夜不入寐,或噩梦纷纭,惊恐易醒;恶露量或多或少,色紫暗,有血块;胸胁、乳房胀痛,善太息;舌淡红,苔薄,脉弦或弦细。

病机:素性忧郁,肝郁胆虚。

治法:疏肝解郁,镇静安神。

方药:逍遥散加夜交藤、合欢皮、磁石、柏子仁。

柴胡、当归、白芍、白术、茯苓、甘草、薄荷、煨姜。

方中柴胡、薄荷疏肝解郁;当归、白芍养血柔肝;白术、茯苓、煨姜健脾祛湿;甘草调和诸药。全方共奏疏肝解郁、理气健脾之功。

随症加减:肝气犯胃,胃失和降,而见嗳气频作,脘闷不舒者,可加旋覆花、代赭石、姜半夏和胃降逆;兼有食滞腹胀者,可加神曲、麦芽、鸡内金消食化滞;脾虚明显,腹胀便溏,神疲乏力者,加木香、党参、砂仁^(后下);兼有血瘀而见胸胁刺痛,舌质有瘀点瘀斑,可加丹参、郁金、红花活血化瘀。肝郁化热,热扰心神,烦躁易怒,口苦咽干者,加山栀、牡丹皮;肝火上炎而见头痛,目赤,耳鸣者,加菊花、钩藤、刺蒺藜清热平肝;热盛伤阴,而见舌红少苔,脉细数者,可去原方中当归、白术、生姜之温燥,酌加生地黄、麦冬、山药滋阴健脾,或改用滋水清肝饮养阴清火。

3. 痰火郁结证

临床表现:起病较急,烦躁易怒,哭笑无常,狂躁不安,甚则打人毁物,弃衣而走,登高而歌,喉中痰鸣,面赤目赤,大便秘结,舌质红绛,苔黄腻较厚,脉滑数。

病机:痰火上扰,神明昏乱。

治法:泻火涤痰,宁心安神。

方药:黄连温胆汤(《温热经纬》)加味。

黄连、炒竹茹、炒枳实、制半夏、化橘红、茯苓、甘草、陈胆星、青龙齿^(先煎)、钩藤^(后下)。

方中黄连清心泻火,钩藤清肝安魂,青龙齿善安神魂而泻心肝,半夏降逆和胃,燥湿化痰,竹茹清热化痰,止呕除烦,陈胆星祛风化痰,枳实行气消痰,使痰随气下,佐以陈皮理气燥湿,茯苓健脾渗湿,甘草调和诸药。全方共奏泻火涤痰,宁心安神之效。

随症加减:火热偏甚,面红目赤,狂躁明显者,加大黄、玄明粉^(后下)、青礞石^(先煎);夜难入寐,躁动不安者,加紫贝齿^(先煎)、生铁落^(先煎);口腻痰多,舌苔黄白而厚者,加竹沥^(吞服)、瓜蒌皮、制川朴。

4. 血瘀证

临床表现:产后郁郁寡欢,默默不语,神思恍惚,失眠多梦,或神志错乱,狂言妄语,如见鬼神,喜怒无常,哭笑不休;恶露不下,或下而不畅,色紫暗,有血块,小腹疼痛,拒按,面色晦暗;舌质紫暗,有瘀斑,苔白,脉弦或涩。

病机:气血虚弱,血滞成瘀。

治法:活血化瘀,镇静安神。

方药:癫狂梦醒汤(《医林改错》)加龙骨、牡蛎、酸枣仁。

桃仁、赤芍、柴胡、香附、青皮、陈皮、大腹皮、桑白皮、苏子、木通、半夏。

甘草方中重用桃仁、赤芍活血化瘀;柴胡、香附理气解郁;青皮、陈皮、大腹皮、桑白皮、苏子行气降气;木通泻火行水,通血脉;半夏、甘草和胃调中;加龙骨、牡蛎、酸枣仁镇静安神。诸药合用,共奏活血化瘀、镇静安神之效。

随症加减:蕴热者,加黄连、黄芩以清之;有蓄血内结者,加服大黄䗪虫丸,以祛瘀生新,攻逐蓄血;不饥不食者,加白金丸,以化顽痰,祛恶血。

【其他疗法】

(一)西医治疗

1. 心理治疗是治疗本病的重要手段。通过心理咨询,解除致病的心理因素,争取家人尤其是丈夫对产妇的关心、支持和照顾,指导其养成良好的睡眠习惯。

2. 药物治疗病情严重者,应在专业医生指导下尽量选用不进入乳汁的抗抑郁药,首选 5-羟色胺再吸收抑制剂。

(1)5-羟色胺再吸收抑制剂:盐酸帕罗西汀每日 20 mg,口服,2～3 周后可逐渐增至每日 50 mg,不宜骤然停药;盐酸舍曲林每日 50 mg,口服,数周后增至每日 100～200 mg(此量不得连续应用 8 周以上)。

(2)三环类抗抑郁药:阿米替林每日 50～75 mg,口服,逐渐增至每日 150～250 mg。

(二)中医疗法

1. 中成药

(1)天王补心丹:每次 1 丸,每日 2 次。适用于心血不足证。

(2)逍遥丸:每次 1 丸,每日 2 次。或水丸,每次 6 ~ 9 g,每日 1 ~ 2 次。适用于肝气郁结证。

2. 针灸治疗　①心血不足证取穴肝俞、肾俞、关元、气海、三阴交等穴,用补法并加艾灸。②肝气郁结证取穴肝俞、心俞、内关、神门、三阴交等穴,用泻法。

3. 心理治疗　建立良好、融洽的家庭环境氛围,给予患者足够的社会支持和重视。了解患者的心理状态和个性特征,设身处地为患者着想,循循善诱,缓解其精神压力。指导产妇对情绪和生活进行自我调节,养成良好的睡眠习惯。必要时配合使用其他心理治疗方法。

【预防调护】

(一)预防

1. 注意精神调养,保持心情愉快,避免引起情绪刺激的因素。

2. 保持充足睡眠,起居要有规律。

(二)调护

1. 深入了解病史,详细进行检查,用真诚、同情、关怀、耐心的态度对待患者,以取得患者充分信任。

2. 开导患者,使之正确认识和对待疾病,增强治愈疾病的信心,并帮助解除情志致病的原因,以促进疾病治愈。

3. 保证营养充足,饮食宜清淡、多样化,促使产后体质恢复,有益本病好转。

【临证经验探讨】　产褥期抑郁症需结合病史、临床表现及相应的辅助检查以明确诊断,并需与产后神经衰弱、产后胃肠神经功能紊乱相鉴别,分娩本身与产后精神疾病发生有关。本病患者多在孕期或分娩时有重大精神创伤史,因缺乏早期关注,或产后加重其负担而导致产后精神失常。《临证指南医案》所说:"郁证全在病者能移情易性。"其治疗主要是矫正其病态心理,因此心理治疗是基本疗法之一。医生应和患者建立良好的关系,取得患者的信任,解除患者的心理负担,给予患者精神安慰和心理疏导,其家庭成员应给患者创造和谐的家庭氛围,生活中给予细致入微的关怀和照料,使患者心情舒畅,精神愉快,促进身心早日康复。在心理疏导的过程中,还必须查找原因,解决一些实际问题,才能有助于疾病治愈。努力解除致病原因,使病人正确认识和对待自己的疾病,增强治愈疾病的信心,避免不良的精神刺激,对促进疾病的好转乃至痊愈都甚有裨益。

西医学认为产褥期精神障碍的病因多种多样,包括心理因素、产褥感染的毒性反应、难产、失血过多、产后垂体和甲状腺功能低下等,因此在治疗上针对病因和临床特点,应采用中西医结合方法较为理想。

忧郁状态属于中医肝气郁结证和心血不足证。根据临床症状及舌脉之征,肝气郁结证常选用逍遥散、丹栀逍遥散、滋水清肝饮加减治疗;心血不足证选用归脾汤、天王补心丹加减治疗。西药应用多虑平、安定、谷维素等合治之;狂躁兴奋状态属于中医痰火扰心证。多选用黄连温胆汤或生铁落饮加减,生铁落饮药物组成:生铁落^(包煎)、天冬、麦冬、浙贝母、陈胆星、橘红、炙远志、石菖蒲、茯苓、茯神、钩藤^(后下)、玄参、朱砂^(冲服),同时可兼服礞石滚痰丸、琥珀抱龙丸以治之。西药可用氯丙嗪、奋乃静等促进睡眠;错乱-谵妄状态常并发于产褥感染后,属中医瘀血乘心,常选用癫狂梦醒汤。产褥感染,热毒犯于心包者,一般有高热、神昏、谵语,可用清营汤合牛黄清心丸;蓄血证,可用大黄䗪虫丸;无力困惑状态是产褥期精神障碍转为慢性时常见的一种类型,常由产后垂体、甲状腺功能低下引起,属于心肾亏虚,可用左归丸或右归丸加入益智仁、炙远志、胆星、琥珀、太子参或红白人参等。西药可用胎盘组织液、维生素 B_1、维生素 B_2、维生素 C,或给予相应的激素治疗。

此外,应加强围生期保健,减轻孕妇对妊娠分娩的紧张情绪,引导患者舒畅情志,同时针对患者的个性特征给予个体化的心理疏导。

第十章　妇科杂病

凡不属经、带、胎、产和前阴疾病范畴,而又与女性解剖、生理特点有密切关系的疾病,称为"妇科杂病"。

常见的妇科杂病有不孕症、妇人腹痛、癥瘕、阴挺。妇科杂病,临床证候不同,病因病机各异。就病因而论,总结有三:其一,起居不慎,感受外邪;其二,脏腑气血阴阳失调;其三,禀赋不足,或情志因素、心理因素、环境刺激等导致疾病的产生。由于机体的脏腑、经络、气血功能失调,各种疾病趁机而生,妨碍健康。

妇科杂病病情多变,治疗必须以脏腑、经络、气血为核心辨证施治。其治疗要点是:不孕症宜温养肾气、调理冲任气血为主;癥瘕宜理气散结,破血消瘀,然必察正气盛衰,酌用攻补;阴挺宜补气升提为主,夹湿热者又宜清热渗湿;妇人腹痛宜根据病情的急慢性不同,分别施以清热化湿,活血化瘀等,必须按寒、热、虚、实证的不同辨证用药。

总之,对妇科杂病的治疗,只要从整体观念出发,施以辨证治疗,可以收到满意疗效。

第一节　不孕症

女子未避孕,性生活正常,与配偶同居 1 年而未孕者,称为不孕症。从未妊娠者为原发性不孕,《备急千金要方》称为"全不产";曾经有过妊娠继而未避孕 1 年以上未孕者为继发性不孕,《备急千金要方》称为"断绪"。

不孕之名首载于《周易》,其曰:"妇三岁不孕。"《素问·骨空论》指出"督脉者……此生病……其女子不孕",阐述其发病机理。《神农本草经》中有紫石英治疗"女子风寒在子宫,绝孕十年无子"及当归治疗"绝子"的记载。《诸病源候论》列"月水不利无子""月水不通无子""子脏冷无子""带下无子""结积无子"等"夹疾无子"病源。《备急千金要方·求子》称"凡人无子,当为夫妻俱有五劳七伤、虚羸百病所致,故有绝嗣之殃",提出"男服七子散,女服紫石门冬丸",明确指出夫妇双方均可导致不孕,治法有创新。《格致余论·受胎论》谓:"男不可为父,得阳气之亏者也;女不可为母,得阴气之塞者也。"《丹溪心法·子嗣》中述及肥盛妇人痰湿闭塞子宫和怯瘦妇人子宫干涩不能妊娠的证治,影响颇大。《广嗣纪要·择配篇》提及"五不女"(螺、纹、鼓、角、脉),认识到女子先天生理缺陷和生殖器官畸形可致不孕。《景岳全书·妇人规》言:"种子之方,本无定轨,因人而药,各有所宜。"强调治疗不孕症应辨证论治。《傅青主女科·种子》列有种子十条,注重从肝肾论治不孕症,创制的养精种玉汤、温胞饮、开郁种玉汤等至今为临床常用。

西医学不孕症女方因素多由排卵障碍、输卵管因素、子宫、阴道、外阴等所致,其他如免疫因素、男方因素、不明原因等也可参照本病辨证治疗。

【病因病机】 本病主要病机为肾气不足,冲任气血失调。

1.肾虚 先天不足,或房劳多产,或久病大病,或年逾五七,肾气亏虚,精不化血,则冲任虚衰,难以受孕;素体阳虚或寒湿伤肾,肾阳不足,胞宫失煦,则冲任虚寒,不能成孕;肾阴素虚,或久病耗损真阴,天癸乏源,胞宫失养,冲任血海空虚,或阴虚内热,热扰冲任,乃致不孕。如《女科经纶·嗣育门》引朱丹溪语:"妇人久无子者,冲任脉中伏热也……其原必起于真阴不足,真阴不足,则阳胜而内热,内热则荣血枯。"

2.肝气郁结 情志不畅,或盼子心切,肝郁气滞,疏泄失常,气血失调,冲任失和,胎孕不受。《景岳全书·妇人规》曰:"产育由于血气,血气由于情怀,情怀不畅则冲任不充,冲任不充则胎孕不受。"

3.痰湿内阻 思虑劳倦,或肝木犯脾,伤及脾阳,健运失司,水湿内停,湿聚成痰,冲任壅滞,而致不孕;或素体肥胖,嗜食肥甘,躯脂满溢,痰湿内盛,胞脉受阻,致令不孕。《傅青主女科·种子》言:"妇人有身体肥胖,痰涎甚多,不能受孕者。人以为气虚之故,谁知是湿盛之故乎……而肥胖之湿,实非外邪,乃脾土之内病也。"

4.瘀滞胞宫 经行产后,摄生不慎,邪入胞宫致瘀;或寒凝血瘀,或热灼血瘀,或气虚运血无力致瘀,瘀滞冲任、胞宫,以致不孕。《诸病源候论·妇人杂病诸候》"结积无子候"引《养生方》说:"月水未绝,以合阴阳,精气入内,令月水不节,内生积聚,令绝子。"

【诊断要点】

1.病史 询问患者年龄、婚史、同居时间、配偶健康状况、性生活情况、月经史及产育史,还需了解既往史及家族史,尤需注意有无结核、甲状腺疾病、糖尿病及盆腹腔手术史。

2.临床表现 未避孕,性生活正常,同居1年或曾孕育后未避孕1年而未孕。

3.检查

(1)体格检查:观察身高、体重、第二性征发育、体毛分布及有无溢乳等。

（2）妇科检查：注意内外生殖器，有无发育畸形、炎症及包块等。

（3）辅助检查：①卵巢功能检查。了解排卵及黄体功能状态，包括基础体温测定、超声监测排卵、子宫颈黏液结晶检查、子宫内膜活检、血清生殖内分泌激素测定等。②输卵管通畅试验。常用子宫输卵管碘液造影术、子宫输卵管超声造影术及核磁共振子宫输卵管影像术。③免疫因素检查。包括生殖相关抗体，如抗精子抗体、抗子宫内膜抗体等。④宫腔镜检查。了解宫腔情况，诊断宫腔粘连、黏膜下肌瘤、内膜息肉、子宫畸形等。⑤腹腔镜检查。用于盆腔情况的诊断，直接观察子宫、输卵管、卵巢有无病变或粘连，直视下可行输卵管亚甲蓝通液，了解输卵管通畅度，且检查与治疗可同时进行。

【辨证论治】

（一）辨证要点

主要根据月经、带下、全身症状及舌脉等综合分析，审脏腑、冲任、胞宫之病位，辨气血、寒热、虚实之变化。重视辨病与辨证相结合。

（二）治疗原则

治疗以温养肾气，调理气血为主。调畅情志，择"的候"而合阴阳，以利于受孕。

（三）分型论治

1. 肾虚证

（1）肾气虚证

临床表现：婚久不孕，月经不调或停闭，量多或少，色淡暗质稀；腰酸膝软，头晕耳鸣，精神疲倦，小便清长；舌淡，苔薄白，脉沉细，两尺尤甚。

病机：肾气不足，冲任虚衰。

治法：补益肾气，调补冲任。

方药：毓麟珠（《景岳全书》）加减。

当归、熟地黄、白芍、川芎、人参、白术、茯苓、炙甘草、菟丝子、杜仲、鹿角霜、川椒。

方中四物汤补血，四君子汤益气；菟丝子、杜仲、鹿角霜温养肝肾；佐以川椒温督脉。全方既温养先天肾气以生精，又培补后天脾胃以生血，精血充足，胎孕乃成。

随症加减：若经来量多者，加阿胶、炒艾叶固冲止血；若经来量少不畅者，加丹参、鸡血藤活血调经；若心烦少寐者，加柏子仁、夜交藤养心安神；腰酸腿软甚者，加续断、桑寄生补肾强腰。

（2）肾阳虚证

临床表现：婚久不孕，初潮延迟，月经后期，量少，色淡质稀，甚至停闭，带下量多,清稀如水;腰膝酸冷,性欲淡漠,面色晦暗,大便溏薄,小便清长;舌淡,苔白,脉沉迟。

病机:肾阳不足,冲任虚寒。

治法:温肾助阳,调补冲任。

方药:温胞饮(《傅青主女科》)。

巴戟天、补骨脂、菟丝子、肉桂、附子、杜仲、白术、山药、芡实、人参。

方中巴戟天、补骨脂、菟丝子、杜仲温肾助阳;肉桂、附子补益命门;人参、白术益气健脾;山药、芡实补肾涩精。全方共奏温肾助阳、暖宫助孕之效。

随症加减:若小便清长,夜尿多者,加益智仁、桑螵蛸补肾缩小便;性欲淡漠者,加紫石英、肉苁蓉温肾填精;血肉有情之品如紫河车、龟甲、鹿茸等,具补肾阴阳、通补奇经之效,可适时加味。

(3)肾阴虚证

临床表现:婚久不孕,月经先期,量少,色红质稠,甚或闭经;或带下量少,阴中干涩;腰酸软,头晕耳鸣,形体消瘦,五心烦热,失眠多梦;舌淡或舌红,少苔,脉细或细数。

病机:肾阴亏虚,血少津亏。

治法:滋肾养血,调补冲任。

方药:养精种玉汤(《傅青主女科》)。

当归、白芍、熟地黄、山茱萸。

方中当归、白芍养血柔肝;熟地黄补益肾精;山茱萸滋养肝肾。全方具滋肾养血填精之功。

随症加减:若胁肋隐痛,两目干涩者,加女贞子、旱莲草柔肝养阴;面色萎黄,头晕眼花者,加龟甲、紫河车填精养血;五心烦热,午后潮热者,加地骨皮、牡丹皮、知母滋阴清热。

2.肝气郁结证

临床表现:婚久不孕,月经周期先后不定,量或多或少,色暗,有血块,经行腹痛,或经前胸胁、乳房胀痛;情志抑郁,或烦躁易怒;舌淡红,苔薄白,脉弦。

病机:肝气郁结,冲任失和。

治法:疏肝解郁,理血调经。

方药:开郁种玉汤(《傅青主女科》)加减。

当归、白芍、牡丹皮、香附、白术、茯苓、天花粉。

方中当归、白芍养血柔肝;白术、茯苓健脾培土;牡丹皮凉血活血;香附理气解郁;天花粉清热生津。全方共成疏肝健脾、养血种子之功。

随症加减:若痛经较重者,加延胡索、生蒲黄、山楂化瘀止痛;心烦口苦者,加栀子、夏枯草清泄肝热;胸闷纳少者,加陈皮、砂仁健脾和胃;经前乳房胀痛明显者,加橘核、青皮、玫瑰花理气行滞。

3. 痰湿内阻证

主要证候:婚久不孕,月经后期,甚或闭经,带下量多,色白质黏;形体肥胖,胸闷呕恶,心悸头晕;舌淡胖,苔白腻,脉滑。

病机:素体脾虚,聚湿成痰。

治法:燥湿化痰,理气调经。

方药:苍附导痰丸加减。

制苍术、茯苓、制香附、生姜、神曲、南星、制半夏、炒枳壳、陈皮、甘草。

随症加减:若带下量多者,加芡实、金樱子固涩止带;胸闷气短者,加瓜蒌、石菖蒲宽胸利气;心悸者,加远志祛痰宁心;月经后期,闭经者,加丹参、泽兰养血活血通经。

4. 瘀滞胞宫证

主要证候:婚久不孕,月经后期,量或多或少,色紫黑,有血块,可伴痛经;平素小腹或少腹疼痛,或肛门坠胀不适;舌质紫暗,边有瘀点,脉弦涩。

病机:瘀血内停,冲任阻滞。

治法:活血化瘀,止痛调经。

方药:少腹逐瘀汤。

肉桂、小茴香、干姜、当归、川芎、赤芍、蒲黄、五灵脂、没药、延胡索。

随症加减:若小腹冷痛者,加吴茱萸、乌药温经散寒;经血淋漓不止者,加茜草、三七粉化瘀止血;下腹结块者,加鳖甲、炮山甲散结消癥。

【其他疗法】

(一)西医治疗

1. 指导性生活,掌握预测排卵的方法,合理安排性生活。

2. 保证生殖道通畅。如处女膜无孔、阴道狭窄等要进行手术治疗;阴道炎、宫颈炎、盆腔炎要及时针对病因治疗;输卵管阻塞可进行通液、宫腔镜下疏通、短波透热等治疗,必要时进行输卵管造口术、输卵管吻合术或输卵管移植术。

3. 内分泌失调引起不孕或子宫发育不良者,可用激素周期治疗,以调经和促排卵。

4. 子宫肌瘤或子宫内膜异位症者,根据病情给予一定的激素治疗,或进行不影响生育的必要的手术治疗。

5. 人工授精或试管婴儿。

（二）中医疗法

1. 中成药

（1）滋肾育胎丸：每次 5 g，每日 3 次。适用于脾肾两虚证。

（2）右归丸：每次 1 丸，每日 3 次。适用于肾阳虚证。

（3）坤泰胶囊：每次 6 g，每日 2 次。适用于心肾不交证。

（4）逍遥丸：每次 9 g，每日 2 次。适用于肝气郁结证。

（5）定坤丹：每次 3.5 ~ 7 g，每日 2 次。适用于气血不足证。

（6）少腹逐瘀丸：每次 1 丸，每日 2 次。适用于瘀滞胞宫证。

2. 针灸疗法　①对排卵障碍所致不孕症，应用针灸促进卵泡发育及排卵。②针刺取关元、中极、三阴交、子宫、气海、足三里等穴。③灸法以艾灸为主，取神阙、关元等为主穴。

另外，中药外敷热熨、肛门导入、穴位离子导入及导管介入等疗法，对输卵管性不孕有较好疗效，临证多以内治与外治法联合应用。

【预防与调护】

（一）预防

1. 了解性的有关知识，避免婚前性行为。

2. 保持外阴清洁，性生活前男女双方要进行必要的清洁准备，经行前后禁止性生活。

3. 在不想生育的前提下，要做好避孕，减少人工流产。

4. 保持心情舒畅，适当参加身体锻炼，注意营养均衡。

5. 戒除烟酒等恶习。

（二）调护

1. 对患者要耐心开导，解除心理障碍。

2. 让患者坚持测量基础体温，掌握排卵期的测定，增加妊娠机会。

3. 男方如果也有不育原因，要双方同时治疗。

4. 保持大便通畅，减少盆腔瘀血症状。

5. 经期乳房有块疼痛，平素坚持服用逍遥丸效佳。

6. 查有衣原体阳性或抗精子抗体阳性者要采用避孕套避孕 3 ~ 6 个月。

7. 盆腔炎症，输卵管梗阻者配用灌肠治疗，疗效可提高。

【临证经验探讨】　不孕是生殖健康的不良事件，病因复杂，临床表现纷繁多样，可由多囊卵巢综合征、子宫内膜异位症、高催乳素血症及盆腔炎性疾病后遗症等妇科疾病导致，亦与多种内、外科疾病密切相关。需详问病史，认真查体，明辨病因，分析病位。临床还要重视男方因素，提倡夫妇同诊。助孕是中医妇科的优势与特色之一。"求子之道，莫如调经"，种子必先调经。肾藏精，主生殖，调经种子重在补肾；肝藏血，主疏泄，调经种子妙在疏肝;女子以血为本,调经种子贵在理血;兼有痰瘀互结,则祛瘀化痰,功在疏通。注重局部与整体相结合,形成了特色鲜明的临证思路与治疗方案,突出体现于两点:一是病证结合治疗。中医辨证与西医辨病相结合,加强治疗的针对性,如排卵障碍性不孕多责之于肾虚,涵盖的病种有异常子宫出血、多囊卵巢综合征、高催乳素血症、未破裂卵泡黄素化综合征及早发性卵巢功能不全等,证型有肾虚血瘀、肾虚痰湿及肾虚肝郁,以补肾为主,兼以疏肝、化痰、活血;输卵管性不孕可由气滞、湿热、寒凝瘀滞等所致,治以活血化瘀通络,内服外治兼施;免疫性不孕以脾肾虚为本,痰瘀互结为标,补益脾肾祛瘀化痰取得较好的临床疗效;二是中西医结合治疗。关键在于把握结合治疗的切入点,如中西医联合诱导排卵能提高临床妊娠率且降低副反应;宫腹腔镜联合中药治疗子宫内膜异位症及输卵管性不孕症;中医药联合辅助生殖技术亦展现出良好的应用前景,在提高卵细胞质量及改善子宫内膜容受性等方面均取得了长足的发展,对高龄不孕、反复种植失败等困扰助孕技术的瓶颈问题亦积累了较丰富的临床经验。不孕症是影响夫妇双方身心健康的医学与社会问题。患者求子心切,常合并心理疾患,辅以心理治疗,建立良好的医患合作关系,可提高受孕率。

医案

1.卵巢因素引起的不孕症

田某,女,28 岁,已婚,农民。

初诊:2018 年 6 月 19 日。

主诉:未避孕不孕 3 年。

病史:自述婚后 3 年有正常性生活未孕,平素月经不规律,月经周期 35～60 天,持续 5～7 天,量偏少,经色淡黯,有小血块,末次月经 2018 年 6 月 8 日。经来小腹冷痛,腰酸腰困,白带清稀无臭味,平素神疲乏力,腰酸不适,胸闷不舒,口淡无味。配偶做精液检查正常。

查体:舌胖淡略红,苔白,脉沉细无力。

辅助检查:①子宫输卵管碘油造影试验提示:双侧输卵管通畅。②超声检查子宫大小为 55 mm×44 mm×35 mm,内膜回声可,厚 7 mm;左侧卵巢大小为 32 mm×26 mm;右侧卵巢大小为 33 mm×29 mm。③性激素六项示 FSH 5 mIU/mL,LH 6.2 mIU/mL,PRL 16 ng/mL,E_2 50 pg/mL,P0.3 ng/mL,T 0.35 ng/mL。④甲状腺功能正常。

中医诊断:不孕症。

西医诊断:原发性不孕。

中医辨证:脾肾阳虚,肝气不舒。

治法:温肾助阳,健脾理气。

处方:熟地黄9 g,山药9 g,山萸肉6 g,菟丝子9 g,枸杞9 g,鹿角胶^(烊化)9 g,当归9 g,川芎6 g,杜仲9 g,茯苓6 g,鹿角霜9 g,香附6 g,炙黄芪9 g,巴戟天9 g。

10剂,每日1剂。每日3次,每次200 mL,告之少食生冷,坚持测基础体温。

二诊:2018年7月10日。

述现月经来潮第一天,经色淡红,经量增多,精神尚好,经期腰酸不适、小腹冷痛等症状明显改善。上方去茯苓,加覆盆子9 g,服法同前,坚持服药两个月经周期后复诊。

三诊:2018年10月2日。

月经来潮2次,周期30~32天,经量正常。基础体温双相,彩超检测卵泡成熟,并指导同房,并告知停药试孕。

四诊:2018年10月24日。

停经40天,做尿妊娠试验阳性,彩超示宫内早孕。

2. 输卵管因素引起的不孕

薛某,女,32岁,已婚,农民。

初诊:2019年3月12日。

主诉:未避孕不孕2年。

病史:自诉月经规律,月经周期28~30天,持续5~6天,色红,适量,有小血块,无痛经史,末次月经2019年3月2日,4年前足月分娩一女活婴,2年前因胚胎停育行人流术,后规律同房至今未孕,现经前常乳房胀痛,喜叹息,易疲劳,经期小腹坠胀刺痛明显。

查体:舌黯有瘀点,苔薄,脉沉细涩。配偶精液检查无明显异常。B超监测有排卵。

妇科检查:外阴阴道无异常,白带无异常,宫颈光滑,质中,无抬举痛,子宫后位,大小正常,活动欠佳,双附件稍增厚,无明显压痛。

辅助检查:①子宫输卵管碘油造影试验提示:双侧输卵管不通,右侧堵于壶腹部,左侧堵于伞部,未见串珠样改变,子宫形态正常。②超声检查:子宫附件未见异常。

中医诊断:不孕症。

西医诊断:继发性不孕。

中医辨证:肝郁气滞,血瘀阻络。

治法:疏肝理气,活血通络。

处方:黄芪15 g,地黄6 g,当归9 g,川芎9 g,赤芍6 g,桃仁6 g,红花

6 g,柴胡6 g,三棱6 g,莪术6 g,路路通9 g,丹参9 g,威灵仙9 g,川楝子6 g,香附6 g,怀牛膝10 g。

水煎服,每日1剂,每剂2次,每次200 mL,服至经来停药。

同时用药渣外敷少腹,每日1小时。

灌肠方:丹参6 g,三棱6 g,莪术6 g,败酱草9 g,乌药3 g,红藤9 g,皂角刺6 g。每剂浓煎2次,每次200 mL,每日1次,保留灌肠。以上治疗经期停用,用药期间用避孕套避孕。

二诊:2019年6月16日。

上药治疗3周后月经来潮,经时小腹胀刺痛等症状有减轻,治疗方法不变,按上法连续治疗3个月经周期,月经干净3~7天内复诊。

三诊:2019年10月12日。

自述月经已净5天,做子宫输卵管碘油造影提示:双侧输卵管通而不畅。因治疗有效,续按上法继续治疗2个月经周期。

四诊:2019年12月15日。

现月经干净5天做子宫输卵管碘油造影提示:双侧输卵管通畅,月经正常。后隔月彩超检测排卵,指导同房,1个月后发现怀孕。

第二节　妇人腹痛

妇女不在行经、妊娠及产褥期间发生小腹或少腹疼痛,甚则痛连腰骶者,称为"妇人腹痛"。亦称"妇人腹中痛"。

本病始见于《金匮要略方论》。其"卷下"中曰:"妇人腹中诸疾痛,当归芍药散主之""妇人腹中痛,小建中汤主之"。

本病在临床上属常见病,应用中医药辨证论治疗效突出。

西医学的盆腔炎性疾病及其后遗症、盆腔淤血综合征、慢性盆腔痛等引起的腹痛可参照本病辨证治疗。

【病因病机】　本病主要机制为冲任虚衰,胞脉失养,"不荣则痛",及冲任阻滞,胞脉失畅,"不通则痛"。

1.肾阳虚衰　禀赋肾气不足,或久病伤阳,或房事过度,命门火衰;或经期摄生不慎,感受风寒,寒邪入里,损伤肾阳,冲任胞脉失于温煦而痛,或虚寒内生,以致腹痛。

2.血虚失荣　素体虚弱,血虚气弱,或饮食不节,或忧思太过,或劳役过度,损伤脾胃,化源匮乏;或大病久病,耗伤血气以致冲任血虚,胞脉失养而痛;且血虚气弱,运行无力,血行迟滞,亦可致腹痛。

3. 感染邪毒　经期产后,血室正开,或房事不节,或外阴不洁,或阴部手术感染,致使邪毒乘虚而入,直犯胞宫,稽留于冲任、胞脉,血行不畅,不通则痛,以致腹痛。若营卫失调,可致发热。

4. 湿热瘀结　经期产后,余血未尽,感受湿热之邪,湿热与血搏结,瘀阻冲任、胞宫;或宿有湿热内蕴,流注下焦,阻滞气血,瘀积冲任、胞宫,血行不畅,不通则痛,导致腹痛。

5. 气滞血瘀　素性抑郁,或恚怒过度,肝失条达,气机不利,气滞而血瘀;或经期产后,余血未尽,感受寒热之邪,以致邪与血结,血瘀气滞,冲任阻滞,胞脉不畅,不通则痛,而致腹痛。

6. 寒湿凝滞　经期产后,余血未尽,冒雨涉水,感寒饮冷,或久居寒湿之地,血为寒湿所凝,冲任阻滞,胞脉不畅,不通则痛,致使腹痛。

【诊断要点】

1 病史　育龄期妇女,曾有生产、流产、宫腔内手术史,或放置有宫内节育器等。

2. 临床表现　下腹部疼痛,或伴发热,经前或经期加重,体倦易疲劳;阴道肛门坠痛;经前乳房胀痛,有排便感;腹痛每在劳累、久站或性交后加重;月经频发或经量过多;带下量多,色黄,有臭气,或质地清稀;严重者高热寒战。

3. 检查

(1)妇科检查:宫颈肥大,紫蓝色,或有糜烂;子宫体略大,有压痛,活动受限或粘连固定;或穹隆触痛明显,或宫颈举痛,或盆底肌有疼痛触发点。宫旁及附件区压痛明显,或扪及片状增厚,或有条索状物,或触及包块等。

(2)实验室检查:盆腔炎性疾病有宫颈黏液脓性分泌物,或阴道分泌物生理盐水湿片中见到大量白细胞,或可见红细胞沉降率及 C 反应蛋白的升高,或宫颈淋病奈瑟球菌或沙眼衣原体阳性。

(3)其他检查:超声、磁共振、腹腔镜、盆腔静脉造影术、盆腔 CT 或血管造影等。

【辨证论治】

(一)辨证要点

本病首先辨其疼痛的部位、性质、程度及发作时间,结合全身症状、月经及带下的改变,以审其寒、热、虚、实;临床以慢性腹痛多见,多为虚中夹实;腹满痛伴高热的急重症较少见。

(二)治疗原则

本病的治疗原则重在通调冲任,气血为主。

(三)分型论治

1.肾阳虚衰证

临床表现:小腹冷痛下坠,喜温喜按,腰酸膝软,头晕耳鸣,畏寒肢冷,小便频数,夜尿量多,大便不实。舌质淡,苔白滑,脉沉弱。

病机:肾阳虚衰,胞脉虚寒。

治法:温肾助阳,暖宫止痛。

方药:温胞饮加减。

巴戟天、补骨脂、菟丝子、肉桂、附子、杜仲、白术、山药、芡实、人参。

2.血虚失荣证

临床表现:小腹隐痛,喜按,头晕眼花,心悸少寐,大便燥结,面色萎黄,舌淡,苔少,脉细。

病机:血虚气弱,肠道失濡。

治法:补血养营,和中止痛。

方药:当归建中汤(《千金翼方》)加减。

当归、桂枝、白芍药、甘草、生姜、大枣、饴糖。

方中当归、白芍药养血和中,缓急止痛;桂枝、生姜温中,通经止痛;甘草、大枣、饴糖补气建中,生血养营。全方共奏补血养营、和中止痛之功。

3.感染邪毒证

临床表现:小腹疼痛,或全腹疼痛,拒按,寒热往来,发热恶寒,或持续高热,日晡时热甚,带下量多,臭秽如脓,或带中夹血,心烦口渴,甚则神昏谵语,大便秘结,小便短赤。舌红,苔黄而干,脉弦数。

病机:瘀阻胞脉,湿毒下注。

治法:清热解毒,凉血化瘀。

方药:解毒活血汤加金银花、黄芩。

连翘、葛根、柴胡、枳壳、当归、赤芍、生地黄、红花、桃仁、甘草。

随症加减:若带下量多、臭秽如脓,酌加黄柏、鱼腥草、败酱草清热解毒,除湿止带。

若热邪入里(阳明病),症见全腹满痛,高热不退,烦渴引饮,大便燥结,阴道大量下血,神昏谵语,舌质紫暗,苔黄而燥或焦老芒刺者,为热入血室之重症,宜急下存阴,兼予止血。方用桃核承气汤(《伤寒论》)酌加枳壳、生地黄、小蓟、生地黄榆、仙鹤草。

桃核承气汤:桃仁、大黄、桂枝、炙甘草、芒硝。

若热入营血,症见高热汗出,烦躁不安,腹痛不减,斑疹隐隐,舌红绛,苔少或花剥,脉弦细而数者,治宜清营解毒,散瘀泻热。方用清营汤(《温病条辨》)加减。

清营汤:玄参、生地黄、麦冬、竹叶心、丹参、金银花、连翘、黄连。

若热陷心包,症见高热不退,神昏谵语,甚至昏迷,面色苍白,四肢厥冷,舌红绛,脉细而数,甚则脉微欲绝者,用清营汤送服安宫牛黄丸或紫雪丹以清心开窍。

4.湿热瘀结证

临床表现:小腹疼痛拒按,有灼热感,或有积块,伴腰骶胀痛,低热起伏,带下量多,黄稠,有臭味,小便短黄,舌红,苔黄腻,脉弦滑而数。

病机:瘀阻冲任,血行不畅。

治法:清热除湿,化瘀止痛。

方药:清热调血汤加败酱草、薏苡仁、土茯苓。

连翘、当归、生地黄、葛根、柴胡、甘草、枳壳、赤芍、红花、桃仁。

随症加减:若热结血瘀甚者,症见高热不退,神昏谵语,腹痛拒按,宜泻热化瘀散结,可用桃核承气汤(《伤寒论》)加金银花、连翘、白花蛇舌草。

5.气滞血瘀证

临床表现:小腹或少腹胀痛,拒按,胸胁乳房胀痛,脘腹胀满,食欲欠佳,烦躁易怒,时欲太息,舌质紫暗或有瘀点,脉弦涩。

病机:肝失条达,气滞血瘀。

治法:行气活血,化瘀止痛。

方药:牡丹散(《妇人大全良方》)加减。

牡丹皮、桂心、当归、延胡索、莪术、牛膝、赤芍、三棱。

方中当归、赤芍、牛膝、牡丹皮养血活血化瘀;三棱、莪术、延胡索行气活血止痛;桂心温经通络。全方行气活血,化瘀止痛,使气畅瘀消而痛自除。

6.寒湿凝滞证

临床表现:小腹冷痛,痛处不移,得温痛减,带下量多,色白质稀,形寒肢冷,面色青白,舌淡,苔白腻,脉沉紧。

病机:寒湿瘀阻,血行不畅。

治法:散寒除湿,化瘀止痛。

方药:少腹逐瘀汤加苍术、茯苓。

肉桂、小茴香、干姜、当归、川芎、赤芍、蒲黄、五灵脂、没药、延胡索。

随症加减:若血瘀日久化热者,症见小腹灼痛,拒按,月经量多,色红,质黏有块。舌红,苔黄,脉滑数。治宜清热解毒,活血化瘀。方用血府逐瘀汤加红藤、败酱草、薏苡仁、金银花等。

【其他疗法】

(一)西医治疗

急性盆腔炎主要为抗生素治疗,必要时手术治疗。抗生素治疗可清除病原体,改善症状及体征,减少后遗症的发生,并配合中药辨证论治。

1.一般治疗　卧床休息,取半卧位以利炎症及脓液局限于盆腔低位;给予充分营养,纠正水及电解质紊乱;体质虚弱者可多次少量输血;高热时应采用物理降温;避免不必要的妇科检查以免使炎症扩散。

2.本病的抗生素治疗　原则为经验性、广谱、及时及个体化选择应用,抗生素治疗方案如下。

(1)非静脉给药方案:患者一般状况好,症状轻,能耐受口服抗生素,并有随访条件,可给予口服或肌内注射抗生素治疗。

1)头孢曲松钠 250 mg,单次肌内注射;或头孢西丁钠 2 g,单次肌内注射,单次肌内给药后可改为其他二代或三代头孢菌素类药物口服,如头孢噻肟、头孢唑肟等,共 14 天。若选用药物不覆盖厌氧菌,加用硝基咪唑类药物,如甲硝唑 0.4 g,每 12 小时 1 次,口服 14 天。为覆盖衣原体,可加用多西环素 0.1 g,每 12 小时 1 次,口服;或米诺环素 0.1 g,每 12 1 次,口服;或阿奇霉素 0.5 g,每日 1 次,口服,1~2 天后改为 0.25 g,每日 1 次,口服 5~7 天。

2)氧氟沙星 400 mg,口服,每日 2 次;或左氧氟沙星 500 mg,口服,每日 1 次,连用 14 天;同时加用甲硝唑 0.4 g,每日 2~3 次,口服,连用 14 天。

(2)静脉给药方案:患者一般情况差,病情严重,伴有发热、恶心、呕吐,或有盆腔腹膜炎;或输卵管卵巢脓肿,或门诊治疗无效,或不能耐受口服抗生素,或诊断不清,应住院给予静脉抗生素治疗。

1)头霉素类或头孢菌素类药物:头霉素类,如头孢西丁钠 2 g,静脉滴注,每 6 小时 1 次;或头孢替坦二钠 2 g,静脉滴注,每 12 小时 1 次;加多西环素 100 mg,每 12 小时 1 次,静脉滴注或口服。头孢菌素类,如头孢噻肟钠、头孢曲松钠、头孢唑肟钠、头孢呋辛钠也可选用。临床症状改善 24 小时后改为口服药物治疗,多西环素 100 mg,每 12 小时 1 次,连用 14 天。若不能耐受多西环素,可用阿奇霉素,每次 500 mg,每日 1 次,连用 3 天。若为输卵管卵巢脓肿,可加用克林霉素或甲硝唑,以有效对抗厌氧菌。

2)克林霉素与氨基糖苷类药物:克林霉素 900 mg,每 8 小时 1 次,静脉滴注;庆大霉素先给予负荷量(2 mg/kg),然后给予维持量(1.5 mg/kg),每 8 小时 1 次,静脉滴注。临床症状、体征改善后,庆大霉素继续静脉应用 24~48 小时,克林霉素改为口服,每次 450 mg,每日 4 次,连用 14 天;或多西环素 100 mg,口服,每 12 小时 1 次,连用 14 天。

3)青霉素类与四环素类药物:氨苄西林/舒巴坦 3 g,静脉滴注,每 6 小时 1 次,加多西环素 100 mg,每日 2 次,连用 14 天。

4)喹诺酮类药物与甲硝唑:氧氟沙星 400 mg,静脉滴注,每 12 小时 1 次;或左氧氟沙星 500 mg,静脉滴注,每日 1 次,加甲硝唑 500 mg,静脉滴注,每8小时1次;或莫西沙星400 mg,静脉滴注,每24小时1次。

3.手术治疗　以下情况可考虑手术治疗。

(1)药物治疗无效:凡有输卵管卵巢脓肿或盆腔脓肿形成,经药物治疗48~72小时体温持续不降,患者中毒症状加重或肿块增大者。

(2)输卵管积脓或输卵管卵巢脓肿持续存在:经药物治疗病情有所好转,可继续控制炎症数日(2~3周)后行手术切除。手术应及时,以免发生脓肿破裂。

(3)脓肿破裂:患者突然腹痛加剧,高热、寒战、恶心、呕吐、腹胀拒按,或有中毒性休克表现,均应怀疑有脓肿破裂,需立即剖腹探查,并根据患者年龄、病灶范围决定手术方式。

手术可根据情况选择经腹手术或腹腔镜手术。手术范围应根据病变范围、患者年龄、一般状况等全面考虑,原则上以切除病灶为主。

慢性盆腔炎可采用理疗方法缓解症状;盆腔炎性疾病反复发作者,可在抗生素药物治疗的基础上根据具体情况选择手术治疗;输卵管积水者则需手术治疗。

(二)中医疗法

1.中成药

(1)妇乐颗粒:每次1袋,每日2次。用于热毒炽盛证。

(2)血府逐瘀口服液:每次20 mL,每日3次。适用于气滞血瘀证。

(3)桂枝茯苓丸:每次1丸,每日2次。适用于寒湿瘀阻证。

2.外治法

(1)康妇消炎栓:每次1粒,每日1~2枚,直肠给药,7天为1个疗程,可用于湿热瘀阻。

(2)中药保留灌肠:金银花、连翘、地丁、红藤、败酱草、乳香、没药、大黄、延胡索、牡丹皮、透骨草、皂刺等,以上药物酌情选用,浓煎100~150 mL,保留灌肠,每日1次,经期停用。

(3)中药保留灌肠:丹参、连翘、赤芍、制乳香、制没药、土鳖虫、皂刺、川楝子、透骨草,浓煎100~150 mL,每晚睡前保留灌肠,每日1次,14天为1个疗程,经期停用,可治疗盆腔炎性疾病后遗症。

(4)中药热敷:乌头、艾叶、鸡血藤、防风、五加皮、红花、白芷、川椒、羌活、独活、皂角刺、透骨草、千年健。上药研细末,布包隔水蒸,热敷少腹,每日1~2次。治疗本病的内服或灌肠中药药渣均可布包趁热外敷于小腹或少腹部,每次30分钟,每疗程14天,经期停用,可治疗盆腔炎性疾病后遗症。

【预防与调护】

应重视经期、孕期及产褥期的卫生宣传;提高妇科生殖道手术操作技术,严格遵守无菌操作规程,术后做好护理,预防感染;治疗盆腔炎性疾病要及时彻底治愈,以防止发生盆腔炎性疾病后遗症;应注意性生活卫生;加强饮食营养,增强体质。

【临证经验探讨】 妇人腹痛常反复发作,应充分发挥中医药的治疗优势,在辨证论治的原则指导下内外同治、多途径给药,以缓解盆腔疼痛,改善盆腔炎性粘连,消散盆腔炎性包块,从而降低不孕症、异位妊娠等盆腔炎性疾病后遗症发生的概率。若输卵管积水、输卵管阻塞、盆腔炎性粘连严重影响生育,经药物治疗效果不理想者,考虑手术治疗。

医案

赵某,女,47 岁,工人,已婚。

初诊:2018 年 10 月 21 日。

主诉:下腹疼痛伴坠胀 1 年。

病史:1 年前,患者无诱因出现少腹刺痛,伴有坠胀,月经常错后 7 天左右,量少、夹有血块,伴有少腹刺痛明显,带下尚可,末次月经 10 月 4 日。

查体:舌质淡紫、苔少,脉弦涩。

妇科检查:外阴已婚已产型,阴道通畅,黏膜充血,分泌物量多,色白,宫颈光滑,无抬举痛,宫体后位、略大,活动受限,有压痛,左侧附件未触及异常,右侧附件压痛、反跳痛明显。

辅助检查:超声检查示子宫后位,大小 55 mm×47 mm×36 mm,子宫内膜回声清晰,厚 8 mm;左侧卵巢大小 36 mm×26 mm,右侧卵巢大小 35 mm×28 mm,直肠子宫陷凹探及无回声区大小 43 mm×25 mm。提示盆腔积液。

中医诊断:腹痛。

西医诊断:慢性盆腔炎。

中医辨证:湿热内侵,瘀血内生。

治法:行气活血,化瘀止痛。

处方:桂枝 9 g,茯苓 9 g,赤芍 9 g,牡丹皮 6 g,桃仁 6,败酱草 9 g,皂角刺 6 g,醋延胡索 9 g,鳖甲(先煎)6 g,生牡蛎(先煎)9 g,黄芪 9 g,鸡内金 6 g,乌药 6 g,炙甘草 3 g。共 5 剂,水煎服。每日 1 剂。嘱患者每晚将药渣温敷于少腹部半小时。

二诊:2018 年 10 月 28 日。

患者服药后自觉少腹刺痛缓解,仍有下坠感,偶有心烦易怒,睡眠较差,余无不适;舌质淡紫、苔少,脉弦涩。继续用上方,去乌药,加柴胡 6 g,香附 9 g,枳壳 6 g,酸枣仁 9 g,合欢皮 6 g。共 14 剂,水煎服。每日 1 剂。

三诊:2018 年 12 月 4 日。

末次月经 11 月 8 日来临,量不多,有少量血块,少腹部刺痛不明显。给予桂枝茯苓丸合益母胜金丹加减:桂枝 9 g,茯苓 9 g,赤芍 9 g,牡丹皮 6 g,桃仁 6 g,当归 9 g,川芎 9 g,熟地黄 6 g,丹参 9 g,香附 6 g,益母草 9 g。共 7 剂,水煎服。每日 1 剂。

1 个月后,电话随访,诸症皆愈。

第三节　癥瘕

癥瘕是指妇女小腹内的结块,伴有或胀,或痛,或满,并常致月经或带下异常,甚至影响生育的疾病。

《素问·骨空论》云:"任脉为病,男子内结七疝,女子带下瘕聚。"此为瘕最早记载,并认识到此为奇经任脉为病。癥始见于《金匮要略·妇人妊娠病脉证并治》:"妇人宿有癥病,经断未及三月,而得漏下不止,胎动在脐上者,为癥痼害。"癥瘕并称首见于《神农本草经》。《诸病源候论·妇人杂病诸候》则不仅详尽描述了癥瘕的证候,还分析了本病的病因病机,指出本病系"因产后脏虚受寒,或因经水往来,取冷过度……多夹有血气所成也"。并提出了"八瘕候"。

历代古文献中所载"癥瘕"病,均列为"妇人病",并观察到此病常伴见不孕症、月经失调、闭经、崩漏、带下病等病证。《黄帝内经》所论"石瘕",便有"月事不以时下"的证候。《诸病源候论·妇人杂病诸候》之"八瘕",亦多有月经失调、闭经、崩漏、带下及不孕症等描述,如血瘕候"月水乍来乍不来,此病令人无子"。《备急千金要方》更以阴道异常分泌物的特征,来为"十二瘕"命名。

关于癥和瘕之区别,古人也有明确说法,如《诸病源候论·瘕病诸候》云:"其病不动者,直名为癥,若病虽有结块而可推移者,名为瘕。"因此,癥与瘕,虽然都是结块的一类病证,但其性质不同,癥者,坚硬成块,固定不移,痛有定处,病属血分;瘕者,积块不坚,推之可移,痛无定处,病属气分。由于癥瘕的产生,常先气聚成腹,日久则血瘀成癥,二者不易分开,故古今多以癥瘕并称。

西医学内生殖器官良性肿瘤、盆腔炎性疾病后遗症、子宫内膜异位症、陈旧性宫外孕等可参照本病辨证治疗。

【病因病机】　本病的发生主要是机体正气不足,风寒湿热之邪内侵或七情、房事、饮食所伤,脏腑功能失调,致体内气滞、瘀血、痰湿、湿热等病理产物聚结于冲任、胞宫、胞脉,久而聚以成癥瘕。

1. 气滞血瘀　七情内伤,肝气郁结,阻滞经脉,血行不畅,气滞血瘀,积而成块,日久成癥。正如《灵枢·百病始生》云:"若内伤于忧怒,则气上逆,气上逆则六输不通,温气不行,凝血蕴里而不散,津液涩渗,着而不去,而积皆成矣。"

2. 寒凝血瘀　寒邪客于冲任、胞宫、胞脉,血脉凝涩不行,瘀血乃生,积而成块,日久则成癥瘕。正如《灵枢·百病始生》云:"积之始生,得寒乃生。"《济阴纲目》云:"妇人血海虚寒,外乘风冷,搏结不散,积聚成块。"

3. 痰湿瘀结　素体脾虚,或饮食所伤,脾失健运,水湿不化,凝而为痰,痰湿与瘀血相搏,痰瘀互结,积聚成块,久而成癥瘕。《陈素庵妇科补解·调经门》指出:"经水不通有属积痰者,大率脾气虚,土不能制水,水谷不化精,生痰不生血,痰久则下流胞门,闭塞不行,或积久成块。"

4. 气虚血瘀　素体脾虚,或积劳成疾,气虚行血无力,血行不畅,瘀血内停,积而成块,日久成癥瘕。如《景岳全书·妇人规》云:"忧思伤脾,气虚而血滞,或积劳积弱,气弱而不行,总由血动之时,余血未净,而一有所逆,则留滞日积而渐以成癥矣。"

5. 肾虚血瘀　肾藏精,主生殖,为人体阴阳之根本。若先天肾气不足或后天伤肾,肾虚则脏腑之气失于资助,故血行无力,停滞为瘀,积而成块,日久为癥瘕。

6. 湿热瘀阻　经行产后,胞脉空虚,湿热之邪入侵,与气血相搏,或痰湿蕴结日久化热,结于冲任胞宫胞脉,日久成癥瘕。

【诊断要点】

1. 病史　有情志抑郁,经行产后感受外邪,月经不调,带下异常等病史。亦有部分患者无明显病史。

2. 临床表现　妇人可有异常子宫出血,如月经量多或经期延长等;或有异常带下;或有小腹胀满,或疼痛,或经期小腹疼痛等。亦有部分患者无明显症状。

3. 检查

(1)妇科检查:盆腔内可触及异常包块,或子宫附件大小、质地、活动度异常改变。

(2)辅助检查:①影像学检查。对子宫肌瘤、子宫腺肌病、子宫内膜异位症、子宫恶性肿瘤、卵巢肿瘤、输卵管肿瘤、异位妊娠等,行超声、CT、MRI等影像学检查有助于诊断。②腹腔镜检查。对盆腔内包块有助于诊断,通过病理检查可明确诊断。③宫腔镜检查。对宫腔内肿块有助于诊断,通过活检有助于确定肿块性质。

【辨证论治】

(一)辨证要点

1. 辨善恶　即辨癥瘕之良恶性。良性癥瘕一般生长缓慢,质地较软,边界清楚,活动良好;恶性癥瘕一般生长较快,质地坚硬,边界不清,并伴消瘦、腹水等。

2. 辨虚实　即辨虚实的属性,实邪多属瘀、痰、寒、湿、热等。一般包块固定、质硬,痛有定处,舌质暗或有瘀点者属瘀;包块质地软,舌淡苔腻者属痰;小腹冷痛,喜温者属寒;带下色黄,舌苔黄腻者属湿热。虚者以气虚、肾虚多见,一般小腹空坠,气短懒言属气虚;腰膝酸软,夜尿频多属肾虚。

一般而言,癥瘕发病初期以实邪为主,中期以邪实正虚为主,后期则以正虚为主;在疾病发展中,邪可以伤正,虚可以致实。

(二)治疗原则

本病治疗大法为活血化瘀,软坚散结,即《素问·阴阳应象大论》云:"血实宜决之。"然而癥瘕病机复杂,常病势迁延,顽固不化,治疗又需遵《黄帝内经》"和法"之原则,"必先五胜,疏其血气,令其调达,而致和平"。《景岳全书·新方八阵》云:"和之义广矣。亦犹土兼四气,其于补泻温凉之用,无所不及,务在调平元气,不失中和之为贵也。"即临床上宜根据患者寒热虚实属性之不同,结合体质及病程长短而酌用攻补,以期达到阴阳平和之目的。

(三)分型论治

1. 气滞血瘀证

临床表现:下腹包块质硬,下腹或胀或痛,经期延长,或经量多,经色暗夹血块,经行小腹疼痛;精神抑郁,善太息,胸胁胀闷,乳房胀痛,面色晦暗,肌肤不润;舌质暗,边见瘀点或瘀斑,苔薄白,脉弦涩。

病机:气血瘀结,滞于冲任。

治法:行气活血,化瘀消癥。

方药:香棱丸(《严氏济生方》)加减。

木香、丁香、三棱、枳壳、青皮、川楝子、小茴香、莪术。

方中木香、丁香、小茴香温经理气;青皮疏肝解郁,消积行滞;川楝子、枳壳除下焦之郁结,行气止痛;三棱、莪术行气破血,消癥散结。

随症加减:若经行量多或经漏淋漓不止者,加炒蒲黄、五灵脂、三七;月经后期量少者,加丹参、香附;经行腹痛甚者,加乌药、延胡索。

2. 寒凝血瘀证

临床表现:下腹包块质硬,小腹冷痛,喜温,月经后期,量少,经行腹痛,色暗淡,有血块;面色晦暗,形寒肢冷,手足不温;舌质淡暗,边见瘀点或瘀斑,苔白,脉弦紧。

病机:寒凝血瘀,血运不畅。

治法:温经散寒,祛瘀消癥。

方药:少腹逐瘀汤加减。

肉桂、小茴香、干姜、当归、川芎、赤芍、蒲黄、五灵脂、没药、延胡索。

随症加减:若积块坚牢者加穿山甲;月经量多者加血余炭、花蕊石;漏下不止者加三七;月经过少或闭经者加泽兰、牛膝;经行腹部冷痛者加艾叶、吴茱萸。

3. 痰湿瘀结证

临床表现:下腹包块按之不坚,小腹或胀或满,月经后期或闭经,经质黏稠、夹血块;体形肥胖,胸脘痞闷,肢体困倦,带下量多,色白质黏稠;舌暗淡,边见瘀点或瘀斑,苔白腻,脉弦滑或沉滑。

病机:痰湿内结,任带失约。

治法:化痰除湿,活血消癥。

方药:苍附导痰丸合桂枝茯苓丸。

苍附导痰丸:制苍术、神曲、茯苓、制香附、生姜、制半夏、南星、炒枳壳、陈皮。

桂枝茯苓丸:桂枝、茯苓、赤芍药、牡丹皮、桃仁。

随症加减:若积块不坚,病程已久,可加鸡内金、浙贝母、三棱、莪术;若带下量多者,可加芡实、乌贼骨;若脾虚气弱者,加党参、白术、黄芪。

4. 气虚血瘀证

临床表现:下腹部结块,下腹空坠,月经量多,或经期延长,经色淡红,有血块,经行或经后下腹痛;面色无华,气短懒言,语声低微,倦怠嗜卧,纳少便溏;舌质暗淡,舌边有瘀点或瘀斑,苔薄白,脉细涩。

病机:气虚无力,冲任不固。

治法:补气活血,化瘀消癥。

方药:理冲汤(《医学衷中参西录》)加减。

生黄芪、党参、白术、生山药、天花粉、知母、三棱、莪术、生鸡内金。

方中生黄芪、党参、白术、生山药健脾益气扶正;三棱、莪术、生鸡内金破瘀散结;配以知母、天花粉等凉润之品以防党参、黄芪等虚热浮火内生。全方有益气化瘀消癥之功。

随症加减:若经量多,经期酌加阿胶、炮姜;若经漏不止,经期酌加三七、炒蒲黄;若积块较坚,可酌加荔枝核、浙贝母、橘核等。

5. 肾虚血瘀证

临床表现:下腹部积块,下腹或胀或痛,月经后期,量或多或少,经色紫暗,有血块,面色晦暗,婚久不孕,腰膝酸软,小便清长,夜尿多;舌质淡暗,边见瘀点或瘀斑,苔白润,脉沉涩。

病机:肾虚血瘀,冲任不畅。

治法:补肾活血,消癥散结。

方药:肾气丸合桂枝茯苓丸。

肾气丸:桂枝、附子、熟地黄、山茱萸、山药、茯苓、牡丹皮、泽泻、茯苓、白术、甘草。

桂枝茯苓丸:桂枝、茯苓、赤芍药、牡丹皮、桃仁。

肾气丸以附子、桂枝为主药,各取少量,取"少火生气"之意,补命门之火,引火归原;再辅以熟地黄等六味药物滋补肾阴;与桂枝茯苓丸合用,共奏补肾活血、消癥散结之效。

随症加减:若积块较坚,加三棱、莪术、血竭;若积块不坚,可加浙贝母、鸡内金;若经行腹痛明显,经期可加艾叶、吴茱萸、延胡索;若经量多,经期可加三七、炒蒲黄、五灵脂。

6. 湿热瘀阻证

临床表现:下腹积块,小腹或胀或痛,带下量多色黄,月经量多,经期延长,经色暗,有血块,质黏稠,经行小腹疼痛;身热口渴,心烦不宁,大便秘结,小便黄赤;舌暗红,边见瘀点或瘀斑,苔黄腻,脉弦滑数。

病机:湿热瘀阻,日久成癥。

治法:清利湿热,化瘀消癥。

方药:大黄牡丹汤(《金匮要略》)加减。

大黄、牡丹皮、桃仁、冬瓜仁、芒硝。

方中大黄泻火逐瘀;牡丹皮凉血清热,活血散瘀,二者合用,共泄湿热,消癥结;芒硝软坚散结,协大黄荡涤实热;桃仁性善破血;冬瓜仁清利湿热。

随症加减:若经血淋漓不尽,经期加三七、炒蒲黄、地榆炭;若经行腹痛,可加延胡索、莪术、五灵脂、蒲黄。

【其他疗法】

(一)西医治疗

根据不同的病情制定不同的治疗方案,有手术指征者积极手术治疗。

(二)中医疗法(中成药)

(1)桂枝茯苓胶囊:每次 3 粒,每日 3 次,温开水送服。适用于血瘀证兼有痰湿者。

(2)宫瘤消胶囊:每次 3~4 粒,每日 3 次。适用于血瘀证。

(3)大黄䗪虫丸:每次 1 粒,每日 3 次。适用于血瘀证。

(4)丹鳖胶囊:每次 5 粒,每日 3 次。适用于气滞血瘀证。

【预防调护】

(一)预防

1. 正确认识子宫肌瘤,消除对子宫肌瘤的恐惧、紧张情绪。

2. 生活要有条理,注意情志的调节,心胸宽广,尤其在经期要注意避寒保暖,以免气滞血凝、寒湿凝滞而致病。

3. 勿过食膏粱厚味,因膏粱厚味之人易积湿生痰以致痰湿凝滞。勿过食生冷之物,因其易使阴寒凝聚胞宫而致病。

4. 因人因地适当参加体育锻炼,以调顺气血,防止气滞血瘀而致病。

5. 若有月经过多,月经不调,下腹部疼痛,盆腔包块,白带增多时应进行妇科检查。一旦确诊为子宫肌瘤后,应在医生指导下进行治疗,并要定期随访,以防肌瘤增大、变性。

6. 对近绝经的妇女,子宫小于 12 孕周、月经正常、无压迫症状者,可观察不予治疗,2~3 个月随访一次,绝经后肌瘤会逐渐萎缩。但患者年龄偏小,肌瘤增大较快,或月经量增多时,应考虑手术根治。

7. 有子宫肌瘤者慎用雌激素类药物。

(二)调护

1. 对患者要给予精神安慰,告之肌瘤尚属良性肌瘤,消除患者的恐惧心理。

2. 有痛经、腹痛者可轻揉下腹部。腹部有冷感者可用热水袋或其他温暖之物敷于下腹部。腹痛伴有呕吐者可给予红糖生姜水趁热服下。

3. 月经过多者除服用止血药外,让患者镇静,适当给予镇静剂,卧床休息,补充液体。

4. 饮食要清淡,少吃油腻煎炸之品,保持大便通畅。

5. 定期随访,观察病情,尤其包块的变化。

【临证经验探讨】 癥瘕为妇人小腹内积块,临证时务必排除恶性肿瘤及良性肿瘤恶性病变,以免贻误病情。癥瘕病机复杂,病程较长。原因有 2 个:①其基本病机虽为瘀血,然各种有形病邪易相互胶结,尤以痰瘀互结为突出特点。②"正与邪、虚与实"往往互相影响,互为因果。因此,临证之时既要把握正邪力量对比,又要仔细辨清各种病邪之属性。临证时除辨证外,还应结合辨其西医学的"病",适当考虑各个"病"的特点,如子宫肌瘤可用扶正软坚,散瘀消癥法;子宫内膜异位症,多用补肾化瘀消癥法;卵巢型子宫内膜异位囊肿、多囊卵巢综合征可痰瘀同治。

医案

秦某,女,30 岁,自由职业,已婚。

初诊:2019 年 6 月 22 日。

主诉:发现右下腹包块 5 天。

病史:患者 5 天前因右下腹胀痛不适,做彩超发现右侧附件区大小约

63 mm×75 mm 无回声包块,提示卵巢囊肿,现偶感胸脘痞闷,带下量偏多、色白、无异味。

查体:舌体胖大、紫暗,活苔白腻,脉弦滑。

妇科检查:右下腹可触及囊性包块,边界较清,活动受限,有压痛,无反跳痛。

辅助检查:超声检查示右侧卵巢囊肿大小约 63 mm×75 mm,左侧卵巢及子宫其他未见明显异常。

中医诊断:癥瘕。

西医诊断:卵巢囊肿。

中医辨证:痰湿内结,任带失约。

治法:化痰除湿,活血消癥。

处方:桂枝 9 g,茯苓 9 g,桃仁 6 g,牡丹皮 9 g,赤芍 9 g,白术 9 g,泽泻 9 g,香附 9 g,三棱 6 g,莪术 6 g,鳖甲^(先煎)9 g,黄芪 10 g,鸡内金 9 g,炙甘草 6 g。共 7 剂,水煎服。每日 1 剂。

二诊:2019 年 7 月 1 日。

服药后患者自觉胸脘痞闷明显好转,仍偶有下腹部胀痛不适。

查体:触诊右下腹包块较前变小,有压痛。舌体胖大、苔白腻,脉弦滑。继服上方加浙贝母 9 g,生牡蛎^(先煎)9 g,共 10 剂,水煎服。每日 1 剂。

三诊:2019 年 7 月 28 日。

月经于 7 月 15 日来潮,量色均可,腹痛消失。近日带下正常,无特殊不适。复查 B 超子宫及附件未见明显异常。给予参苓白术散加减:党参 10 g,白术 9 g,陈皮 6 g,莲子 6 g,山药 9 g,薏苡仁 9 g,茯苓 9 g,苍术 9 g,炙甘草 6 g。共 5 剂,水煎服。每日 1 剂。

第四节　阴挺

妇女子宫下脱,甚则脱出阴户之外,或阴道壁膨出,统称阴挺,又称"阴脱"。根据突出形态的不同而有"阴菌""阴痔""葫芦颓"等名称;因多由分娩损伤所致,故又有"产肠不收"之称。

《诸病源候论·妇人杂病诸侯》云:"胞络伤损,子脏虚冷,气下冲则令阴挺出,谓之下脱。亦有因产而用力偃气而阴下脱者。诊其少阴脉浮动,浮则为虚,动则为悸,故令脱也。"认识到本病发生与分娩密切相关。《景岳全书·妇人规》提出"升补元气,固涩真阴"的治疗原则,至今仍有临床指导意义。

西医学盆腔脏器脱垂可参照本病辨证治疗。

【病因病机】 本病主要病机为气虚下陷与肾虚不固致胞络受损,带脉提摄无力,而子宫脱出。

1.气虚 素体虚弱,中气不足;或分娩损伤,冲任不固;或产后过劳,耗气伤中;或长期咳嗽、便秘,致脾气虚弱,中气下陷,固摄无权,故阴挺下脱。

2.肾虚 先天不足,或年老体虚,或房劳多产,致胞络损伤,系胞无力,亦令下脱。此外,子宫脱出阴户之外,若调护不慎,邪气入侵,则湿热下注,可致溃烂。

【诊断要点】

1.病史 多有分娩损伤史;产后过早操劳;产育过多史;慢性疾病,如长期咳嗽、便秘史;年老、体弱、营养不良等。

2.临床表现 有物自阴道下坠,甚至脱出阴道口外,卧床休息可变小或消失,站立过久或劳累后症状明显。伴腰骶部酸痛,小腹下坠,排尿困难、尿频或癃闭、失禁,大便秘结。若摩擦日久,可致宫颈和阴道壁溃疡,带下量多,黄水淋漓。

3.检查 妇科检查患者取膀胱截石位后,检查判断子宫脱垂的程度、阴道前后壁膨出及会阴撕裂的程度。以患者平卧用力向下屏气时子宫下降最低点为分度标准,将子宫脱垂分为3度。

Ⅰ度:轻型,宫颈外口距处女膜缘<4 cm,未达到处女膜;重型:宫颈已达处女膜缘,阴道口可见宫颈。

Ⅱ度:轻型,宫颈脱出阴道口外,宫体仍在阴道内;重型:部分宫体脱出阴道口外。

Ⅲ度:宫颈与宫体全部脱出于阴道口外。

【辨证论治】

(一)辨证要点

本病病因为气虚及肾虚,可兼有湿热之标证。

(二)治疗原则

根据"虚者补之,陷者举之,脱者固之"的治疗原则,治法以益气升提,补肾固脱为主,兼湿热者,佐以清热利湿。

(三)分型论治

1.气虚证

临床表现:子宫下移或脱出于阴道口外,劳则加剧;小腹下坠,少气懒言,四肢乏力,面色少华,小便频数,或带下量多,色白质稀;舌淡苔薄,脉虚细。

病机:脾虚气弱,中气下陷。

治法:补中益气,升阳举陷。

方药:补中益气汤加金樱子、杜仲、续断。

人参、甘草、黄芪、当归、白术、陈皮、升麻、柴胡。

随症加减:若兼带下量多,色黄质黏腻,有臭气,为湿热下注,加黄柏、败酱草、薏苡仁清热利湿;若小便频数或失禁,为膀胱失约,加覆盆子、桑螵蛸固缩小便。

2. 肾虚证

临床表现:子宫下移或脱出于阴道口外,劳则加剧;小腹下坠,腰膝酸软,头晕耳鸣,小便频数,入夜尤甚;舌淡,苔薄,脉沉弱。

病机:冲任不固,肾精不足。

治法:补肾固脱,益气升提。

方药:大补元煎加黄芪。

人参、山药、熟地黄、杜仲、当归、山茱萸、枸杞子、炙甘草。

随症加减:若兼腰膝酸冷,为命门火衰,加补骨脂、肉桂温肾壮阳;若兼带下量多,色白质稀,为湿浊下注,加海螵蛸、芡实固涩止带。子宫下脱日久,摩擦损伤,继发湿热,可见红肿溃烂,黄水淋漓,带下量多,色黄如脓,有臭气,伴口渴发热等症状,轻者可于前方中加入清利湿热之黄柏、苍术、土茯苓、车前草等;重者用龙胆泻肝汤(《医宗金鉴》龙胆草、黄芩、柴胡、栀子、车前子、木通、泽泻、生地黄、当归、甘草)或易黄汤(《傅青主女科》),待湿热清除后,仍需补气扶正固本。

【其他疗法】

(一)西医治疗

1. 保守治疗　子宫托是使子宫和阴道壁维持在阴道内而不脱出的工具。有喇叭形、环形和球形 3 种,适用于各度子宫脱垂和阴道前后壁脱垂。但重度子宫脱垂伴盆底肌明显萎缩及宫颈或阴道壁有炎症和溃疡者均不宜使用,经期停用。近年来由于手术技术的改进,使用子宫托者显著减少。

2. 手术治疗　目的是消除症状,修复盆底支持组织。可根据患者年龄、子宫脱垂程度、生育要求及全身健康状况进行个体化的治疗,选择下列不同手术。合并张力性尿失禁者,应同时行尿道中段悬吊术或膀胱颈悬吊手术。

(1)曼氏手术(Manchester 手术):包括阴道前后壁修补、主韧带缩短及宫颈部分切除术。适用于较年轻、宫颈延长,希望保留生育功能的Ⅱ度、Ⅲ度子宫脱垂伴阴道前、后壁脱垂患者。

(2)阴式子宫全切除及阴道前后壁修补术:适用于Ⅱ度、Ⅲ度子宫脱垂伴阴道前、后壁脱垂,或年龄较大无生育要求且无手术禁忌证者。

(3)阴道封闭术:分阴道半封闭术(又称 LeFort 手术)和阴道全封闭术适

用于年老体弱不能耐受较大手术、不需保留性交功能者。

(4)盆底重建手术:通过吊带、网片和缝线将阴道穹窿或宫底韧带悬吊固定于骶骨前或骶棘韧带等可承力的部位,可经阴道、经腹腔镜或经腹完成。经腹或腹腔镜下加用补片的骶前固定术、经阴道骶棘韧带固定术和高位骶韧带悬吊术为国际公认的非宫颈延长的重度子宫脱垂的有效术式。

(二)中医疗法

1. 中成药

(1)补中益气丸:每次 10 g,每日 2 次。治气虚证子宫脱垂。

(2)右归丸:每次 1 丸,每日 2 次。治肾虚证子宫脱垂。

(3)龙胆泻肝丸:每次 10 g,每日 2 次。治子宫脱垂继发湿热证候者。

(4)知柏地黄丸:每次 10 g,每日 2 次。治肾虚子宫脱垂继发湿热证候者。

2. 针灸疗法　气虚下降,取气海、曲骨、维胞、子宫、足三里、中极穴;肾虚下脱,取关元、子宫、维胞、肾俞、三阴交穴;肝经湿热取中极、子宫、带脉、大敦、阴陵泉穴。虚证用补法或加温针,实证用泻法。

【预防调护】

(一)预防

1. 普及新法接生,提高科学接生水平,及时处理滞产、难产。

2. 宣传产褥期卫生保健,加强营养,避免久蹲、久站、久坐,预防和及时治疗便秘、咳嗽、腹泻等易增加腹压的症状。哺乳期以不超过 1 年为宜,以免子宫及其支持组织萎缩。

3. 根据劳动法,合理安排和使用产后妇女劳动。

4. 老年妇女要适当进行体育锻炼,预防组织的过早衰老。

5. 定期进行妇科普查,一旦发现有轻度子宫脱垂,即要在生活起居和工作中引起注意。

(二)调护

1. 熏洗与坐浴。按照本节所介绍的方药熏洗与坐浴,既治疗子宫脱垂,又可预防宫颈因衣裤的摩擦而发生溃破。

2. 锻炼肛提肌。肛门一收一放,每日 2 次,每次 5～10 分钟,有助于子宫的回纳。

3. 进行体操疗法。根据本节所介绍的方法进行体操治疗,既预防子宫脱垂,又有调护作用。

4. 常服补中益气丸有助于子宫的回纳。

5. 保证充足的睡眠与卧床休息。

【临证经验探讨】　阴挺临床主要表现为阴道脱出肿块物,下腹坠胀,临床分为Ⅰ度、Ⅱ度、Ⅲ度脱垂。阴挺重点在于详细询问病史,进行妇科检查,完善相关辅助检查,并与相关疾病鉴别。辨证时以阴挺的主证要素为主,结合全身症状、舌脉、病史进行综合分析辨证。遵循"虚者补之,陷者举之,脱者固之"的治疗原则,治法以益气升提、补肾固脱为主,兼湿热者,佐以清热利湿。对保守治疗无效,Ⅲ度脱垂伴有症状者应行手术治疗。

医案

刘某,女,64 岁,农民,已婚。

初诊:2019 年 5 月 4 日。

主诉:阴道内肿物脱出半月。

病史:自诉半月前感阴道有物膨出,质软,劳则加重,小腹下坠,身倦懒言,面色不华,四肢乏力,小便频数,带下量多、色淡质稀。

查体:舌质淡、苔薄,脉缓滑。

妇科检查:阴道壁松弛膨出,子宫脱垂,宫颈在阴道外口边缘处,未脱出于阴道口。

中医诊断:阴挺。

西医诊断:子宫脱垂。

中医辨证:脾虚气弱,中气下陷。

治法:补中益气,升阳举陷。

处方:党参 15 g,黄芪 15 g,甘草 6 g,白术 9 g,升麻 6 g,柴胡 9 g,当归 9 g,陈皮 6 g,续断 12 g,金樱子 9 g。共 7 剂,水煎服。每日 1 剂。嘱患者避免重体力活。

二诊:2019 年 5 月 12 日。

患者诉脱出物感好转,但带下量多、色黄,味腥臭。在原方上加黄柏 9 g,败酱草 9 g,茯苓 6 g。共 7 剂,水煎服。每日 1 剂。

三诊:2019 年 5 月 20 日。

患者诉阴中胀痛,身体仍感乏累,但较前好转。在上方基础上加白芍 10 g,川楝子 6 g。共 7 剂,水煎服。每日 1 剂。

后患者自诉药效明显,如此连续治疗 3 个月后,随访患者不适症状好转。

第十一章　前阴病

前阴病是指发生于女性前阴(包括阴户、玉门、阴道)部位的病变,常见的有阴痒、阴肿、阴疮、阴吹等。前阴包括女性外生殖器及尿道,本章主要讨论女性外生殖器所发生的病变。明代张介宾在《景岳全书·妇人规》中将妇人诸疾分为九类,其中前阴疾患称为"前阴类"。

《素问·厥论》:"前阴者,宗筋之所聚,太阴阳明之所合也。"足厥阴肝之脉"入毛中,过阴器,抵小腹";足少阳胆之脉"绕毛际";足少阴之筋"结于阴器",足太阴、足阳明之筋,皆"聚于阴器";冲脉"与阳明合于宗筋";任脉出于会阴,过阴器,"以上毛际";督脉"女子入系廷孔""其络循阴器"。说明前阴在生理上通过经络、经筋及冲、任、督脉与肾、肝、脾、胃等脏腑有着直接或间接联系。

前阴病的发病机制主要有内在及外在两个方面。内在机制主要因脏腑功能失调累及前阴而发病,如肝肾亏损,阴部筋脉失养,可致阴痒;肝郁脾虚,郁而化热,脾虚生湿,湿热浸淫,致阴痒、阴肿、阴疮。外在机制主要是病邪直达病所而发病,如感染邪毒、病虫或外伤,致阴痒、阴肿等。

前阴病的治疗大法有 2 个:①内治法,"谨察阴阳所在而调之,以平为期",调理脏腑以治本;②外治法,以祛邪、杀虫、止痒、清热解毒、消肿、排脓等以治标。

前阴病重在预防,注意前阴的清洁卫生,特别是女性特殊生理期的个人卫生,防止邪毒、病虫感染,以及不洁性生活等。

第一节　阴痒

女性外阴及阴道瘙痒,甚则痒痛难忍,坐卧不宁,或伴带下增多者,称为"阴痒",又称"阴门瘙痒"。

《肘后备急方》首载治疗"阴痒汁出""阴痒生疮"的方药。

西医学外阴瘙痒症、外阴炎、阴道炎及外阴色素减退性疾病等出现阴痒症状者,均可参照本病辨证治疗。

【病因病机】　本病主要发病机制有虚、实两个方面。因肝肾阴虚、精血亏损、外阴失养而致阴痒者,属虚证;因肝经湿热下注,带下浸渍阴部,或湿热生虫,虫蚀阴中以致阴痒者,为实证。

1.肝肾阴虚　素体肝肾不足;或年老体衰,精血亏损;或久病不愈,阴血不足,以致肝肾阴虚。肝脉过阴器,肾司二阴,肝肾阴虚,精血亏少,阴部肌肤失养,阴虚生风,风动则痒,发为阴痒。

2.湿热下注　郁怒伤肝,肝郁化热,木旺侮土,脾虚湿盛,以致湿热互结,流注下焦,浸淫阴部,导致阴痒。

3.湿虫滋生　外阴不洁,或久居阴湿之地,湿虫滋生,虫蚀阴中,均可导致阴痒。

【诊断要点】

1.病史　有摄生不慎,或有外阴、阴道炎病史。

2.临床表现　阴部瘙痒,或如虫行状,奇痒难忍,坐卧不宁,甚至灼热、疼痛,波及肛门周围,兼带下量多、臭秽。

3.检查

(1)妇科检查:外阴皮肤正常或潮红或粗糙,有抓痕,分泌物增多。病程长者,外阴色素减退,甚则皲裂、破溃、湿疹。

(2)辅助检查:阴道分泌物检查正常,或见滴虫、假丝酵母菌等。

【辨证论治】

(一)辨证要点

根据阴部瘙痒的情况,带下的量、色、质、气味及全身症状进行辨证。

(二)治疗原则

治疗以止痒为主,实者宜清热利湿,杀虫止痒;虚者宜滋阴养血止痒。要着重调理肝、肾、脾的功能,遵循“治外必本诸内”的原则,将内服与外治、整体与局部相结合进行施治。

(三)分型论治

1.肝肾阴虚证

临床表现:阴部干涩,奇痒难忍,或阴部皮肤变白、增厚或萎缩、皲裂破溃;五心烦热,头晕目眩,时有烘热汗出,腰酸膝软;舌红苔少,脉弦细而数。

病机:肝肾阴虚,精血两亏。

治法:调补肝肾,滋阴降火。

方药:知柏地黄丸酌加何首乌、白鲜皮。

知母、黄柏、熟地黄、山茱萸、山药、茯苓、泽泻、牡丹皮。

2.湿热下注证

临床表现:阴部瘙痒灼痛,带下量多,色黄如脓,稠黏臭秽;头晕目眩,口苦咽干,心烦不宁,便秘溲赤;舌红,苔黄腻,脉弦滑而数。

病机:湿热下注,湿热伤津。

治法:泻肝清热,除湿止痒。

方药:龙胆泻肝汤酌加虎杖、苦参。

龙胆草、栀子、黄芪、柴胡、生地黄、泽泻、当归、车前子、木通、甘草。

3. 湿虫滋生证

临床表现:阴部瘙痒,如虫行状,甚则奇痒难忍,灼热疼痛,带下量多,色黄,呈泡沫状,或色白如豆渣状,臭秽;心烦少寐,胸闷呃逆,口苦咽干,小便短赤;舌红,苔黄腻,脉滑数。

病机:湿热下注,秽液下流。

治法:清热利湿,解毒杀虫。

方药:萆薢渗湿汤(《疡科心得集》)加白头翁、苦参、防风。

萆薢、薏苡仁、黄柏、赤茯苓、牡丹皮、泽泻、通草、滑石。

方中萆薢、泽泻、薏苡仁健脾祛湿利浊,牡丹皮凉血活血,黄柏、赤茯苓、通草、滑石清热解毒,利湿通淋,使邪从小便去。

【其他疗法】

(一)西医治疗

阴道炎

1. 滴虫阴道炎

(1)全身治疗:初次治疗可选择甲硝唑 2 g,单次口服;或替硝唑 2 g,单次口服;或甲硝唑 400 mg,每日 2 次,连服 7 天。服用后,部分患者可有食欲不振、恶心、呕吐等胃肠道反应,偶见头痛、皮疹、白细胞减少等不良反应,上述症状一旦发现应停药。甲硝唑治疗 24 小时、替硝唑治疗 72 小时内应禁止饮酒。哺乳期患者用药后不宜哺乳。因滴虫阴道炎主要由性行为传播,故性伴侣应同时治疗。

(2)局部治疗

1)用 0.5% ~1% 乳酸或醋酸溶液冲洗阴道,每日 1 次,10 次为 1 个疗程,以增强阴道防御能力。

2)甲硝唑阴道泡腾片 200 mg,于阴道冲洗后或每晚塞入阴道 1 片,10 天为 1 个疗程。

3)治疗期间为避免复感,内裤及毛巾应煮沸 5 ~10 分钟,以消灭病原。

(3)妊娠期治疗:妊娠期滴虫阴道炎可致胎膜早破、早产及低出生体重儿,治疗妊娠期滴虫阴道炎可以减轻症状,减少传播,防止新生儿呼吸道和生殖道感染。方案为甲硝唑 2 g,顿服;或甲硝唑 400 mg,每日 2 次,连用 7 天。应用甲硝唑前应取得患者及其家属的同意。

2. 外阴阴道假丝酵母菌病

(1)全身治疗:可选用口服药物氟康唑 150 mg,顿服。

（2）局部治疗

1）阴道纳药：选用咪康唑栓剂，每晚 1 粒（200 mg），连用 7 天；制霉菌素栓剂，每晚 1 粒（10 万单位），连用 10 ~ 14 天；克霉唑栓剂，每晚 1 粒（150 mg），连用 7 天。

2）调节阴道酸碱度：用 2% ~ 3% 苏打液（碳酸氢钠）冲洗外阴及阴道，或坐浴，每日 1 次，10 次为 1 个疗程。此法可改变阴道酸碱度，不利于假丝酵母菌生长。

（3）注意：去除病因，保持皮肤清洁、外阴干燥；用过的内裤、盆及毛巾均需用开水烫洗；及时停用广谱抗生素或激素；积极治疗糖尿病；妊娠期患者应以局部治疗为主。

3. 细菌性阴道病

（1）全身治疗：甲硝唑，每次 400 mg，每日 2 次，口服，7 天为 1 个疗程，连续应用 3 个疗程；或克林霉素 300 mg，每日 2 次，连服 7 天。

（2）局部治疗：甲硝唑栓（200 mg），每晚 1 次，连用 7 天；2% 克林霉素软膏阴道涂抹，每次 5 g，每晚 1 次，连用 7 天。

（3）妊娠期治疗：本病与不良妊娠结局（绒毛膜羊膜炎、胎膜早破、早产等）有关，且有合并上生殖道感染的可能，故妊娠期应选择口服用药。甲硝唑 200 mg，每日 3 次，连用 7 天；或克林霉素 300 mg，每日 2 次，连用 7 天。

4. 萎缩性阴道炎

（1）全身治疗：提高阴道抵抗力、补充雌激素是治疗萎缩性阴道炎的主要方法。给予替勃龙 2.5 mg，每日 1 次，也可选用其他雌孕激素制剂连续联合用药。

（2）局部治疗：雌三醇软膏局部涂抹，每日 1 次，连用 14 天；或可选用氯喹那多普罗雌烯阴道片，每日 1 次，连用 7 ~ 10 天；抗生素如诺氟沙星 100 mg，置于阴道深部，每日 1 次，7 ~ 10 天为 1 个疗程；也可选用中成药保妇康栓阴道纳药。对于阴道局部干涩明显者，可应用润滑剂。

外阴色素减退性疾病

1. 药物治疗 主要用于控制瘙痒。一般用糖皮质激素局部治疗。0.025% 氟轻松软膏，0.01% 曲安奈德软膏或 1% ~ 2% 氢化可的松软膏或霜剂等，每日涂擦局部 3 ~ 4 次以缓解瘙痒症状。因长期连续使用高效糖皮质激素药物可导致局部皮肤萎缩，故瘙痒控制后停用，改用作用较轻的氢化可的松软膏每日 1 ~ 2 次，连用 6 周。局部用药前可用温水或中药坐浴。以上用于治疗慢性单纯性苔藓。

2. 局部药物治疗 2% 丙酸睾酮油膏外涂，每日 3 ~ 4 次。如瘙痒严重，可将丙酸睾酮制剂与1%或2.5%氢化可的松软膏混合涂擦。瘙痒缓解后，氢化可的松可逐渐减少至停用。如在使用期间出现男性化副反应或疗效不佳时，可改用0.3%黄体酮油膏（100 mg黄体酮油剂加入30 g凡士林软膏）外涂，每日3次。应用0.05%氯倍他索软膏治疗本病亦可取得良好效果。幼女有可能自愈，治疗与成年妇女有别，可局部涂擦1%氢化可的松软膏或0.3%黄体酮油膏。以上用于治疗外阴硬化性苔藓。

3. 物理治疗　一般采用CO_2激光或氦氖激光、冷冻及聚焦超声等治疗。对缓解症状，改善局部病变有一定效果，但有复发可能。

4. 手术治疗　一般不用。仅适用于病变组织出现不典型增生或有恶变可能者，或反复经药物治疗或物理治疗无效者。一般远期复发率为50%左右，再次手术仍难免再度复发。

（二）中医疗法

1. 中成药

（1）妇科千金片：每次4片，每日3次。治湿热阴痒。

（2）知柏地黄丸：每次8粒，每日3次。治肝肾阴虚证外阴瘙痒。

2. 外治法

熏洗法：选用蛇床子、苦参、花椒等煎水趁热先熏后坐浴，每日1次，每次20分钟，10次为1个疗程。若阴痒破溃者，则去花椒。

其他外治法如下：

（1）灭滴丸（夏桂成经验方）

处方：蛇床子9 g，明矾3 g。

用法：上药研细末，炼蜜为丸，如弹子大，每晚用药熏洗后塞于阴道深部，24小时后更换。10天为1个疗程。

适应证：已婚者的滴虫性阴道炎。带下夹血者不宜。

（2）复方滴虫粉（《妇科临床精华》）

处方：蛇床子粉200 g，雄黄粉100 g，葡萄糖100 g，硼酸粉100 g。

用法：上药混匀备用。先行阴道冲洗，后用干棉球擦干，用压舌板取滴虫粉1～2 g，置于阴道后穹隆处，并向阴道壁涂抹，将一带线棉球塞入阴道，嘱病人自己在当晚或翌晨取出。每日1次，3～5次为1个疗程。

适应证：滴虫性阴道炎。

（3）蛇床白头翁汤（《中医妇科验方选》杨凡岗方）

处方：蛇床子60 g，白头翁、苦参、黄柏、银花各30 g，黄药子、百部各20 g，萆薢15 g。

用法：水煎去渣，熏洗阴部。

适应证：湿毒性滴虫性阴道炎。

【预防调护】

(一)预防

1.阴部保持干燥,外阴常洗之。

2.勿穿紧身内裤及化纤织物,宜穿布衣,使阴部透气。

3.经期卫生垫宜用纯棉透气的材料制作,卫生纸宜常换。

4.积极治疗导致外阴瘙痒的各种疾患。

5.阴虚血亏者宜常食麦冬、何首乌、枸杞子等;湿热者应忌食葱、蒜等辛辣刺激之物。

(二)调护

1.外阴瘙痒者应每天清洗阴部,可用1:5000高锰酸钾溶液洗之。

2.阴部瘙痒勿用手搔抓,以防破损感染。

3.阴部红肿灼痛,带下增多可用蛇床子洗液清洗之。

4.阴部干涩皲裂者可用蛋黄油外涂阴部。

【临证经验探讨】 阴痒病因较复杂,接触性、过敏性、化学制品的刺激及全身慢性疾病等都可能引发本病。中医认为,肝肾阴虚、湿热下注和湿虫滋生是引发本病的常见原因。对于接触性、过敏性引发的阴痒,去除诱因是关键;而全身慢性疾病导致的阴痒,则以治疗原发病为主。中医治疗以止痒为主,实者宜清热利湿,杀虫止痒,虚者宜滋阴养血止痒。除内服药物外,辨证选用或结合阴道分泌物检查,配合相应的外治法,可提高临床疗效。

医案

曹某,女,50岁,农民,已婚。

初诊:2020年7月15日。

主诉:外阴瘙痒半月。

病史:半月前患者出现外阴瘙痒,阴道分泌物量少,色黄,有异味,在本地诊所间断用药冲洗阴道,未规范治疗,效果不佳。现自觉外阴瘙痒、干涩灼热,夜间加重,带下量少,性情急躁易怒,偶感左乳胀痛,头晕耳鸣,目涩,腰酸。

查体:舌质红、少苔,脉细数。

妇科检查:外阴干燥,皮肤弹性减退,阴道潮红,有少量分泌物,色黄,有异味。余未见明显异常。

辅助检查:白带常规示细菌性阴道炎,清洁度Ⅳ度。

中医诊断:阴痒。

西医诊断:细菌性阴道炎。

中医辨证:肝肾阴虚,肝郁气滞。

治法:滋补肝肾,疏肝理气,杀虫止痒。

处方用药:山药9 g,熟地黄6 g,鹿角胶^(烊化)9 g,龟甲胶^(烊化)9 g,山茱萸9 g,生地黄6 g,知母6 g,黄柏9 g,枸杞子9 g,川楝子6 g,泽泻6 g,牡丹皮6 g。共10剂,水煎服。每日1剂。

外用方药组成:蛇床子15 g,花椒9 g,白矾9 g,徐长卿9 g,煎汤趁热先熏后洗,每日2次。每晚阴道塞甲硝唑栓。

二诊:2020年7月26日。

阴痒大为好转、头晕耳鸣、腰膝酸软亦减轻,原方再投5剂。

1个月后电话随访,询其病情,诸恙悉除。

第二节　阴肿

妇人外阴部及外阴一侧或两侧,肿胀疼痛者,称为"阴肿"。亦称"阴户肿痛"。

本病始见于《诸病源候论》。该书"卷四十"云:"夫妇人阴肿者,是虚损受风邪所为,胞经虚而有风邪客之,风气乘于阴,与血气相搏,令气血否涩,腠理壅闭,不得泄越,故令阴肿也。"

西医学的外阴炎、前庭大腺炎、前庭大腺囊肿、前庭大腺脓肿、外阴血肿等病可参照本病辨证治疗。

【病因病机】　本病多因肝经湿热,或痰湿凝滞,下注阴部,或因外伤致局部瘀肿。常见病因病机有肝经湿热、痰湿凝滞和外伤。

1.肝经湿热　素性抑郁,或七情所伤,肝郁化热,肝木乘脾,脾虚湿盛,湿热互结,下注冲任,壅滞前阴,经脉失畅,而致阴肿。

2.痰湿凝滞　素体肥胖,或恣食厚味,痰湿内盛,或饮食不节,脾失健运,痰湿内生,湿浊流注下焦,滞于冲任,壅滞前阴,经脉失畅,发为阴肿。

3.外伤　产伤或手术创伤,或跌仆闪挫,损伤阴户,气血瘀滞,冲任瘀阻,阴部经脉瘀滞,以致阴肿。

【诊断要点】

1.病史　下焦感受湿热或寒湿之邪,或感受邪毒,或有外伤史。

2.临床表现　外阴一侧或两侧肿胀疼痛,甚至不能行走,或伴有发热,小便短赤。

3.检查

(1)妇科检查:外阴局部皮肤红肿,压痛明显,或患侧前庭大腺开口处见白色小点,如有脓肿形成则肿块有波动感,或患者无自觉症状,可见囊肿。

（2）实验室检查：急性期可见白细胞计数增高。

【辨证论治】

（一）辨证要点

根据患者外阴局部症状，结合兼证、舌脉综合分析。若外阴红肿胀痛，伴有发热，两胁胀痛，口苦咽干，舌红，苔黄而腻或黄厚，脉弦数或濡数，属肝经湿热。若外阴肿胀疼痛，肤色正常，形体肥胖，带下量多，苔白腻，脉滑，属痰湿凝滞。若外阴红肿热痛，有外伤史，舌暗，属外伤。

（二）治疗原则

本病的治疗原则重在消肿止痛，随证加减。

（三）分型论治

1. 肝经湿热证

临床表现：外阴红肿胀痛，或伴有发热，两胁胀痛，口苦咽干，小便短赤，大便不爽，舌红，苔黄而腻或黄厚，脉弦数或濡数。

病机：肝郁脾虚，脾虚生湿。

治法：清肝利湿，消肿止痛。

方药：龙胆泻肝汤加蒲公英、紫花地丁。

龙胆草、栀子、黄芩、柴胡、生地黄、泽泻、当归、车前子、木通、甘草。

方中龙胆草泻火除湿；黄芩、栀子泻火解毒，燥湿清热；车前子、木通、泽泻渗湿泻热；生地黄、当归养阴补血；柴胡疏肝利胆，与黄芩解肝胆之热；甘草调和诸药；加蒲公英、紫花地丁消肿止痛。全方共奏清肝利湿、消肿止痛之效。

随症加减：若肝郁脾虚者，用逍遥散。若溃腐脓肿，或已溃破者，可按阴疮治疗。若瘀血肿块增长趋势较快者，可考虑穿刺抽血或手术治疗。

2. 痰湿凝滞证

临床表现：外阴肿胀疼痛，肤色正常，形体肥胖，带下量多，色白质黏无臭，头晕心悸，胸闷泛恶，苔白腻，脉滑。

病机：痰湿内盛，滞于冲任。

治法：温经化痰，活血消肿。

方药：阳和汤（《外科证治全生集》）加半夏、皂角刺。

熟地黄、肉桂、麻黄、鹿角胶、白芥子、炮姜、生甘草。

方中炮姜、肉桂温中有通，破阴和阳，温化寒痰；麻黄辛温以开腠理；皂角刺活血以消肿，与白芥子、半夏宣燥兼备，祛皮里膜外之痰；鹿角胶补精而助阳；熟地黄养血而滋阴；生甘草调和诸药。全方共奏温经化痰、活血消肿之效。

3. 外伤证

临床表现：外阴红肿热痛，或局部血肿，有外伤史，舌正常或稍暗，脉正常。

病机:气血紊乱,瘀血停滞。

治法:活血化瘀,消肿止痛。

方药:血府逐瘀汤(《医林改错》)加三七。

桃仁、红花、甘草、桔梗、川芎、牛膝、当归、生地黄、川芎、赤芍、柴胡、枳壳。

方中桃红四物汤活血化瘀养血;四逆散行气和血疏肝;桔梗开肺气,合枳壳则升降上焦之气,桔梗、枳壳一上一下,通畅气机;川牛膝通利血脉,引血下行;加三七散瘀消肿止痛。全方共奏活血化瘀、消肿止痛之效。

【其他疗法】

(一)西医治疗

前庭大腺炎

首先明确病原体并据此选择抗生素,也可选用清热解毒中药局部热敷或坐浴。已形成脓肿者,应及时切开引流;行囊肿造口术者,应尽量避免切口闭合后反复感染或形成囊肿。

1.急性期应卧床休息,保持外阴部清洁。可取前庭大腺开口处分泌物作细菌培养,确定病原体,并针对病原体选择合适的抗生素口服或肌注。脓肿形成者,需行切开引流并行囊肿造口术。

2.慢性期囊肿可定期观察,对较大或反复急性发作的囊肿应行囊肿造口术。还可采用 CO_2 激光或微波行囊肿造口术。手术一般无出血,不需要缝合,局部无瘢痕,且可保留腺体功能。

外阴炎

选择合适的抗生素,阴道炎引起的,积极治疗阴道炎,也可选用清热解毒中药局部热敷或坐浴,已形成脓肿者,应及时切开引流。

(二)中医疗法

1.中成药

(1)连翘败毒丸(大蜜丸):每次 1 丸,每日 2 次。适用于阴疮脓成或已溃者。

(2)小金丹:每次 0.6 g,每日 2 次。适用于寒凝痰瘀。

2.外治法

(1)蒲公英外敷方

处方:鲜蒲公英 60 g。

用法:上药洗净捣烂,加少许蜜糖,调匀敷于患处,每日换药 1 次。

适应证:急性前庭大腺炎有脓肿者。

（2）外用洗剂

处方:野菊花 15 g,紫花地丁 30 g,龙胆草 15 g,蒲公英 30 g,黄柏 15 g。

用法:煎汤趁热先熏后洗,每日 2 次。

适应证:急慢性前庭大腺炎或有湿疹者。

【预防与调护】

1. 保持外阴清洁卫生,不穿宜化纤内裤。

2. 饮食忌辛辣刺激之品。

3. 注意性生活卫生。

【临证经验探讨】 阴肿临床上可见于外阴炎、前庭大腺炎、前庭大腺囊肿、前庭大腺脓肿、外阴血肿等病,中医治疗以消肿止痛为原则,可配合外治法,若为外阴前庭大腺脓肿需及时切开引流。

 医案

唐某,女,35 岁,农民,已婚。

初诊:2021 年 8 月 10 日。

主诉:发现外阴一肿物伴疼痛 2 天。

病史:2 天前患者无诱因出现右侧外阴疼痛,可触及一小枣样肿物,红肿热痛明显,阴道分泌物量多,色黄,无外阴瘙痒,咽干,小便短赤。

查体:舌质红、苔黄腻,脉数。

妇科检查:右侧外阴可触及一小枣样肿物,红肿热痛明显,触及波动感不明显,阴道潮红,有大量分泌物,色黄,有异味。余未见明显异常。

辅助检查:白带常规示细菌性阴道炎,清洁度Ⅲ度。

中医诊断:阴肿。

西医诊断:①前庭大腺炎;②细菌性阴道炎。

中医辨证:湿热下注,热毒侵入,凝滞气血。

治法:清热解毒,消肿止痛。

处方:金银花 9 g,防风 6 g,白芷 9 g,当归 9 g,陈皮 9 g,赤芍 9 g,穿山甲 6 g,天花粉 9 g,贝母 9 g,乳香 6 g,没药 6 g,皂角刺 9 g,苦参 10 g,黄柏 9 g,生薏苡仁 10 g,土茯苓 10 g,连翘 6 g,甘草 9 g。共 5 剂,水煎服。每日 1 剂。

外用方药组成:野菊花 9 g,紫花地丁 9 g,龙胆草 9 g,蒲公英 9 g,黄柏 6 g。煎汤趁热先熏后洗,每日 2 次。每晚阴道塞甲硝唑栓。

二诊:2021 年 8 月 16 日。

阴道分泌物正常,外阴红肿热痛好转,触及肿物有波动感,给予局麻下前庭大腺脓肿切开引流术,给予头孢氨苄胶囊口服,1 周后回访病情痊愈。

第三节　阴疮

妇人阴户生疮,结块红肿、热痛,或化脓腐烂,黄水淋漓,甚则溃疡如虫蚀,或者肿块位于阴道边侧,如有蚕茧,称为"阴疮""阴蚀""阴茧"。

《神农本草经》多次述及"阴蚀"。《金匮要略·妇人杂病脉证并治》论述了妇人"少阴脉滑而数,阴中即生疮。阴中蚀疮烂者,狼牙汤洗之"。

西医学的外阴溃疡、前庭大腺炎和前庭大腺脓(囊)肿等可参照本病辨证治疗。

【病因病机】　本病主要由热毒炽盛,或寒湿凝滞,侵蚀外阴部肌肤所致。

1. 热毒　经行产后,摄生不慎,热毒侵入;或湿热之邪,侵蚀外阴皮肤,破溃成疮。

2. 寒湿　久居阴湿之地,或经期、产后感寒饮冷,以致寒湿凝滞,瘀血内停;或脾肾阳虚,痰浊内停,痰瘀交阻,滞于冲任,前阴失养,日久溃腐,而成阴疮。

【诊断要点】

1. 病史　外阴感染、外阴溃疡,或有前庭大腺炎病史。

2. 临床表现　外阴红肿、热痛,积结成块,或化脓腐烂,脓水淋漓,甚则溃疡如虫蚀者,或凝结成块,触之坚硬,稀水淋漓,不能敛口,或者肿块位于阴道边侧,如有蚕茧。

3. 检查

(1)妇科检查:外阴局部黏膜充血、糜烂、溃疡、流脓,或覆有脓苔。若有脓肿形成时可触及波动感,溃疡则有脓性分泌物。

(2)辅助检查:分泌物涂片及细菌培养检查。

【辨证论治】

(一)辨证要点

首先辨别阴阳、寒热。初期为阳证,日久属阴证。一般而言,红肿热痛,发病急骤,脓稠臭秽,或伴全身发热者,为实为热;肿块坚硬,皮色不变,日久不消,形体虚羸者,为虚为寒。其次要辨善恶,若疮疡溃腐,久不收敛,脓水淋漓,恶臭难闻,多为气血衰败之恶候。

(二)治疗原则

初起属热毒者,以清热解毒,活血化瘀,消肿止痛为主。病程日久,以扶正祛邪为主,治疗应内外兼顾,重视局部治疗。

(三)分型论治

1. 热毒证

临床表现:阴部生疮,掀红肿胀,灼热结块,甚则溃烂流脓,黏稠臭秽;恶寒发热,头晕目眩,口苦咽干,心烦不宁,便秘尿黄;舌红,苔黄,脉滑数。

病机:热毒侵入,凝滞气血。

治法:清热利湿,解毒消疮。

方药:龙胆泻肝汤加土茯苓、蒲公英。

龙胆草、栀子、黄芩、柴胡、生地黄、泽泻、当归、车前子、木通、甘草。

随症加减:若热毒壅盛者,症见会阴局部红肿结块,灼热疼痛,发热不退,渴喜冷饮,治宜清热解毒,消肿止痛,方用仙方活命饮(《校注妇人良方》金银花、防风、白芷、当归、陈皮、赤芍、穿山甲、天花粉、贝母、乳香、没药、皂角刺、甘草)。

2.寒湿证

临床表现:阴疮坚硬,皮色不变,疼痛绵绵,稀水淋漓,日久不愈;神疲倦怠,食少纳呆;舌淡,苔白腻,脉细弱。

病机:寒湿相结,痰瘀交阻。

治法:散寒除湿,活血散结。

方药:阳和汤加减。

熟地黄、肉桂、麻黄、鹿角胶、白芥子、炮姜、生甘草。

随症加减:若正虚邪盛者,症见疮久不敛,心悸气短,治宜托里消毒,方用托里消毒散(《外科正宗》人参、川芎、白芍、黄芪、当归、白术、茯苓、金银花、白芷、甘草、皂角刺、桔梗)。

【其他治疗】

(一)西医治疗

参考阴痒、阴肿西医治疗。

(二)中医疗法

1.中成药

(1)小金丹:每次 0.6 g,每日 2 次。治寒凝证阴疮。

(2)牛黄解毒丸:每次 1 丸,每日 2 次。治热毒证阴疮。

(3)六神丸:每次 10 丸,每日 2 次。治热毒证阴疮。

(4)蟾酥丸:每次 10 丸,每日 2 次。治热毒证阴疮。

2.单方验方

(1)宫颈散:儿茶、海螵蛸、樟丹各等量制成散剂,外阴消毒后均匀撒在疮面上,每日 2 次。有清热解毒敛疮之功。

(2)清解胜湿汤:防风 10 g,苍术 10 g,龙胆草 6 g,柴胡 10 g,木通 6 g,黄柏^(酒炒) 6 g,知母 6 g,连翘 10 g,赤茯苓 10 g,荆芥穗 6 g,独活 6 g,赤芍 6 g,黄连 3 g,甘草 3 g,水煎服,清热解毒除湿,甚效。

(3)养血解毒汤:当归 18 g,枸杞子 6 g,白芍 10 g,茯苓 10 g,柴胡 3 g,楝树根 6 g,水煎服,可用于阴疮各证。

3.外治法

(1)熏洗法:蛇床子、地肤子各 12 g,蒲公英、苦参、生大黄、黄柏各 10 g,威灵仙、白鲜皮、枯矾各 6 g,薄荷 3 g,水煎,每日熏洗 2 次,每次 10 ~ 15 分钟,清热除湿止痒。

(2)外敷法:珍珠 5 g,青黛 5 g,雄黄 5 g,黄柏 15 g,儿茶 10 g,冰片 2.5 g,研细为末,局部外敷,清热解毒敛疮。

(3)坐浴法:芒硝 15 g,苦参 15 g,黄柏 15 g,川椒 15 g,蛇床子 15 g,加水煎至 1000 mL,至温热适度,坐浴,浸洗 15 ~ 20 分钟,每日 2 次,清热解毒,利湿敛疮。

【预防与调护】

(一)预防

1.积极治疗各种阴道炎,保持外阴清洁,避免不良性生活。

2.饮食清淡,忌食辛辣刺激食品。

(二)调护

1.外阴疮疡者要尽量减少外阴摩擦,如骑车、体育运动、性生活等,以防加重病情。

2.可用高锰酸钾坐浴,或根据本节中的介绍进行中药坐浴与熏洗,每日 1 ~ 2 次。

3.疮疡如果继发感染,需要口服抗生素,或清热解毒中药。

4.前庭大腺囊肿初期可用金黄膏外敷,成脓后宜切开引流或行造口术。

5.久病不愈,要进行疮疡组织活检,以排除其他疾病。

【临证经验探讨】 明疮病因复杂,若按上述论治,仍久不收口者,要注意是否为外阴癌,必要时考虑活组织检查,病理确诊。

医案

王某,女,68 岁,农民。

初诊:2019 年 7 月 10 日。

主诉:外阴瘙痒 1 个月,疼痛 5 天。

病史:1 个月前月经结束后出现外阴部瘙痒,伴带下量较多,色偏黄,质黏稠,小便短赤;搔抓后缓解,未做任何治疗。近 5 天右侧外阴处出现疼痛。

查体:舌质红,苔黄腻,脉滑数。

妇科检查:外阴发育正常,右侧外阴处红肿,皮肤破溃,有脓性附着物,阴道通畅,黏膜潮红,分泌物量多,色黄,臭秽难闻,余未见明显异常。

辅助检查:白带常规示清洁度Ⅲ度,白细胞++,霉菌+。

中医诊断:阴疮。

西医诊断：①外阴炎；②阴道炎。

中医辨证：湿热蕴结下焦。

治法：清热解毒杀虫，燥湿敛疮生肌。

处方：龙胆草9 g，栀子6 g，黄芩6 g，柴胡6 g，生地黄6 g，泽泻9 g，当归9 g，车前子^(包煎)9 g，木通6 g，甘草6 g，土茯苓9 g，蒲公英6 g，连翘6 g。共7剂，水煎。每日1剂。

外用药方：苦参9 g，黄柏9 g，土茯苓9 g，紫草6 g，百部9 g，金银花10 g，连翘10 g，蛇床子10 g。煎汤趁热先熏后洗，每日2次。每晚阴道塞达克宁栓。

外用药方：儿茶9 g，枯矾6 g，冰片3 g，雄黄5 g，黄柏9 g，苦参9 g，鹤虱9 g，百部9 g，蛇床子9 g。研末涂于患处。

二诊：治疗半个月后，阴部疼痛明显减轻，外阴皮肤红肿破溃愈合，带下色、质正常，舌略红，脉滑数。白带常规检查：未发现异常。嘱其再用一周，以巩固疗效。

第四节　阴吹

妇人阴道中时时出气，或气出有声，状如矢气者，称为"阴吹"。

本病始见于《金匮要略·妇人杂病脉证并治》云："胃气下泄，阴吹而正喧，此谷气之实也，猪膏发煎导之。"

若偶有此症而无其他伴随症状者，可不作病论。

【病因病机】　多因脾胃素虚，中气下陷，腑气不循常道而走于前阴；或由胃燥、郁滞或痰湿等，致使大便坚硬，阻滞肠道，或中焦壅塞，腑气不通，迫走前阴而致阴吹。

1. 气虚　素体脾虚，或劳倦伤脾，以致中气下陷，腑气不循常道，从前阴而出，故致阴吹。

2. 胃燥　素体阳盛，或外感热邪，或过食辛辣助阳之品，热盛灼津，胃燥便坚，腑气不通，逆走前阴，而致阴吹。

3. 气郁　素性抑郁，或暴怒伤肝，肝气郁结，气机紊乱，痞塞中焦，腑气不通，迫走前阴，故致阴吹。

4. 痰湿　素体肥胖，痰湿内盛，或过食肥甘，脾失健运，痰湿内生，盘踞中焦，壅塞谷道，腑气不通，转走前阴，故致阴吹。

【诊断要点】

1. 病史　经产体弱,素体中气不足,或便秘,或抑郁,或肥胖的患者。

2. 临床表现　如人阴中时时气出有声,如矢气状,或频频排气而无声音。

3. 检查妇科　检查多无特殊变化,或有阴道壁松弛,或有阴道炎症。

【辨证论治】

(一)辨证要点

治疗须辨别虚实,可根据阴中出气的声音及全身证候进行辨证。一般阴吹声高,伴大便秘结者为实证,见于气郁或胃燥;若吹声低沉,兼虚坐努责者为虚证,见于气虚;形体肥胖,脘痞倦怠者多属痰湿,为虚中夹实证。

(二)治疗原则

本病的治疗原则重在陷者升之,塞者通之。

(三)分型论治

1. 气虚证

临床表现:阴中有气排出,状如矢气,声音低沉,时断时续;神倦乏力,气短懒言,小腹下坠,虚坐努责;舌淡,苔白,脉缓弱。

病机:脾虚气弱,中气下陷。

治法:补中益气,升清降浊。

方药:补中益气汤加枳壳。

人参、甘草、黄芪、当归、白术、陈皮、升麻、柴胡。

随症加减:若大便干结者,酌加肉苁蓉、柏子仁;若带下量多,质稀者,酌加怀山药、芡实。

2. 胃燥证

临床表现:阴中有气排出,状如矢气,喧响有声;口燥咽干,腹部胀满,大便燥结;舌红,苔黄或黄糙,脉滑数。

病机:热结肠胃,腑气不通。

治法:泻热润燥,通腑导滞。

方药:麻子仁丸(《金匮要略》)加减。

火麻仁、芍药、枳实、大黄、厚朴、杏仁、白蜜。

方中火麻仁、杏仁理气润肠通便;大黄、枳实、厚朴泻热破积导滞;芍药、白蜜养阴润燥。全方可使腑气通畅,气循常道,则阴吹自止。

3. 气郁证

临床表现:阴中有气排出,状如矢气,气出有声,时轻时重;精神抑郁,烦躁易怒,胸胁、腹胀痛,嗳气食少,时欲叹息;舌质正常,苔薄白,脉弦或弦涩。

病机:忧思郁结,肝气不疏。

治法:疏肝解郁,行气导滞。

方药:逍遥散加枳壳。

柴胡、当归、赤芍、白术、茯苓、甘草、薄荷、煨姜。

随症加减:若大便秘结者,酌加瓜蒌仁、桃仁以润肠通便。

4.痰湿证

临床表现:阴中有气排出,状如矢气,或簌簌有声;带下量多,色白黏腻,胸脘痞闷,或呕吐痰涎,口中淡腻;舌淡,苔白腻,脉缓滑。

病机:脾阳素虚,痰湿停聚。

治法:健脾化湿,行气祛痰。

方药:橘半桂苓枳姜汤(《温病条辨》)加白术。

茯苓、桂枝、生姜、橘皮、制半夏、枳实。

方中茯苓、白术健脾渗湿而宁心;桂枝、生姜温中通阳,化饮止呕;半夏、橘皮燥湿化痰,降逆止呕;枳实行气除痞。全方可使脾阳健运,痰湿消除,腑气归于常道,则阴吹自止。

随症加减:若偏于湿热者,症见带下量多,色黄黏稠臭秽,上方去桂枝、生姜,酌加黄柏、苍术、薏苡仁、土茯苓。

【其他疗法】

(一)西医治疗

针对宫颈炎、阴道炎给予相应的治疗。

(二)中医疗法

1.中成药

(1)补中益气丸:每次10 g,每日2次。补中益气。

(2)麻仁丸:每次6~10 g,每日2次。润肠通便泄热。

(3)香砂六君子丸:每次6~10 g,每日2次。理气健脾利湿。

(4)逍遥丸:每次10 g,每次2次。疏肝理气。

(5)润肠片:每次6 g,每日2次。润肠通便。

2.外治法

(1)坐浴:蛇床子10 g,黄柏6 g,吴茱萸3 g,煎后去渣,用药液坐浴,每日睡前1次。

(2)外敷:胡椒粉15 g,茴香粉15 g,葱白8根(带须),将前2味药放入葱白捣成糊状,外敷气冲穴,纱布覆盖,辛温散寒,升提胃气,用于阴吹中气不足证。

3.针灸疗法 ①取会阴、归来、大肠俞穴,实证用泻法,虚证用补法。②腑气不通者,加天枢、上巨虚;气虚下陷者,加气海、脾俞、胃俞;肝郁气滞者,加太冲、行间。

【预防调护】

(一)预防

1.保持外阴清洁,积极治疗外阴、阴道各类炎症。

2. 多吃蔬菜和水果,保持大便通畅。

3. 保持心情舒畅。

(二)调护

1. 有阴吹出现,嘱患者不要过于紧张或羞怯,应配合医生查明原因。

2. 根据本节介绍可用中药坐浴或外敷。

3. 服用润肠片等,保持大便通畅,以保证盆腔气血运行通畅。

【临证经验探讨】 本病以阴道时时出气,状如矢气为特点。临证可根据阴吹声音和伴随症状进行辨证论治。治疗上根据虚证、实证及虚实夹杂证的不同,可采取升提、导滞、开郁、化痰等治法。本病多发于经产或体虚之人,可在辨证治疗基础上,配合阴道局部功能锻炼。经年便秘者,要注意养成定时排便,保持大便通畅的生活习惯。对于症状明显的阴吹患者,应注重心理调节,避免讳疾忌医,加重精神负担。

🖐 医案

李某,女,65 岁,农民。

初诊:2018 年 10 月 10 日。

主诉:阴道有气排出半年,加重 7 天。

病史:半年前劳累后躺床上休息时出现阴道有气体排出,声音低沉,呈间断性,休息后不缓解,在本地诊所就诊口服补中益气丸后好转,近 7 天,不适症状加重,伴全身乏力,气短懒言,时闷闷不乐,时烦躁易怒,嗳气食少,时欲叹息,二便正常。

查体:舌质正常,苔薄白,脉弦。

妇科检查:阴道壁松弛,阴道前壁轻度脱垂,余未见明显异常。

中医诊断:阴吹。

西医诊断:阴道前壁脱垂。

中医辨证:脾虚气陷,肝气不疏。

治法:补中益气,疏肝解郁。

处方:柴胡 9 g,当归 9 g,赤芍 6 g,白术 9 g,茯苓 6 g,薄荷 3 g,人参 9 g,炙甘草 3 g,黄芪 15 g,陈皮 9 g,升麻 9 g,桔梗 6 g,枳壳 6 g,神曲 9 g,炒麦芽 9 g,炒山楂 9 g。共 7 剂,水煎服。每日 1 剂。

二诊:2018 年 10 月 19 日。

治疗一周后,全身乏力改善明显,饮食好转,阴道偶有气体排出,自诉大便干,2~3 天一次,上方加麻仁 9 g,桃仁 6 g,共 10 剂,水煎服。每日 1 剂。

同时加强心理疏导,安定心神,前后治疗 3 个月,基本痊愈。

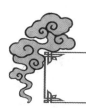

附　录

第十二章　妇科常用特殊检查

第一节　阴道、宫颈管分泌物检查

阴道分泌物是女性生殖系统分泌的液体,俗称"白带"。主要来自阴道黏膜的渗出液,前庭大腺、宫颈腺体的分泌液、阴道脱落细胞,少量来自宫腔及输卵管液。常用于诊断女性生殖系统炎症、肿瘤及判断雌激素水平的。阴道分泌物、宫颈管分泌物标本采集前24小时内禁止性交、盆浴、阴道灌洗。如使用抗生素局部或全身治疗后,建议停药2~3周后检查,受检者取膀胱截石位,用阴道窥器暴露阴道。取材所用的刮板、吸管或棉拭子必须消毒干燥、不粘有任何化学物质或润滑剂。取材应根据不同的检查目的而取自不同的部位。一般采用生理盐水浸湿的棉拭子自阴道侧壁或阴道后穹隆、宫颈管口等处取材,制备成生理盐水涂片直接观察阴道分泌物,或制备成薄涂片,经固定、染色后进行肿瘤细胞或病原微生物检查。部分病原体要求采用特定棉拭子取宫颈管分泌物检查。

【正常阴道分泌物】

(一)外观

正常阴道分泌物为白色或无色透明、无臭、黏而不稠、其量适度的液体。于近排卵期量多,清澈透明、稀薄,排卵后量减少并变为混浊黏稠,行经前量又增加。妊娠期白带量可增多。

(二)pH 值

正常阴道分泌物呈酸性,pH≤4.5,多为3.8~4.4。

【异常阴道分泌物】

(一)外观

1. 大量无色透明黏性白带　常见于应用雌激素药物后及卵巢颗粒细胞瘤者。

2. 脓性白带　黄色或绿色有臭味,多为滴虫或化脓性细菌感染引起;泡沫状脓性白带,常见于滴虫阴道炎;其他脓性白带常见于慢性宫颈炎、萎缩性阴道炎、子宫内膜炎、宫腔积脓、阴道异物等。

3. 豆腐渣样白带　豆腐渣样或凝乳状小碎块,常见于假丝酵母菌阴道炎。

4. 血性白带　白带内混有血液,血量多少不定,有特殊臭味,应警惕恶性肿瘤的可能,如子宫颈癌、子宫肿瘤等。而宫颈息肉、子宫黏膜下肌瘤、萎缩性阴道炎、重度慢性宫颈炎和宫内节育器的副作用也可引起血性白带。

(二)pH 值

pH 值增高,见于各种阴道炎,也可见于幼女和绝经后的妇女。

【阴道清洁度检查】

(一)检查方法

取阴道分泌物与一滴生理盐水混合涂片,高倍镜下观察阴道杆菌、上皮细胞、白细胞(或脓细胞)及其他杂菌的数量,以进行阴道清洁度的判断。

(二)结果判断

阴道清洁度检查结果可分为以下 4 度,其结果与意义见下表。

阴道清洁度结果与意义

清洁度	阴道杆菌	杂菌	上皮细胞	白细胞或脓细胞	临床意义
Ⅰ°	++++	－	++++	0～5/HP	正常
Ⅱ°	++	－	++	5～15/HP	正常
Ⅲ°	－	++	－	16～30/HP	有炎症
Ⅳ°	－	++++	－	>30/HP	严重炎症

(三)临床意义

1. 与病原体侵袭等因素有关　单纯清洁度不佳而未发现病原微生物者,为非特异性阴道炎。当清洁度为Ⅲ°～Ⅳ°时,常可同时发现病原微生物,提示存在感染引起的阴道炎。

2. 与卵巢功能有关　排卵前期雌激素渐增,阴道上皮增生,糖原增多,阴道杆菌随之繁殖,pH 值下降则杂菌消失,阴道趋于清洁。当卵巢功能不足、雌激素下降、阴道上皮增生较差时,可见到阴道杆菌减少,易感染杂菌,导致阴道不清洁。

【病原微生物检查】

（一）阴道毛滴虫

最简便的方法是0.9%氯化钠溶液湿片法检查；若多次湿片法未能发现滴虫时，可送培养。

1.0.9%氯化钠溶液湿片法 取0.9%氯化钠溶液一滴放于玻片上，在阴道侧壁取典型分泌物混于0.9%氯化钠溶液中，立即在低倍光镜下寻找滴虫。显微镜下可见到呈波状运动的滴虫及增多的白细胞被推移。

2.培养法 若疑为滴虫感染而阴道分泌物经湿片法检查阴性时，可送培养，准确性达98%左右。

（二）假丝酵母菌

常用10%氢氧化钾溶液湿片法；若有症状而多次湿片法均为阴性，可用培养法。

1.10%氢氧化钾溶液湿片法 取10%氢氧化钾溶液一滴置于玻片上，取少许阴道分泌物混于其中，在低倍镜下可见白色假菌丝酵母菌的卵圆形孢子和假菌丝，高倍镜下见单个或成群呈卵圆形、无色透明的孢子，常为芽生或多个连成链状、分枝状；如涂片行革兰氏染色油镜观察，可见到卵圆形革兰氏阳性孢子或出芽细胞相连的假菌丝，成链状及分枝状。

2.培养法 将分泌物接种于真菌培养基进行分离培养，根据培养特征、形态，以及菌落涂片镜下见到的假菌丝和芽生孢子进行诊断。

（三）加德纳菌

加德纳菌为革兰氏染色阴性或染色不定的小杆菌，是正常寄生在阴道的细菌。当菌群失调时，阴道内乳酸杆菌减少而其他细菌大量繁殖，主要有加德纳尔菌、动弯杆菌及其他厌氧菌，导致细菌性阴道病。

取少许分泌物置玻片上，加一滴生理盐水混合，置于高倍光镜下见到>20%的线索细胞。线索细胞即阴道脱落的表层细胞，于细胞边缘贴附大量颗粒状物即加德纳尔菌，细胞边缘不清。

（四）淋病奈瑟球菌

淋病奈瑟球菌（简称淋菌）为革兰氏染色阴性菌，其对柱状上皮和移行上皮有亲和力，极易侵犯并隐匿在女性泌尿道及生殖道而引起感染，导致淋病的发生。淋菌的检查方法有涂片法、培养法、免疫荧光检查及淋菌快速诊断法。

1.涂片法 将宫颈表面的脓液拭去，用棉拭子插入宫颈管1cm深处旋转一周取出涂片，经革兰氏染色后油镜检查，可见肾形、成对排列、凹面相对、存在于中性粒细胞胞质内或散于白细胞之外的革兰氏阴性双球菌，可作为淋病的初步诊断依据。但该法敏感性差,易漏诊,结果仅供参考。

2.培养法　淋球菌培养是诊断淋病的重要手段。常用的培养基是巧克力琼脂或琼脂。培养基中含有抗生素,可选择性地抑制其他细菌。本法对女性患者阳性检出率高。但取材是培养成功与否的关键,深度需符合要求,应插入宫颈管 1 cm 深处,转动并停留 10 ~ 30 秒。该法是 WHO 推荐的筛查淋病患者的唯一方法。

3.直接荧光抗体染色法　将淋球菌抗血清用荧光素标记,当遇到待测标本的淋球菌时,抗体与抗原发生反应,在荧光显微镜下可见到发苹果绿色荧光的双球菌。该法简便、快速,且对死菌也可呈现阳性,但特异性欠佳,且要求特殊设备。

4.其他　如多种检测淋球菌的基因探针,运用 PCR 技术及连接酶反应(LCR)进行特异、敏感、快速的检测。

(五)沙眼衣原体

沙眼衣原体是一类原核细胞型微生物,是常见的性传播疾病的病原体。只感染黏膜柱状上皮及移行上皮,故取材最好是黏膜表层的柱状细胞。临床上沙眼衣原体的标本为取自宫颈管分泌物的拭子或刮片。方法常用单层细胞分离培养和酶免疫或直接荧光抗体法,而血清学和细胞学检查法的敏感性较差。

1.培养分离法　最常用的是经放线菌酮处理的单层 McCoy。本法最敏感、最可靠。但方法复杂,费时费钱,临床已很少应用。

2.细胞学检查　取宫颈管分泌物涂片,经染色后检查衣原体的包涵体。本法操作简便,但特异性和敏感性较差,阳性率较低。

3.血清特异抗体的检测　检测血清特异性 IgG、IgM 的常用方法有补体结合试验、ELISA 及免疫荧光法。

(1)酶免疫反应(EIA):是用酶标试验检查患者标本中的衣原体抗原。本法敏感性较高,特异性强,阳性预期值基本可靠。

(2)直接荧光抗体检测(DFA):是非培养方法中应用最多的检测方法之一。此法操作简单、特异性强,在检测子宫内膜和输卵管等部位的标本时较培养法敏感。辨认结果时易受主观因素影响,因而需要有经验的实验室技术人员操作。

4.PCR 法　是直接从分泌物中检测出衣原体脱氧核糖核酸(DNA)并将标本中数目有限的目标 DNA 或 RNA 序列扩增上百万倍,为衣原体感染快速、特异、敏感的诊断依据。

5.连接酶链反应(LCR)　是另一种核酸扩增方法,是在 PCR 的基础上发展起来的,敏感性可达90%以上,且很少有非特异性扩增。

（六）解脲支原体

解脲支原体是一类存在于泌尿生殖道的原核细胞微生物,可引起阴道炎、宫颈炎、盆腔炎性疾病、不孕症及流产等疾病。检测标本取自宫颈管分泌物的拭子或刮片,有直接镜检法、分离培养法等。

1. 直接镜检法　取涂片行吉姆萨染色,在镜下可见淡紫色环形、球形或小杆状支原体。该法较为简便,但临床意义不大,即使阳性,亦需行分离培养法。

2. 分离培养法　是实验诊断支原体感染的唯一可靠方法。

3. 血清学检查　检测特异性抗体 IgG、IgM,常用补体结合试验、间接免疫荧光染色检查法、酶免疫法和酶联免疫吸附试验(ELISA)等。

4. PCR 法方法同上述。

（七）梅毒螺旋体

梅毒螺旋体是梅毒的病原体,主要通过性交传播。临床常用的检验方法有病原学检查、梅毒血清学检查等。梅毒血清学检查包括非梅毒螺旋体抗原血清试验,是梅毒常规筛查方法,若为阳性,应做定量试验,最好能做梅毒螺旋体抗原血清试验,测定血清特异性抗体。

1. 病原学检查　在一期和二期梅毒患者的皮损处取少许渗出液行涂片,在暗视野显微镜下检查,如见纤细螺旋体,长为 6 ~ 16 μm,有 8 ~ 14 个螺旋体,运动缓慢且有规律,并围绕轴旋转,前后移行,或全身弯曲如蛇行,或伸缩移动者,即可报告阳性。

2. 梅毒血清学检查

（1）类脂质抗原类试验(非梅毒螺旋体抗原血清试验):可作为梅毒的诊断筛选试验。包括性病研究实验室试验(VDRL test)、不加热血清反应素试验(USR test)、快速血浆反应素环状卡片试验(RPR test)。这些方法简便易行,报告快速,并有一定的敏感性和特异性,可用于标本的初筛及作为疗效观察、随访的指标。

（2）密螺旋体抗原类试验(梅毒螺旋体抗原血清试验):荧光密螺旋体抗体吸收试验(FTA-ABS)被认为是权威的方法。此外,梅毒螺旋体血球凝集试验(TPHA)是以梅毒螺旋体作为抗原的间接血球凝集试验。TPHA 敏感性高、特异性强,是梅毒较好的确证试验。

3. PCR 法　方法同上述。

4. 脑脊液检查　用于诊断神经性梅毒,包括细胞计数、总蛋白测定、VDRL 试验及胶体金实验。VDRL 试验是神经梅毒的较可靠诊断依据。脑脊液白细胞计数也常是判断疗效的敏感指标。

（八）单纯疱疹病毒

是引起生殖器疱疹的一种病毒，属于疱疹病毒的一种。生殖器疱疹的病原体 90% 为 HSV-Ⅱ型。临床常用的检测方法为取病损处分泌物涂片进行细胞学检查、病毒分离培养和鉴定、血清学试验。

1. 细胞学检查　用无菌棉拭子擦拭水疱至拭破并探及溃疡底部，采集有细胞的组织液，涂荧光素标记的Ⅱ型单克隆抗体或用瑞氏或吉姆萨染色，镜下可见多核原细胞内有病毒包涵体，有助于诊断。

2. 组织培养法　常用人胚肾细胞培养进行病毒分离和免疫荧光法鉴定。用结核菌素注射器、25 或 26 号针头抽取成熟的水疱疱液，注入病毒运送培养基小瓶中。也可刺破小疱，用无菌棉拭子取材，或去除表面物质后用无菌拭子擦拭溃疡底部，将拭子置入病毒运送液小瓶中送检。该法较为敏感，如细胞出现典型病变，则报告 HSV 可疑；如单克隆抗体免疫荧光检查阳性，则病原学诊断确定。水疱疱液病毒培养的阳性率约为 90%、脓疱液 70%~80%、痂皮 25%。

3. 核酸检测 PCR　通过大量特异性扩增 HSV-DNA，直接检测临床样本中极微量的病原体。

4. 血清学诊断法　用维持液将病毒悬液稀释 10 倍，选择适当稀释度范围做病变法滴定。中和指数 1~9 为阴性、10~49 为可疑、50 以上为阳性。中和试验常用于诊断单纯疱疹病毒的原发感染，对恢复期和复发期生殖器疱疹的诊断无意义。检查同一患者双份血清，如果早期血清为阴性，后期阳性或强阳性，即可认为是新感染病例。也可用酶免法检测孕妇及新生儿血 IgM、IgG。

（九）人乳头瘤病毒

人乳头瘤病毒是一种去氧核糖核酸病毒，常寄生于细胞核内，可引起女性生殖道感染，导致尖锐湿疣。其检测包括细胞学检查、醋酸试验、阴道镜检查、组织学检查和核酸检测。

1. 细胞学检查　可采用传统巴氏涂片（CV）、液基薄层细胞学技术（TCT）、自动细胞学检测系统 test、计算机辅助细胞检测系统（CCT）。

2. 醋酸试验　在组织表面涂以 3%~5% 醋酸液，3~5 分钟后组织变白为阳性，不变色为阴性，但醋酸试验在皮肤炎症时有一定假阳性。

3. 阴道镜检查　阴道镜辅以醋酸试验有助于发现亚临床病变，尤其对宫颈病变颇有帮助。宫颈涂片异常或者对于癌症具有提示意义的症状时应采用。

4. 组织学检查　HPV 感染的组织病理学表现包括：鳞状上皮呈疣状或乳头状增生，常伴有上皮脚延长、增宽呈假上皮瘤样增生；表皮角化不全，常伴角化不全层核肥大,显示一定的非典型性;棘层不同程度增厚;基底细胞增生层次增加;中表层出现灶状分布的挖空细胞等。

5. 核酸检测 可采用 PCR 及核酸 DNA 探针检测 HPV ~ DNA,后者包括 Southern 印迹杂交、原位杂交及斑点杂交。

（十）人巨细胞病毒

是先天感染的病原体。一次感染后终生潜伏于体内,在机体免疫力低下时病毒激活,可表现为巨细胞包涵体病。孕期胎儿中枢神经系统受到侵犯可致畸形。常用宫颈拭子采取分泌物送检。实验室诊断方法有酶联免疫吸附实验检测孕妇血清巨细胞病毒 IgG、IgM;孕妇宫颈脱落细胞或尿液涂片行 Giemsa 染色后,在光镜下检测脱离的细胞核内嗜酸性或嗜碱性颗粒,见到巨大细胞包涵体,这种特异细胞称猫头鹰眼细胞,具有诊断价值;DNA 分子杂交技术检测巨细胞病毒 DNA,此法简便、快速、敏感;PCR 技术扩增巨细胞病毒 DNA,短时间内可获满意结果。

第二节 生殖道细胞学检查、HPV 分型

【生殖道细胞学检查】

女性生殖道细胞通常包括阴道、宫颈管、子宫及输卵管的上皮细胞。临床上常通过阴道脱落上皮细胞检查反映其生理及病理变化。生殖道脱落细胞主要来自阴道上段和宫颈阴道部,也可来源于子宫、输卵管、卵巢及腹腔上皮。生殖道上皮细胞受卵巢激素影响具有周期性变化,妊娠期亦有变化。因此,检查阴道脱落细胞可反映体内性激素水平,又可协助诊断生殖器不同部位的恶性肿瘤及观察其治疗效果,是一种简便、经济、实用的辅助诊断方法。但生殖道脱落细胞检查找到恶性细胞也只能作为初步筛选,不能定位,需要进一步检查才能确诊;而未找到恶性细胞也不能完全排除恶性肿瘤可能,需结合其他检查综合考虑。

（一）涂片种类及标本采集

采集标本前 24 小时内禁止性生活、阴道检查、阴道灌洗及用药,取标本的用具必须无菌干燥。

1. 阴道涂片 主要了解卵巢或胎盘功能。已婚妇女一般用干燥木刮板在阴道侧壁上 1/3 处轻轻刮取分泌物及细胞,避免将深层细胞混入影响诊断;对无性生活的妇女,阴道分泌物较少,可用无菌棉签先蘸生理盐水湿润,伸入阴道侧壁上 1/3 处涂抹,取出棉签,薄而均匀地涂于玻片上,并置于 95% 乙醇中固定。

2.宫颈刮片　是筛查早期子宫颈癌的重要方法。取材应在宫颈外口鳞–柱状上皮交接处。该方法获取细菌数目较少,制片也较粗劣,故多推荐涂片法。

3.宫颈管涂片　是筛查早期子宫颈癌的重要方法。先将宫颈表面分泌物拭净,用小型刮板进入宫颈管内,轻轻刮取一周制涂片。但最好使用“细胞刷”刮取宫颈管上皮。将“细胞刷”置于宫颈管内,达宫颈外口上方 10 mm 左右,在宫颈管内旋转 360° 后取出,旋转“细胞刷”将附着于小刷子上的标本均匀地涂布于玻片上,或立即固定或洗脱于保存液中。小刷子的摩擦力可使上皮细胞脱落,取材效果优于棉拭子。涂片液基细胞学特别是薄层液基细胞学检查(TCT)所制备单层细胞图片效果清晰,阅片容易,与常规制法比较,改善了样本收集率并使细胞均匀分布在玻片上。而且该技术一次取样可多次重复制片并可行高危型 HPV–DNA 检测和自动阅片。

4.宫腔吸片　怀疑有宫腔内恶性病变时,可采用宫腔吸片,较阴道涂片及诊刮阳性率高。选择直径 1～5 mm 不同型号塑料管,一端连于干燥消毒的注射器,用长镊将塑料管另一端送入宫腔内达宫底部,上下左右转动方向,用注射器轻轻抽吸,将吸出物涂片、固定、染色。取出吸管时停止抽吸,以免将宫颈管内容物吸入。宫腔吸片标本中可能含有输卵管、卵巢或盆腹腔上皮细胞成分。亦可用宫腔灌洗法,用注射器将 10 mL 无菌 0.9% 氯化钠注射液注入宫腔,轻轻抽吸洗涤内膜面,然后收集洗涤液,离心后取沉渣涂片。此法简单,取材效果好,特别适合绝经后出血妇女,与诊刮效果相比,患者痛苦小,易于接受,但取材不够全面。

细胞学染色方法有多种,如巴氏染色法、邵氏染色法及其他改良染色法。常用巴氏染色法,该法可用于检查雌激素水平及筛查癌细胞。随着分子生物技术的不断发展,细胞学辅助诊断技术可采用免洗细胞化学、原位杂交技术、影像分析、流式细胞仪测量及自动筛选或人工智能系统协助诊断。

(二)正常生殖道脱落细胞的形态特征

1.鳞状上皮细胞　阴道及宫颈阴道部上皮的鳞状细胞相仿,为非角化性分层鳞状上皮。上皮细胞分为表层、中层及底层,其生长与成熟受卵巢雌激素影响。女性一生中不同时期及月经周期中不同时间,各层细胞比例均不相同,细胞由底层向表层逐渐成熟。鳞状细胞的成熟过程是:细胞由小逐渐变大;细胞形态由圆形变为舟形、多边形;胞浆染色由蓝染变为粉染;胞浆由厚变薄;胞核由大变小,由疏松变为致密。

(1)底层细胞:相当于组织学的深棘层,按细胞形态、大小及胞浆多少可分为:

1)内底层细胞:只含一层基底细胞,是鳞状上皮细胞再生的基础,细胞呈圆形或椭圆形,细胞小,为中性粒细胞的4~5倍,巴氏染色胞浆蓝染,胞核大而圆。育龄妇女卵巢功能正常时此种细胞不出现。仅在哺乳期、闭经后,阴道高度萎缩或创伤、糜烂时才出现。

2)外底层细胞:为3~7层细胞。圆形,比内底层细胞大,为中性粒细胞的8~10倍,巴氏染色细胞质淡蓝;核为圆形或椭圆形,核质比例(1:4)~(1:2)。卵巢功能正常时,涂片中很少出现。

(2)中层细胞:相当于组织学的浅棘层,是鳞状上皮中最厚的一层。接近底层者细胞呈舟状;接近表层者细胞大小与形状接近表层细胞。胞浆巴氏染色淡蓝,根据储存的糖原多寡,可有多量嗜碱性染色或半透明细胞质;核小,为圆形或卵圆形,染色质疏松为网状,核质比例约为1:10。

(3)表层细胞:相当于组织学的表层。细胞大,为多边形,胞浆薄、透明;胞浆粉染或淡蓝,核小固缩。核固缩是鳞状细胞成熟的最后阶段。表层细胞是育龄妇女宫颈涂片中最常见的细胞。

2.柱状上皮细胞　分为宫颈黏膜细胞及子宫内膜细胞。

(1)宫颈黏膜细胞:有黏液细胞和带纤毛细胞两种。在宫颈刮片或宫颈管吸片中均可见。黏液细胞呈高柱状或立方状,核在底部,呈圆形或卵圆形,染色质分布均匀,胞浆内有空泡,易分解面留下裸核。带纤毛细胞呈立方状或矮柱状,带有纤毛,核为圆形或卵圆形,位于细胞底部。

(2)子宫内膜细胞:为低柱状,较宫颈黏膜细胞小,约为中性粒细胞的1~3倍。核为圆形,核大小、形状一致,多成堆出现,胞浆少,呈淡灰色或淡红色,边界不清。

3.非上皮细胞　如吞噬细胞、白细胞、淋巴细胞、红细胞等。

(三)生殖道脱落细胞在内分泌方面的应用

临床上常用4种指数代表体内雌激素水平,即成熟指数、致密核细胞指数、嗜伊红细胞指数、角化指数。

1.成熟指数(MI)　是阴道细胞学卵巢功能检查最常用的一种,计数上阴道上皮3层细胞百分比。按"底层/中层/表层"顺序写出:如底层5、中层60、表层35,则MI应写为5/60/35。通常在低倍镜下观察计数300个鳞状上皮细胞,求得各层细胞的百分率。若雌激素水平增高,表层细胞百分率高,称为右移;若雌激素水平低落,底层细胞百分率高,称为左移。一般有雌激素影响的涂片基本上无底层细胞;轻度影响者表层细胞<20%;高度影响者表层细胞>60%。

2.致密核细胞指数(KI)　计算鳞状上皮细胞中表层致密核细胞的百分率。即从视野中数100个表层细胞,如其中有40个致密核细胞,则KI为40%。指数越高,表示上皮越成熟。

3.嗜伊红细胞指数(EI) 计算鳞状上皮细胞中表层红染细胞在表层总细胞中的百分率。通常在雌激素影响下出现红染表层细胞,用以表示雌激素水平。指数越高,提示上皮细胞越成熟。

4.角化指数(CI) 指鳞状上皮细胞中表层(最成熟细胞层)嗜伊红致密核细胞的百分率,以反应雌激素水平的高低。

(四)生殖道脱落细胞检查的临床应用

生殖道脱落细胞涂片用于妇科内分泌疾病及流产诊断目前已逐渐减少,并被其他方法取代,但在诊断生殖道感染性疾病中仍具有重要意义。

1.闭经阴道涂片检查 有正常周期性变化,提示闭经原因在子宫及其以下的部位,如子宫内膜结核、宫颈或宫腔粘连等。涂片见中层和底层细胞,表层细胞极少或无,无周期性变化,提示病变在卵巢,如卵巢早衰。涂片表示不同程度雌激素低落,或持续雌激素轻度影响,提示为垂体或下丘脑或其他全身性疾病引起的闭经。

2.排卵障碍性异常子宫出血

(1)无排卵型:涂片表现中、高度雌激素影响,但也有较长期处于低、中度雌激素影响。雌激素水平升高时 MI 右移显著,当雌激素水平下降时,出现阴道流血。

(2)有排卵型:涂片表现周期性变化,MI 右移明显,排卵期出现高度雌激素影响,EI 可达90%。但排卵后,细胞堆积和皱褶较差或持续时间短,EI虽有下降但仍然偏高。

3.流产

(1)先兆流产:由于黄体功能不足引起的先兆流产表现为 EI 于早孕期增高,经治疗后 EI 下降提示好转。若 EI 再度升高,细胞开始分散,流产可能性大。若先兆流产而涂片正常,表明流产并非黄体功能不足引起,用孕激素治疗无效。

(2)稽留流产:EI 升高,出现圆形致密核细胞,细胞分散,舟形细胞少,较大的多边形细胞增多。

4.生殖道感染性炎症

(1)细菌性阴道病:常见的有乳杆菌、球菌、加德纳菌和放射菌等。涂片中炎性阴道细胞表现为细胞核呈豆状核,核破碎和核溶解,上皮细胞核周有空晕,细胞质内有空泡。

(2)衣原体感染:在宫颈涂片上可见化生的细胞质内有球菌样物及嗜碱性包涵体,感染细胞肥大多核。

(3)病毒感染:常见的有人乳头瘤病毒(HPV)和单纯疱疹病毒Ⅱ型(HSV-Ⅱ)。

1）HPV 感染：鳞状上皮细胞被 HPV 感染后具有典型的细胞学改变。在涂片标本中见挖空细胞、不典型角化不全细胞及反应性外底层细胞，即提示有 HPV 感染。典型的挖空细胞表现为上皮细胞内有 1～2 个增大的核，核周有透亮空晕环或致密的透亮区。

2）HSV 感染：早期表现为感染细胞的核增大，染色质结构呈"水肿样"退变，染色质很细，散布在整个胞核中，呈淡的嗜碱性染色，均匀，犹如毛玻璃状，细胞多呈集结状，有许多胞核。晚期可见嗜伊红染色的核内包涵体，周围可见一清亮晕环。

（五）生殖道细胞学在妇科肿瘤中的应用

1. 癌细胞的特征　主要表现在细胞核、细胞及细胞间关系的改变

（1）细胞核的改变：核增大，核质比例失常；核大小不等，形态不规则；核深染且深浅不一；核膜明显增厚、不规则，染色质分布不均，颗粒变粗或凝聚成团；核分裂异常；核仁增大变多，以及出现畸形裸核。

（2）细胞改变：细胞大小不等，形态各异，细胞质减少，若变性其内出现空泡。

（3）细胞间关系改变：癌细胞可单独或成群出现，排列紊乱。早期癌涂片背景干净清晰，晚期癌涂片背景较脏，见成片坏死细胞、红细胞及白细胞等。

2. 生殖道细胞涂片中癌细胞分类

（1）鳞状细胞癌

1）细胞核的改变：核增大且大小不一致，呈不规则圆形、卵圆形或畸形，核深染，核膜增厚，不规则，可见双核或多核，甚至裸核。

2）细胞浆的改变：胞浆量减少，染色为蓝色、粉色或橘红色；细胞变性时，胞浆可见空泡，或胞膜模糊，或为裸核；胞浆内有时出现吞噬现象。

3）细胞形态的改变：大多数癌细胞体积大，甚至比浅层细胞还大，称为巨型癌细胞；也有少数癌细胞较小，称为小型癌细胞。癌细胞形态各异，可呈纤维状、蝌蚪状及其他奇形怪状。

4）细胞间关系的改变：癌细胞可以单个或成群出现，排列紊乱。早期癌涂片背景多清晰、洁净；晚期癌则可见成片坏死细胞、红细胞或多核白细胞。

（2）宫颈腺癌

1）高分化细胞：细胞增大，高柱状，成群出现，边界清楚，排列成花瓣状或乳头状或为散在的单个细胞；胞浆蓝染，有时可见空泡；核呈圆形或卵圆形，偏心，深染，常见巨大核仁；核膜增厚，染色质粗。

2）低分化细胞：细胞成团脱落，排列紊乱，互相重叠；胞浆少，边界不清楚，或融合成片；核大小不一致，深染，偏心，可见大核仁。

（3）子宫内膜腺癌：细胞较正常子宫内膜细胞增大，边界不清，胞浆少，细胞排列紊乱，有重叠，单个子宫内膜腺癌细胞为圆形或卵圆形。

1）高分化腺癌细胞：仍可保持其柱状形态；胞浆蓝染，可见小空泡，也可见到大空泡将核挤到一边；核为卵圆形，单核，偶见双核或多核，深染，染色质分布不匀，颗粒粗，核偏心，多为小核仁。核的大小及核仁大小与数目多少、与癌细胞的分化程度有关。

2）低分化腺癌细胞：核增大明显，深染，并可见大核仁。

（六）阴道细胞学诊断的报告形式

报告形式主要为分级诊断及描述性诊断两种。目前，我国仍有医院采用分段诊断（巴氏5级分类法），但是近年来更推荐应用TBS分类法及其描述性诊断。

1. 阴道细胞学巴氏分类法

巴氏Ⅰ级：正常。为正常阴道细胞的涂片。

巴氏Ⅱ级：炎症。细胞核增大，核染色质较粗，但染色质分布尚均匀。一般属良性改变或炎症。临床分为ⅡA及ⅡB。ⅡB是指个别细胞核异质明显，但又不支持恶性者；其余为ⅡA。

巴氏Ⅲ级：可疑癌。主要是核异质，表现为核大深染，核形不规则或双核。

巴氏Ⅳ级：高度可疑癌。细胞有恶性特征，但在涂片中恶性细胞较少。

巴氏Ⅴ级：癌。具有典型的恶性细胞特征且量多。

巴氏分级法的缺点：以级别来表示细胞学改变的程度易造成假象，主观因素较多；对癌前病变也无明确规定，可疑癌是指可疑浸润癌还是CIN并不明确；不典型细胞全部作为良性细胞学改变也欠妥；未能与组织病理学诊断名词相对应，也未包括非癌的诊断。巴氏分级法正逐步被TBS分类法所取代。

2. TBS分类法及其描述性诊断　　国际癌症协会于1991年对宫颈/阴道细胞学的诊断报告正式采用了TBS分类法。TBS分类法改良了以下3个方面：①将涂片制作质量作为细胞学检查结果报告的一部分；②对病变必要的描述；③给予细胞病理学诊断并提出治疗建议。TBS描述性诊断报告主要包括以下内容。

（1）未见上皮内病变细胞和恶性细胞

1）病原体：有无真菌、细菌、原虫、病毒等感染。可诊断滴虫、外阴阴道假丝酵母菌阴道病，细菌性阴道病；放线菌感染；单纯疱疹病毒感染；衣原体感染；人乳头瘤病毒（HPV）感染。

2）非瘤样发现：①反应性细胞改变，与炎症有关的反应性细胞改变（包括典型的修复）；与放疗有关的反应性细胞改变；与宫内节育器有关的反应性细胞改变。②子宫切除术后的腺细胞。③萎缩（有或无炎症）：常见于儿童、绝经期和产后。

3）其他：子宫内膜细胞出现在 40 岁以上妇女的涂片中，未见上皮细胞不正常。

（2）上皮细胞的异常改变

1）鳞状上皮细胞异常：①不典型鳞状上皮细胞（ASC），包括无明确诊断意义的不典型鳞状上皮细胞（ASC-US）和不能排除高度鳞状上皮内病变不典型鳞状上皮细胞（ASC-H）。②低度鳞状上皮内病变（LSIL），与 CIN_1 术语符合。③高度鳞状上皮内病变（HSIL），包括 CIN_2、CIN_3 和原位癌。④鳞状细胞癌，若能明确组织类型，应按下述报告。角化型鳞癌，非角化型鳞癌，小细胞型鳞癌。

2）腺上皮细胞改变：①不典型腺体上皮细胞（AGC），包括宫颈管细胞 AGC 和子宫内膜细胞 AGC。②腺原位癌（AIS）。③腺癌：若可能，则判断来源（宫颈管、子宫内膜或子宫外）。

3）其他恶性肿瘤：原发于宫颈和子宫体的不常见肿瘤及转移癌。

宫颈细胞学检查是 CIN 分级及早期子宫颈癌筛查的基本方法，也是诊断的必需步骤，相对于高危 HPV 检测，细胞学检查特异性高，但敏感性较低。建议在性生活开始 3 年后，或 21 岁以上有性生活的妇女开始宫颈细胞学检查，并结合 HPV-DNA 定期复查。

【人乳头状瘤病毒（HPV）分型】

人乳头状瘤病毒（human papilloma virus，HPV）属于乳头多瘤空泡科乳头瘤病毒属，是一种环状的双链 DNA 病毒，有多种基因型，目前已有 120 余种基因型被确定，而 HPV 的基因型是决定持续感染和病情进展的最重要的因素之一。人乳头状瘤病毒（HPV）分为两类：致癌型（高危型）和非致癌型（低危型）。感染高危型 HPV 通常是宫颈鳞癌的必要非充分条件，其中以 HPV16、18 型与宫颈癌的关系最为密切。宫颈鳞癌中以 HPV16 型最为常见，而宫颈腺癌中 HPV18 型阳性率较高，并多见于年轻妇女。而且 HPV 感染与宫颈上皮内瘤变（CIN）和宫颈浸润癌（CIS）有明显的相关性。因此，HPV 感染的早期发生、准确分型和病毒定量对于子宫颈癌防治具有重要意义，可将 HPV-DNA 检测作为筛查子宫颈癌及其癌前病变的常规筛查手段应用于临床。

（一）HPV 型别

不同分型的 HPV 感染可能导致不同临床病变。根据生物学特征和致癌潜能，HPV 被分为高危型（high-risk）和低危型（low-risk）。

1. 高危型 HPV　如 HPV16、18、31、33、35、39、45、51、52、56、58、59、66、68 等与癌及癌前病变相关。

2. 低危型 HPV　如 HPV6、11、42、43、44 等主要与轻度鳞状上皮损伤和泌尿生殖道系统疣、复发性呼吸道息肉相关。

(二)检测方法

大多数 HPV 感染无临床症状或为亚临床感染,只能通过 HPV 检测得知,由于 HPV 不能在体外细胞培养,故不能用简便的血清学检测进行 HPV 诊断和分型。临床上用于检测 HPV 的方法包括细胞学方法、免疫组化、原位杂交、杂交捕获、核酸印迹和 PCR 等。

PCR 检测 HPV-DNA 可对 HPV 阳性感染进行确诊,还可以进行 HPV 分型。操作简单,标本来源不受限制。其缺陷在于它的高灵敏性,以及易因样品的交叉污染而导致假阳性结果。杂交捕获 HPV-DNA 分析方法有较好的特异度和敏感度,可以进行 HPV-DNA 分型,是目前临床使用的一种检测 HPV-DNA 的非放射性技术,被广泛地应用于子宫颈癌的筛查和复查中。

(三)临床意义

1. 子宫颈癌筛查与细胞学检查　联合或单独使用进行子宫颈癌的初筛,可有效减少细胞学检查的假阴性结果。适用于大面积普查,初筛并聚焦高风险人群。2012 年 3 月 NCCN 公布了新版的《子宫颈癌筛查临床实践指南》,指南中指出高危型 HPV 检测已作为子宫颈癌的初筛(如与细胞学检查联合成联合筛查)及异常细胞学结果处理的组成部分。

研究显示将细胞学和 HPV 检测联合使用可达到极高的灵敏度和几乎 100% 的阴性预测值,细胞学和 HPV-DNA 均阴性者,发病风险较低,可适当延长其筛查间隔时间,降低检测费用。2016 年美国妇产科医师学会(ACOG)发布了《子宫颈癌的筛查和预防实践指(No. 157)》,指南中指出:21～29 岁的女性应该仅采用细胞学单独筛查,每 3 年筛查 1 次;30 岁以下的人群不应该进行联合检测;30～65 岁的女性最好每 5 年行 1 次细胞学、HPV 联合检测,或每 3 年一次细胞学单独筛查。液基或传统宫颈细胞学采集方法都可用于筛查。上述筛查策略不适用于已患子宫颈癌、HIV 感染伴免疫抑制、宫内曾暴露于己烯雌酚者。

2. 细胞学和高危型 HPV-DNA 检测　HPV 感染分型与宫颈病变的级别存在一定关系,可根据 HPV 感染基因型预测受检者患子宫颈癌的风险。如 HPV16 型或 HPV18 型阳性患者其 ASCUS 或 LSIL 转变成 CIN3 的概率远高于其他 HPV 型别阳性或未检测出 HPV 者;而细胞学阴性但高危型 HPV 阳性者一般不做处理,但发病风险较高,要坚持定期随访该类人群。

对于未明确诊断意义的不典型鳞状细胞、腺细胞(ASCUS、AGUS)和鳞状上皮内低度病变(LSIL),细胞学和高危型 HPV-DNA 检测是一种有效的再分类方法。可从细胞学结果为 ASCUS、AGUS 者中将 CIN 有效检出,并减少需通过阴道镜下活检以明确 CIN 的病例数。

3.监测治疗效果　CIN 治疗后,监测治疗效果。

4.监测疫苗　针对使用疫苗者的监测。

第三节　女性内分泌激素测定

女性内分泌激素主要包括下丘脑促性腺激素释放激素,垂体分泌的 FSH、LH 及催乳素,卵巢分泌的雌激素、孕激素、雄激素,胎盘合体滋养细胞产生的绒毛膜促性腺激素及胎盘生乳素等。

各类激素在中枢神经系统的影响及各器官间的相互作用下,可协同发挥其正常的生殖生理功能。

【下丘脑促性腺激素释放激素测定】

GnRH 是下丘脑弓状核神经细胞分泌的一种十肽激素,人工合成的 GnRH 因为可以使垂体分泌 LH 的作用优于 FSH,故亦称黄体生成素释放激素(LHRH)。性成熟期的正常妇女月经周期中最显著的激素变化是在排卵前出现 LH 高峰。GnRH 直接测定有困难,目前主要采用 GnRH 刺激试验与氯米芬试验来判断下丘脑和垂体的功能及其病理生理状态。

(一)GnRH 刺激试验

1.方法　上午 8 时(不需禁食)静脉注入 LHRH 100 μg(溶于 5 mL 生理盐水中),分别于注射前和注射后 15 分钟、30 分钟、60 分钟和 90 分钟抽取静脉血 2 mL 以测定 LH 的含量。

2.结果分析　①正常反应:若 LH 值比基值升高 2～3 倍,高峰出现在注射后 15～30 分钟,说明垂体功能完好。②活跃反应:峰值比基值升高 5 倍。③延迟反应:峰值出现时间迟于正常反应时的出现时间。④无反应或低弱反应:注入 LHRH 后 LH 值无变化,一直处于低水平或稍有上升但不足基值的 2 倍。

3.临床意义　GnRH 刺激试验呈正常反应,提示青春期延迟;呈无反应或低弱反应,提示垂体功能减退,如希恩综合征、垂体手术或放疗致垂体组织破坏等;若 LH/FSH>3,GnRH 刺激试验呈活跃反应,提示多囊卵巢综合征;LH、FSH 基值均>30 U/L,GnRH 刺激试验呈活跃反应,提示卵巢功能不全。

（二）氯米芬试验

氯米芬即克罗米芬，是一种具有弱雌激素作用的非甾体类的雌激素拮抗剂，可与下丘脑雌、雄激素受体结合，阻断性激素对下丘脑和（或）垂体的负反馈作用，从而引起 GnRH 的释放。除了兴奋下丘脑 GnRH 释放外，氯米芬还有促排卵作用。该试验可以评估闭经患者下丘脑-垂体-卵巢轴的功能，鉴别下丘脑和垂体病变。

1. 方法　受试者从月经周期第 5 天开始，每天口服氯米芬 50～100 mg，连服 5 天。分别在服药第 1、3、5 天检测 LH、FSH 的水平，服药第 3 周或经前检测黄体酮。

2. 结果分析　服药后 LH 可增加 85%，FSH 可增加 50%，停药后 LH、FSH 即下降；若停药后 5～9 天 LH 上升达排卵前水平，为氯米芬诱发排卵导致的排卵型反应；若停药后 20 天不再出现 LH 上升为无反应。

3. 临床意义　GnRH 刺激试验呈正常反应，而氯米芬试验无反应，提示下丘脑病变。

【垂体促性腺激素测定】

腺垂体促性腺激素细胞在下丘脑 GnRH、卵巢激素和抑制素协同作用下分泌促性腺激素 FSH 和 LH。FSH 的生理作用主要是促卵泡成熟和分泌雌激素，LH 的生理作用主要是促排卵和黄体形成，使黄体分泌孕激素和少量雌激素。

（一）血中 FSH 和 LH 的正常值

各实验室给出的正常值范围存在一定差异，激素单位也不尽一致，下表中 FSH 及 LH 值仅供参考。

血 FSH 和 LH 的参考值

分期	FSH/（mIU/mL）	LH/（mIU/mL）
卵泡期	2.5～10.2	1.9～12.5
排卵期	3.4～33.4	8.7～76.3
黄体期	1.5～9.1	0.5～16.9
妊娠期	0～0.3	0～1.5
绝经期	23～116.3	15.9～54

（二）临床意义

1. 用于鉴别闭经的原因　FSH 和 LH 水平低于正常值，提示闭经的原因在于下丘脑或垂体。FSH 和 LH 水平均高于正常值，提示病变在卵巢。

2. 排卵监测　测定 LH 峰值可以估计排卵时间和了解排卵情况。

3. 协助诊断多囊卵巢综合征　如 LH/FSH≥2,提示多囊卵巢综合征。

4. 用于鉴别诊断真性性早熟与假性性早熟　真性性早熟由促性腺激素分泌增多引起,FSH 和 LH 呈周期性变化。假性性早熟 FSH 和 LH 水平较低,且无周期性变化。

【催乳素测定】

催乳素(prolactin,PRL)是腺垂体分泌的一种多肽蛋白激素,主要受下丘脑催乳素抑制激素(如多巴胺)和催乳素释放激素的双重调控。PRL 的主要功能是与卵巢激素共同作用促进分娩前乳腺导管和腺体发育及泌乳。血中 PRL 水平可于睡眠、进食、哺乳、性交、应激等情况下升高,也可受某些药物影响而升高。测定和判断结果时必须考虑上述因素可能造成的影响。以上午 10 时抽血测定的结果最稳定。

(一)血 PRL 的正常值

血 PRL 的正常值为:非妊娠期 59~619 mIU/L,妊娠期 206~4420 mIU/L,绝经期 0~430 mIU/L。

(二)临床意义

1. 鉴别诊断　闭经、不孕及月经失调者可测定 PRL,以除外高催乳素血症。

2. 垂体肿瘤　伴 PRL 异常增高时,要考虑垂体催乳素瘤。

3. PRL 水平升高　还见于性早熟、原发性甲状腺功能低下、卵巢早衰、黄体功能不足、长期哺乳、神经精神刺激、药物影响(如避孕药、利血平、氯丙嗪、大量雌激素等)。

4. PRL 水平降低　多见于垂体功能减退、单纯性催乳素分泌缺乏症。

【雌激素测定】

非孕状态女性雌激素主要由卵巢产生,孕妇体内雌激素主要由卵巢、胎盘产生,少量由肾上腺分泌,可从血、尿和羊水中测出。雌激素(E)分为雌酮(E_1)、雌二醇(E_2)和雌三醇(E_3),E_2 的活性最强,是卵巢分泌的主要性激素之一,对维持女性的生殖生理及第二性征有重要作用。绝经后妇女的雌激素以 E_1 为主,主要来自肾上腺皮质分泌的雄烯二酮,在外周转化为 E_1。E_3 和 E_1 是 E_2 的代谢产物,孕期胎盘可产生大量 E_3,故测定孕妇血或尿中 E_3 可以反映胎儿胎盘功能状态。

（一）血中雌激素的正常值

血 E_2 的参考值

分期	E_2/（pmol/L）	妊娠时期	E_3/（nmol/L）
卵泡期	71.6 ~ 529.2	妊娠 24 ~ 28 周	104 ~ 594
排卵期	234.5 ~ 1309.1	妊娠 29 ~ 32 周	139 ~ 763
黄体期	204.8 ~ 786.1	妊娠 33 ~ 36 周	208 ~ 972
绝经期	0 ~ 118.2	妊娠 37 ~ 40 周	278 ~ 1215

（二）临床意义

1. 监测卵巢功能　测定血 E_2 或 24 小时尿总雌激素水平。

（1）判断闭经原因：①雌激素水平符合正常的卵巢周期变化应考虑为子宫性闭经。②雌激素水平偏低，闭经可能由于原发或继发卵巢功能低下。或药物影响而致卵巢功能抑制，也可见于下丘脑-垂体功能失调、高催乳素血症等。

（2）诊断有无排卵：雌激素无周期性变化提示无排卵。

（3）监测卵泡发育：药物促排卵时，需严密监测卵泡的发育。E_2 是重要的观测指标之一。

（4）诊断女性性早熟：临床多以 8 周岁前出现女性第二性征发育、血 E_2 水平>275 pmol/L 作为诊断指标之一。

（5）协助诊断其他疾病：卵巢颗粒细胞瘤、卵泡膜细胞瘤或使用促排卵药物时，雌激素可达到甚或高于正常参考值。肝硬化或肾上腺皮质增生等可以影响雌激素的降解、灭活或增加其生成、转化，也可导致雌激素水平异常升高。

2. 监测胎儿 ~ 胎盘单位功能　孕妇尿 E_3 含量可反映胎儿胎盘功能状态。妊娠 29 周孕妇尿中 E_3 迅速增加，正常足月妊娠时孕妇尿 E_3 排出量平均为 88.7 nmol/24 小时。孕 36 周后尿 E_3 排出量连续多次均<37 nmol/24 小时或骤减 30% ~ 40%，提示胎盘功能减退；E_3<22.2 nmol/24 小时或骤减 50% 以上，表明胎盘功能显著减退。

【孕激素测定】

女性体内孕激素主要由卵巢、胎盘和肾上腺皮质产生，多以孕酮（P）形式存在。孕酮可随卵巢周期性变化而变化，卵泡期 P 水平极低，排卵后 1 周血浓度达峰值，月经前 4 天逐渐下降至卵泡期水平。妊娠时 P 随孕程而上升，早孕阶段，P 主要来自卵巢妊娠黄体，在妊娠中晚期，P 主要来自胎盘。

（一）血中孕激素的正常值

血 P 的参考值

时期	P/（nmol/L）
卵泡期	0.15 ~ 1.4
黄体期	3.34 ~ 25.56
绝经期	0 ~ 0.73
早期妊娠	35.68 ~ 286.2
中期妊娠	81.25 ~ 284.29
晚期妊娠	153.91 ~ 343.5

（二）临床意义

1. 监测排卵　P>15.6 nmol/L 提示有排卵，若 P 水平符合有排卵，且无其他原因的不孕患者，需配合 B 超监测排卵，以排除黄素化未破裂卵泡综合征。无排卵、排卵障碍或药物抑制排卵等均可见 P 水平下降。

2. 了解黄体的功能　黄体期 P 值低于正常提示黄体功能不足，月经来潮 4 ~ 5 天仍高于生理水平提示黄体萎缩不全。

3. 观察胎盘功能　妊娠 12 周左右，胎盘取代妊娠黄体分泌 P。胎盘功能减退时，P 水平下降。

4. 判断异常妊娠　异位妊娠时，血 P 水平较低，如 P>78 nmol/L，基本可排除异位妊娠；若单次血 P≤15.6 nmol/L，则提示死胎；先兆流产患者，若血 P 呈下降趋势，则有难免流产的可能。

【雄激素测定】

（一）血中雄激素的正常值

女性体内雄激素由卵巢及肾上腺皮质分泌，正常参考值为 0.5 ~ 2.6 nmol/L。

（二）临床意义

1. 卵巢男性化肿瘤　女性可在短时间内出现血清 T 明显升高或进行性加重的高雄激素临床表现。

2. 鉴别两性畸形　男性假两性畸形和真两性畸形，T 水平在男性正常范围内；女性假两性畸形，T 水平在女性正常范围内。

3. 评价多囊卵巢综合征的治疗效果　多囊卵巢综合征患者治疗前 T 水平高、治疗后 T 下降，提示综合治疗有效。

4. 肾上腺皮质增生或肿瘤　T 水平异常升高。

5. 女性多毛症　T 水平正常时,多为毛囊对雄激素敏感所致。

【人绒毛膜促性腺激素测定】

人绒毛膜促性腺激素是妊娠合体滋养细胞产生的一种糖蛋白。早期正常宫内妊娠孕妇血 β-HCG 每 48 小时即倍增,妊娠 8~10 周达峰值。妊娠滋养细胞疾病、生殖细胞肿瘤及肺、肾上腺和肝脏恶性肿瘤也可产生 β-HCG。

(一)血中 β-HCG 的正常值

相同的妊娠周数,不同孕妇血中 β-HCG 水平个体差异较大,下表中 β-HCG 值仅供参考。

血 β-HCG 的参考值

时期	β-HCG/(U/L)
非妊娠妇女	<10
妊娠 1~2 周	50~500
妊娠 2~3 周	100~5000
妊娠 3~4 周	500~10000
妊娠 4~5 周	1000~50000
妊娠 5~6 周	10000~100000
妊娠 6~8 周	15000~200000
妊娠 8~12 周	10000~100000

(二)临床意义

1. 诊断早期妊娠　血、尿 HCG 测定可用于早孕诊断。既往月经规则,有性生活的女性出现停经后,尿妊娠试验阳性或血 β-HCG 水平升高,提示妊娠。

2. 诊断异位妊娠　血 β-HCG 维持在低水平,且 48 小时无倍增,应怀疑异位妊娠。

3. 滋养细胞肿瘤的诊断和监测

(1)葡萄胎和侵蚀性葡萄胎:血 β-HCG 通常>100 kU/L,且子宫达到或超过 12 周妊娠大小,血 β-HCG 维持高水平不下降,提示葡萄胎。葡萄胎清宫术后,血 β-HCG 应大幅度下降,且在清宫后的 16 周应为阴性;若下降缓慢或下降后又上升,或 16 周未转阴者,排除宫腔内残留组织则可能为侵蚀性葡萄胎。血 β-HCG 是侵蚀性葡萄胎疗效监测的最主要指标。血 β-HCG 下降与疗效呈一致性。

（2）绒毛膜癌:HCG 是绒毛膜癌诊断和活性滋养细胞监测的唯一实验室指标,HCG 下降与治疗有效性一致,尿 HCG<50 U/L 及血 β-HCG<3.1 μg/L 为阴性标准,治疗后临床症状消失,β-HCG 每周检查 1 次,连续 3 次阴性者可视为近期治愈。

4.性早熟和肿瘤　最常见的是下丘脑或松果体胚细胞的绒毛膜上皮瘤或肝胚细胞瘤及卵巢无性细胞瘤、未成熟畸胎瘤分泌 HCG 导致性早熟。血浆甲胎蛋白升高是肝胚细胞瘤的标志。分泌 HCG 的肿瘤还见于肠癌、肝癌、肺癌、卵巢腺癌、胰腺癌、胃癌,可引起成年妇女月经紊乱,因此成年妇女突然发生月经紊乱伴血 β-HCG 升高时应考虑到上述肿瘤异位分泌。

【人胎盘生乳素测定】

人胎盘生乳素（human placental lactogen,HPL）是由胎盘合体滋养细胞产生、贮存及释放的单链多肽激素,可促进胎儿生长及孕母乳腺腺泡发育。HPL 自妊娠第 5 周时即能从孕妇血中测出,随妊娠进展,HPL 水平逐渐升高,至妊娠 39~40 周时达高峰,产后 7 小时内消失。

（一）血中 HPL 的正常值

血 HPL 的参考值

时期	HPL/（mg/L）
非妊娠状态	<0.5
妊娠 22 周	1~3.8
妊娠 30 周	2.8~5.8
妊娠 40 周	4.8~12

（二）临床应用

1.监测胎盘功能　妊娠 35 周后,多次动态监测血 HPL 值均<4 mg/L 或浓度突然下降 50% 以上,提示胎盘功能减退。

2.妊娠合并糖尿病　HPL 水平与胎盘大小成正比,如妊娠合并糖尿病时胎盘较大,HPL 值可能偏高。但临床应用时还应配合其他监测指标综合分析,以提高判断的准确性。

第四节　女性生殖器官活组织检查

女性生殖器官活组织检查是指在生殖器官病变处或可疑部位取小部分组织行病理检查。绝大多数的活组织检查可以作为诊断的最可靠依据并指导治疗。

【外阴、阴道活组织检查】

1.适应证　①已确定外阴色素减退疾病的类型及排除恶变者。②外阴部及阴道赘生物或久治不愈的溃疡,需明确诊断及排除恶变者。

2.禁忌证　①月经期。②急性外阴炎、阴道炎、宫颈炎、盆腔炎。③可疑恶性黑色素瘤。

3.方法　患者排空膀胱,取膀胱截石位,常规消毒外阴,铺无菌孔巾。阴道活组织检查需用阴道窥器暴露活检部位并消毒。于取材处用0.5%利多卡因行局部浸润麻醉,小赘生物可自蒂部剪下或用活检钳钳取,局部压迫止血,病变面积大者需行部分切除。标本置于10%甲醛溶液中固定,送病理检查。

4.注意事项　切除病灶范围要包括病灶外围的部分正常皮肤,并注意切除皮肤的全层及皮下组织;对表面有坏死的肿物,要取到深层新鲜组织;阴道活检如放置了无菌带尾纱布压迫止血的,可嘱患者24小时后自行取出。

【宫颈活组织检查】

宫颈活组织检查是取部分宫颈组织行病理学检查,以确定病变性质。

(一)钳取法

1.适应证　①宫颈溃疡、接触性出血或有赘生物者。②宫颈脱落细胞检查巴氏Ⅲ级及以上者。③TBS分类鳞状上皮内病变LSIL及以上者。④疑有子宫颈癌或慢性特异性炎症,需要明确诊断者。

2.方法　有单点及多点取材两种。单点取材用于已诊断为子宫颈癌,需明确病理类型或浸润程度者;可疑子宫颈癌者可选用多点取材。①患者取膀胱截石位,窥器暴露宫颈并消毒。②用活检钳在宫颈外口鳞-柱状上皮交接处取材,多点取材者可选3点、6点、9点、12点,并且将标本分别以10%甲醛固定,注明部位。③为提高取材的准确性,可在阴道镜指引下定位活检,或在宫颈阴道部涂以复方碘溶液,在碘不着色区取材。钳取的组织要有一定的深度,含足够的间质。④取材后阴道填塞无菌带尾纱布以压迫止血,24小时后取出。

3.注意事项　①各种原因引起的阴道炎应治疗后再取活检。②妊娠期不宜行活检,以免引起流产、早产。③避免在月经来潮前 1 周内行活检,以防止感染及内膜切口种植的可能性。

(二)宫颈管搔刮术

1.适应证　确定宫颈管内有无病变或病变是否已侵犯宫颈管。宫颈钳取与宫颈管搔刮术同时进行,可早期发现宫颈上皮内瘤样病变及内生型子宫颈癌。

2.方法　宫颈管搔刮术是用小刮匙伸入宫颈管,自宫颈内口至宫颈外口全面搔刮宫颈管 1～2 周,所得组织送病理检查。也可使用宫颈管刷取代宫颈刮匙。

(三)宫颈锥切术

1.适应证　①宫颈脱落细胞学检查多次发现恶性细胞,而宫颈多处活检及分段诊刮均未发现癌灶者。②宫颈活检为 CIN Ⅲ 需要确诊,或可疑早期浸润癌,为明确病变累及程度及决定手术范围。③作为宫颈上皮内瘤样变 CIN Ⅱ 的积极治疗手段。

2.方法　①患者腰麻或硬膜外麻醉,取膀胱截石位,消毒外阴、阴道,铺无菌巾。导尿后,窥器暴露宫颈并消毒阴道、宫颈及宫颈外口。②以宫颈钳钳夹宫颈前唇向外牵引,扩张宫颈管并做宫颈管搔刮术。宫颈涂碘液,在病灶外或碘不着色区外 0.5 cm 处,以尖刀在宫颈表面做环形切口,切开宫颈上皮及少许皮下组织,斜向宫颈管并深入 1～2.5 cm,锥形切除宫颈组织。③在切下标本的 12 点处做一标记,以 10% 甲醛固定,送病理检查。④创面压迫止血或缝扎止血,将行子宫切除者,可行宫颈管前后唇缝合封闭创面以止血。若暂时或不需子宫切除者,行宫颈成形术或荷包缝合术,术毕探查宫颈管。⑤术后留置尿管 24 小时,持续导尿。

3.注意事项　①用于诊断者,不宜用电刀,以免破坏切缘组织,影响诊断。②用于治疗者,应在月经净后 3～7 天内进行。术后 6 周需探查宫颈管有无狭窄,2 个月内禁性生活。③子宫切除术最好选在锥切术后 48 小时内进行,以免感染影响以后的手术。

【子宫内膜活组织检查】

(一)子宫内膜活组织检查

子宫内膜活组织检查可间接反映卵巢功能,直接反映子宫内膜病变;判断子宫发育程度及有无宫颈管及宫腔粘连,故为妇科临床常用的辅助诊断方法。

1.适应证　①月经失调。②不孕症。③异常子宫出血。

2.禁忌证　①急性或亚急性生殖道炎症。②可疑妊娠。③急性严重全身性疾病。④手术前体温>37.5 ℃者。

3. 取材时间及部位　①了解卵巢功能一般在月经期前 1~2 天取,多在月经来潮 6 小时内取,闭经如能排除妊娠则随时可取。自宫腔前、后壁各取一条内膜。②排卵障碍性异常子宫出血者,如疑为子宫内膜增生症,应于月经期前 1~2 天或月经来潮 6 小时内取材,疑为子宫内膜不规则脱落时,则应于月经第 5~7 天取材。③诊断原发性不孕者,应在月经来潮前 1~2 天取材,如为分泌相内膜,提示有排卵,如内膜仍呈增生期改变,则提示无排卵。④疑有子宫内膜结核,应在经前 1 周或月经来潮 6 小时内诊刮,诊刮时要特别注意刮两侧宫角处,该处阳性检出率高。诊刮前 3 天及术后 4 天每日肌内注射链霉素 0.75 g 及异烟肼 0.3 g 口服,以防诊刮引起结核病灶扩散。⑤疑有子宫内膜癌者,随时可取,除宫体外,还应注意自宫底取材。

4. 方法　①患者排尿后取膀胱截石位,查明子宫大小及方位。常规消毒外阴,铺孔巾。窥器暴露宫颈,碘酒、酒精消毒阴道、宫颈及宫颈外口。②宫颈钳夹持宫颈前唇或后唇,用探针测量宫颈管及宫腔深度。③使用专用活检钳,以取到适量子宫内膜组织为标准。也可以小刮匙代替,将刮匙送达宫底部,自上而下沿宫壁刮取(避免来回刮),将取出的组织置于无菌纱布上,再取另一条。术毕,取下宫颈钳,收集全部组织固定于 10% 甲醛溶液中送检。注意:检查申请单应注明末次月经时间。

(二)诊断性刮宫

诊断性刮宫是诊断宫腔疾病的重要方法之一,其目的是刮取宫腔内容物行病理检查协助诊断。若疑有宫颈管病变时,则需进行宫颈管及宫腔分步刮取组织,称分段诊刮。

1. 适应证　①异常子宫出血或阴道排液需确诊和排除子宫内膜癌、宫颈管癌者。②月经失调,需了解子宫内膜变化及其对卵巢甾体激素的反应。③不孕症,需了解有无排卵者。④疑有子宫内膜结核者。⑤因宫腔内有组织残留或异常子宫出血长期多量出血时,不仅起诊断作用,还有治疗作用。

2. 方法　①患者排尿后取膀胱截石位,查明子宫大小位置。常规消毒铺巾。窥器暴露宫颈,消毒阴道、宫颈及宫颈外口。②宫颈钳夹持宫颈前唇或后唇,用探针测量宫颈管及宫腔深度。③阴道后穹隆处置盐水纱布一块,以刮匙顺序刮取宫腔内组织,特别注意刮宫底及宫角处。取下纱布上的全部组织装瓶、固定、标记后送病理检查。查看有无活动性出血,术毕。④疑有宫颈管病变或排除子宫内膜癌者,应做分段刮宫。先以小刮匙自宫颈内口至外口顺刮宫颈管一周,刮取宫颈管组织后再探查宫腔深度并刮取子宫内膜。刮出物分别装瓶、固定,送病理检查。

3. 注意事项　①不孕症或排卵功能障碍的异常子宫出血患者,应选择月经前或月经来潮 6 小时内进行,以便判断有无排卵或黄体功能不足。

②不规则阴道流血或异常子宫出血疑为癌变者随时可行诊刮。刮出物肉眼观察高度怀疑为癌组织时,不应继续刮宫,以防出血及癌组织扩散。若肉眼观察未见明显癌组织时,应全面刮宫,以获得诊断依据和达到治疗效果。③畸形子宫如双子宫或双角子宫,应避免漏刮及其导致的术后出血。④积极防治并发症如术中出血、子宫穿孔、感染、术后宫腔粘连等。

第五节　输卵管通畅检查

输卵管通畅检查的主要目的是明确输卵管是否通畅,了解子宫和输卵管腔的形态及输卵管的阻塞部位。近来普遍采用子宫输卵管造影术和妇产科内镜输卵管通畅检查,后者包括腹腔镜直视下输卵管通液检查、宫腔镜下经输卵管口插管通液试验和腹腔镜联合检查等方法。

一、子宫输卵管造影

子宫输卵管造影(hysterosalpingography,HSG)是通过导管将造影剂注入子宫腔及输卵管,同时 X 线下透视了解子宫、输卵管内腔的显影情况,协助诊断子宫内膜息肉、肿瘤、畸形、宫腔粘连、宫颈内口松弛症、盆腔慢性炎症,以及判断输卵管阻塞的部位。

(一)适应证

①不孕症:以明确输卵管是否梗阻或阻塞部位。②原因不明的复发性流产:了解宫颈内口是否松弛,子宫及宫颈是否畸形等。③检查宫腔疾病:如子宫畸形、宫腔粘连、内膜息肉、黏膜下肌瘤和子宫内口功能不全等。④内生殖器结核非活动期。

(二)禁忌证

①内、外生殖器官急性或亚急性炎症期。②有严重的全身性疾病,不能耐受手术。③产后、流产后或刮宫术后 6 周内。④停经不能排除妊娠者。⑤碘过敏者。

(三)术前准备

1. 造影时间　宜在月经干净后 3 ~ 7 天,经净后禁止性生活。
2. 常规检查　术前需行白带常规检查,必要时加做宫颈分泌物培养以排除生殖器官感染性疾病。

3. 造影剂种类 有碘化油和碘水剂两种,40%碘化油显影清楚,刺激性小;但碘油吸收慢可引起异物反应性肉芽肿;用量过多易进入静脉,引起油栓。76%复方泛影葡胺,用量为 10～20 mL,临床上较常用。

4. 碘过敏试验 每次造影前必须询问有无服碘过敏史和行碘过敏试验。常用静脉试验,30%泛影葡胺 1 mL 加生理盐水 2 mL,静脉注射,严密观察 10 分钟,出现心慌、颊黏膜水肿、恶心、呕吐、荨麻疹为阳性。

(四)操作步骤

1. 排尿后取膀胱截石位,外阴、阴道常规消毒,铺无菌孔巾,查清子宫大小及位置。

2. 用阴道窥器暴露宫颈,并消毒宫颈及穹隆部。

3. 将造影剂充盈导管,驱出管内的液体及气体。

4. 钳夹固定宫颈前唇,用子宫探针探查子宫方向及宫腔深度后,插入金属导管或双腔管,双腔管气囊要进入宫颈内口,囊内注入 3 mL 空气;用金属导管者,应顶紧橡皮塞,固定导管位置,防止造影剂漏出。

5. 在荧光透视下徐徐注入造影剂,观察其进入子宫及流经输卵管的情况并摄片。用碘油造影者,24 小时后再摄盆腔平片,观察腹腔内有无游离的碘化油;如用碘水剂造影,因其流动及吸收快,应在首次摄片后 10～20 分钟再摄第二张片。

(五)结果判断

1. 正常图像 宫腔呈倒置的三角形,双侧输卵管影细长、柔软,24 小时后盆腔平片可见造影剂弥散于盆腔内。

2. 输卵管积水 输卵管远端扩张,碘油呈散珠状积聚其中,24 小时后依然不变,盆腔平片无造影剂弥散。

3. 子宫、输卵管结核 宫颈管呈锯齿状不平,宫腔变形或缩小,存在粘连时显示不规则的充盈缺损,输卵管内腔形态不规则,僵直,呈棒状或串珠状。

4. 子宫黏膜下肌瘤或内膜息肉 宫腔内充盈缺损。

5. 子宫畸形 单角子宫、双角子宫、纵隔子宫或双子宫等。

6. 宫颈内口松弛症 内口增宽和峡部缺陷。

(六)注意事项

1. 造影前抽取造影剂并充盈宫颈导管时,应将导管头向上,以便驱除管内空气,避免气泡进入宫腔造成充盈缺损,引起误诊。

2. 宫颈导管与宫颈外口必须紧贴,以免造影剂倒流入阴道,影响诊断。

3. 注射造影剂时切勿用力过大、推进过速,以免引起病变的输卵管损伤。

4. 在透视下如发现造影剂进入异常通道(进入血管或淋巴管)或患者发生咳嗽,应立即停止注射并取出导管,置患者于头低足高位,严密观察血压、呼吸等,应摄胸片警惕肺栓塞并及时对症处理。

5. 造影后 2 周内禁性生活及盆浴,可酌情给予抗生素预防感染。

二、妇产科内镜输卵管通畅检查

妇产科内镜的普及为输卵管通畅检查提供了更为准确的新方法,包括腹腔镜直视下输卵管通液检查、宫腔镜下经输卵管口插管通液试验和腹腔镜下联合检查等方法,其中腹腔镜直视下输卵管通液检查准确率达 90% ~ 95%。但由于内镜手术对器械要求较高、整体手术操作较繁、为创伤性手术等,故并不推荐作为常规检查方法,通常对不孕、不育患者行内镜检查时可例行输卵管通液(加亚甲蓝染液)检查。

第六节　妇科内镜

内镜检查(endoscopy)是用冷光源探视镜头经人体自然孔道或人造孔道探视人体管、腔或组织内部窥视体内结构或病变的一种检查方法。可利用内镜在直视下对管腔或体腔内组织、器官进行检查和手术。单纯用于检查病变称为诊断内镜(diagnostic endoscopy),同时对病变进行治疗则称为手术内镜(operative endoscopy)。

妇科内镜包括阴道镜(colposcope)、宫腔镜(hystero-scope)、腹腔镜(laparoscope)等。

一、阴道镜

阴道镜(colposcope)是双目体外放大镜式光学窥镜。阴道镜检查(colposcopy)是将充分暴露的阴道和子宫颈光学放大 5 ~ 40 倍,直接观察这些部位的血管形态和上皮结构,以发现与癌相关的病变,对可疑部位行定点活检。阴道镜检查也用于外阴、会阴体及肛周皮肤相应病变的观察。

【适应证】

1. 子宫颈细胞学检查 LSIL 及以上、或 ASCUS 伴高危型 HPV 阳性或 AGC 者。

2. HPV 检测 16 或 18 型阳性者,或其他高危型 HPV 阳性持续 1 年以上者。

3. 子宫颈锥切术前确定切除范围。

4. 可疑外阴皮肤病变;可疑阴道鳞状上皮内病变、阴道恶性肿瘤。

5. 子宫颈、阴道及外阴病变治疗后复查和评估。

【检查方法】

阴道镜检查前应排除急性、亚急性生殖器炎症或盆腔炎性疾病,若有不宜进行检查,应先治疗。检查前 24 小时内应避免性生活、阴道冲洗或上药、子宫颈刷片和妇科双合诊。

1. 患者取膀胱截石位,阴道窥器暴露子宫颈阴道部,用生理盐水棉球擦净子宫颈分泌物,肉眼观察子宫颈形态。

2. 移动阴道镜物镜距阴道口 15 ~ 20 cm(镜头距子宫颈 25 ~ 30 cm)处,对准子宫颈或病变部位,打开光源,调整阴道镜物镜焦距使物像清晰。

3. 醋酸试验 用 3% ~ 5% 醋酸棉球浸湿子宫颈表面 1 分钟,正常及异常组织中核质比增加的细胞会出现暂时的白色(醋酸白),周围的正常鳞状上皮则保留其原有的粉红色。醋酸效果出现或消失的速度随病变类型的不同而不同。通常情况下,病变级别越高,醋酸白出现得越快,持续时间也越长。

4. 必要时用绿色滤光镜片并放大 20 倍观察,可使血管图像更清晰,进行更精确的血管检查。

5. 碘试验 用复方碘溶液(Lugol′s 碘溶液)棉球浸湿子宫颈,富含糖原的成熟鳞状上皮细胞被碘染成棕褐色。柱状上皮、未成熟化生上皮、角化上皮及不典型增生上皮不含糖原,涂碘后往往不着色。

6. 在醋酸试验及碘试验异常图像部位或可疑病变部位取活检送病理检查。

【诊断术语】

根据国际宫颈病理和阴道镜联盟(IFCPC,2011 年)制定的标准,用于阴道镜诊断的术语包括以下几点。

1. 一般评价 检查充分或不充分(不充分需注明原因如子宫颈炎症、出血、瘢痕等)。鳞柱交界的可见性:分为完全可见、部分可见或不可见。转化区类型:①型转化区全部位于子宫颈外口以外,鳞-柱交界完全可见。②型转化区鳞-柱交界部分延伸入子宫颈管,但通过辅助手段(如子宫颈扩张器等)可完全暴露转化区。③型转化区的鳞-柱交界部分可见或完全不可见。

2. 正常阴道镜所见 原始鳞状上皮成熟或萎缩、柱状上皮异位、鳞状上皮化生(子宫颈腺囊肿、腺体开口)、妊娠期蜕膜。

3.异常阴道镜所见 ①一般描述,即病变描述(病变部位与转化区的关系,用时钟方向描述病变位置、病变累及的子宫颈象限数及病变面积占据子宫颈表面积的百分率)。②1级病变(次要病变),薄醋酸白上皮、边界不规则地图样、细小镶嵌、细小点状血管。③2级病变(主要病变),厚醋酸白上皮、边界锐利、粗大镶嵌、粗大血管、袖口状腺体开口、病变内部醋白分界样隆起、快速醋酸反应等。④非特异病变,白斑(角化或过度角化)、糜烂、碘试验染色或不染色。

4.可疑浸润癌 异型血管,脆性血管,表面不规则,外生型病变、坏死、溃疡、肿瘤和(或)新生肿物等。

5.杂类 先天性转化区、湿疣、息肉、炎症、狭窄、先天异常、子宫颈治疗后改变、子宫颈内异症等。

二、宫腔镜

宫腔镜(hysteroscope)是一种纤维光源的内镜。宫腔镜检查(hysteroscopy)指应用膨宫介质扩张宫腔,通过插入宫腔的光导玻璃纤维窥镜直视观察子宫颈管、子宫颈内口、子宫腔及输卵管开口的生理与病理变化,以便针对病变组织直观准确取材并送病理检查,同时也可直接在宫腔镜下手术治疗。

【宫腔镜检查适应证】

1.异常子宫出血。

2.可疑宫腔粘连及畸形。

3.可疑妊娠物残留。

4.影像学检查提示宫腔内占位病变。

5.原因不明的不孕或反复流产。

6.宫内节育器异常。

7.宫腔内异物。

8.宫腔镜术后相关评估。

【宫腔镜手术适应证】

1.子宫内膜息肉。

2.子宫黏膜下肌瘤及部分影响宫腔形态的肌壁间肌瘤。

3.宫腔粘连。

4.纵隔子宫。

5.子宫内膜切除。

6.宫腔内异物取出,如嵌顿节育器及流产残留物等。

7.宫腔镜引导下输卵管插管通液、注药及绝育术。

【禁忌证】

1. 绝对禁忌证

（1）急、亚急性生殖道感染。

（2）心、肝、肾衰竭急性期及其他不能耐受手术者。

2. 相对禁忌证

（1）体温>37.5 ℃。

（2）子宫颈瘢痕，不能充分扩张者。

（3）近期（3 个月内）有子宫穿孔史或子宫手术史者。

（4）浸润性子宫颈癌、生殖道结核未经系统抗结核治疗者。

【术前准备及麻醉】

1. 检查时间　以月经干净后 1 周内为宜，此时子宫内膜处于增殖期早期，薄且不易出血，黏液分泌少，宫腔病变易见。

2. 体检及阴道准备　仔细询问病史，进行全身检查、妇科检查、子宫颈脱落细胞学及阴道分泌物检查。

3. 术前禁食　接受宫腔镜手术患者，术前禁食 6~8 小时。

4. 麻醉　宫腔镜检查无须麻醉或行子宫颈局部麻醉；宫腔镜手术多采用硬膜腔外麻醉或静脉麻醉。

【操作步骤】

1. 操作流程

（1）受检者取膀胱截石位，常规消毒、铺巾，子宫颈钳夹持子宫颈，探针了解宫腔深度和方向，扩张子宫颈至大于镜体外鞘直径半号。接通液体膨宫泵，调整压力，膨宫液膨开子宫颈，宫腔镜在直视下缓慢插入宫腔，调整出水口液体流量，使宫腔内压达到所需压力。

（2）观察宫腔：先观察宫腔全貌，宫底、宫腔前后壁、输卵管开口，在退出过程中观察子宫颈内口和子宫颈管。

（3）宫内操作：快速、简单的手术操作可在确诊后立即施行，如节育环嵌顿、易切除的内膜息肉、内膜活检等。需时间较长、较复杂的宫腔镜手术需在手术室麻醉下进行。

2. 能源　高频电发生器，单极、双极电切及电凝常用于宫腔镜手术治疗。用于宫腔镜手术的能源还有激光和微波。

3. 膨宫液的选择　使用单极电切或电凝时，膨宫液体必须选用非导电的 5% 葡萄糖注射液，双极电切或电凝则选用生理盐水，后者可减少过量低渗液灌注导致的过度水化综合征。对合并糖尿病的患者可选用 5% 甘露醇膨宫。

【并发症及处理】

1.出血　子宫出血的高危因素包括子宫穿孔、动静脉瘘、子宫颈妊娠、剖宫产瘢痕部位妊娠、凝血功能障碍等。当切割病灶过深,达到黏膜下 5 ~ 6 mm 的子宫肌壁血管层易导致出血。出血的处理方案应依据出血量、出血部位、范围和手术种类确定,如使用缩宫素、米索前列醇等宫缩剂,留置球囊压迫宫腔,子宫动脉栓塞等。

2.子宫穿孔　引起子宫穿孔的高危因素包括子宫颈狭窄,子宫颈手术史,子宫过度屈曲,宫腔过小,扩宫力量过强,哺乳期子宫等。一旦发生子宫穿孔,立即查找穿孔部位,确定邻近脏器有无损伤,决定处理方案。如患者生命体征平稳,穿孔范围小,无活动性出血及脏器损伤时,可使用缩宫素及抗生素保守观察治疗;如穿孔范围大、可能伤及血管或有脏器损伤时,应立即手术处理。

3.过度水化综合征　由灌流介质大量吸收引起体液超负荷和(或)稀释性低钠血症所致,如诊治不及时,将迅速出现急性肺水肿、脑水肿、心肺功能衰竭甚至死亡。相应的处理措施包括吸氧、纠正电解质紊乱和水中毒(利尿、限制入液量、治疗低钠血症)、处理急性左心功能衰竭、防治肺和脑水肿。

4.其他　如气体栓塞、感染、宫腔或(和)子宫颈管粘连等。若有发生,做相应处理。

三、腹腔镜

腹腔镜(laparoscope)也是内镜的一种。腹腔镜手术指在密闭的盆、腹腔内进行检查或治疗的内镜手术操作。通过注入 CO_2 气体使盆、腹腔形成操作空间,经脐部切开置入穿刺器,将接有冷光源照明的腹腔镜置入腹腔,连接摄像系统,将盆、腹腔内脏器显示于监视屏幕上。通过屏幕检查诊断疾病称为诊断腹腔镜(diagnostic laparoscopy);在体外操纵经穿刺器进入盆、腹腔的手术器械,直视屏幕对疾病进行手术治疗称为手术腹腔镜(operative laparoscopy)。绝大多数疾病在腹腔镜探查后,随即进行手术治疗,很少有诊断腹腔镜单独使用。

【适应证】

1.急腹症(如异位妊娠、卵巢囊肿破裂、卵巢囊肿蒂扭转等)。

2.盆腔包块。

3.子宫内膜异位症。

4.确定不明原因急、慢性腹痛和盆腔痛的原因。

5.不孕症。

6.计划生育并发症(如寻找和取出异位宫内节育器、子宫穿孔等)。

7. 有手术指征的各种妇科良性疾病。

8. 子宫内膜癌分期手术和早期子宫颈癌根治术。

【禁忌证】

1. 绝对禁忌证

（1）严重的心脑血管疾病及肺功能不全。

（2）严重的凝血功能障碍。

（3）绞窄性肠梗阻。

（4）大的腹壁疝或膈疝。

（5）腹腔内大出血。

2. 相对禁忌证

（1）盆腔肿块过大。

（2）妊娠>16周。

（3）腹腔内广泛粘连。

（4）晚期或广泛转移的妇科恶性肿瘤。

【术前准备】

1. 详细采集病史准确掌握诊断或手术腹腔镜指征。

2. 术前检查同一般妇科腹部手术。

3. 肠道、阴道准备同妇科腹部手术。

4. 腹部皮肤准备注意脐孔的清洁。

5. 体位在手术时需头低臀高并倾斜15°～25°，使肠管滑向上腹部，以暴露盆腔手术野。

【麻醉选择】

选用全身麻醉。

【操作步骤】

1. 术区消毒　腹部常规消毒，必要时消毒外阴及阴道，对于已婚拟行复杂腹腔镜手术者经阴道可放置举宫器便于手术操作。

2. 人工气腹　患者先取平卧位，根据穿刺器外鞘直径切开拟定观察镜穿刺点处皮肤及皮下筋膜，提起腹壁，气腹针与腹部皮肤呈90°沿切口穿刺进入腹腔，连接自动 CO_2 气腹机，以 1～2 L/分流速进行 CO_2 充气，当充气 1 L 后，调整患者体位至头低臀高位（倾斜度为15°～25°），继续充气，使腹腔内压力达 12～15 mmHg，拔去气腹针。

3. 放置腹腔镜　提起腹壁，沿皮肤切口置入穿刺器，当穿刺入腹壁筋膜层及腹膜层后有突破感，去除套管内针芯，打开摄像系统及冷光源，将腹腔镜沿套管放入腹腔，可见盆腔脏器后连接 CO_2 气腹机，开始镜下操作。

4. 腹腔镜探查　按顺序常规检查盆、腹腔。

5.腹腔镜手术　在腹腔镜的监测下,根据不同的手术种类选择下腹部不同部位的第2、第3或第4穿刺点,分别置入穿刺器,插入恰当的器械操作。穿刺时应避开下腹壁血管。

6.手术操作基础　必须具备以下操作技术方可进行腹腔镜手术:①用腹腔镜跟踪、暴露手术野。②熟悉镜下解剖。③熟悉镜下组织分离、切割、打结、止血、缝合等技巧。④熟悉各种电能量手术器械的使用方法。⑤熟悉取物袋取出组织物的技巧。

7.手术操作原则　遵循微创原则,根据解剖间隙进行镜下手术。

8.手术结束　用生理盐水冲洗盆腹腔,检查无出血,无内脏损伤,停止充入 CO_2 气体,取出腹腔镜及各穿刺点的穿刺套管并排出腹腔内 CO_2 ,缝合穿刺口。

【并发症及预防处理】

1.出血性损伤

(1)血管损伤:如穿刺器所致的腹主动脉、下腔静脉损伤;淋巴结切除过程引起的下腔静脉、髂静脉损伤;第2或第3穿刺部位穿刺过程中发生的腹壁血管损伤等。大血管损伤可危及患者生命,一旦发生,应立即镜下或开腹止血,修补血管。丰富的开腹手术经验、娴熟的腹腔镜手术技巧和熟悉腹膜后血管解剖结构可使损伤概率减少。

(2)手术野出血:是腹腔镜手术中最常见的并发症,特别是在子宫切除或重度子宫内膜异位症手术中容易发生。手术者应熟悉手术操作和解剖,熟练掌握各种腹腔镜手术的能源设备及器械的使用方法。

2.脏器损伤　主要指与内生殖器邻近脏器损伤,如膀胱、输尿管及肠管损伤,多因周围组织粘连导致解剖结构异常、电器械使用不当或手术操作不熟练等所致。发现损伤应及时修补,以免发生并发症。

3.与气腹相关的并发症　包括皮下气肿、气胸等。皮下气肿一般无须特殊处理,多可自行吸收。气胸较少见,若术中一旦发生,应立即停止充气,穿刺套管停在原处排出胸腔内气体,症状严重者需行胸腔闭式引流。部分患者术后出现上腹部不适及肩痛,是 CO_2 对膈肌刺激所致,术后数日内可自然消失。

4.其他　如切口疝、腹壁穿刺部位种植子宫内膜异位症或卵巢癌、术后感染等。

腹腔镜手术作为一种微创手术方式,具有创伤小、恢复快、住院时间短等优点,已成为当代妇科疾病诊治的常用手段。

参考文献

[1]傅山.傅青主女科[M].北京:中国医药科技出版社,2018.

[2]李祥云.实用妇科中西医诊断治疗学[M].北京:中国中医药出版社,2005.

[3]凌霞.妇科圣手杨宗孟临床56年经验集[M].北京:中国中医药出版社,2016.

[4]徐荣斋.徐荣斋医学丛书[M].北京:中国中医药出版社,2011.

[5]韩延华.韩氏女科[M].北京:人民军医出版社,2015.

[6]冯晓玲,张婷婷.中医妇科学[M].5版.北京:中国中医药出版社,2021.

[7]湖北中医学院.中医妇科学[M].上海:上海科学技术出版社,1980.

[8]罗元恺.中医妇科学[M].北京:人民卫生出版社,1988.

[9]罗元恺.实用中医妇科学[M].上海:上海科学技术出版社,1994.

[10]夏桂成.夏桂成实用中医妇科学[M].北京:中国中医药出版社,2009.

[11]夏桂成.中医妇科理论与实践[M].北京:人民卫生出版社,2003.

[12]张玉珍.中医妇科学[M].2版.北京:中国中医药出版社,2007.

[13]谈勇.中医妇科学:[中英文本][M].肖平,主译.北京:人民卫生出版社,2007.

[14]罗颂平,谈勇.中医妇科学[M].2版.北京:人民卫生出版社,2012.

[15]杜惠兰.中西医结合妇产科学[M].2版.北京:中国中医药出版社,2012.

[16]邓中甲.方剂学[M].北京:中国中医药出版社,2017.

[17]林珮琴.类证治裁[M].太原:山西科学技术出版社,2010.

[18]张锡纯.医学衷中参西录[M].太原:山西科学技术出版社,2009.

[19]孙思邈.千金翼方[M].北京:中国医药科技出版社,2011.

[20]王焘.外台秘要方[M].王淑民,校注.北京:中国医药科技出版社,2011.

[21]楼英.医学纲目[M].赵燕宜,于燕莉,校注.北京:中国医药科技出版社,2011.

[22]虞抟.医学正传[M].张丽君,丁侃,校注.北京:中国医药科技出版社,2011.

[23]朱大年,王庭槐.生理学[M].8版.北京:人民卫生出版社,2013.

[24]万学红,卢雪峰.诊断学[M].8版.北京:人民卫生出版社,2013.

[25]李时珍.本草纲目[M].太原:山西科学技术出版社,2014.

[26]王肯堂.证治准绳-三-伤寒证治准绳[M].宋立人,点校.北京:人民卫生出版社,2014.

[27]曹颖甫.经方实验录:完整版[M].朱俊,整理.北京:中国医药科技出版社,2014.

[28]葛洪撰.肘后备急方[M].汪剑,邹运国,罗思航,整理.北京:中国中医药出版社,2016.

[29]巢元方.李翠娟.诸病源候论[M].孙理军,张登本,点评.北京:中国医药科技出版社,2018.

[30]钟赣生.中药学[M].4版.北京:中国中医药出版社,2016.

[31]郑洪新.中医基础理论[M].4版.北京:中国中医药出版社,2016.

[32]李灿东.中医诊断学[M].4版.北京:中国中医药出版社,2016.

[33]谢幸,孔北华,段涛.妇产科学[M].北京:人民卫生出版社,2020.

[34]韩清华,孙建勋.内科学[M].8版.北京:人民卫生出版社,2018.

[35]张煜,王国辰.现代中医名家妇科经验集[M].北京:中国中医药出版社,2015.

[36]陈慧侬,李卫红.妇科医案集[M].北京:化学工业出版社2019

[37]夏桂成.妇科方药临证心得十五讲[M].北京:人民卫生出版社,2006.

[38]王渭川.王渭川60年妇科治疗经验[M].北京:中国中医药出版社,2016.

[39]刘云鹏.妇科治验[M].北京:中国医药科技出版社,2020.

[40]董莉,许传荃.朱氏妇科朱南孙临证经验集[M].北京:科学出版社,2017.

[41]董莉.朱南孙妇科学术经验集[M].上海:上海科学技术出版社,2020.